中国药学会医院药学专业委员会基层药学组
中国医药教育协会临床合理用药专业委员会　组编

临床药学实践指导

CLINICAL PHARMACY PRACTICAL GUIDANCE

徐　峰　主编

U0309367

科学出版社
北　京

内 容 简 介

本书介绍了常见疾病的症状、检验、检查和用药及药物相关问题,着重剖析了临床药学实践的药物监测、不同剂型药物的用法和注意事项、临床药学技能等知识点,并添加了人文关怀内容,详细诠释了对患者进行人文关怀的方方面面。

本书可作为临床药师病床边、患者前用药宣教的参考资料,也可作为药学服务工作中的一本实用的工具书。本书亦可供相关专业高校师生参考。

图书在版编目(CIP)数据

临床药学实践指导 / 徐峰主编. —北京:科学出版社,2020.4
ISBN 978 - 7 - 03 - 064679 - 8

Ⅰ. ①临…　Ⅱ. ①徐…　Ⅲ. ①临床药学　Ⅳ. ①R97

中国版本图书馆 CIP 数据核字(2020)第 042272 号

责任编辑:周　倩 / 责任校对:谭宏宇
责任印制:黄晓鸣 / 封面设计:殷　靓

科学出版社 出版
北京东黄城根北街 16 号
邮政编码:100717
http://www.sciencep.com

南京展望文化发展有限公司排版
上海锦佳印刷有限公司印刷
科学出版社发行　各地新华书店经销

*

2020 年 4 月第　一　版　开本:787×1092　1/16
2020 年 4 月第一次印刷　印张:22 1/2
字数:530 000

定价:170.00 元
(如有印装质量问题,我社负责调换)

《临床药学实践指导》
编辑委员会

陆康生(扬州大学附属苏北人民医院)

陈广惠(中山大学孙逸仙纪念医院)

陈世财(首都医科大学附属北京潞河医院)

陈赛花(上海交通大学附属第六人民医院南院)

周　婷(上海交通大学附属第六人民医院南院)

段晶晶(上海交通大学附属第六人民医院南院)

夏　泉(安徽医科大学第一附属医院)

夏正超(郑州大学人民医院)

徐　峰(上海交通大学附属第六人民医院南院)

蔡　建(上海市奉贤区海湾医院)

管宴萍(中山大学孙逸仙纪念医院)

谭波宇(湖南师范大学第一附属医院)

序 一

　　临床药学是一门重要的药学分支学科,它以患者为中心,以提高临床用药水平为目的,以药物与机体相互作用为核心,研究药物发挥疗效的机制及临床合理用药的策略与方法。临床药学重视药物和人的相互关系,研究药物本身、用药对象和给药方式,教育患者安全、有效地合理用药,协助医生制订和实施个体化给药方案,评估和监护药物疗效与不良反应,以期获得最佳的治疗效果。

　　临床药学的发展依赖于临床药师的研究、教学与临床治疗实践。作为综合应用性学科,临床药学要求从业者学习和掌握药学、基础医学及临床医学的基本理论,接受临床药学研究方法的技能培训,承担临床药物评价(新药评价及药品再评价)、药学信息与咨询服务,参与临床药物治疗方案的设计与实践。因此,临床药师在从事患者咨询、药学服务、参与查房、制订药物治疗方案、病例讨论等实践活动时,迫切需要一本内容精炼、便于查阅的参考书。

　　徐峰教授长期从事临床药学领域的研究教学工作与临床用药实践,成绩突出,积累丰硕。《临床药学实践指导》由徐峰教授主编、国内其他高等院校附属医院临床药学专家参与编写,历时2年完成。本书涵盖临床药学相关学科的重要内容及常见问题的处理办法;着重介绍了常见疾病的临床用药实践和相关理念;阐述了从事药学服务的相关重点。特别值得指出的是,本书具有鲜明的人文药学特色,彰显对患者的人文药学关怀;倡议临床药学工作者用自己的专业知识和技能去帮助患者,"以人为本"指导临床药学实践。本书既可作为临床药学规范化培训的工具书,又可作为临床药学工作者用于查询的工作手册。

　　书稿付梓,欣然作序。

中国工程院院士

中国医学科学院北京协和医学院教授

序　二

　　我国的临床药学学科发轫于 20 世纪 70 年代。受欧美临床药学事业蓬勃发展的影响，中国医院药学界的有识之士纷纷思考医院药学的发展道路。以上海市医院药学界前辈汪国芬、张楠森、钱漪、沈百余、杨毓英 5 位教授及北京协和医院陈兰英教授、南京药科大学刘国杰教授等为首的一批药学专家，率先将临床药学概念引入国内。古代史学家范晔在《后汉书·列传·酷吏列传》云："涓流虽寡，浸成江河；爝火虽微，卒能燎野"。经过几代药学人的努力，在中国的发展浪潮中临床药学已经得到了长足的进步。

　　临床药学是将药学理论运用于临床药物治疗实践的学科。从最初的药师因地制宜，将工作重点放在临床用药咨询、血药浓度监测，到今天发展到具有抗感染治疗、抗肿瘤治疗、抗凝治疗、肠内肠外营养、内分泌疾病治疗、儿科疾病治疗、重症监护、呼吸疾病治疗、神经精神疾病治疗、消化系疾病治疗、心血管疾病治疗等亚专科。各个亚专科的临床药师在医疗团队中，协助医生制定和实施药物治疗，评估和监护药物疗效和不良反应，为患者提供最佳的药物治疗方案。临床药师参与临床用药决策，必须具备科学的临床思维，方能科学地应用所学的知识，通过自己的实践和思考转化为解决实际问题的技能，最终决定临床用药决策的得当、合理和正确。因此，一切知识的价值都在于科学的应用。当今，各级医院药剂科/药学部的工作主体基本全部从制剂调剂向合理用药、用药风险控制、药物治疗管理转变；建立了以处方前置审核、不合理用药干预、患者用药指导、药物咨询、药品不良反应监测与防范、对慢性疾病患者开展以药物治疗管理服务为主的全程化药学服务体系。

　　临床药师的临床药物治疗的科学思维应聚焦于"人、病、药"三点，即患者情况、病情症状表现、药物特点。患者情况包括年龄、性别、种族、职业、体重、烟酒饮食习惯、主要生活经历、既往病史、用药史及过敏史、心理精神状态。病情症状表现侧重于疾病诊断（或怀疑）依据、诱发因素、临床表现特点、症状严重程度、并发症、实验室化验指标和各项检查结果等。药物特点即为药物特性（药理机制、适应证、药代动力学、药物相互作用）、适宜性（经济性、可获性）。临床药师可通过对"人、病、药"三点的全面科学分析，提出一个具体的给药方案供医生参考，同时进行全程化药学服务，根据病情变化、药物疗效、药品不良反应等及时进行用药

（品种和剂量）调整，做到合理用药。

徐峰教授及其团队多年从事临床药学的科研、教学与实践，兢兢业业，成果斐然。他主编的《临床药学实践指导》既全面地介绍了临床药学工作者应具备的临床知识、常见疾病的药物治疗，又重点讲述了临床药师职业行为规范、临床实践常规工作及其方法，具体到药师如何利用药学知识回答患者用药咨询，如何为患者选择最合适的药物、剂型、给药途径，如何书写药历、开展治疗药物监测。本书的亮点在于强调了临床药学的人文关怀，以诠释药物为把手，通过对药师进行素质教育、共情教育，体现专业人员对患者的理解和支持。本书结合了近年来关于临床药学工作新的发展要求，密切联系当前实际，具有前瞻性、指导性和实用性，对于指导和规范临床药师的培养及临床药师工作的开展具有重要的指导意义和参考价值。本书可作为临床药师日常工作的必备图书，同时也可供相关专业高校师生参考。

上海市药学会副理事长

上海市药学会医院药学专业委员会主任委员

前　言

　　1961年,在美国药学院协会(American Association of Colleges of Pharmacy,AACP)一场教师研讨会的报告中,John Autian 首次提出"临床药学"(clinical pharmacy)术语,要求药学生们肩负起为患者提供优质、安全、人性化药学服务的职业责任(Autian J. Fourth or terminal course in pharmacy. Am J Pharm Educ 1961;13:47-62.)。日月如梭,60多年过去了,尽管临床药学在概念、内涵和工作内容等方面随着时间的流逝一直随着社会的需求而发展演变,但以"患者为中心"的初心和理念始终没有改变。

　　随着医疗卫生事业改革的不断深入和医院药学学科的发展,我国医院临床药师以患者为中心为患者提供用药教育、咨询指导等一系列专业化服务,旨在提高患者用药依从性、预防患者用药错误,最终培训患者进行自我的用药管理,以达到高效的药物治疗管理(medication therapy management,MTM),已成为继药品不良反应(adverse drug reaction,ADR)监察、治疗药物监测(therapeutic drug monitoring,TDM)、处方前置审核(prescription orders preview,POP)等常规临床药学实践更具有专业水准显示度的主流工作。医院临床药师已逐渐成为提供高药学服务质量的医疗团队的重要组成人员,他们主动分担临床医生繁忙的诊疗活动中相当一部分与药物治疗相关的工作,为患者提供安全、有效、经济、适宜的用药不懈努力。临床药学实践已是医疗机构诊疗活动的重要内容,是促进合理用药、提高医疗质量、保证患者用药安全的重要环节。

　　由于历史的原因,我国临床药学高等教育迄今尚未形成统一、规范的培养体系,学位、学制年限及课程内容设置在综合性大学药学院、独立设置的医科大学药学院均有自己的特点,各自处于探索阶段,以致临床药学专业的培养标准不一、教学质量良莠不齐。此外,在临床药学专业教学中存在"重理论、轻实践"现象,导致培养出来的年轻临床药学生不能充分适应、满足各级医疗机构包括社区卫生中心的实践需要。更为突出的问题是,临床药学在中国各地区发展不均衡,在很多社区卫生中心临床药师接受专业教育程度普遍起点低、毕业后缺乏规范化培训、知识结构不合理、临床实践少、沟通能力弱、无法切实服务好人民群众的合理用药。为加强在校的临床药学的学生专业训练,进一步完善药师毕业后规范化培训或继续教育,提升临床药师服务能级,已成为当务之急。

　　临床药学实践的核心技能是专业技术技能。首先,要想有效地协助医生解决患者纷繁复杂的用药问题,临床药师必须要具有扎实的药学理论基础、渊博的专科药物治疗学知识,具有设计给药方案的能力,熟悉 TDM 原理和方法,掌握药品不良反应(adverse drug reaction,ADR)的知识和监测方法。其次,沟通技能至关重要。临床药学实践非常关键的一点是药师直接、负责地为医护、患者提供与药物有关的专业服务。这就要求临床药师必须具有良好的医学人文素养、协调沟通技巧,对患者要真切体现人文关怀。同情心和责任感是每位合格医务工作者共同的基本素质。没有对患者的同情心和对工作的责任感,临床药师很难在实践中取得成绩。最后,临床药师要有终身学习、不断更新专业知识的能力,熟悉国家最新出台的药品管理法规制度,跟踪全球药物研发和治疗的前沿进展,及时向医护人员传递最新的药品信息,努力将合理用药的研究成果转化为向患者和公众宣教的健康新知。

基于我国临床药学实践现状和憧憬于蓬勃发展的未来愿景,我们编写了这本《临床药学实践指导》。它不是一本概括临床药物治疗学内容的系统教材,而是为临床药师在病床边、患者前用药宣教准备的参考资料,可以作为临床药师在药学服务工作中的一个有效便捷的查询工具。《临床药学实践指导》更类似一个工作备忘录,主要整合了一些临床知识点、常见问题和处理信息,有助于临床药师解决慢性疾病治疗药物管理、药物相关问题(drug-related problem,DRP)及临床上产生的其他模棱两可的问题。该书涉及的药物剂量若不加说明,均指成人剂量。编写这本《临床药学实践指导》的思路来源于非常好的两本书,一本是 2015 年第 20 届欧洲医院药师协会(European Association of Hospital Pharmacy,EAHP)年会(德国汉堡)书展上的 *Clinical Pharmacy Pocket Companion* (2nd ed),另一本是 2019 年美国临床药学学会(American College of Clinical Pharmacy,ACCP)年会(纽约)书展上的 *Communication Skills for Pharmacist: Building Relationships*, *Improving Patient Care* (3rd ed)。编写本书时参考了《中国国家处方集》《临床药理学》等相关资料。在此一并说明。

本书得以顺利出版,其间得到了众多专家、朋友的指导与支持。在此,我要特别感谢我的恩师、著名药理学家、中国工程院院士、中国医学科学院北京协和医学院甄永苏教授给予的真诚鼓励!感谢复旦大学附属中山医院吕迁洲教授、北京大学第三医院赵荣生教授、哈尔滨医科大学附属第一医院马满玲教授、中山大学孙逸仙纪念医院伍俊妍教授给予的支持与悉心指导!

南方医科大学药学院 2018 届硕士毕业生李明明、2019 届硕士毕业生任宇同学,安徽理工大学 2018 届药学院硕士毕业生高静、郭慧锦及医学院本科毕业生纪佩佩、贾如雪、金铨、刘昕煜、沈舒倩、施妙妙、王芯悦、吴婴娴、杨莉丽、杨璐、姚宝红、朱含梅同学参与了资料的收集整理工作,特此致谢!

本书系上海市临床药学重点专科建设项目(2018~2020 年)资助成果,特此鸣谢!

尽管本书编写人员希望并努力使编写的内容准确和完备,但限于医药信息的日新月异,缺点和疏漏在所难免,恳请读者批评指正。

徐峰

2020 年 3 月 13 日于上海

目　录

第三篇 临床药学实践

第一篇
常见疾病的常见症状、检验、检查

第一章　诊断思维

临床医学通过症状、体征、临床检验和辅助检查来揭示疾病本质、确定疾病的诊断,是通过疾病的表现来认识疾病内在属性的系统过程。正确的临床诊断思维建立在丰富的临床实践经验和科学推理、判断基础上,需要有高度的责任感和严谨的科学态度,熟练掌握临床医学的基础理论、基本技能和基本方法,并在实践中不断总结经验教训。

临床药师在工作中应该将症状、体征的变化与辅助检查的结果进行综合分析推理,即强调一元论与多种疾病的关系、常见病与少见病的关系、疾病的多样性与多变性的关系、主要矛盾与次要矛盾的关系、客观依据与主观推理的关系。

一、症状

症状是指患者主观感受到不适或痛苦的异常感觉或某些客观病态改变,是患者对机体生理功能异常的自身体验和感受,是患者在阐述疾病的自然过程中描述的重要内容。

症状表现有多种形式,有些只有主观才能感觉到的,如疼痛、眩晕等;有些不仅能主观感觉到,而且客观检查也能发现,如发热、黄疸、呼吸困难等;也有主观无异常感觉,只能通过客观检查才能发现的,如黏膜出血、腹部包块等;还有些生命现象发生质量变化(不足或超过),如肥胖、消瘦、多尿、少尿等,需要客观评定才能确定。凡此种种,广义上均可视为症状。常见症状有发热、疼痛、水肿、咳嗽与咳痰、咯血、呼吸困难、发绀、心悸、恶心呕吐、吞咽困难、呕血与便血、腹泻与便秘、黄疸、尿量异常与排尿异常、血尿、意识障碍与晕厥、肥胖与消瘦等。

二、体征

体征是患者患病时,医师通过体格检查发现的异常现象,如皮肤黄染、肝脾大、心脏杂音和肺部啰音。症状和体征可单独出现或同时存在,有些异常既是症状,也是体征,如皮肤黄染。广义的症状包括某些体征。任何体征都有其病理生理学基础。生命体征是评价生命活动存在与否及其质量的指标,包括体温、呼吸、脉搏、血压。其他体格检查包括营养状态、发育与体型、意识状态、面容与表情、体位、姿势与步态、皮肤与黏膜及淋巴结检查等。

症状和体征都是疾病诊断或鉴别诊断的主要线索和依据,其发生发展和演变对临床诊疗具有重要意义。

三、问诊

问诊是通过对患者或相关人员的系统查询获取病史资料,经综合分析而形成临床判断的诊断方法。通过问诊不仅可以全面地了解疾病发生发展、诊疗经过和既往健康状况,还是建立良好医患关系的重要时机。临床药师应全面系统地询问患者的用药史、药品不良反应发生史和药物过敏史。

问询用药史至关重要。它可以提示患者未提及的疾病;明确现有症状是否是患者使用的药物副作用或药物间相互作用所致;明确在药物治疗与新的症状呈现之间是否存在时间上的相关性;了解患者对药物用法的掌握;了解患者用药依从性。问询用药史,特别要询问非处方药、中草药、口服避孕药、营养补品等。

问询药物过敏史应该注意以下几点:应询问患者此次患病之前所发生过的全部过敏情况,不限制于某一时间段;重点询问常见的过敏药物,如青霉素、头孢菌素类;仔细询问患者的过敏反应表现,皮疹是常见的过敏反应,而使用抗生素后出现的胃部不适感,可能是非常罕见的一种过敏现象。一般而言,对多数不确定的病例,应设想患者确实有过敏反应存在,停用可疑药物,以确保安全。

第二章 常见症状

第一节 发热、疼痛、水肿

一、发热

正常人在体温调节中枢的调控下,通过神经、体液因素使产热和散热过程保持动态平衡,维持体温在相对恒定的范围内波动。临床上,通常以腋窝、口腔、直肠温度代表体温,正常值分别为 36.0~37.0℃、36.3~37.2℃、36.5~37.7℃。一般下午体温较早晨稍高,剧烈运动、劳动或进餐后或高温环境下体温可略升高。妇女月经前及妊娠期体温略高于正常人。老年人因代谢率偏低,体温相对低于青壮年。

当机体在致热原的作用下或各种原因引起的体温调节中枢功能障碍时,体温升高超出正常范围,称为发热。一般根据致热原来源和性质分为感染性发热和非感染性发热。以口腔温度为标准,可将发热程度分为: ① 低热,37.3~38.0℃;② 中热,38.1~39.0℃;③ 高热,39.1~41.0℃;④ 超高热,41.0℃以上。

药物热是由于患者因使用某种或多种药物直接或间接引起的发热,是常见的药品不良反应。药物热在临床上容易与疾病引起的发热相混淆,需要鉴别、诊断。如发热确系药物引起,则应立即停用一切可能引起药物热的药物,密切观察停药后体温。一般在停用相关药物后 1~2 d 体温即可恢复正常。

二、疼痛

1. **头痛** 头痛通常指局限于头颅上半部即眉弓、耳轮上缘和乳突连线以上的疼痛,是临床最常见的症状之一。根据病因可分为特发性头痛和继发性头痛两种,前者包括偏头痛、丛集性头痛、紧张性头痛等,后者指由各种头颅及全身疾病所引起的头痛。头痛病因繁多,发生机制复杂。一般来说,头部疼痛敏感部位(如头皮、皮下组织、颅骨骨膜、头颈部血管和肌肉、颅内静脉窦和颅底动脉、三叉神经、迷走神经等)受到刺激、压迫或牵张时,可导致相应的血管、肌肉和神经发生收缩、扩张、移位、受压等病理改变或功能紊乱,产生头痛。血管扩张药物(如硝酸酯类、硝普钠)等可引起头痛;某些药物(如巴比妥)长期服用后再减量或停药时可出现头痛;某些抗组胺药(如雷尼替丁)、非甾体抗炎药(nonsteroidal antiinflammatory drug,NSAID)(如吲哚美辛)等也可引起头痛。

2. **胸痛** 胸痛是由于各种化学、物理刺激因子刺激胸部的感觉神经纤维产生的痛觉冲动,传至大脑皮质的痛觉中枢而引起。心绞痛呈绞榨样痛并有重压窒息感;心肌梗死疼痛更为剧烈并有恐惧、濒死感;肋间神经痛为阵发性灼痛或刺痛;带状疱疹呈刀割样或灼热样剧痛。青壮年胸痛可见于肺炎、结核性胸膜炎、自发性气胸、心肌炎、心肌病,40岁以上须注意冠心病、支气管肺癌等。

3. 腹痛　　腹痛是临床常见的症状,多数由腹部脏器疾病引起,也可由其他全身性疾病引起。进食油腻食物、酗酒或暴饮暴食可致急性胆囊炎、急性胰腺炎,引起腹痛。应用可导致胃肠黏膜损害或腹腔脏器血管痉挛的药物,如口服NSAID、糖皮质激素、磺胺类药物、红霉素等或静脉滴注垂体后叶素等,均可引起中上腹痛。

4. 腰背痛　　腰背部是身体主要的负重部位,对维持身体姿势和活动极为重要。腰背痛可由腰背部局部病变、邻近脏器病变或全身疾病引起。椎体、椎间盘、韧带、肌肉等组织的损害刺激感觉神经末梢,可引起深部腰背痛。病变组织释放炎性介质可产生局限性腰背痛。大剂量或长期应用糖皮质激素,或应用糖皮质激素停药后,应用某些抗结核药、喹诺酮类药物,也可以引起腰背痛。腰背痛伴肌肉疼痛,多见于口服他汀类降脂药物。

关节痛指关节部位的疼痛感觉,严重者可导致关节僵直与功能丧失。变态反应性疾病在体内产生多种免疫复合物或自身抗体和炎性细胞因子,导致关节局部红、肿、热、痛和功能障碍。急性损伤可直接造成关节结构受损而引起疼痛。大剂量或长期应用糖皮质激素,可引起髋骶关节疼痛,应警惕无菌性股骨头坏死。

三、水肿

水肿是指人体组织间隙有过多的液体积聚导致组织肿胀,当液体在体内组织间隙成弥漫分布时为全身性水肿,液体积聚在局部组织时为局部性水肿。发生于体腔内称为积液。通常不包括内脏器官局部水肿,如脑水肿、肺水肿等。水肿通常发生在维持液体平衡障碍、组织间液的生成大于吸收时。全身性水肿主要有心源性、肾源性、肝性和营养不良性水肿。药物过敏反应(如解热镇痛药)、药物性肾损害(如磺胺类、别嘌醇)、药物致内分泌紊乱(如糖皮质激素、胰岛素、甘草制剂)均可导致水钠潴留,引起药物性全身性水肿。

第二节　咳嗽与咳痰、咯血、呼吸困难

一、咳嗽与咳痰

咳嗽、咳痰是常见的呼吸系统症状。咳嗽是一种反射性防御动作,可以清除呼吸道分泌物及气道内异物,由延髓咳嗽中枢受刺激引起。频繁咳嗽为病理现象,影响工作和休息。痰是气管、支气管的分泌物或肺泡内的渗出液,借助于咳嗽将其排出,称为咳痰。当鼻咽部至支气管整个呼吸道的黏膜受到刺激时,均可引起咳嗽和/或咳痰。胸膜疾病亦可引起咳嗽。各种原因致左心衰、引起肺瘀血和肺水肿也可引起咳嗽。从大脑皮质发出的冲动传至咳嗽中枢后可诱发咳嗽。血管紧张素转化酶抑制剂(angiotensin converting enzyme inhibitor, ACEI)可引起体内缓激肽等致咳物质蓄积,导致持续性干咳。

咳嗽无痰或痰量极少为干性咳嗽,常见于急性慢性咽喉炎、药物性咳嗽、支气管异物等。咳嗽伴有咳痰为湿性咳嗽,见于支气管炎、支气管扩张、肺炎等。

二、咯血

咯血是指气管、支气管或肺组织的出血,血液随咳嗽从口腔排出或痰中带血。大咯血时血液可从口鼻涌出,阻塞呼吸道,甚至窒息死亡。咯血与支气管肺组织疾病有关,常见支气管扩张症、肺结核、肺炎等。心血管疾病亦可引起咯血。抗血栓药如肝素过量可引起凝血功能障碍而导致肺出血咯血。氯霉素、氨苄西林、利福平、保泰松、吲哚美辛及抗肿瘤药物如环磷酰胺、柔红霉素、甲氨蝶呤等引起血小板减少而导致肺出血咯血。青壮年咯血多见于肺结核、支气管扩张症。40 岁以上有长期吸烟史者可警惕支气管肺癌可能。

三、呼吸困难

呼吸困难是指患者主观感到空气不足、呼吸费力,客观表现为呼吸运动用力(重者张口呼吸)、鼻翼扇动、端坐呼吸及发绀,并伴有呼吸频率、节律和深度的异常。呼吸系统疾病、循环系统疾病是引起呼吸困难的主要病因。磺胺类、青霉素、阿司匹林、碘类造影剂等可引发变态反应、支气管痉挛和喉头水肿,导致呼吸困难。

第三节 发绀、心悸

一、发绀

发绀又称紫绀,是血液中因还原血红蛋白的绝对含量增多导致皮肤、黏膜呈现青紫色。在皮肤较薄、色素较少和毛细血管丰富的部位如口唇、鼻尖、颊部较为明显。某些药物中毒导致高铁血红蛋白血症亦可出现青紫。

二、心悸

心悸是一种自觉心脏搏动的不适感觉或心慌感。心脏搏动增强、心律不齐、心率过快或过慢均可引起心悸。心肌收缩力增强引起的心悸,有生理性和病理性之分。剧烈运动或精神过度紧张时,饮酒或浓茶、浓咖啡后,使用肾上腺素、麻黄碱、咖啡因、阿托品、甲状腺片等药物引起者为生理性。心室肥大、甲状腺功能亢进、贫血等引起的心悸为病理性。

第四节 恶心呕吐、吞咽困难、呕血便血、腹泻便秘

一、恶心呕吐

恶心呕吐是临床常见的消化系统症状,是一个复杂的反射性动作。恶心主要表现为上腹部不适、紧迫欲吐的感觉,可伴有迷走神经兴奋症状,如皮肤苍白、出汗、流涎、血压降低及心动过缓等。呕吐是胃内容物经食管、口腔排出体外的现象。恶心为呕吐前兆,恶心后随之

呕吐,亦可仅有恶心而无呕吐,或仅有呕吐而无恶心。呕吐可分为外周性呕吐、中枢性呕吐和神经性呕吐。无论外周性、中枢性和神经性呕吐均有呕吐中枢参与其过程。呕吐中枢接受来自消化道、内耳前庭、颅内压力、化学感受器的传入冲动或接受各种外来的化学物质刺激,发出神经冲动直接支配呕吐发生。

某些药物可引起恶心与呕吐,常见的有磺胺类、大环内酯类抗生素、喹诺酮类抗菌药、NSAID、吗啡与哌替啶等强镇痛药、避孕药、糖皮质激素、三环类抗抑郁药、注射多巴胺和大部分抗肿瘤化疗药物。药物中毒(如洋地黄)亦常引起恶心呕吐。各种药物过敏反应也可出现恶心呕吐。

二、吞咽困难

吞咽困难是指食物由口腔经食管进入胃贲门受到阻碍的一种症状,表现为吞咽后哽咽感、食物停滞或通过缓慢及胸骨后疼痛等感觉,有机械性吞咽困难和功能性吞咽困难之分。机械性吞咽困难主要是由于食管管腔狭窄所致。功能性吞咽困难是指随意控制的吞咽动作出现困难,最常见的原因是各种延髓麻醉。抗精神病药、肉毒中毒和有机磷中毒等可导致咽、食管功能障碍。

三、呕血、便血

呕血是指各种原因引起的消化道出血,血液自口腔呕出。呕血颜色视出血量的多少、在胃内停留时间的长短及出血部位的不同而不同。出血量多、在胃内停留时间短、出血灶位于食管,则颜色鲜红或为暗红色;出血量少或在胃内停留时间长,则因血红蛋白与胃酸作用形成酸化正铁血红蛋白,呕吐物可为棕褐色。便血是指消化道出血,血液由肛门排出。便血颜色可呈鲜红、暗红或黑色,少量出血不造成粪便颜色改变。

上消化道疾病(如食管静脉曲张破裂、食管贲门黏膜撕裂、消化性溃疡、肝胆胰疾病)和全身疾病(血液系统疾病、急性传染病等)均可引起呕血。口服 NSAID、糖皮质激素、磺胺类等胃黏膜刺激性强的药物可导致急性胃黏膜糜烂出血;长期口服抗凝血药如华法林可导致凝血功能障碍而引起上消化道出血;服用阿司匹林、氯吡格雷等抗血小板药物亦可引起呕血。便血除了上述上消化道疾病和全身疾病外,下消化道疾病也是重要病因,包括肿瘤、息肉、炎症性肠炎及缺血性肠病。甾体类激素、NSAID、抗血栓药、广谱抗生素、化疗药物等亦可引起便血。

四、腹泻、便秘

腹泻指排便次数增多,每日 3 次以上,或日粪便总量大于 200 g,且粪便稀薄,含水量大于80%。分为急性和慢性两类,病程超过 2 个月者属慢性腹泻。急性腹泻与肠道疾病(病原微生物感染所引起的肠炎、急性出血性坏死性肠炎)、急性中毒、全身性疾病(全身性感染、变态反应性肠炎)有关。慢性腹泻与消化系统疾病(慢性萎缩性胃炎、肠结核、慢性细菌性痢疾等)、全身性疾病(内分泌代谢障碍)有关。某些药物通过改变肠道动力或液体分泌与吸收平衡,可导致急性或慢性腹泻,如利血平、甲状腺素、新斯的明、氟尿嘧啶、伊立替康、考来烯胺、质子泵抑制剂(proton pump inhibitor,PPI)等。长期使用广谱抗生素可发生抗生素相关性小肠结肠炎。

便秘是指排便次数减少、粪便量减少、粪便干结、排便费力等,7 d 内排便次数少于 2 次。病程超过 6 个月为慢性便秘。有器质性便秘和功能性便秘之分。器质性便秘常见的病因有直肠与肛门病变引起的肛门括约肌痉挛致排便疼痛、造成惧怕排便,结肠良性或恶性肿瘤导致的肠梗阻等。功能性便秘主要与进食量少、食物缺乏纤维素或水分有关,对结肠运动的刺激减少。工作紧张、生活节奏过快等亦可干扰正常的排便习惯。此外,滥用泻药形成药物依赖,可造成便秘。吗啡类药物、抗胆碱能药物、钙通道阻滞剂(calcium channel blocker,CCB)、镇静药、抗抑郁药等可松弛肠道平滑肌、排便无力,引起便秘。

第五节 黄　疸

黄疸是指血清胆红素高于正常范围(3.4~17 μmol/L)所致的巩膜、皮肤、黏膜黄染现象。在正常情况下,进入血中的胆红素与被清除的胆红素保持动态平衡,血中胆红素水平保持相对恒定。当各种溶血性疾病导致非结合胆红素生成过多、胆红素摄取和结合障碍、肝细胞性病变或胆管系统通道受阻致胆红素分泌与排泄障碍时,就会出现黄疸。

导致黄疸的病因很多。伯氨喹、蛇毒等可致后天获得性溶血性贫血,出现黄疸。药物性肝炎可致肝细胞性黄疸。氯丙嗪、甲睾酮、磺胺类药等可致药物性胆汁淤积,出现黄疸。故临床上应根据血液生化及尿液检查,结合临床表现及辅助检查,确定黄疸的病因和性质,对症治疗。

第六节　尿量异常与排尿异常、血尿

一、尿量异常

正常成人 24 h 尿量为 1 000~2 000 mL,平均 1 500 mL。如 24 h 尿量少于 400 mL,或每小时尿量少于 17 mL,称为少尿;如 24 h 尿量少于 100 mL,称为无尿;如 24 h 尿量超过 2 500 mL,称为多尿。

少尿与无尿的病因分肾前性(如有效血容量减少、心脏排血功能下降、肾血管病变)、肾性(肾小球病变、肾小管病变、药物因素)、肾后性(尿路梗阻、尿路外压迫)3 类。某些具有肾毒性的药物如氨基糖苷类抗菌药(阿米卡星、庆大霉素)、喹诺酮类抗菌药等可引起肾功能急剧恶化出现少尿或无尿。

多尿有生理性、病理性两种。某些药物或重金属可对肾小管产生损害引起多尿,应用利尿剂或甘露醇等可引起多尿。

二、排尿异常

1. **膀胱刺激征**　　膀胱刺激征主要指尿频、尿急和尿痛。尿频是指单位时间内排尿次数增多,正常人一般白天排尿 4~6 次,夜间 0~2 次。尿急是指患者出现尿意即迫不及待需要排尿,难以控制。尿痛是指患者排尿时感觉耻骨上区、会阴部和尿道内疼痛或烧灼感。

2. **尿潴留**　膀胱内积有大量尿液不能排出称为尿潴留。引起尿潴留的原因很多,一般可分为阻塞性和非阻塞性,按病程可分急性和慢性。急性尿潴留是指既往无排尿困难的病史,突然短时间内发生膀胱充盈,且膨胀迅速,患者常感下腹胀痛并膨隆,尿意急迫,而不能自行排尿,常需紧急处理。慢性尿潴留起病缓慢,由膀胱颈以下梗阻性病变引起,下腹部可触及充满尿液的膀胱。

抗胆碱药、抗组胺药(如阿托品)、盐酸山莨菪碱、奎尼丁、维拉帕米等可松弛膀胱平滑肌、减弱收缩力,产生尿潴留症状。停药后可自然缓解。

三、血尿

血尿包括镜下血尿和肉眼血尿。镜下血尿是指尿色正常,须通过离心沉淀后的尿液镜检,每高倍视野有 3 个以上红细胞方能确诊。肉眼血尿是指尿呈洗肉水色或血色。血尿绝大多数由泌尿系统疾病(如结石、感染、肿瘤、结核、外伤、息肉、肾小球肾炎、肾动脉栓塞及深静脉血栓形成等)引起。

某些药物和重金属物质可对泌尿系统产生损害,如磺胺类药物、吲哚美辛、甘露醇、汞、铅等可损害肾小管,环磷酰胺可引起出血性膀胱炎,抗血小板药物和抗凝药物如氯吡格雷、噻氯匹定、替罗非班、华法林及肝素等可引起血尿。

第七节　意识障碍与晕厥

一、意识障碍

意识是指大脑的觉醒程度,是机体对自身和外界环境进行感知、识别、理解并做出的应答反应。维持正常意识的神经解剖结构有两部分,一是特异性上行投射系统和非特异性上行投射系统,二是双侧大脑皮质。前者通过感觉传导路径和脑干上行性网状激活系统不断地将各种内外感觉冲动广泛地投射到大脑皮质并使之维持一定水平的兴奋性,使机体处于清醒状态。大脑皮质在清醒状态下进行功能活动,包括定向、记忆、思维、情感、行为等。当各种病因损害上行网状激活系统或双侧大脑皮质时,即可导致意识障碍。意识障碍指机体对自身状态及外界环境刺激的觉察反应能力减弱或消失,可分为觉醒水平下降和意识内容改变两个方面。前者表现为嗜睡、昏睡和昏迷;后者表现为意识模糊和谵妄等。

颅脑疾病(如脑炎、脑膜炎、脑出血、颅内血肿、脑肿瘤等)和某些全身性疾病(如全身严重感染、心搏骤停、工业中毒、中暑等)可致意识障碍。某些药物中毒如镇静催眠药、阿托品类、吗啡类、有机磷中毒等,可导致意识障碍。急性慢性酒精中毒、严重的药物过敏反应等也会引起意识障碍。

意识障碍自轻至重的表现形式:① 嗜睡,是最轻的意识障碍,患者处于病理性倦睡状态,容易唤醒,唤醒后能正确应答和执行指令,刺激停止后又进入睡眠;② 昏睡,处于持续较深睡眠状态,较重的言语或疼痛刺激方可唤醒,应答模糊或答非所问,刺激停止后即刻进入睡眠;③ 意识模糊,注意力减退,定向力障碍,表现为迷惘或茫然感,对声、光、疼痛等刺激能表现出简单动作反应;④ 谵妄状态,定向力障碍,躁动不安,言语杂乱,有丰富的错觉、幻觉,出现恐惧或兴奋不安、攻击他人行为;⑤ 昏迷,为严重的意识障碍,表现为意识丧失,对言语刺激无应答,不能唤醒,有浅、中、深度昏迷之分。

二、晕厥

晕厥是由于全脑血流量突然减少所致的短暂意识丧失状态,发作时因肌张力丧失、不能保持正常姿势而跌倒。晕厥往往突然发生,且很快自行恢复,缓解后无后遗症状。晕厥有反射性晕厥、心源性晕厥、脑源性晕厥等。应用某些血管扩张药、抗高血压药、利尿药、抗精神病药物等可引起晕厥。因某些镇静催眠药、抗焦虑药、抗抑郁药、麻醉药对血管运动中枢有直接抑制作用亦可导致晕厥。某些药物如奎尼丁、普罗帕酮、利多卡因、普萘洛尔等可引起心脏传导阻滞或室性心动过速而导致晕厥。

第八节　不自主运动与共济失调

一、不自主运动

不自主运动是指在意识清楚的情况下,不能随意控制的、无目的的异常动作,多为锥体外系病变所致。

（一）震颤

为两组拮抗肌交替收缩所引起的不自主抖动,有静止性震颤和动作性震颤。前者见于帕金森病,静止时震颤明显,运动时减弱,睡眠时消失。后者见于小脑疾病,做动作时出现,越接近目的物,震颤越明显,但静止时减弱或消失。

（二）舞蹈样运动

面部及肢体不规则、无目的、不对称的不自主运动,如做鬼脸、转颈、耸肩、手指间断性屈伸、摆手、伸臂等,睡眠时减轻或消失。

吩噻嗪类、丁酰苯类、左旋多巴、甲氧氯普胺、氟哌啶醇等药物可引起运动异常。用药早期出现时为急性肌张力障碍,表现为颈后仰、斜颈、张口伸舌、肢体姿势异常等,停药后消失。长期用药出现者称迟发性运动障碍,严重时出现痉挛性斜颈、静坐不能,停药后可消失也可继续存在。

二、共济失调

共济运动是指机体在执行某种动作时,相应的肌群协调一致。临床通过指鼻试验、轮替动作、跟膝胫试验检查运动的准确、协调性。共济运动主要由小脑协调,前庭神经、视神经、深感觉、锥体外系均参与作用。若上述结构发生病变导致运动不协调,则称为共济失调。

抗癫痫药、安定类药物等可引起小脑性共济失调,表现为闭目难立正,即被检者双足并拢站立,双手向前平伸,出现身体摇晃或倾斜。睁眼、闭眼时均站立不稳,且闭眼时更明显。

第三章 检验与检查

第一节 影响空腹抽血检查的药物

当医生为患者开具肝肾功能、血脂、血糖检查单时,往往告知其要空腹抽血。空腹抽血的具体要求是指抽血前 1 d 晚餐宜清淡,晚餐后不再进食。无烟酒茶,保证充足睡眠。次日起床后少喝或不喝水,不进食,不做剧烈运动,去医院检验科采血。即空腹抽血在采血前大约 10 h 即宜尽量禁食,以免影响检查结果。

药物可引起机体生理、生化、病理改变,可造成假阳性或假阴性结果,影响医生对病情的正确诊断。在开具检查单检查前,应仔细询问患者正在服用的药物(包括中成药、辅助药等),由医务人员综合判断是否停药或将用药时间与采血时间合理间隔。一般而言,健康体检前无须停用平时常规服用的药物,尤其是慢性疾病患者不可擅自停药。慢性疾病患者一直服用的药物可参考以下情况决定是否继续服药或暂停用药。糖尿病患者查空腹血糖,检查前 1 d 晚上可正常服用降糖药;检查当天可在抽血后、用餐前服用。高血压患者体检前应正常服用降压药。高血脂患者体检前应正常服用调脂药。心血管病患者若服用长效制剂可暂停服药 1 次,若是短效制剂,不必停药。

一、影响血常规检验结果的药物

(一)影响血红蛋白检验结果的药物

β-内酰胺类抗菌药物、抗肿瘤药物、吉非贝齐、依拉普利、氯沙坦钾、特拉唑嗪、利巴韦林等致血红蛋白检验值偏低,出现假贫血。

(二)影响白细胞检验结果的药物

磺胺类、喹诺酮类、头孢菌素类、抗分枝杆菌药(异烟肼、利福平、吡嗪酰胺、乙胺丁醇)、哌拉西林、苯妥英钠、吉非贝齐、拉莫三嗪、加巴喷丁、格列本脲、抗肿瘤药等致白细胞数量检验值减少。

(三)影响血小板检验结果的药物

磺胺类、喹诺酮类、头孢菌素类、抗分枝杆菌药、抗肿瘤药、氯霉素、哌拉西林、卡马西平、苯妥英钠等致血小板数量检验值减少。

二、影响血脂检验结果的药物

（一）影响胆固醇检验结果的药物

1. 胆固醇检验值升高　　维生素 A、维生素 D、维生素 E、口服黄体酮避孕药、睾酮、同化激素、糖皮质激素、肾上腺素、苯妥英钠、氢氯噻嗪、呋塞米、保泰松、阿司匹林、吲哚美辛等致胆固醇检验值升高。

2. 胆固醇检验值降低　　对氨基水杨酸、卡那霉素、红霉素、异烟肼、安乃近、维生素 B_6、维生素 C、氯贝丁酯、苯乙双胍等致胆固醇检验值降低。

（二）影响高密度脂蛋白胆固醇检验结果的药物

1. 高密度脂蛋白胆固醇检验值升高　　维生素 D、维生素 E、酚磺乙胺等致高密度脂蛋白胆固醇检验值升高。

2. 高密度脂蛋白胆固醇检验值降低　　维生素 B_6、安乃近、氯贝丁酯等致高密度脂蛋白胆固醇检验值降低。

三、影响血糖检验结果的药物

（一）血糖检验值升高

右旋糖酐、维生素 D、烟酸、对氨基水杨酸、苯妥英钠、氯丙嗪、吗啡、哌替啶、咖啡因、保泰松、利血平、甲基多巴、呋塞米、氢氯噻嗪、可乐定、乙酰唑胺、促肾上腺素、糖皮质激素等可致血糖检验值升高。

（二）血糖检验值降低

丙硫氧嘧啶、甲巯咪唑、肾上腺素、氢化可的松、口服黄体酮避孕药、雄激素、红霉素、林可霉素、阿托品、胍乙啶、双香豆素等可致血糖检验值降低。

四、影响肝功能检验结果的药物

（一）谷丙转氨酶检验值升高

口服避孕药、青霉素类、氨基糖苷类、大环内酯类、磺胺类、抗心律失常药、抗癫痫药、抗甲状腺药、抗结核药、解热镇痛药等可致谷丙转氨酶检验值升高。

（二）谷草转氨酶检验值升高

维生素 C、氨基糖苷类、大环内酯类、磺胺类、抗心律失常药、抗甲状腺药、抗结核药、解热镇痛药等可致谷草转氨酶检验值升高。

（三）乳酸脱氢酶检验值升高

安乃近、青霉素类、磺胺类、氨基糖苷类、大环内酯类、抗心律失常药、抗甲状腺药、解热镇痛药等可致乳酸脱氢酶检验值升高。

（四）碱性磷酸酶检验值升高

对氨基水杨酸、异烟肼、红霉素、头孢菌素类、甲基多巴等可致碱性磷酸酶检验值升高。

（五）总胆红素检验值升高

利福平、异烟肼、磺胺类、水杨酸类、氨基糖苷类、大环内酯类、安乃近、孕激素、雌激素、肾上腺素、环磷酰胺、甲基多巴、左旋多巴、解热镇痛药等可致总胆红素检验值升高。

五、影响肾功能检验结果的药物

（一）尿素氮检验值升高

水合氯醛、胍乙啶、磺胺类、阿司匹林、吲哚美辛等可致尿素氮检验值升高。

（二）尿酸检验值升高

青霉素类、磺胺类、阿司匹林、茶碱类、氢氯噻嗪、呋塞米等可致尿酸检验值升高。

（三）肌酐检验值升高

阿司匹林、保泰松、吲哚美辛、安乃近、头孢菌素类等可致肌酐检验值升高。

第二节　血液、尿液、粪便及痰液常规检验

临床检验诊断是临床实验室应用物理学、化学、免疫学、生物学等技术方法，对血液、体液、分泌物、排泄物及组织细胞等不同人体样本进行检测，用于协助临床疾病诊断、鉴别诊断、疗效观察、预后及健康体检、科学研究、临床试验。

一、血液检验

（一）红细胞计数与血红蛋白

红细胞计数正常值参考区间：$4.3\times10^{12}\sim5.8\times10^{12}$/L（成年男性）；$3.8\times10^{12}\sim5.1\times10^{12}$/L（成年女性）；$6.0\times10^{12}\sim7.0\times10^{12}$/L（新生儿）。血红蛋白正常值参考区间：$130\sim175$ g/L（成年男性）；$115\sim150$ g/L（成年女性）；$170\sim200$ g/L（新生儿）。红细胞及血红蛋白减少，提示贫血。

药物在使用过程中可引起骨髓造血功能障碍、营养吸收障碍、红细胞破坏过多或不同部位出血导致贫血。常见的药物有噻嗪类利尿剂、抗癫痫药、NSAID、头孢菌素类等。

（二）红细胞沉降率

红细胞沉降率简称血沉，是红细胞在一定条件下的沉降速度。男性参考区间为 $0\sim15$ mm/h；女性参考区间为 $0\sim20$ mm/h。血沉过快见于各种急性炎症、恶性肿瘤伴有组织坏死感染时。

（三）白细胞计数和白细胞分类计数

白细胞计数正常值参考区间：$4\times10^9\sim10\times10^9$/L（成人）；$11\times10^9\sim12\times10^9$/L（6 个月～2 岁儿童）；$15\times10^9\sim20\times10^9$/L（新生儿）。白细胞分类计数正常值参考区间：中性粒细胞一般为 $40\%\sim75\%$；淋巴细胞一般为 $20\%\sim50\%$。中性粒细胞病理性增多常见于急性感染，尤其是化脓性球菌引起的全身性感染、广泛的组织损伤和坏死。白细胞总数低于 3.5×10^9/L 为白细胞减少症，其中中性粒细胞绝对值低于 1.5×10^9/L 为粒细胞减少症，绝对值低于 0.5×10^9/L 为粒细胞缺乏症。中性粒细胞减少多见于病毒性感染。此外，抗甲状腺药、抗肿瘤药、NSAID、抗癫痫药、抗生素、抗精神病药、免疫增强剂、抗血小板药等也可致中性粒细胞减少。应用糖皮质激素、烷化剂可致淋巴细胞减少。

（四）血小板计数

血小板正常值参考区间 $125\times10^9\sim350\times10^9$/L。氯丙嗪、洋地黄类、维生素 K、苯巴比妥、

苯妥英钠、可待因、青霉素、红霉素、林可霉素、己烯雌酚、氯苯那敏、氨基比林、非那西丁、吲哚美辛等多种药物均可引起血小板减少。

二、尿液检验

（一）一般性状

正常成人尿量为 1 000～2 000 mL/24 h。正常新鲜尿液清澈透明、淡黄色,尿液长时间放置后尿素分解可有氨臭味。新鲜尿 pH 约为 6.5,在 4.5～8.0。尿比重成人在 1.015～1.025,晨尿最高,一般大于 1.020。氨基糖苷类抗生素、青霉素、噻嗪类利尿剂、西咪替丁、糖皮质激素可致多尿。磺胺类药物、呋喃妥因可致赤黄或棕色尿;利福平、氯丙嗪、苯妥英钠可致红色尿;阿米替林可致绿色尿;左旋多巴可致暗黑色尿。碳酸氢钠、枸橼酸钠等可致尿 pH升高;氯化铵、氯化钾、维生素 C 可致尿 pH 降低。放射造影剂可致尿比重增加。

（二）尿液化学

尿蛋白参考区间定性试验为阴性,定量试验为 0～80 mg/24 h 尿。具有肾毒性或损伤肾小管上皮的药物如万古霉素、链霉素、庆大霉素、阿司匹林、氨基水杨酸等可致尿蛋白增加。氯丙嗪、咪康唑、氯霉素等干扰尿样测定出现假阳性。尿糖参考区间定性试验为阴性,定量试验为 0.56～5.0 mmol/24 h 尿。尿糖定性试验阳性的称为糖尿。糖皮质激素、咖啡因、茶碱、阿司匹林能升高血糖导致糖尿。维生素 C 可干扰测定出现假阳性或假阴性。尿酮体(β-羟丁酸、乙酰乙酸和丙酮)参考区间定性试验为阴性。糖尿病性酮尿多伴有酮症酸中毒,为糖尿病昏迷的早期指标。

（三）显微检查

红细胞数正常值参考区间:玻片法,平均为 0～3 个/高倍视野;定量检查,0～5 个/μL。超过 3 个/高倍视野为血尿。

白细胞数正常值参考区间:玻片法,平均为 0～5 个/高倍视野;定量检查,0～10 个/μL。大量白细胞是泌尿系感染的表现。

尿中管型是蛋白质、细胞或碎片在肾远曲小管和肾集合管管腔中形成的圆柱形蛋白聚体。管型种类很多,肾小管上皮细胞管型见于各种原因所致的肾小管损坏和药物中毒;粗颗粒管型见于铋盐、卡那霉素、两性霉素 B 等药物肾毒性所致肾损伤。

当尿中某溶质浓度超过所处环境的溶解度时,将形成晶体析出,含晶体的尿称为晶体尿。常见药物如磺胺嘧啶、磺胺甲噁唑、磺胺吡啶、磺胺米隆、解热镇痛药、放射造影剂等可致晶体尿。

三、粪便检验

（一）一般性状

正常成人每日排便 1 次,呈黄褐色成形软便,pH 为 6.9～7.2。胃肠功能紊乱、急性胃肠炎、泻药可致排便量增多及次数增加。

（二）显微检查

正常粪便中无红细胞,偶见白细胞。肠炎时中性粒细胞增多。肠道下端炎症或出血时红细胞增多。

（三）隐血试验

隐血是指肉眼和显微镜均不能证实的少量消化道出血。消化性溃疡可致间断性阳性隐血,消化道恶性肿瘤可致持续性阳性隐血。

四、痰液检验

（一）一般性状

健康人一般无痰或有少量泡沫状痰,无色或灰白色,无特殊气味。慢性支气管炎、空洞性肺结核、肺水肿等可致痰量增多。呼吸道化脓性感染可致黄色、黄绿色脓性痰。铜绿假单胞菌感染可有黄绿色浓痰。痰中带血见于肺结核早期或病灶播撒。

（二）显微检查

正常痰涂片镜检时可见少量白细胞和来自口腔的上皮细胞。

（三）微生物学检查

涂片检查革兰染色可用于检测细菌和真菌。荧光染色可用于检测真菌和支原体等。痰细菌培养检测应在抗菌药物使用之前进行。

第三节　临床检验与药物治疗

由于某些药物与人体正常代谢物结构极为相似,这些药物对临床检验结果产生巨大的影响,可干扰血液学参数、体液成分、蛋白质测定、糖类测定、无机离子测定、酶活性测定、胆红素代谢测定、非蛋白含氮类化合物测定、血脂测定、血气酸碱分析、激素测定和免疫学检验项目。掌握常见药物对临床检验结果的影响,研究药物引起检验结果变化的机制,有助于正确评价检验结果,预防并减少药品不良反应。

常见干扰临床检验的药物如下：① 大量青霉素治疗可致尿蛋白检查出现假阳性。② 大剂量维生素 C 经肾脏排泄,具有较高的尿药浓度,可使尿糖检查呈假阴性。③ 药物可对血糖产生很大的影响,如泼尼松、地塞米松、氟氢可的松、氢氯噻嗪类利尿药、麻黄素、口服避孕药、吲哚美辛、咖啡因、尼古丁等。④ 吗啡、可待因、哌替啶和消炎镇痛类药物可致胆总管开口处括约肌痉挛,造成血、尿中淀粉酶含量明显升高。通常在用药后 3~4 h 影响最大,停药 24 h 后消失。⑤ 青霉素、磺胺类药物能增加血尿酸浓度。⑥ 保钠排钾类利尿药对血电解质化验结果有影响。

在分析临床检验结果时,要注意排除药物干扰因素,为协助临床诊断的确立、质疑或修正,鉴别诊断的排除或确立,提供真实可靠的实验依据。

第四节　常见功能项目检查

一、肝功能检查

肝功能检查项目的正常范围(表 3-1),不同机构检验科可能有所不同。有时检验结果的异常意味着结果在正常人群的 2 个标准差范围之外,并非真的异常。

表 3-1　肝功能检查项目与正常参考范围

测量项目指标	正常参考范围
丙氨酸转氨酶(ALT)	0~45 IU/L
天冬氨酸转氨酶(AST)	0~45 IU/L
谷氨酰转移酶(GGT)	15~73 IU/L(男性);12~43 IU/L(女性)
碱性磷酸酶(ALP)	30~300 IU/L(成人);100~390 IU/L(3~5 岁);<500 IU/L(3 岁以下和成长期)
总胆红素(TBIL)	3.4~21 μmol/L
直接胆红素(DBIL)	0~8.6 μmol/L

(一)氨基转移酶

氨基转移酶包括 ALT 和 AST。肝细胞损伤或死亡导致肝酶从受损的肝细胞中释放进入血液。ALT 在其他组织中浓度较低,它的升高更特异性反映了肝脏损害。ALT/AST 比值及同时浓度升高,都提示肝病的严重程度和病因的信息。

1. **ALT 升高≤正常上限 5 倍**　慢性乙型肝炎和丙型肝炎,急性病毒性肝炎[甲、乙、丙、丁、戊型肝炎,爱泼斯坦-巴尔(Epstein - Barr,EB)病毒,巨细胞病毒],脂肪肝和脂肪性肝炎,血色素沉着,药物(表 3-2),环境职业毒素,自身免疫性肝炎,α-抗胰蛋白酶缺乏,威尔逊氏症(Wilson disease),腹腔疾病。

表 3-2　引起 ALT 和 AST 升高的药物和其他物质

分类	药物或物质
药物	α-甲基多巴,胺碘酮,合成代谢类固醇,卡马西平,复方阿莫西林/克拉维酸,丹曲林,双硫仑,迷幻药(MDMA),阿维 A 酯,氟康唑,格列苯脲,氟烷,HMG-CoA 还原酶抑制剂,异烟肼,酮康唑,拉贝洛尔,烟酸,呋喃妥因,NSAID,对乙酰氨基酚,苯环己哌啶(PCP),保泰松,苯妥英钠,丙硫氧嘧啶,蛋白酶抑制剂,磺胺类,曲唑酮,曲格列酮,丙戊酸钠,扎鲁司特
草药	丛林叶,麻黄,龙胆,石蚕,三七,卡瓦胡椒,黄芩,鲨鱼软骨,维生素 A
毒素	四氯化碳,氯仿,二甲基甲酰胺,肼,氢氯噻嗪,2-硝基丙烷,氯乙烯,甲苯

MDMA,亚甲二氧基甲苯基丙胺;HMG-CoA,羟甲基戊二酰辅酶 A;NSAID,非甾体抗炎药;PCP,苯环己哌啶。

2. **AST 升高,≤正常上限 5 倍**　滥用酒精,脂肪肝和脂肪性肝炎,肝硬化。

3. **ALT 和 AST 升高,≤正常上限 5 倍**　溶血,肌病,甲状腺疾病,剧烈运动。

4. **ALT 和 AST 升高,>正常上限 5~10 倍**　提示广泛肝病变。

5. **ALT 和 AST 升高,>正常上限 15 倍**　急性病毒性肝炎(甲、乙、丙、丁、戊型肝炎),药物,职业环境毒素,缺血性肝炎,威尔孙氏症(Wilson disease),自身免疫性肝炎,急性胆道梗阻,急性巴德-吉亚利综合征(Budd - Chiari syndrome),肝动脉结扎术。

(二)碱性磷酸酶

碱性磷酸酶是存在于大多数组织中的一种酶,尤其在肝脏、胆道、胎盘和骨骼中浓度高。当组织受损或病变即释放碱性磷酸酶进入血液,导致血清碱性磷酸酶浓度升高。

1. **肝性碱性磷酸酶升高的常见原因**　胆道梗阻,原发性胆汁性肝硬化,药物(表 3-3),原发性硬化性胆管炎,浸润性肝病,肝转移,肝炎,肝硬化,胆管消失综合征,良性复发性胆汁淤积。

表 3 - 3　引起碱性磷酸酶和血清胆红素升高的药物

结果	药物
碱性磷酸酶和血清胆红素升高	别嘌呤醇,合成代谢类固醇,卡托普利,卡马西平,氯磺丙脲,复方阿莫西林/克拉维酸,赛庚啶,地尔硫草,红霉素,氟脲苷,氟氯西林,氟奋乃静,丙咪嗪,茚地那韦,伊普吲哚,奈韦拉平,甲睾酮,亚甲二氧基甲苯丙胺,奥沙普秦,苯噻啶,奎尼丁,甲苯磺丁脲,全肠外营养,甲氧苄啶-磺胺甲恶唑

2. 非肝性碱性磷酸酶升高的常见原因　骨骼疾病,妊娠,慢性肾功能衰竭,淋巴瘤和其他恶性淋巴瘤,充血性心力衰竭,儿童成长期,感染,炎症。

（三）胆红素

胆红素是胆色素的一种,它是人胆汁中的主要色素,呈橙黄色。它是体内铁卟啉化合物的主要代谢产物,有毒性,可对大脑和神经系统引起不可逆的损害,但也有抗氧化功能,可以抑制亚油酸和磷脂的氧化。胆红素是临床上判定黄疸的重要依据,也是肝功能的重要指标。

血清总胆红素通常分为直接胆红素、间接胆红素。直接胆红素又称结合胆红素,因与葡萄糖醛酸结合形成结合后,成为结合胆红素,用范登堡反应(Van den Bergh reaction)呈直接反应。测定直接胆红素主要用于鉴别黄疸的类型。血清直接胆红素的升高,说明经肝细胞处理和处理后胆红素从胆道的排泄发生障碍。间接胆红素经过肝脏代谢又可变为直接胆红素,随胆汁排入胆道,最后经大便排出。一般情况下间接胆红素偏高往往预示着肝脏的病变。

1. 直接胆红素升高的常见原因　胆道梗阻,肝炎,肝硬化,原发性胆汁性肝硬化,原发性硬化性胆管炎,药物(表 3 - 3),环境职业毒素,脓毒症,全肠外营养,妊娠期肝内胆汁淤积性症,良性复发性胆汁淤积,胆管消失综合征,杜宾-约翰逊综合征(Dubin - Johnson syndrome),罗托综合征(Rotor syndrome)。

2. 间接胆红素升高的常见原因　吉尔伯特氏综合征(Gilbert's syndrome),新生儿黄疸,溶血,输血,大血肿吸收,分流性高胆红素血症,先天性葡萄糖醛酸转移酶缺乏症,无效性红细胞生成(原位溶血)。

（四）谷氨酰转移酶

谷氨酰转移酶(GGT)存在于肝细胞和胆管上皮细胞,是肝胆疾病检查的敏感指标,但缺乏特异性。

1. GGT(肝性)升高的常见原因　肝胆疾病(常合并其他肝酶异常),酒精滥用,药物(表 3 - 4)。

表 3 - 4　干扰 GGT 浓度的药物

结果	药物
GGT 水平升高	酒精,苯妥英钠,苯巴比妥
GGT 水平下降	氯贝丁酯,口服避孕药

2. GGT(非肝性)升高的常见原因　胰腺疾病,慢性阻塞性肺疾病,肾功能衰竭,糖尿病,心肌梗死。

二、肾功能检查

肾脏主宰着许多药物和代谢产物的机体清除率。肾功能降低可增加经肾脏消除的药物及其代谢产物的血药浓度,导致蓄积和毒性。临床药师应注意考虑和评估肾功能,对药物治疗提出适当建议。

（一）肾功能测定

单独的血清肌酐（SCr）水平不能准确反映肾功能。通过如下公式计算肌酐清除率可以预测肾小球滤过率,对肾功能评估非常重要（表3-5）。① 男性:肌酐清除率=1.23×（140-年龄）×体重（kg）/SCr（mmol/L）;② 女性:肌酐清除率=1.04×（140-年龄）×体重（kg）/SCr（mmol/L）。

如果体重超过理想体重20%,可用理想体重计算,因为脂肪组织不生成肌酐。

以下例子说明为什么肌酐清除率比血清肌酐浓度更精确反映肾功能水平。

- 70岁女性,理想体重=45 kg,血清肌酐=149 mmol/L
- 30岁男性,理想体重=75 kg,血清肌酐=149 mmol/L

两者血清肌酐水平相当,但在计算肌酐清除率时,70岁女性为22 mL/min（属于轻度肾功能损伤）,30岁男性为68 mL/min（属于正常肾功能）（表3-5）。

表3-5 肾功能分级

肾 功 能	肌酐清除率
无障碍	>50 mL/min
轻度肾功能损伤	20~50 mL/min
中度肾功能损伤	10~20 mL/min
重度肾功能损伤	<10 mL/min

在计算肾功能时要注意:① 血清肌酐水平必须稳定,急性肾功能衰竭或脓毒症血清肌酐变化落后于肾小球滤过率变化。② 该公式不适用于儿童、孕妇或分解代谢状态患者。③ 该公式不适用于肌肉萎缩老人。

（二）药物和肾功能

有许多药可以导致肾功能损害或肾功能衰竭,肾功能障碍患者用药后肾脏不良反应风险增加（表3-6）。药师应加强肾功能不全患者的用药管理。

表3-6 已知导致肾脏衰竭的药物

致衰竭原因	已明确有此不良反应的药物
肾小管坏死（对肾小管的直接毒性作用或持续性肾低灌注）	常见:氨基糖苷类、头孢菌素类、X线造影剂、顺铂、两性霉素B、环孢素A; 少见:阿昔洛韦、复方新诺明、多黏菌素、重金属、锂、甲基多巴、甲醇、甲氨蝶呤、对乙酰氨基酚（过量）、利福平、万古霉素
急性间质性肾炎（间质性炎症过敏反应伴肾小管损伤）	常见:NSAID、青霉素类; 少见:别嘌醇、硫唑嘌呤、卡托普利、卡马西平、头孢菌素类、西咪替丁、氯贝丁酯、噻嗪类、红霉素、氟喹诺酮类、呋塞米、庆大霉素、金制剂、干扰素、异烟肼、甲基多巴、米诺环素、苯妥英钠、吡嗪酰胺、利福平、磺胺类
肾小球肾炎	金制剂、肼屈嗪、NSAID、青霉素胺、普鲁卡因胺

续　表

致衰竭原因	已明确有此不良反应的药物
尿路梗阻(肾功能衰竭后)	
肾乳头坏死	非那西丁(以"镇痛药肾病"出名)
尿酸盐阻塞	细胞毒药物
药物沉淀/结晶梗阻	阿昔洛韦(水化,避免沉淀)/甲氨蝶呤、磺胺
输尿管周围纤维化	麦角新碱
肾血管炎	苯丙胺类兴奋剂、青霉素类、磺胺类
高分解代谢	四环素类抗生素
肾血流量下调	ACEI
横纹肌溶解	乙醇、贝特类、他汀类

理想情况下肾功能不全患者应避免使用肾毒性药物,如果必须要用,必须根据肾功能或血药浓度减少用药剂量。对透析患者,肾毒性药物对肾脏的作用可以不计,因为肾损害已不可挽回,但还应注意其他副作用。血液透析患者经肾脏排泄的药物剂量及其给药时间用法与透析方法及其次数有关。

ACEI 和 NSAID 是最常见的致肾小球滤过率降低的药物。使用 ACEI 最大的危险在于患者伴有肾动脉狭窄(特别是双侧)、严重心衰及服用 NSAID 或者利尿剂。7%急性肾功能衰竭、30%药物相关性急性肾功能衰竭都与 NSAID 有关。功能性肾功能不全(轻度或中度功能障碍)是 NSAID 更为常见的不良反应。体液量减少或者已有肾功能损害患者用药风险最大。

三、肺功能检查

肺功能检查是运用呼吸生理知识和现代检查技术探索人体呼吸系统功能状态,是临床上对胸部疾病诊断、治疗效果和预后评估的重要检查手段,目前已广泛应用于呼吸内科、外科、麻醉科、儿科、流行病学、潜水及航天医学等领域。

(一) 检查项目

1. 肺容量测定　　肺容量是指肺内气体的含量,即呼吸道与肺泡的总容量,反映了外呼吸的空间。肺容量的正常值受种族的影响,并随年龄、身高、体重、性别和体位等因素而变化,其中身高是最重要的相关变量。肺容量测定一般是指通过测量 1 次最大吸气后,立刻用力从肺中呼出气体的容积和速率,可以评估肺功能,用于区分气道阻塞(如哮喘、慢性阻塞性肺疾病)和气道受限(如肺纤维化),判定慢性阻塞性肺疾病的严重程度。

肺容量测定主要包括:① 潮气量(TV),平静呼吸时每次吸入或呼出的气体量,成人静息状态的潮气容积为 500 mL(男性 7.8 mL/kg,女性 6.6 mL/kg);② 补呼气量(ERV),平静呼气后再用力呼气所能呼出的最大气体容积;③ 补吸气量(IRV),平静吸气后用力吸气所能吸入的最大气体容积;④ 残气量(RV),深呼吸后肺内残余的气体容积;⑤ 肺活量(VC),最大吸气末所能呼出的最大气量;⑥ 用力肺活量(FVC),深吸气后以最大力量、最快速度所呼出的气量;⑦ 肺总量(TLC),最大深吸气后肺内所含的气体容积。

2. 肺通气功能测定　　胸廓扩张和收缩改变肺容量而产生通气,测定单位时间内吸入或呼出的气量称为通气量。肺通气功能测定主要包括:① 每分钟静息通气量(MV),基础代谢的 MV 为 TV 与呼吸频率(f)的乘积,即 $MV = VT \times f$。② 第 1 秒用力呼气容积(FEV_1),第 1 秒内用力呼气的呼出气量。气流受阻的严重程度由所测得的 FEV_1 的变化来判定;根据 FEV_1 减少的程度划分为轻度、中度或严重受阻(表 3-7)。正常人 3 s 内可将肺活量全部呼出,第 1、2、3 秒所呼出气量各占 FVC 的百分率正常分别为 83%、96%、99%。FEV_1 与人种、性别、身高、年龄有关。③ 1 秒率,第 1 秒用力呼气容积占用力肺活量比值($FEV_1/FVC\%$),是判断气道限制的指标,FEV_1/FVC 正常值为 >80%。低于 80% 表明存在气道阻塞性通气障碍,如哮喘。④ 最大通气量(MBC),以最大努力所能获得的每分钟通气量。⑤ 最大呼气中段流量(MMFR),用力肺活量 25% 和 75% 直接的流量,临床意义与最大通气量和用力肺活量相当,但灵敏度更高。

表 3-7　气流受阻严重程度的分类

气流受阻的严重程度	FEV_1(%)	症　状
轻　度	50～80	无异常迹象 吸烟型咳嗽 无或轻微呼吸困难
中　度	30～49	中度活动时的呼吸困难(伴有或不伴有喘鸣) 咳嗽(伴有或不伴有痰) 各种异常迹象 呼吸音减少,出现喘息
重　度	<30	任何活动或休息时呼吸困难 明显的咳嗽和喘息 肺过度充气,发绀,外周水肿和红细胞增多

(二) 检查结果评析

根据肺容量和通气功能测定,通气功能障碍分为阻塞性、限制性及两型障碍兼具的混合性。

1. 阻塞性通气功能障碍　　指呼吸气流受限引起的肺功能障碍。肺功能检查表现为 FVC 降低或正常、RV 增加、TLC 正常或增加、RV/TLC 明显增加、FEV_1/FVC 降低、MMFR 减低。阻塞性通气功能障碍由轻到重的过程中,先为 FEV_1/FVC 的降低,随之 FEV_1 呈线性减少。阻塞性通气功能障碍缘于气道不通畅和肺弹性减退,临床上见于慢性阻塞性肺疾病、支气管哮喘和阻塞性肺气肿,呼吸形式趋于缓慢,尤其是呼气延长。

2. 限制性通气功能障碍　　指肺扩张和回缩受限引起的肺功能障碍。肺功能检查表现为 VC 减低、RV 减低、TLC 减低、RV/TLC 正常或略增加、FEV_1/FVC 正常或增加、MMFR 正常或减低。限制性通气功能障碍是由于胸廓或肺扩张受限,见于胸廓畸形、胸腔积液、胸膜增厚、肥胖、腹腔肿瘤或腹水,以及妊娠所致膈肌抬高、肺纤维化、肺水肿、肺炎等,呈浅速呼吸形式。

3. 混合性通气功能障碍　　指同时存在限制性和阻塞性因素的肺功能障碍。肺功能检查分析时可先明确阻塞存在,即 FEV_1/VC 减低,若 TLC 亦降低,应判断合并限制性肺功能障碍,此时 VC、RV 可降低或在正常低限水平。

阻塞性通气障碍患者,如慢性阻塞性肺病、支气管哮喘急性发作的患者,由于气道阻塞、呼气延长,其 FEV_1 和 FEV_1/FVC 均降低,但在可逆性气道阻塞中,如支气管哮喘,在应用支气管扩张剂后,其值亦可较前改善。限制性通气障碍时,如弥漫性肺间质疾病、胸廓畸形等患者可正常,甚至可达100%,因为此时虽呼出气流不受限制,但肺弹性及胸廓顺应性降低,呼气运动迅速减弱、停止,使肺活量的绝大部分在极短时间迅速呼出。

对限制性通气障碍,肺量测定 $FEV_1 < 80\%$,但 1 秒率可能正常($>70\%$)。因此不应仅仅依赖于肺量测定数据。患者病史和对治疗的反应(肺量测定,峰值气流量或症状的改变)有助于区别慢性阻塞性肺疾病和哮喘(表 3-8)。

表 3-8   慢性阻塞性肺疾病与哮喘的临床特征

临 床 特 征	慢性阻塞性肺疾病	哮 喘
吸烟者或前吸烟者	几乎全部	可 能
<35 岁即出现症状	很 少	经 常
慢性进展性咳嗽	常 见	不常见
呼吸困难	持续或进展性	多 样
因呼吸困难或喘息而夜间醒来	不常见	常 见
每日症状不同	不常见	常 见

四、甲状腺功能检查

甲状腺分泌激素对于维持全身系统的功能至关重要。女性常见甲状腺功能障碍,临床药师应充分意识其监测需求。

(一) 甲状腺功能检查

甲状腺激素的正常范围见表 3-9,各实验室可能因采用的分析方法不同有一些差异。

表 3-9   甲状腺激素的正常范围

激 素	范 围
促甲状腺激素(TSH)	0.3~4.2 mU/L
游离三碘甲状腺原氨酸(T_3 或 FT_3)	3~9 pmol/L
游离甲状腺素(T_4 或 FT_4)	10~26 pmol/L
总血清 T_3(TT_3)	1.3~3.1 nmol/L
总血清 T_4(TT_4)	66~174 nmol/L

(二) 甲状腺功能减退症

1. 分类   甲状腺功能减退症患者血液生物化学指标预期应如下:TSH 升高;FT_4 降低。甲状腺功能减退分 3 种类型。

(1) 原发性甲状腺功能减退症:因甲状腺病变(通常是自身免疫所致)不能产生甲状腺激素。

(2) 继发性甲状腺功能减退症:因垂体前叶病变不能分泌促甲状腺激素(TSH)。

(3) 三发性甲状腺功能减退症:因下丘脑病变,而不能产生促甲状腺激素释放激素(TRH)。

2. 治疗   左甲状腺素是治疗原发性和继发性甲状腺功能减退的首选。常用的开始剂量是 50~100 μg(老年缺血性心脏病患者是 25 μg)。根据治疗效果,药物剂量可以每 6~8 周增加 25~50 μg。

由于食物影响左甲状腺素的吸收,每日剂量应在早餐前 30 min 1 次给予。如果患者同时补充钙,在左甲状腺素和钙制剂应间隔 4 h。注射用三碘甲状腺原氨酸钠(碘塞罗宁)用于治疗严重甲状腺功能减退症和甲状腺功能减退昏迷症,也用于维持脑死亡器官捐献者的器官活性(在摘取捐献心脏前大约 2 h 给予剂量为 0.6 μg/kg)。三碘甲状腺原氨酸很少口服,但是当需要快速反应时非常有用。

3. 治疗监测 甲状腺功能减退症患者的治疗监测需求见表 3-10。

表 3-10 甲状腺功能减退症患者的治疗监测

时 间	监 测 内 容
治疗前	开始左甲状腺素治疗前监测心电图,以免将甲状腺功能减退症引起的心电图改变混淆为缺血所致
采血时间节点	用药剂量调整时应该监测 6~8 周,一旦稳定之后每年监测 1 次。1 d 中的任何时间节点都可以采血
其他监测	监测副作用、纠正甲状腺功能减退症的体征和症状,包括腹泻、心动过速、失眠和颤抖的中毒症状

(三)甲状腺功能亢进症

甲状腺功能亢进症血液生化指标预期应如下:① TSH 显著降低;② 总血清 T_4 量升高;③ 总血清三碘甲状腺原氨酸量(T_3)升高;④ 游离 T_4 升高;⑤ 游离 T_3 升高。

甲状腺功能亢进症最常见的原因是格雷夫斯病(Graves disease)(TSH 受体抗体引起)。其他的原因包括:① 毒性结节性甲状腺肿;② 甲状腺炎;③ 碘诱导的甲状腺功能亢进症;④ 胺碘酮诱导甲状腺功能亢进症;⑤ TSH-分泌型垂体腺瘤(少见)。

1. 治疗 甲状腺功能亢进症的治疗主要通过给予抗甲状腺药阻断甲状腺激素分泌。首选卡比马唑,每日单剂量用药。若采用阻断替换方案,卡比马唑剂量为每日 40~60 mg 抑制内源性左甲状腺素的合成,同时给予替代性甲状腺素预防甲状腺功能减退症。本方案不能用于妊娠期妇女,因为左甲状腺素不能透过胎盘,而卡比马唑能透过,因此可能导致胎儿甲状腺功能减退症。

2. 治疗监测 甲状腺功能亢进症的患者治疗监测需求见表 3-11。如果口服卡比马唑不能耐受(患者发展为皮疹或瘙痒),则处方丙硫氧嘧啶,分剂量口服。通常初始剂量为每日 150~400 mg,维持剂量为每日 50~100 mg。

表 3-11 甲状腺功能亢进症患者的治疗监测

时 间	监 测 内 容
治疗前	考虑患者的白细胞基线,比如老年患者、服用任何一种药物的患者都可能会引起粒细胞缺乏症
治疗期间	① 定期甲状腺功能检查;② 如果发生肌痛,监测肌酐磷酸激酶;③ 如果出现肝脏副作用,检查肝功能;④ 白细胞检测:发生中性粒细胞减少症、中粒细胞缺乏症,如咽喉疼痛、口腔溃疡、擦伤、发热或运动疲惫

卡比马唑和丙硫氧嘧啶均能通过胎盘,妊娠妇女应慎用或不用。因丙硫氧嘧啶血浆蛋白结合率高,通过胎盘的量相对较少,故在评估孕妇需要与对胎儿的风险之后,尽可能采用最低剂量。

卡比马唑和丙硫氧嘧啶均能够引起粒细胞缺乏症,所以应该预先警告患者报告任何感染症状,尤其是咽喉疼痛。

3. **注意事项**　治疗过程应当注意：① ^{131}I 治疗之前,卡比马唑和丙硫氧嘧啶的治疗应停止至少 4 d,治疗后至少 3 d 方可恢复。② 长效 β 受体阻滞药如阿替洛尔和普萘洛尔可减轻甲状腺毒症的症状,尤其是心悸、颤动和焦虑。③ β 受体阻滞药应短期治疗,通常为 2~6 周,直至抗甲状腺药物起效、症状减退。

五、凝血功能检查

常规的凝血功能检查项目主要包括血浆凝血酶原时间(PT)、部分活化凝血活酶时间(APTT)、血浆凝血酶时间(TT)、国际标准化比值(INR)、纤维蛋白原(FIB)和 D－二聚体(D－D)。

(一) 血浆凝血酶原时间(PT)

1. **原理**　血浆 PT 是指在缺乏血小板的血浆中加入过量组织因子(兔脑渗出液)后,凝血酶原转化为凝血酶,导致血浆凝固所需的时间。

2. **正常参考值**　正常值为 11~16 s。血浆 PT 超过正常对照 3 s 以上者有临床意义。PT 改变的常见原因见表 3－12。

表 3－12　血浆 PT 改变的常见原因

分　类	PT 改变	
	延　长	缩　短
先天性	凝血因子Ⅱ、Ⅴ、Ⅶ、Ⅹ缺乏;低(无)纤维蛋白原血症	凝血因子Ⅴ增多
获得性	弥散性血管内凝血(disseminated intravascular coagulation,DIC)、原发性纤溶症、维生素 K 缺乏、肝病、血循环中有抗凝物质(如口服抗凝剂、肝素)	口服避孕药、高凝状态(DIC 早期、急性心肌梗死等)、血栓性疾病(脑血栓形成、急性血栓性静脉炎)、多发性骨髓瘤、洋地黄中毒、乙醚麻醉后

3. **临床应用**　凝血酶原时间是检查外源性凝血因子的一种过筛实验,可用来证实先天性或获得性纤维蛋白原、凝血酶原及凝血因子Ⅴ、Ⅶ、Ⅹ的缺乏或抑制物的存在,同时用于监测口服抗凝剂的用量,是监测口服抗凝剂的首选指标。在口服抗凝剂的过程中,维持 PT 在正常对照的 1~2 倍最为适宜。若 PT 延长,需给予维生 K 素治疗。维生素 K_1、维生素 K_2 均为脂溶性,需胆汁协助吸收。维生素 K_3、维生素 K_4 为人工合成品,皆为水溶性,不需胆汁协助吸收。

4. **临床意义**

(1) PT 延长且>3 s,可见于以下情况：① 凝血因子Ⅱ、Ⅴ、Ⅶ、Ⅹ单独或联合缺乏;② 严重纤维蛋白原降低(尤其<1 g/L);③ 维生素 K 缺乏症、严重肝病;④ 纤溶亢进(如 DIC 后期);⑤ 循环中抗凝物质增加,如口服抗凝剂、肝素。

(2) PT 缩短,可见于以下情况：① DIC 早期呈高凝状态;② 血栓栓塞性疾病和其他血栓前状态;③ 长期口服避孕药;④ 先天性凝血因子Ⅴ增多。

(二) 国际标准化比值(INR)

1. **原理**　INR 是患者凝血酶原时间与正常对照凝血酶原时间之比的 ISI 次方。公式为：INR＝(患者 PT/健康人平均 PT)^{ISI}。ISI 为组织凝血酶参考品与每批组织凝血活酶 PT 校正曲线的斜率,即在双对数的坐标纸上,纵坐标为参考品测定的 PT 对数值,横坐标为用待测定的组织凝血活酶测定的相同标本的 PT 对数值。ISI 由厂家标定。

2. 正常参考值　　不同疾病有不同的 INR 监测理想区间,一般为 2~3。

3. 临床应用　　INR 用于监测口服抗凝剂的用量(华法林)。世界卫生组织(World Health Organization,WHO)规定应用口服抗凝剂,INR 的允许范围如下:① 非髋部外科手术前,1.5~2.5;② 髋部外科手术前,2.0~3.0;③ 深静脉血栓形成,2.0~3.0;④ 治疗肺梗死,2.0~4.0;⑤ 预防动脉血栓形成,3.0~4.0;⑥ 人工瓣膜手术,3.0~4.0。

4. 临床意义　　INR 在 2~4 范围内是抗凝治疗的合适范围。当 INR>4.5 时,如纤维蛋白水平和血小板数仍正常(抑制过度),则提示肝病等所致,应减少或停止口服抗凝剂。

(三) 活化部分凝血活酶时间(APTT)

1. 原理　　在 37℃条件下,在待检血浆中加入足量的活化接触因子激活剂(如白陶土)和部分凝血活酶(代替血小板磷脂),再加入适量的钙离子,即通过激活凝血因子Ⅻ而启动内源性凝血途径,使缺乏血小板的血浆凝固。从加入钙离子到血浆开始凝固所需的时间,即为 APTT。

2. 正常参考值　　24~36 s。

3. 临床意义

(1) APTT 延长,可见于以下疾病或情况:① 内源性途径的凝血因子缺陷(如缺乏凝血因子Ⅷ、Ⅸ、Ⅺ或血友病甲、乙、丙);② 第二、三阶段因子,如凝血酶原、纤维蛋白原;③ 严重肝病、DIC;④ 循环中抗凝物质增多;⑤ 系统性红斑狼疮及一些免疫性疾病。

(2) APTT 缩短,可见于以下疾病或情况:① 凝血因子Ⅷ、Ⅹ活性增高;② 血小板增多症;③ 高凝状态和血栓性疾病,如 DIC 高凝期、心肌梗死、深静脉血栓形成等;④ 妊娠高血压综合征和肾炎综合征,静脉穿刺不顺混入组织液。

4. 临床应用　　APTT 是检查内源性凝血因子的一种过筛试验,用来证实先天性或获得性凝血因子Ⅷ、Ⅸ、Ⅺ的缺陷,或是否存在它们相应的抑制物。同时,APTT 也可用来证实凝血因子Ⅻ、激肽释放酶原和高分子量激肽释放酶原是否缺乏。由于 APTT 的高度敏感性和肝素的作用途径主要是内源性凝血途径,所以 APTT 成为监测普通肝素首选指标,前后之比 1.5~2.5 为佳。

(四) 凝血酶时间(TT)

1. 原理　　在 37℃条件下,在待检血浆中加入"标准化"凝血酶后,直接将血浆纤维蛋白原转变为血浆蛋白,使缺乏血小板的血浆凝固,其凝固时间即为 TT。

2. 正常参考值　　11~18 s。

3. 临床意义　　主要检测凝血过程第三个阶段:① 纤维蛋白原质与量异常;② FDP 增多,如纤溶亢进;③ 循环中抗凝物质增多,如抗凝血酶(AT-Ⅲ)、肝素样物质;④ 异常球蛋白增多,如多发性骨髓瘤。

4. 临床应用　　TT 反映血浆内纤维蛋白水平及血浆中肝素样物质的多少。前者增多和后者减少时 TT 缩短,否则延长,可用于肝素用量的检测。

(五) 纤维蛋白原(FIB)

1. 检测方法　　Clauss 法、PT 衍生法等。

2. 正常参考值　　2~4 g/L。

3. 临床意义

（1）纤维蛋白原增高：可见于以下疾病或情况。① 感染；② 无菌性炎症：肾病综合征、风湿性关节炎等；③ 血栓前状态与血栓性疾病；④ 放疗后、灼伤、休克、外科大手术后、恶性肿瘤等；⑤ 糖尿病酸中毒；⑥ 妇女经期、妊娠晚期、妊高征及剧烈运动后。

（2）纤维蛋白原降低，可见于以下疾病或情况。① 原发性纤维蛋白原减少或结构异常；② 继发性纤维蛋白原减少；③ 肝脏疾病：慢性肝炎、肝硬化、急性肝萎缩；④ 砷、氯仿、四氯化碳中毒均可使纤维蛋白原减少；⑤ 恶性贫血，以及肺、甲状腺、子宫、前列腺手术；⑥ 天冬酰胺酶治疗的白血病。

4. 临床应用　纤维蛋白原即凝血因子Ⅰ，是凝血过程中的主要蛋白质，是一种急性时相蛋白，其增加往往是机体的一种非特异反应。凝血酶原时间、活化部分凝血活酶时间、纤维蛋白原三者同时检测已被临床用于筛查患者凝血机制是否正常，特别是心胸外科、骨科、妇产科等手术前检查患者的凝血功能尤为重要。

（六）D-二聚体（D-D）

1. 检测方法　胶乳凝集试验、ELISA 法和仪器法。

2. 临床意义　① DIC、肺栓塞、脑梗死、心肌梗死等 D-二聚体浓度增高。② D-二聚体是诊断深静脉血栓和肺栓塞的主要筛查指标之一，对临床上疑似深静脉血栓和肺栓塞患者，当 D-二聚体阴性时可排除诊断。③ 继发性纤溶亢进 D-二聚体浓度增高，而原发性纤溶亢进早期 D-二聚体浓度正常，可作为两者的鉴别指标之一。

3. 临床应用　D-二聚体是交联纤维蛋白的特异性降解产物，只有在血栓形成后才会在血浆中增高，所以它是诊断血栓形成的重要分子标志物。增高见于深静脉血栓形成、肺栓塞、DIC 继发性纤溶亢进等疾病。

第五节　其他血液指标检验

一、细胞沉降率

红细胞沉降率（ESR）是指红细胞在一定条件下沉降的速度，简称血沉。将抗凝的血样静置于垂直竖立的小玻璃管中，由于红细胞的比重较大，受重力作用而自然下沉，正常情况下沉缓慢，常以红细胞在第 1 小时末下沉的距离来表示红细胞沉降的速度。红细胞沉降率的标准范围随着年龄和性别而变化，并且在不同实验室之间有所差异。健康人血沉数值波动于一个较狭窄范围内。在许多病理情况下血沉明显增快。红细胞沉降是多种因素互相作用的结果。

血沉增快在临床上更为常见。魏氏法检验结果不论男女，其血沉值达 25 mm/h 时，为轻度增快；达 50 mm/h 时为中度增快；大于 50 mm/h 则为重度快。潘氏法检验结果不论男女，血沉达 20 mm/h 者均为增快。

（一）生理性增快

妇女月经血沉略增快，可能与子宫内膜破伤及出血有关，妊娠 3 个月以上血沉逐渐增快，可达 30 mm/h 或更多，直到分娩后 3 周，如无并发症则逐渐恢复正常。其增快可能与生理性贫血、纤维蛋白原量逐渐增高、胎盘剥离、产伤等有关。60 岁以上的高龄者因血浆纤维原蛋白量逐渐增高等,也常见血沉增快。

（二）病理性增快

1. 各种炎症　　细菌性急性炎症时,血中急性反应相物质迅速增多,包括 α_1-抗胰蛋白酶、α_2-巨球蛋白、C 反应蛋白（CRP）、肝珠蛋白、运铁蛋白、纤维蛋白原等,主要原因有释放增多甚至制造加强。以上成分或多或少地均能促进红细胞聚集,故炎症发生后 2~3 d 即可见血沉增快。风湿热的病理改变结缔组织性炎病症,其活动期血沉增快。慢性炎症如结核病时,纤维蛋白原及免疫球蛋白含量增加,血沉明显加快。临床上最常用血沉来观察结核病、风湿热有无活动性及其动态变化。

2. 组织损伤及坏死　　较大的手术创伤可导致血沉增快,如无并发症,一般 2~3 周内恢复正常。心肌梗死时常于发病后 3~4 d 血沉增快,并持续 1~3 周,心绞痛时血沉正常,故可借血沉结果加以鉴别。

3. 恶性肿瘤　　与肿瘤细胞分泌糖蛋白、肿瘤组织坏死、继发感染及恶液化气质贫血等因素有关。良性肿瘤血沉多正常,故常用血沉作为恶性肿瘤及一般 X 线检查等所不能查见的恶性肿瘤。

4. 高胆固醇积压症　　特别是动脉粥样硬化血胆固醇明显增高者,血沉明显加快。

5. 其他　　如各种原因导致的高球蛋白血症、贫血。

二、肌钙蛋白

肌钙蛋白（Tn）是肌肉的主要调节蛋白质。肌钙蛋白 I（TnI）和肌钙蛋白 T（TnT）只存在于心肌细胞（肌钙蛋白的第 3 种类型肌钙蛋白 C 尚未在心肌细胞中发现）。心肌损伤后,血液中的肌钙蛋白水平升高,肌钙蛋白水平的检测可作为诊断依据,确认或排除急性心肌缺血综合征。血液中肌钙蛋白的绝对浓度与缺血造成心肌损伤的程度成正比,连续检测肌钙蛋白水平（通常为 2 次）可以提供更确切的诊断信息。

与之前使用的心肌酶谱试验相比,肌钙蛋白是用于急性冠脉综合征诊断最特异的生化标志物,它们出现早,最早可在症状发作后 2 h 出现,具有较宽的诊断窗：TnI（4~10 d）,TnT（5~14 d）。在它们的诊断窗中,肌钙蛋白增高的幅度要比血清心肌酶（CK-MB）高 5~10 倍。由于在无心肌损伤时肌钙蛋白在血液中含量很低,因此也可用于微小心肌损伤的诊断,这是以前酶学指标所难以做到的。肌钙蛋白还具有判断预后的价值,对任何冠状动脉疾患患者,即便 ECG 或其他检查（如运动试验）阴性,只要肌钙蛋白增高,应视为具有高危险性。

肌钙蛋白正常值参考范围为（干片法）：TnI 阴性；免疫法：TnT 为 0~0.15 μg/L。但假阳性也时有发生。在肺栓塞、夹层动脉瘤和非潜在缺血性心脏病致左心室衰竭时,TnI 和 TnT 也会增高。肾功能衰竭时 TnT 有可能增高。

三、血糖

目前常用的血糖监测指标主要包括糖化血红蛋白、糖化血清蛋白、动态血糖监测和利用血糖仪进行的毛细血管血糖监测等。

（一）血糖监测指标

1. 糖化血红蛋白　　糖化血红蛋白是反映既往 2~3 个月平均血糖水平的指标,是评估长期血糖控制的金标准。在糖尿病治疗初期,至少每 3 个月监测 1 次,一旦血糖达到治疗目标,可每 6 个月监测 1 次。糖化血红蛋白正常值为 4.72%~8.12%(微柱层析法)。对大多数 2 型糖尿病患者,合理的控制目标是 <7%。对糖尿病病程长、有严重低血糖史、预期寿命较短、有严重并发症的患者,可适当放宽控制目标。

2. 糖化血清蛋白　　血液中的葡萄糖与白蛋白和其他蛋白质分子 N-末端发生非酶促糖化反应,形成糖化血清蛋白。由于血清中白蛋白的半衰期约 21 d,糖化血清蛋白测定可有效反映患者过去 1~2 周内平均血糖水平,而且不受当时血糖浓度的影响,是糖尿病患者血糖控制非常适宜的良好指标。糖化血清蛋白正常值: <285 μmol/L(NBT 法,以 ^{14}C 标化的糖化白蛋白为标准参照物);122~236 μmol/L(酮胺氧化酶法)。糖化血清蛋白作为糖尿病近期内控制的一个灵敏指标,能在短期内得到治疗效果的回馈。

3. 血糖

（1）动态血糖监测:需要使用特殊仪器来实施持续动态的血糖监测。一般每 3~5 min 自动记录血糖水平,连续监测 72 h。根据血糖经时变化曲线,评估血糖波动及低血糖。适用于 1 型糖尿病患者、需胰岛素强化治疗的 2 型糖尿病患者、血糖波动大的糖尿病患者。

（2）毛细血管血糖监测:包括患者居家自我血糖监测和在医院内进行的床边快速血糖监测,是血糖监测的基本方法,它能够反映实时的血糖水平,了解饮食、运动、心理、药物等因素对血糖的影响,发现低血糖。一般 1 d 中有 8 个时间点可以选择,即早餐前、早餐后、午餐前、午餐后、晚餐前、晚餐后、睡前、夜间(晚上 11 点至次日凌晨 1 点)。空腹血糖是指至少 8 h 未进食所测的血糖。早餐前测的多为空腹血糖。餐后血糖一般选在餐后 2 h 所测的血糖。根据患者的病情、药物治疗的方案决定监测频率。血糖控制差、病情严重的患者应每日监测 4~8 次。病情稳定、饮食规律、血糖控制达标的可每周监测 1 d,每日 3~4 次。

一般空腹血糖和餐前血糖的生理浓度应控制在 4~7 mmol/L,餐后 2 h 血糖不超过 10 mmol/L。测血糖正确的方法,应该是选择在左手无名指指尖两侧皮肤较薄处采血。此处血管丰富,神经末梢分布较少,采血时不仅不痛且出血充分,不会因出血量的不足影响测定结果。采血前可先将手臂下垂 10~15 s,使指尖充血,扎针后轻轻推压手指两侧至指前端三分之一处,让血慢慢溢出即可。某些情况下也可采耳垂血。采血时切勿挤压采血部位获得血样,以免干扰监测结果。在采血过程中过分按摩和挤压针扎部位,不仅会挤出血,还会挤出一部分组织液,对血液标本造成稀释,从而使得血糖测试结果比实际偏低。血糖仪应该成为糖尿病患者的必备工具。

4. 尿糖　　只有患者的血糖浓度超过肾糖阈时,才会出现尿糖阳性。肾糖阈个体差异大,尿检结果仅供参考,但同一个人的肾糖阈是不变的,尿糖水平有助于糖尿病患者的病情判断。大多数人的肾糖阈约为 10 mmol/L,尿糖阳性则表明血糖控制不佳。因尿糖水平滞后于血糖水平,患者很可能出现尿糖强阳性,但实际上是低血糖。

5. 尿酮　　酮体是胰岛素缺乏时脂质代谢的副产物,常见于胰岛素严重缺乏的 1 型糖尿病患者。2 型糖尿病患者严重应激下也会产生酮体。1 型糖尿病患者和妊娠糖尿病患者只要血糖意外升高,就应监测酮体。尿酮阳性即应加大胰岛素剂量,必要时立即寻求医务专业人士帮助。

（二）监测结果的处理

所有检查都有目的,不论是1日1次、1周2次或1周1次监测。对结果不作分析则检查毫无价值。医生、药师至少应督促、建议患者监测血糖并记录次数,向患者说明检查结果,调整剂量。

（三）监测频率

由于患者对尿糖和手指指尖血糖检查的理解及操作有个体差异,结果很容易不准确。有些患者只是周期性监测,对控制血糖并无进步。患者应严格遵循医生的建议,遵循下面几个原则:

1. 胰岛素治疗患者　　若患者能自行根据监测结果调整剂量,则每日需要测4次血糖。若患者不能自行根据监测结果调整剂量,可1周测2次,若控制不佳,寻求医生或药师帮助。

2. 服用促胰岛素分泌剂(磺酰脲类和格列奈类)患者　　1周2次监测尿糖或血糖,若控制不佳,寻求医生或药师帮助。

3. 通过饮食调节、口服二甲双胍和/或阿卡波糖患者　　1周测1~2次,确保血糖控制。

4. 不能及时发现低血糖的患者　　注射胰岛素或口服促胰岛素分泌剂及不能识别低血糖前兆症状的患者,在运动、驾驶、机器操作前应测血糖。

5. 初诊为糖尿病患者　　初诊为糖尿病患者因紧张常频繁监测血糖。医生应提醒患者减少监测次数,避免不必要的监测。

胰岛素治疗是简单、剂量可调的血糖控制方法。患者若过于频繁监测血糖,每次看到高血糖值,会情绪低落。不必要的监测不仅浪费资源,对控制血糖也不利。

（四）注意事项

① 血样不足,因滴到试纸上的血太少而血糖值偏低,导致从试纸上看血糖控制得不错,但糖化血红蛋白高。② 温度和湿度会影响试纸监测结果的准确性。③ 过期试纸严重影响结果的准确性。

四、血钙

钙为维持肌肉收缩、神经传导、激素释放及血液凝固等功能正常所必需,它对多种酶的调节有辅助作用。体内钙储备的维持取决于饮食含钙量、胃肠道对钙的吸收、肾脏对钙的排泄。机体通过调节肾脏排钙量来维持体内钙平衡。钙亦是人体含量最丰富的矿物质,为骨骼和牙齿形成所必需,是一种重要的电解质。推荐成人钙的营养摄入量是每日 17.5 mmol(700 mg)。临床实验室所测得的通常是总钙(即蛋白结合钙、钙复合物和离子钙)。血浆中钙的总浓度正常值范围(可适当校正)为 8.8~10.4 mg/dL(2.2~2.6 mmol/L)。

（一）血钙校正

血液中钙总量包括离子钙和没有生理活性的钙,后者大部分与血浆蛋白特别是白蛋白结合,小部分与碳酸氢盐、柠檬酸盐、乳酸盐相结合。离子钙是钙的生理活性形式,离子钙进出细胞内外的活动过程与许多重要的生理功能息息相关。因此最好测定这一形式的钙,但技术上比较困难。与离子钙相比,总钙的测定简便,广泛应用于临床检验。通常假定离子钙占血浆总钙的50%左右。但是当白蛋白或总蛋白水平异常时,通过总钙来评估患者钙水平是不准确的。需要通过蛋白水平校正总钙结果,计算出离子钙的浓度,反映体内的钙水平。这就叫血钙校正。

一般用来计算血钙校正的公式是(单位：mmol/L)：① 如果白蛋白<40 g/L,校正钙=血清钙水平+(40-血清白蛋白水平)×0.02。② 如果白蛋白浓度为40~50 g/L,不需要进行调整。③ 如果白蛋白>45 g/L,校正钙=血清钙水平-(血清白蛋白水平-45)×0.02。

(二) 高钙血症

1. 症状　包括有口渴、多尿、厌食、便秘、肌无力、疲劳和精神错乱。情况严重时可发生恶心呕吐,罕见心律失常。过高钙血症可导致昏迷和死亡。慢性高钙血症可导致间质性肾炎和肾钙结石。

2. 原因　包括原发性甲状旁腺功能亢进症、恶性疾病,已经不常见的维生素D中毒、肉芽肿性疾病如结节病、家族性良性高钙血症、肾功能衰竭和摄入过量的碳酸钙(乳碱综合征)等。

3. 治疗　轻度高钙血症最好先通过增加口服液体摄入量来调整,然后再确定和治疗潜在的病因。中度高钙血症首先要给患者0.9%氯化钠补水,维持血管内容积和促进钙尿排。可静脉注射呋塞米80~100 mg,按要求每1~2 h给药,注意维持体液平衡。根据病因使用降低骨吸收的药物,常用降钙素、二膦酸盐、皮质类固醇或氯喹治疗。重度高钙血症除了上述措施外,可能需要使用低钙透析液进行透析。

(三) 低钙血症

1. 症状　包括神经肌肉兴奋性增加,如感觉异常、手足痉挛、抽搐、惊厥、心电图(ECG)改变;精神障碍,如烦躁和抑郁。

2. 原因　包括有胃肠道损伤和吸收减少如维生素D缺乏症,慢性肾功能衰竭,甲状旁腺激素分泌缺陷,甲状腺或甲状旁腺手术,摄入过量磷酸盐。

3. 治疗　确认和控制任何潜在的疾病,通常给予口服补钙。维生素D缺乏症和甲状旁腺功能减退症可通过补充维生素D来改善,有时可联用钙盐。在慢性低血钙中,口服钙剂及需要时补充维生素D一般已经足够。可采用葡萄糖酸钙(每克含90 mg元素钙)或碳酸钙(每克含400 mg元素钙)。

急性低钙血症和低钙血症手足抽搐需要静脉注射葡萄糖酸钙来治疗。静脉给予10 mL 10%(2.25 mmol)葡萄糖酸钙,通常用100 mL 5%葡萄糖注射液或0.9%氯化钠注射液稀释,静脉滴注30 min,并给予心电图监测。之后给予40 mL 10%(9 mmol)葡萄糖酸钙,以1 000 mL 5%葡萄糖注射液或0.9%氯化钠注射液稀释静滴,直至达到所需的血钙浓度。推荐同时监测血镁浓度。因氯化钙对静脉有刺激作用,一般不用。

应在下列药物使用3~4 h后再使用口服补充钙,以防止胃肠道吸收减少：① 左旋甲状腺素；② 双膦酸盐类药物；③ 补铁剂；④ 喹诺酮类和四环素类(除了多西环素)。

一般在膳食钙摄入不足时补充钙。膳食中钙需求随个体年龄变化,儿童期、妊娠期和哺乳期因需求增加需要补钙,老年人因吸收减少需要补钙。在骨质疏松症中,钙摄入量为1 400 mg(是平时推荐量的两倍),与维生素D联合使用,会降低骨质丢失率。药物的味道、剂型大小和质地是影响患者接受治疗和治疗依从性的重要因素。

五、血钾

在细胞内的阳离子中,钾的含量最为丰富,体内总钾量只有2%在细胞外。钾是细胞内渗透压的主要决定因素。细胞内液和细胞外液中钾浓度的比值对细胞膜的极性有很大影响,并由此影响细胞内的许多重要过程,如神经冲动的传导和肌肉细胞(包括心肌细胞)的收缩。血钾浓度相对较小的变化可导致临床显著的改变。

胰岛素促使钾进入细胞。胰岛素水平增高,血钾浓度降低。β_2受体激动剂特别是选择性β_2受体激动剂,促使钾进入细胞。急性代谢性酸中毒促使钾移出细胞,而急性代谢性碱中毒使钾进入细胞。当细胞外血钾浓度发生失调,要仔细观察一段时间的变化,患者虽然有不规则的高血钾或低血钾,但患者状态可能很好。采集血液样本有时会出现溶血(红细胞破裂并释放出细胞内钾),造成暂时的假性高血钾。应重新采血测定,避免使用细针快速抽血或过度摇晃血样。

血钾正常范围为3.5~5.5 mmol/L。每日营养成分钾的摄入参考量为90 mmol,但成年人每日一般40~50 mmol是合适的。

(一)高钾血症

1. 症状　高钾血症为血清钾浓度>5.5 mmol/L,由体内总钾量过高或钾自细胞内流出过多有关。症状包括因心脏中毒,出现心电图异常、室性心律失常、心室纤维性颤动及心脏停搏,也可能存在神经肌肉功能障碍如肌无力和麻痹。

2. 病因　常见的原因包括:① 钾摄入过多,如不恰当的肠外补液。② 肾脏排钾障碍,消除减少,如肾脏衰竭。③ 代谢性酸中毒。④ 用药,如ACEI、ARB、吲哚美辛、醛固酮拮抗剂、钾盐。

3. 治疗　如果血钾浓度超过6.5 mmol/L,需要立即急救处理,步骤包括:① 静脉注射10%葡萄糖酸钙10 mL至少2 min以上以稳定心肌,根据心电图必要时重复用药。② 给予可溶性胰岛素迅速降低血钾水平。在急救处理后,如果血钾浓度在5.1~6.4 mmol/L范围内,要考虑处理高钾血症的潜在因素。给予聚苯乙烯磺酸钙或聚苯乙烯磺酸钠树脂,直到血钾浓度≤5 mmol/L。对有高钙血症相关症状患者应禁用聚苯乙烯磺酸钙,对有钠负荷风险增加患者应禁用聚苯乙烯磺酸钠树脂。树脂会影响机体镁和钙的平衡,需要监测其树脂对患者这些电解质的干扰。在治疗期间,含有镁、铝等阳离子的抗酸剂和通便剂应该禁用。

在高钾血症治疗的初期,同时直肠给药与口服给药有助于血钾水平快速下降。早期直肠给药后,就不需要再继续直肠给药。

(1)口服给药:聚苯乙烯磺酸钙和聚苯乙烯磺酸钠树脂剂量是每日3~4次,每次15 g。将其溶于少量水中或与甜味剂混合给药(不要用带肉果汁,因它含有较高的钾)。

(2)直肠给药:两种树脂均可以灌肠剂的形式给药。灌肠剂有时会导致粪便嵌塞,通常可用乳果糖来解决。如果发生便秘,则应停药直到恢复正常排便。

(二)低钾血症

1. 症状　低钾血症为血清钾浓度<3.5 mmol/L,由体内总钾量不足或钾过多进入细胞内所致。症状包括肌无力、多尿、麻痹、呼吸功能不全、心电图异常和肠梗阻。低钾严重时心脏兴奋性增高。慢性低钾血症可能会导致肾小管损害。低钾血症会加重地高辛中毒的风险。

2. 病因　　最常见的病因包括：① 慢性腹泻、瘘管、持续性呕吐或滥用泻药致胃肠道丢失。② 盐皮质激素过量，如醛固酮增多症，库欣综合征。③ 由于盐皮质激素的副作用给予的糖皮质激素治疗。④ 代谢性碱中毒。⑤ 用药，如氨基糖苷类、两性霉素 B、碳酸氢盐、糖皮质激素、呋塞米、胰岛素、左旋多巴、大剂量青霉素、沙丁胺醇(静脉注射)、茶碱及噻嗪类利尿药。

3. 治疗　　严重低钾血症($< 2.5\ mmol/L$)应给予静脉补钾注射治疗。中度低钾血症($> 2.5\ mmol/L$)可给予口服钾补充剂。使用噻嗪类利尿药患者低血钾$> 3\ mmol/L$无须处理。

(1) 静脉补钾：在需要快速纠正低钾血症的急救中，或是在口服途径无效的情况下，可能需要静脉补钾。严禁直接静脉注射或滴注氯化钾。应静脉滴注，将 10%氯化钾注射液$10 \sim 15\ mL$加入 5%葡萄糖注射液 500 mL 中静脉滴注。一般补钾浓度不超过 3.4 g/L，速度不超过 0.75 g/h。补钾量$3 \sim 4.5\ g/d$。病情危急，补钾浓度和速度可超过上述规定。但须严密观察动态血钾和心电图，防止高钾血症发生。

(2) 口服治疗：每日给予枸橼酸钾口服液 1 次$10 \sim 20\ mL$，或颗粒剂 1 次 2 g，1 日 3 次。每日监测血钾浓度，当血钾水平达到正常范围时停药。

六、血磷

磷(P)在人体中具有重要生理功能，大部分以磷酸钙的形式沉积于骨骼中，是构成骨骼和牙齿的重要组成部分。只有少部分的磷存在于体液中。通常在血清中测定的是无机磷，正常范围为$0.74 \sim 1.39\ mmol/L$。血磷水平与年龄和季节有一定的关系。一般情况下，新生儿和儿童的血清磷的水平较高。此外，由于夏季受紫外线的影响，血清磷的含量比冬季高。血清磷的代谢主要受钙调节激素的影响。磷酸盐对维持酸碱平衡也具有重要作用。每日正常饮食提供$800 \sim 1\ 400\ mg$的磷酸盐(约 25 mmol)，其中$60\% \sim 80\%$从胃肠道吸收。磷元素的食物来源包括：肉类、鱼类、谷物、奶制品、坚果、鸡蛋、大多数水果蔬菜及不含酒精的饮料。钙镁摄入增加、服用氢氧化铝抗酸剂可减少磷酸盐的吸收。

(一) 高磷血症

1. 症状　　高磷血症是慢性肾脏病的常见并发症，是引起继发性甲状旁腺功能亢进、钙磷沉积变化、维生素 D 代谢障碍、肾性骨病的重要因素，与冠状动脉、心瓣膜钙化等严重心血管并发症密切相关。血浆磷酸盐浓度的迅速增加可导致低钙血症和手足抽搐。

2. 原因　　由于磷酸盐摄入增加、排出减少导致磷蓄积。细胞和组织的损伤会导致细胞内磷酸盐的释放从而引起高磷酸盐血症，如溶血、严重创伤、恶性高热、横纹肌溶解症和化疗。高磷血症患者常伴有严重的慢性肾功能衰竭。磷酸盐的清除涉及肾小球滤过和肾小管重吸收。若肌酐清除率低于 30 mL/min，可能会导致严重的高磷血症。酸中毒会导致磷酸盐跨细胞转移至细胞外。其他原因包括维生素 D 过度摄入、双膦酸盐及钙盐沉积。

3. 治疗　　最有效的方法是通过适度减少蛋白质的摄入。优先给予钙盐、形成不吸收的钙-磷复合盐，可降低高磷水平。碳酸钙价格低廉，含钙成分高达 40%，易耐受，疗效确切，但易致高钙血症及血管、关节周围钙化。醋酸钙是碳酸钙的改良剂型，按每日吸收钙量和结合磷的效果计算，醋酸钙大于碳酸钙 1 倍。但也可发生高钙血症。氢氧化铝凝胶可在肠道内和磷结合，但可致便秘，长期用药可致铝蓄积中毒。醋酸镁口服可将血磷浓度长期控制在正常范围,也不会发生高镁血症,但大剂量镁盐可致腹泻。新型的磷结合剂镧制剂能有效降低血清磷水平,并不引起继发骨损害和高钙血症,是一种相对较安全的磷结合剂,尤其适用于长期血液透析患者高磷血症的治疗。透析方法亦可消除磷,但仍需口服磷结合剂。

（二）低磷血症

1. 症状　　因循环血液中磷酸盐浓度低于正常而引起的磷代谢紊乱。低磷血症一般无临床症状,当血磷浓度低于 0.5 mmol/L 可出现临床症状。严重的低磷血症可能会导致广泛的肌无力、感觉异常、癫痫发作甚至昏迷。血磷水平的快速下降可能会导致严重的急性器官功能障碍,心肌收缩力下降、低血压、呼吸衰竭及横纹肌溶解症。慢性磷耗竭可能会导致肌无力、骨软化症、佝偻病、食欲缺乏、吞咽困难、心肌病、呼吸急促、胰岛素抵抗、红细胞白细胞及血小板功能障碍。

2. 原因　　禁食特别是进行静脉高营养治疗的患者,因葡萄糖可增加细胞对磷酸盐的摄取,导致低磷血症。长期服用氢氧化铝、氢氧化镁或碳酸铝一类结合剂,抑制磷酸盐的肠腔吸收。糖酵解及碱中毒,可迅速消耗细胞内磷酸盐,增加细胞对磷酸盐的摄入,引起低磷血症。糖尿病酸中毒患者进行胰岛素治疗后,糖酵解增加,磷酸盐也向细胞内移动。甲状旁腺功能亢进,甲状旁腺素分泌增加,使尿磷酸盐排泄增加。维生素 D 缺乏减少肠腔磷酸盐的吸收。某些肾小管疾病,如范科尼氏综合征,尿磷酸盐排出明显增加。酗酒亦可引起低磷血症。抗维生素 D 佝偻病(家族性低磷血症)为性连锁显性遗传病,近曲小管磷重吸收障碍,肠钙吸收亦不良。

3. 治疗　　静脉内补液及补充磷酸盐取决于患者磷缺乏的严重程度。常用的磷酸盐有磷酸二氢钾和磷酸氢二钠的混合剂。同时应针对引起低磷血症的病因治疗。静脉补给磷酸盐,可引起低钙血症。在补充磷酸盐时,监测血镁、血钾浓度及补充相应的电解质是必要的。

七、血镁

镁是细胞内液中含量居第二位的阳离子,是人体必需电解质,也是很多酶系统的辅因子。人体通过吸收和排泄有效维持镁浓度的平衡,血镁正常范围为 0.75 ~ 0.95 mmol/L。要确定一个日常需求量比较困难。推荐成人摄入量为男性：12.3 mmol/d(300 mg)；女性：10.9 mmol/d(270 mg)[哺乳期需再增加 2.1 mmol(50 mg)]。

（一）低镁血症

1. 症状　　厌食、恶心、肌无力、手足抽搐、震颤、肌肉收缩(小、局部收缩),罕见癫痫发作。低镁血症的发生通常与低钙血症和低钾血症相关,因此这些症状并非低镁血症特异。

2. 原因　　饮食摄入不足、吸收不良综合征、丢失过多(大多数经过胃肠道丢失,如慢性腹泻、肾脏重吸收不完全)、用药(包括利尿剂、酒精、氨基糖苷类、顺铂、两性霉素 B、膦甲酸钠和喷他脒)。

3. 治疗　　轻度缺镁时,口服补充即可。但是口服剂量有限制,大剂量会导致腹泻,镁丢失更多,影响胃肠道吸收。经常使用的口服制剂是甘油磷酸镁,24 mmol/d,分次补充。根据患者需求,1 d 最多补充 50 mmol 镁。1 g 甘油磷酸镁 ≈ 125 mg 镁 ≈ 5.1 mmol 镁。

如果不能口服或低镁血症太严重的患者,可以静脉注射或肌内注射硫酸镁。首选静脉注射,避免肌内注射引起的疼痛。当机体镁浓度为 0.5 ~ 1.0 mmol/kg 时就会产生一系列症状。通过静脉注射的镁,大约有一半通过尿液排泄,因此机体需补充 1~2 mmol/kg 的镁来满足机体储备。机体镁储备过程缓慢,需要几天时间。即便 24 h 内血镁浓度已经恢复正常,也要意识到体内镁储备还未完成。

中度至重度肾功能损害患者应经常检测其血镁水平,需要注射低剂量镁。剂量为:第 1 天 0.5 mmol/kg;第 2~5 天 0.25 mmol/kg,直至 5 d 内 160 mmol。硫酸镁注射液规格有 10% (4 mmol/10 mL)和 50%(2 mmol/mL)两种。输液时需加入 250~500 mL 0.9% 生理盐水或 5% 葡萄糖溶液,每小时注射 4~8 mmol。

（二）高镁血症

1. 症状　包括恶心呕吐、中枢神经系统和呼吸系统抑制、反射减弱、肌无力,影响心血管系统如外周血管扩张、血压过低、心动过缓和心脏停搏。

2. 原因　静脉补镁过多,肾功能不全的患者口服大剂量镁,如泻药或抗酸药。

3. 治疗　轻度患者应严格控制镁摄入,血镁水平可恢复正常。重度患者需要进行通气和循环支持。静脉缓慢注射 10~20 mL 10% 葡萄糖酸钙注射液,拮抗镁对呼吸和循环系统的抑制作用。肾功能正常患者,应该给予大量液体促进肾对镁的代谢,可以在处方中加入呋塞米以加速尿液排出。肾功能不全患者或其他治疗无效时,可用无镁透析液进行血液透析。

八、血钠

钠离子是细胞外主要的电解质,其作用和代谢与机体水平衡密切相关。血钠正常范围: 135~145 mmol/L。成人营养摄入的参考值为每日 70 mmol(1.6 g 钠或大约 4 g 氯化钠)。

（一）高钠血症

1. 症状　当失水多于失钠,就可能发生高钠血症。症状包括口渴、唾液与泪液分泌减少、发热、心动过速、高血压、头痛、眩晕、心神不定、易怒、乏力。也可为中枢神经系统脱水表现,如嗜睡、意识模糊、抽搐、昏迷、呼吸衰竭甚至死亡。

2. 病因　① 液体丢失,水分摄入不足,如腹泻、呕吐、烧伤、昏迷;② 静脉给药补液不当;③ 渗透性利尿,如糖尿病酮症酸中毒;④ 由于尿崩症导致水分丢失过多;⑤ 原发性醛固酮增多症;⑥ 服用了能引起高钠血症的药物,如地美环素、可乐定、糖皮质激素、乳果糖、甲基多巴、雌激素、口服避孕药和碳酸氢钠。

3. 治疗　如果由于脱水或仅有轻度钠过多,患者通过再水化可以纠正。同时限制钠摄入。优先选择口服途径补充水分。

如果高钠血症较严重,需静脉补水。对于是用 5% 葡萄糖注射液还是用 0.9% 氯化钠注射液目前仍有一些争论。

如果是药物引起的高钠血症,应停药或改换其他药物。注意药品中的钠含量。一些可溶性片剂,特别是大多数止痛药,钠相对含量较高。这对限钠摄入的患者来说影响非常关键。如每日 8 片可溶性对乙酰氨基酚复合片能提供 135 mmol 的钠(大约是每日正常钠摄入推荐量的 2 倍)。一些注射液也有相当含量的钠,如每 8 h 4.5 g 的哌拉西林钠/他唑巴坦钠能提供 28 mmol 的钠(接近每日正常钠摄取推荐量的一半)。

（二）低钠血症

1. 症状　低钠血症除了头痛、意识模糊、恶心、呕吐、嗜睡、无力等表现,也可无临床症状表现。如果有血容量缩减伴钠消耗,可能发生体位性低血压与循环不足。

2. 病因 ① 水分排出减少,如肾损伤患者;② 药物引起抗利尿激素不适当分泌综合征;③ 饮水过多;④ 不适当静脉注射低渗溶液;⑤ 一些疾病状态,如肾病综合征、心力衰竭、肝硬化、肾功能衰竭、肾上腺皮质功能不全和获得性免疫缺陷综合征(acquired immunodeficiency syndrome,AIDS);⑥ 服用了可引起低钠血症的药物,如两性霉素、ACEI、卡马西平、环磷酰胺、去氨加压素、利尿剂、肝素、锂、NSAID、阿片类药物、甲苯磺丁脲和加压素等。

3. 治疗 液体限制往往是必需的。如果是怀疑药物引起抗利尿激素不适当分泌综合征,须停药,给予口服地美环素作积极治疗。开始剂量为每日 900~1 200 mg,分剂量服用,然后逐渐减少至每日 600~900 mg,需要几周才能达到最大疗效。

有时需要补充氯化钠。如果钠轻度或中度耗竭,如在盐分丧失型肠病或肾病,每日只需服用 4~8 片的剂量(40~80 mmol 或 2.4~4.8 g)。病情严重时需每日服用至 20 片(200 mmol 或 12 g)。在常规血液透析期间,为控制肌肉痉挛,每次透析需服用 10~16 片。患者应将每个药片整个吞下去,且每片至少服用 70 mL 的水。

急性症状性低钠血症(水中毒,血钠浓度下降低于 120 mmol/L),应积极用高渗或等渗的氯化钠溶液静脉治疗。液体超负荷时,应给予呋塞米消除患者症状,调节血钠浓度达到 120~130 mmol/L。注意应逐渐缓慢地升高血钠浓度水平,纠正过快可能导致中枢神经系统中毒症状。最重要的是避免发生高钠血症。

九、血锌

锌与伤口愈合及酶的活性有关。锌是饮食中最重要的微量元素之一,是体内两百多种酶发挥活性的必要物质。锌从胃肠道吸收,并分布到全身。锌储存在前列腺和睾丸(男性)、肌肉、肝肾、骨骼和皮肤。在毛发、眼、男性生殖器官和骨骼等组织浓度最高,在肝肾、肌肉等为中等。血液中 80% 的锌存在于红细胞中。中国人血浆锌范围为 15.3~21.4 μmol/L,其中 50% 和白蛋白疏松结合。大约 7% 的锌和氨基酸结合,其余的与 α_2-巨球蛋白及其他蛋白质紧密结合。锌缺乏症高风险人群包括吸烟者、嗜酒者、糖尿病患者、使用大剂量维生素 B_6 者、营养不良和低卡路里饮食者。大量出汗可以降低锌的水平。肾功能衰竭可以导致锌蓄积。

锌缺乏症

1. 症状 严重锌缺乏引起皮肤损害、脱发、腹泻、感染风险增加和儿童生长发育障碍。轻度缺乏的症状包括味觉和嗅觉受损和丧失、伤口愈合缓慢。

2. 病因 ① 日常饮食摄入不足或者吸收障碍;② 肠外营养;③ 创伤、烧伤和蛋白质丢失可以导致锌大量丢失。

3. 治疗 只有明确证据证明锌缺乏症才能补锌,低蛋白血症会导致假性血浆锌浓度低下。血浆锌浓度测定并不可靠,比如感染或创伤时血浆锌水平可能会很低,尽管并没有锌缺乏。

除非患者在重症监护期间,一般给予硫酸锌片口服治疗,成人常用治疗量为 300 mg/d(含锌 68 mg),分 3 次服。长期服用可根据血浆锌浓度不高于 30.6 μmol/L 进行剂量调整。为了减少对胃肠道的不良反应,一般建议饭中或者饭后服用。应坚持用药直到临床症状改善,否则严重吸收不良、代谢疾病或难治性锌丢失状态会持续下去。需要注意的是,只有患者表现出锌缺乏症的临床表现,才可给予补锌。

(1)治疗副反应:腹痛、消化不良、恶心呕吐、腹泻、胃刺激、胃炎、烦躁易怒、头痛和嗜睡。

(2)相互作用:锌可以减少喹诺酮类抗生素和青霉胺的吸收。口服铁剂和四环素可减少锌的吸收,锌亦可减少口服铁剂和四环素的吸收。这两类药物若要同时服用,至少间隔3 h。

(3)制剂:表3-17是常见含锌制剂含锌量。

表3-17 常见的含锌制剂

制 剂	含 锌 量
硫酸锌片	25 mg(含锌 5.7 mg)
葡萄糖酸锌颗粒	70 mg(相当于元素锌 10 mg)
葡萄糖酸锌口服液	100 mL(含锌 35.3 mg)

十、降钙素原(PCT)

降钙素原(procalcitonin,PCT)是一种糖蛋白,为无激素活性的降钙素的前肽物质,由116个氨基酸组成,在正常生理情况下,仅由神经内分泌细胞(包括甲状腺、肺和胰腺组织的细胞)表达,在体内蛋白酶的作用下分解为降钙素、羧基端肽和氨基端肽等。一般情况下健康成人的PCT含量低于 0.1 g/L,在人体受到刺激之后,其含量会迅速升高。PCT的诱导剂主要包括细菌内毒素、IL-1、IL-6、TNF-α 等。机体一旦接触到这些物质,PCT就会被诱导产生,并释放到血液中,一般在 4~6 h 内其含量升高比较明显,6~12 h 达到峰值,半衰期为 24~35 h。

PCT是具有高灵敏度和高特异性的新的炎症因子,与CRP、血沉的功能类似,炎症刺激等可显著诱导其产生。目前已被公认为对诊断感染性疾病和全身炎症反应性疾病具有重要的意义。

PCT是脓毒血症的特异性诊断指标,可以有效预测脓毒症患者预后及临床效果。其的升高程度与脓毒症的严重程度呈正相关。机体在受到细菌性感染引起全身炎症反应时,血清PCT水平明显升高,但在受到病毒性感染时,PCT水平不升高。PCT在局灶性细菌感染中往往正常或轻度升高。在真菌性感染时,PCT含量一般不升高或仅轻微升高,峰值明显低于细菌性感染。在全身严重细菌感染时,血PCT增加较CRP早和快,当感染控制后回到正常范围也较CRP快。

对于开始使用抗生素的患者,应每日检测PCT水平,如果患者逐渐康复,且PCT下降到了 0.25 g/L 或从初始的峰值下降90%以上,可以停止使用抗生素,如果经过抗生素治疗PCT含量仍较高,则认为治疗失败,需要更换其他抗生素继续治疗。

值得注意的是,有些情况下PCT水平增加却没有细菌感染:① 大手术、大创伤、烧伤治疗初期阶段;② 重症或持续性心源性休克,持续性器官灌注异常的患者;③ 新生儿生理性升高;④ 长期血液透析患者血浆PCT病理性升高;⑤ 免疫刺激药物影响。

PCT对非感染性疾病诊断、病情严重程度的评估及预后有一定的指导意义,但缺乏大量的样本及临床数据,因此对于 PCT 在非感染性疾病中的临床意义还需更进一步的研究。

十一、C 反应蛋白(CRP)

C 反应蛋白(C reactive protein,CRP)是指在机体受到感染或组织损伤时血浆中一些急剧上升的蛋白质。CRP 可以激活补体和加强吞噬细胞的吞噬而起调理作用,从而清除入侵机体的病原微生物和损伤、坏死、凋亡的组织细胞,在机体的天然免疫过程中发挥重要的保护作用。CRP 直接参与了炎症与动脉粥样硬化等心血管疾病,并且是心血管疾病最强有力的预示因子与危险因子。CRP 的正常值范围为 800~8 000 μg/L(免疫扩散或浊度法)。

作为急性时相反应的一个极灵敏的指标,血浆中 CRP 浓度在急性心肌梗死、创伤、感染、炎症、外科手术、恶性肿瘤浸润时迅速显著地增高,可达正常水平的 2 000 倍。结合临床病史,有助于随访病程。

CRP 升高临床意义包括:① 急性炎症或组织坏死(如严重创伤、手术、急性感染等)时,CRP 常在几小时内急剧显著升高,且在血沉增快之前即升高,恢复期 CRP 亦先于血沉之前恢复正常,一般在术后 7~10 d CRP 浓度下降,否则提示感染或并发血栓等;② 急性心肌梗死 24~48 h 升高,3 d 后下降,1~2 周后恢复正常;③ 患者患有急性风湿热、类风湿性关节炎、系统性红斑狼疮、细菌性感染、肿瘤广泛转移、活动性肺结核时,CRP 升高;④ 病毒感染时 CRP 多不升高;⑤ CRP可作为风湿病的病情观察指标,以及预测心肌梗死的相对危险度。

十二、D-二聚体

D-二聚体(D-dimer,D-D)是交联纤维蛋白经纤维蛋白溶解酶(纤溶酶)水解作用所产生的一种特异性纤维蛋白降解产物。纤维蛋白由 D 元素和 E 元素网状组成,纤溶酶诱导纤维蛋白分解,形成了蛋白质碎片的两个 D 元素,连接成二聚体。D-二聚体检测主要是检测纤维蛋白溶解功能。

D-二聚体血浆浓度大于 200 μg/L 时即为阳性(ELISA 法)。增高或阳性见于继发性纤维蛋白溶解功能亢进,如高凝状态、肾脏疾病、器官移植排斥反应、溶栓治疗等。只要机体血管内有活化的血栓形成及纤维溶解活动,D-二聚体就会升高。心肌梗死、脑梗死、肺栓塞(PE)、深静脉血栓形成(DVT)、手术、肿瘤、DIC、感染及组织坏死等均可导致 D-二聚体升高。特别对老年人及住院患者,因患菌血症等病易引起凝血异常而导致 D-二聚体升高。若 D-二聚体阴性有排除诊断价值。亦作为溶栓治疗有效的观察指标,继发性纤溶为阳性或增高,而原发性纤溶为阴性或不升高,可作为两者鉴别的重要指标之一。陈旧性血栓患者血浆中 D-二聚体并不升高,故对新鲜血栓形成更有意义。

以下情况 D-二聚体可能出现假阳性或假阴性:① 假阳性的原因:感染、肝脏疾病、高类风湿因子、炎症、恶性肿瘤、创伤、怀孕、近期手术、老年人。② 假阴性的原因:机体血栓形成后,若取样过早或检测不及时则会导致假阴性。另外,抗凝剂(阻止血栓形成)可以导致阴性。

十三、类风湿因子

类风湿因子(rheumatoid factor,RF)是类风湿关节炎和其他疾病患者血清中出现的抗人变性免疫球蛋白的自身抗体。

（一）正常值

不同检测方法参考值范围如下：① 酶联免疫吸附试验（ELISA）：1~4 kIU/L 或阴性；② 散射比浊法：<30 IU/mL；③ 乳胶凝集法：阴性（或滴度<1∶20）。

（二）临床意义

RF 是一种以变性 IgG 为靶抗原的自身抗体，无种属特异性，RF 有 IgG、IgA、IgM、IgD、IgE 五类。由于病原体感染等原因刺激机体产生 IgG 类抗体，此类抗体与其相应抗原结合时，可能发生结构变异，成为变性 IgG。变性 IgG 作为自身抗原被机体识别为异物，产生多种 RF。80%的 RF 为 IgM 类，20%为 IgG 类，IgM 类 RF 在血循环中通常是五聚体，IgM-RF 可与自身 IgG 的 Fc 段结合形成复合物，能够固定激活补体系统，并与各种吞噬细胞表面的 Fc 受体结合，促进吞噬功能及溶酶的释放，产生炎症等一系列免疫应答反应。正常人多数为阴性，阳性率 2%~5%，随年龄增长可呈增高趋势，但这些人中以后患类风湿性关节炎（rheumatoid arthritis，RA）的概率极少，因此一般认为对于 RF 检测结果，只具有参考价值而无特异性诊断价值，应结合临床病情和其他指标综合分析。

RF 对类风湿性关节炎患者的诊断及预后判断具有一定临床意义，类风湿性关节炎患者 RF 阳性率为 52%~92%，一般 RF 阳性者疗效差，并伴有其他并发症，如周围神经炎及动脉炎等；RF 阴性者病情较轻，并发症较少，疗效较好。RF 阴转或含量降低，可作为评价药物疗效及病情缓解的一个指标。

RF 可作为自身免疫性疾病的辅助诊断，如 RF 阳性率系统性红斑狼疮为 53%；皮肌炎、硬皮病及恶性贫血均为 80%；自身免疫性溶血型贫血为 75%；慢性活动性肝炎为 60%；干燥综合征可达 90%~100%。慢性感染性疾病 RF 也可呈阳性如亚急性细菌性心内膜炎、结核、梅毒、黑热病、结节病及某些高球蛋白血症等。

不同类别 RF 的临床意义：① IgG 类 RF 与类风湿性关节炎患者的滑膜炎、血管炎和关节外症状密切相关。② IgA 类 RF 见于类风湿性关节炎、硬皮病、Felty's 综合征和系统性红斑狼疮，是临床活动性的一个标志。③ IgM 类 RF 的含量与类风湿性关节炎的活动性无密切关系。④ IgD 类 RF 临床意义目前尚不明了。⑤ IgE 类 RF 见于类风湿性关节炎、Felty's 综合征和青年型类风湿性关节炎，在关节液和胸腔积液中 IgE 类 RF 高于同一患者的血清水平。

十四、侵袭性真菌感染的抗原抗体检测

（一）侵袭性真菌的抗原检测

1. G 试验　　G 试验又称 $1,3-\beta-D-$葡聚糖测定。$1,3-\beta-D-$葡聚糖是真菌细胞壁的主要成分，占菌体重量的 50%。人体的吞噬细胞吞噬真菌后，能持续释放该物质，使血液及体液中含量增高。$1-3-\beta-D-$葡聚糖可特异性激活鲎（limulus）变形细胞裂解物中的 G 因子，引起裂解物凝固，故称 G 试验。

适用于除隐球菌和接合菌（包括毛霉菌、根霉菌等）外的所有深部真菌感染的早期诊断，尤其是念珠菌和曲霉菌，但不能确定菌种。

以下情况可出现假阳性：① 使用纤维素膜进行血透，标本或患者暴露于纱布或其他含有葡聚糖的材料；② 应用阿莫西林-克拉维酸、头孢西丁和头孢哌酮等抗菌药物，静脉输注

免疫球蛋白、白蛋白、凝血因子或血液制品;③ 链球菌血症;④ 操作者处理标本时存在污染。⑤ 食用了蘑菇等食物。

2. 甘露聚糖检测　　甘露聚糖是研究最广泛的真菌细胞壁抗原,念珠菌细胞壁上的甘露聚糖在感染时被释放入血,而隐球菌的厚荚膜使其难以释放,所以血甘露聚糖抗原阳性可用于早期诊断侵袭性念珠菌感染。

3. 半乳甘露聚糖(galacto-mannan,GM)检测　　半乳甘露聚糖是曲霉菌细胞壁上的一种多聚抗原,菌丝生长时,半乳甘露聚糖从薄弱的菌丝顶端释放,是最早释放的真菌抗原。半乳甘露聚糖检测是通过检测人类血液中是否有半乳甘露聚糖,辅助诊断机体是否遭到入侵曲菌感染的检测方法。GM 释放量与菌量成正比,可反映感染程度。若两次检测阳性即可以诊断侵袭性曲霉菌感染,GM 试验也可作为疗效判断的重要指标。

以下情况可出现假阳性:① 使用半合成青霉素尤其是哌拉西林/他唑巴坦;② 新生儿和儿童;③ 血液透析;④ 自身免疫性肝炎等;⑤ 食用可能含有 GM 的牛奶等高蛋白质食物和污染的大米等。

以下情况可出现假阴性:① 释放入血循环中的曲霉菌 GM(包括甘露聚糖)并不持续存在,而是会很快清除;② 以前使用了抗真菌药物;③ 病情不严重;④ 非粒细胞缺乏的患者。

4. 荚膜多糖抗原检测　　是新型隐球菌特异性抗原,用于诊断隐球菌感染。感染初期就能在血清、脑脊液、肺泡灌洗液和尿液中被检测到。病程中其含量会发生变化,可作为病情监测的指标。

主要有 3 种方法:乳胶凝集法(LA)、酶联免疫分析法(EIA)和胶体金免疫沉淀法(LFA)。三者对隐球菌病诊断价值均较高。其中 LFA 操作简便,反应时间缩短到 10 min,结果更客观,可进行定性和半定量检测。LFA 敏感,对于隐球菌病诊断的敏感度和特异度分别为 100% 和 99.6%。在 2008 年,EROCT/MSG 诊断标准中,脑脊液荚膜多糖抗原阳性可以作为隐球菌性脑膜炎确诊证据。

(二) 侵袭性真菌的抗体检测

1. 真菌抗体测定的临床价值　　① 抗体阳性可明确是真菌感染,可以排除定植。② 免疫缺陷患者的抗体浓度仍可以达到诊断水平。③ 真菌感染有一个相对较长的潜伏期,抗体检测仍能满足临床对诊断时间窗的要求。④ 可弥补单纯测定抗原的不足,提高临床诊断的敏感性和特异性。

2. 抗原抗体联合检测的意义　　部分抗原如甘露聚糖和半乳甘露聚糖在机体内,尤其在血流中能被快速降解清除,单一地检测抗原或抗体,其敏感性仅在 50% 左右,将二者联合检测,敏感性可提高到 80% ~ 90%,特异性也能显著提高。

3. 常见的抗体检测　　常见的抗体检测有白念珠菌 IgG 和 IgM 抗体检测、烟曲霉菌 IgG 和 IgM 抗体检测,可分别用于侵袭性白念珠菌和烟曲霉菌感染的辅助诊断。

(三) 侵袭性真菌的抗原抗体联合检测

抗原和抗体的联合检测可提高临床诊断的水平,见表 3-13;并可鉴别不同属的真菌,见表 3-14、表 3-15。

表 3-13　抗原抗体联合检测的临床分析

抗原	抗体	临床分析
+	+	侵袭性真菌感染
+	−	早期感染,未产生抗体或免疫力低下,无抗体产生
−	+	感染一段时间,抗原可能分解,或者抗原被抗体中和
−	−	无侵袭性真菌感染

表 3-14　4个抗原联合检测对真菌种属诊断的判断

种属	G 试验	甘露聚糖	GM 试验	隐球菌荚膜多糖抗原
念珠菌	+	+	−	−
镰刀菌	+	−	−	−
隐球菌	−	−	−	+
曲霉菌	+	−	+	−
青霉素/拟青霉	+	−	−	−
接合菌	−	−	−	−

表 3-15　抗原与抗体联合检测对真菌种属诊断的判断

种属	G 试验	甘露聚糖	白念珠菌抗体	GM 试验	烟曲霉抗体	隐球菌荚膜多糖
白念球菌	+	+	+	−	−	−
非白念球菌	+	+	−	−	−	−
烟曲霉菌	+	−	−	+	+	−
非烟曲霉菌	+	−	−	+	−	−
新型隐球菌	−	−	−	−	−	+

十五、肿瘤液体活检

循环肿瘤细胞(circulating tumor cells,CTCs)是指由原发或转移肿瘤病灶主动或被动脱落,进入血液或淋巴循环中的肿瘤细胞。尽管外周血中循环肿瘤细胞的数量很少,现有的检测手段每毫升血液中仅能检测到1个到数百个细胞,但已显示强大的临床优势。CTCs检测提供了一个非侵入性获取肿瘤样本的途径,这就是被肿瘤科医生们寄予厚望的"肿瘤液体活检"。

肿瘤液体活检不仅可以在晚期恶性肿瘤患者的外周血中检出,而且在一些临床早期,或者无任何临床证据表明肿瘤发生转移的患者的外周血中亦可以检出。肿瘤液体活检只要抽取外周血即可检测,具有便利、微创和实时的优点,尤其是对于难以获取活检标本,或对于治疗后需要定期检测以评价治疗反应的患者,估测恶性肿瘤是否发生血行转移,具有非常重要的临床价值。

肿瘤液体活检的基础是识别和分离外周血中的CTCs。目前,CTCs分离/富集技术主要分为基于物理特性分离和基于免疫特性分离。基于物理特性分离,是利用CTCs与血细胞在细胞体积、密度、电泳特征等差异;目前应用较多的有微流控芯片技术和微过滤技术。

基于免疫特性分离,是针对细胞表面特异性标志物进行阳性或阴性分选。目前最具代表性的是 Cell Search CTCs 检测系统。它利用特殊抗体,捕获全血中上皮源性的肿瘤细胞,同时利用白细胞共同抗原 CD45 排出白细胞的干扰。Cell Search CTCs 检测系统已在转移性乳腺癌、前列腺癌和结肠直肠癌中发挥预后评估作用。但在其他肿瘤中尚不具备诊断意义。其原因在于 CTCs 自肿瘤病灶脱落进入血液循环并最终形成转移灶的过程中,肿瘤细胞的表型可能发生变化,出现上皮间质转化而变为无上皮表面抗原表达的细胞。此外,绝大部分 CTCs 在脱离原发灶后即启动了"失巢"凋亡程序,或被血液循环中大量免疫细胞所清除,故 CTCs 的平均半衰期只有 1.0~2.0 h。仅有一小部分特殊的肿瘤细胞可以逃避免疫监视,在血液循环中存活,并最终形成转移灶。

肿瘤液体活检虽然在临床上取得了一定的发展,但仍存在一些问题。如何区分真正具有转移能力的细胞群体及对富集的循环肿瘤细胞所携带的分子信息进行全面解析,是肿瘤液体活检未来有望获得重大突破的发展方向。

十六、二十四肽促皮质激素试验

二十四肽促皮质素(醋酸替可克肽)由天然促肾上腺皮质激素(ACTH)前 24 个氨基酸组成,其显示与 ACTH 相同的生理特性。二十四肽促皮质素试验分短期和长期两种。

(一)短期二十四肽促皮质素试验

1. 意义　用于检查肾上腺皮质对急性最大促肾上腺皮质激素刺激的反应能力,肾上腺皮质疾病调查和检查垂体功能减退。

2. 剂量　成人和儿童的短期二十四肽促皮质素试验剂量见表 3-16。

表 3-16　短期二十四肽促皮质素试验剂量

年　龄	剂　量
成人	250 μg
儿童	250 μg/1.73 m² (最大量 250 μg)
婴儿<7 kg	36 μg/kg(最大量 250 μg)

3. 步骤　采集血样测定血浆皮质醇浓度的基线数据,然后静脉或肌内注射替可克肽。30 min 后再次采集一份血样。检查垂体功能减退,在注射后 60 min 后再次采集血样。如果注射后血浆皮质醇浓度升高至少 200 mmol/L(70 μg/L),可以认为肾上腺皮质功能正常。

(二)长期二十四肽促皮质素试验

1. 意义　在临床实际工作中,长期二十四肽促皮质素试验可能提供一些短二十四肽试验不能给出的额外信息,用于检查肾上腺皮质的不足:① 短 30 min 试验结果不能确定;② 判断肾上腺皮质功能衰竭是原发性还是继发性;③ 库欣综合征单侧肾上腺切除术;④ 长期激素治疗。

2. 步骤　采集血样测定血浆皮质醇浓度的基线数据,然后肌内注射 1 mg 替可克肽储存制剂。注射后 30 min、1 h、2 h、3 h、4 h 和 5 h 后采集血样。如果第 1 个小时血浆皮质醇浓度在 600~1 250 nmol/L(210~440 μg/L),到第 5 个小时缓慢增加到 1 000~1 800 nmol/L(350~630 μg/L),可认为肾上腺皮质功能正常。低浓度可能表明阿狄森氏病,由于丘脑下部垂体功能障碍导致的继发性肾上腺功能不足,或由于长期使用糖皮质激素导致肾上腺皮质抑制。

有时可以进行 3 d 试验,每日肌内注射 1 mg 替可克肽储存制剂。如果在试验结束血浆皮质醇水平>500 nmol/L,那么可以认为肾上腺功能不足是继发性的而不是原发性的。

二十四肽促皮质素可以诱发超敏反应或过敏反应,禁用于过敏性疾病患者如哮喘。发生过敏反应通常在注射用药 30 min 内,所以在此期间应该密切监测患者,随时处理。二十四肽促皮质素储存制剂中存在苯甲醇,3 岁以下儿童不用。

第二篇
常见疾病用药及药物相关问题

第四章　呼吸系统疾病用药及
　　　　药物相关问题

第一节　呼吸系统疾病概述

按呼吸系统解剖结构和病理生理特点,呼吸疾病主要分气流受限性肺疾病(如哮喘、慢性阻塞性肺疾病、支气管扩张)、限制性通气功能障碍性肺疾病(如间质性肺疾病、肌萎缩侧索硬化症)、肺血管疾病(如肺栓塞、肺动脉高压等)。感染和肿瘤可影响呼吸系统,导致各种病理变化,甚至呼吸衰竭。

呼吸疾病的局部症状主要有咳嗽、咳痰、咯血、呼吸困难和胸痛等,在不同的肺部疾病中这些症状有各自的特点。不同的肺部疾病或疾病的不同阶段由于病变的性质、范围不同,胸部体征可以完全正常或完全异常。肺部疾病的实验室和辅助检查包括血液检查、抗原皮肤试验(哮喘的变应原皮肤试验、结核菌素 PPD 试验)、影像学检查(胸部 X 线、胸部 CT、PET、支气管动脉造影术和栓塞术等)、呼吸生理功能测定(FVC、FEV_1 等)、痰液检查(漱口深部咳嗽痰涂片镜检)、胸腔穿刺和胸膜活检、支气管镜和胸腔镜检查、肺活体组织检查等。

呼吸疾病的治疗以药物治疗为主,包括支气管扩张剂(β 受体激动剂、胆碱能受体阻滞药、茶碱类)、抗炎药(糖皮质激素、白三烯受体阻滞药)、止咳药、祛痰药(刺激性祛痰药和黏液溶解药)、抗菌、肺癌化疗和靶向药物等。其他治疗有氧疗或呼吸支持治疗、呼吸介入治疗(借助支气管镜及相应技术)、肺移植、呼吸康复治疗等。

第二节　呼吸系统常见病用药

一、急性上呼吸道感染的药物治疗

急性上呼吸道感染简称上感,为鼻腔、咽喉部急性炎症的总称。主要病原体是病毒,少数是细菌。发病不分年龄、性别、职业和地区,免疫功能低下者易感。一般病情较轻、病程短、有自限性,预后良好。临床主要表现为普通感冒,即"伤风",为病毒感染引起的急性鼻炎或上呼吸道卡他症状。起病急,主要表现为鼻部症状如喷嚏、鼻塞、流清水样鼻涕、咳嗽、咽干和咽痒。2~3 d 后鼻涕变稠,伴咽痛、头痛、流泪、味觉迟钝等。严重者发热、轻度畏寒。

一般 5~7 d 痊愈。其他表现类型有急性病毒性咽炎和喉炎、柯萨奇病毒引起的急性疱疹性咽峡炎和急性咽结膜炎。细菌感染的有急性咽扁桃体炎,病原体多为溶血性链球菌、流感嗜血杆菌、肺炎链球菌和葡萄球菌等。

急性上呼吸道感染患者少数可并发病毒性心肌炎,应予高度警惕。注意与过敏性鼻炎、流行性感冒鉴别。过敏性鼻炎起病急,常表现为鼻黏膜充血和分泌物增多,伴突发性连续喷嚏、鼻痒、鼻塞和大量清鼻涕,无发热,咳嗽较少。由螨虫、灰尘、动物皮毛、低温等过敏因素刺激引起。流行性感冒为流感病毒引起,可为散发,时有小规模流行,病毒发生变异时可致大规模爆发。起病急,鼻咽部症状轻,但全身症状较重,伴高热、全身酸痛和眼结膜炎症状。

急性上呼吸道感染以对症治疗为主,注意休息、多饮水、保持室内空气流通,防治继发性细菌感染。对有急性咳嗽、鼻后滴漏综合征和咽干的患者可给予伪麻黄碱治疗以减轻鼻部充血,可局部滴鼻。必要时给予解热镇痛药。小儿感冒忌用阿司匹林。有哮喘病史者忌用阿司匹林。普通感冒无须使用抗菌药物。有白细胞升高、咳黄痰等细菌感染者,可根据本地区细菌流行病学和经验选用口服抗菌药物。16 岁以下禁用喹诺酮类抗菌药物。极少需要根据病原菌敏感实验选用敏感抗菌药物。因无特效抗病毒药物,故对无发热、免疫功能正常、发热不超过 2 d 的患者一般无须给予抗病毒药物。

流行性感冒患者应在发病 48 h 内给予抗病毒治疗。奥司他韦是神经氨酸酶抑制剂,能抑制流感病毒复制,减轻症状,缩短病程,减少并发症,且毒性低、较少耐药。成人剂量每次 75 mg,bid。连续服用至少 5 d。重症患者应服用到病毒检测两次阴性为止。

二、慢性支气管炎的药物治疗

慢性支气管炎简称慢支,是气管、支气管黏膜及其周围组织的慢性非特异性炎症。临床上以咳嗽、咳痰为主要症状,或有喘息,每年发病持续 3 个月或更长时间,且连续 2 年以上。

在慢性支气管炎急性加重期应控制感染,根据患者所在地区常见病原菌经验型选择抗菌药物,如左氧氟沙星 0.4 g,qd;罗红霉素 0.3 g,bid;阿莫西林每日 2~4 g,分 2~4 次口服;头孢呋辛每日 1 g,分 2 次口服。对症治疗给予溴己新 8~16 mg,tid,镇咳祛痰。干咳为主时给予右美沙芬。有气喘者加用支气管扩张剂如氨茶碱口服或 β_2 受体激动剂吸入。

三、慢性阻塞性肺疾病的药物治疗

慢性阻塞性肺疾病(chronic obstructive pulmonary disease,COPD)简称慢阻肺,是一种常见的、可预防和治疗的疾病,其特点是渐进式肺功能丧失,最常见病因是吸烟。控制慢性阻塞性肺疾病的第一个目标是要消除引起肺功能丧失的因素,因此必须戒烟。将尼古丁替代疗法加入患者的药物治疗计划,同时配合适当的心理支持,确保提高成功机会。其他支持治疗包括:减少肥胖、鼓励锻炼、接种疫苗(流行性感冒和肺炎球菌疫苗)、肺康复、保持积极而现实的态度、重视改善功能和生活。

(一)药物治疗原则

① 一般给予吸入支气管扩张剂。② 当 FEV_1 预估在 50%~80%时,增加茶碱、长效吸入支气管扩张剂 β_2 受体激动剂或抗胆碱能药物。③ 当 FEV_1 预估达到 30%~50%时,12 个月中有 2 次或更多急性加重,增加吸入性糖皮质激素(一般与长效支气管扩张剂联合使用)。

④ 当 $FEV_1 < 30\%$ 预估时,增加长期氧疗(LTOT)或给予手术。⑤ 雾化吸入可用于大剂量支气管扩张剂给药。⑥ 黏液溶解剂通过降低痰液黏稠度促进排痰,慢性咳嗽患者应予黏液溶解剂祛痰,如果症状有改善,继续治疗,如果症状无改善,停止治疗。

（二）病情加重时治疗

发作期表现为呼吸困难加重、痰颜色或体积改变,应使用广谱青霉素、大环内酯类或四环素治疗。呼吸困难加重显著、需要入院接受治疗的患者应短期使用糖皮质激素(口服泼尼松龙 30 mg/d,7~17 d)。短期糖皮质激素治疗不会引起肾上腺抑制,所以可以不用逐步停药。长期使用糖皮质激素治疗会增加骨质疏松症发生的风险,因此要考虑预防骨质疏松症。

四、支气管哮喘的药物治疗

支气管哮喘是一种以慢性气道炎症和气道高反应性为特征的异质性疾病,随着病程延长而导致的一系列气道结构的改变,即气道重构。临床表现为反复发作的喘息、气急、胸闷或咳嗽,夜间加重。目前哮喘不能根治。但规范化治疗可使大多数患者达到良好和完全的临床控制。药物治疗分控制性药物即需要长期使用治疗气道慢性炎症的抗炎药,和缓解性药物(即按需使用、迅速解除支气管痉挛的解痉平喘药物)。

（一）糖皮质激素

通过抑制嗜酸性粒细胞等炎性细胞在气道的聚集、抑制炎症因子生成和炎性介质释放,有效控制气道炎症。吸入型糖皮质激素局部抗炎作用强、全身不良反应少,是目前哮喘长期治疗的首选,如倍氯米松、布地奈德、氟替卡松。一般需规律吸入治疗 1~2 周方能起效。少数患者可出现口咽念珠菌感染、声音嘶哑,在每次吸入药后用清水漱口可有改善。口服糖皮质激素常用泼尼松和泼尼松龙,用于吸入无效或需要短期加强治疗的患者,不主张长期口服激素。在重度或严重哮喘发作时静脉注射糖皮质激素,一般选择琥珀酸氢化可的松。地塞米松因体内半衰期长、不良反应较多,须慎用。

（二）β_2 受体激动剂

通过激活气道 β_2 受体舒张支气管,缓解哮喘症状,分短效 β_2 受体激动剂(SABA)和长效 β_2 受体激动剂(LABA)之分。短效 β_2 受体激动剂作用维持 4~6 h,是治疗哮喘急性发作的首选,常用沙丁胺醇和特布他林吸入剂。短效 β_2 受体激动剂应按需间隔使用,不宜长期、单一使用。长效 β_2 受体激动剂作用可维持 10~12 h,与吸入性糖皮质激素合用,常用沙美特罗和福莫特罗。福莫特罗起效快速,亦可用于治疗急性发作。目前临床有糖皮质激素/长效 β_2 受体激动剂联合制剂如氟替卡松/沙美特罗吸入干粉剂、布地奈德/福莫特罗吸入干粉剂。注意长效 β_2 受体激动剂不能单独用于治疗哮喘。

（三）白三烯调节剂

通过调节白三烯的生物活性而发挥抗炎作用,同时舒张支气管平滑肌,是目前除了吸入型糖皮质激素外唯一可单独应用的哮喘控制性药物。亦可作为轻度哮喘的吸入型糖皮质激素的替代品。常用孟鲁司特、扎鲁斯特。

（四）茶碱类药

经典有效的哮喘治疗药物之一,通过抑制磷酸二酯酶、增加平滑肌细胞内 cAMP 浓度,拮抗腺苷受体,增强呼吸肌力量,增强气道纤毛清除功能和气道抗炎作用。口服给药用于轻、中度哮喘急性发作及哮喘的维持治疗,每日 $6\sim10$ mg/kg。口服缓释制剂适用于夜间哮喘控制。静脉给药主要用于重症和危重症哮喘,首剂负荷剂量 $4\sim6$ mg/kg,注射速度每分钟不宜超过 0.25 mg/kg,维持剂量每小时 $0.6\sim0.8$ mg/kg。茶碱治疗窗窄,代谢个体差异较大,应在用药期间监测血药浓度。

（五）抗胆碱药

通过阻断节后迷走神经通路、降低迷走神经张力而舒张支气管、减少黏液分泌,但其舒张支气管的作用比 β_2 受体激动剂弱。有作用维持 $4\sim6$ h 的吸入型短效抗胆碱能药物（SAMA）和维持 24 h 的长效抗胆碱能药物（LAMA）之分。常用的短效抗胆碱能药物有异丙托溴铵,可用于急性哮喘发作的治疗,一般与 β_2 受体激动剂合用。常用的长效抗有噻托溴铵,可用于哮喘合并慢阻肺的长期治疗。

五、社区获得性肺炎的药物治疗

社区获得性肺炎指在医院外感染的肺实质炎症,包括具有明确潜伏期的病原体感染在入院后于潜伏期内发病的肺炎,排除在医院内感染而于出院后发病的肺炎。

社区获得性肺炎的治疗原则包括: ① 依据病情严重程度决定门诊或住院治疗,以及是否需要入住 ICU,并尽早给予经验性抗感染治疗。② 注意结合当地病原体分布及抗菌药物耐药情况,选用抗菌药物。③ 住院患者入院后应立即采集痰标本,做涂片革兰染色检查及培养;体温高、全身症状严重者应同时送血培养。④ 轻症且胃肠道功能正常患者可选用生物利用度良好的口服药物;重症患者选用静脉给药,待临床表现显著改善并能口服时改用口服药。

（一）抗菌药

在确立社区获得性肺炎临床诊断并安排合理病原学检查及标本采样后,需要根据患者年龄、基础疾病、临床特点、实验室及影像学检查、疾病严重程度、肝肾功能、既往用药和药物敏感性情况分析最有可能的病原并评估耐药风险,选择恰当的抗感染药物和给药方案,及时实施经验性抗感染治疗。

选择抗菌药物要参考其药动学/药效学特点,对于时间依赖性抗菌药物（如青霉素类、头孢菌素类、β-内酰胺类、碳青霉烯类）,其杀菌能力在 $4\sim5$ 倍最小抑菌浓度（MIC）时基本达到最大,血清药物浓度超过 MIC 时间（T>MIC）是决定疗效的重要因素,根据半衰期 1 d 多次给药可获得更好临床疗效。而浓度依赖性抗菌药物（如氨基糖苷类、喹诺酮类）的杀菌效果随药物浓度升高而增加,药物峰浓度越高效果越好,因此通常每日 1 次用药,可增加药物活性,减少耐药的发生并能降低氨基糖苷类药物肾损害的风险。

在流感流行季节,对怀疑流感病毒感染的社区获得性肺炎患者,推荐常规进行流感病毒抗原或核酸检查,并应积极应用神经氨酸酶抑制剂抗病毒治疗,不必等待流感病原检查结果,即使发病时间超过 48 h 也推荐应用。流感流行季节需注意流感继发细菌感染的可能,其中肺炎链球菌、金黄色葡萄球菌及流感嗜血杆菌较为常见。

抗感染治疗一般可于热退 $2\sim3$ d 且主要呼吸道症状明显改善后停药,但疗程应视病情严重程度、缓解速度、并发症及不同病原体而异,不必以肺部阴影吸收程度作为停用抗菌药物的指征。通常轻、中度社区获得性肺炎患者疗程 5~7 d,重症及伴有肺外并发症患者可适当延长抗感染疗程。非典型病原体治疗反应较慢者疗程延长至 10~14 d。金黄色葡萄球菌、铜绿假单胞菌、克雷伯菌或厌氧菌等容易导致肺组织坏死,抗菌药物疗程可延长至 14~21 d。

一旦获得社区获得性肺炎病原学结果,就可以参考体外药敏试验结果进行针对性治疗。

（二）糖皮质激素

糖皮质激素能降低合并感染性休克社区获得性肺炎患者的病死率,推荐琥珀酸氢化可的松 200 mg/d,感染性休克纠正后应及时停药,用药一般不超过 7 d。糖皮质激素对不合并感染性休克的其他重症社区获得性肺炎患者的益处并不确定。此外,全身应用糖皮质激素可能导致高血糖发生,需要胰岛素干预。

六、肺结核的药物治疗

结核病是由结核菌感染引起的一种慢性传染性疾病,危害人类生命健康。结核病的传染源主要是结核病患者,尤其是痰菌阳性者,通过把含有结核菌的微粒排到空气中进行飞沫传播。我国是结核病高负担国家之一,肺结核患者数多。肺结核是指发生在肺组织、气管、支气管和胸膜的结核,包含肺实质的结核、气管支气管结核和结核性胸膜炎,占各器官结核病总数的 80%~90%。肺结核的治疗包括化学治疗、对症治疗及手术治疗等,化学治疗是核心。肺结核化学治疗的基本原则是早期、规律、全程、适量、联合。整个治疗方案分强化期和巩固期两个阶段。

（一）常用抗结核药

1. 异烟肼（INH,H） 异烟肼是一线抗结核药物中单一杀菌力最强的药物,特别是早期杀菌力。成人剂量为每日 300 mg,顿服;儿童 5~10 mg/kg,最大剂量每日不超过 300 mg。偶发生药物性肝炎、周围神经炎等不良反应。

2. 利福平（RFP,R） 利福平的成人剂量为 8~10 mg/kg,体重在 50 kg 及以下者为 450 mg,50 kg 以上者为 600 mg,顿服。儿童剂量为每日 10~20 mg/kg。主要不良反应为肝损害和过敏反应。

3. 吡嗪酰胺（PZA,Z） 吡嗪酰胺具有独特的杀菌作用。成人每日用药为 20~30 mg/kg,儿童每日用量为 30~40 mg/kg。常见不良反应为高尿酸血症、肝损害、皮疹、食欲不振、关节痛、恶心。

4. 乙胺丁醇（EMB,E） 乙胺丁醇的成人口服剂量为 0.75 g/d。不良反应为球后视神经炎,用于儿童时需密切观察视野视力变化。

5. 链霉素（SM,S） 链霉素肌内注射,注射前需进行皮试,阴性者方可使用,每日量为 0.75~1.00 g。不良反应主要为耳毒性、前庭功能损害和肾毒性。

（二）标准化学治疗方案

1. 初治活动性肺结核（包括痰涂片阳性和阴性） 通常选用 2HRZE/4HR 方案,即强化期使用异烟肼（H）、利福平（R）、吡嗪酰胺（Z）、乙胺丁醇（E）,qd,共 2 个月;巩固期使用异烟肼、利福平,qd,共 4 个月。若强化期第 2 个月末痰涂片仍阳性,强化方案可延长 1 个月,总疗程 6 个月不变。对粟粒型肺结核或结核性胸膜炎上述疗程可适当延长,强化期为 3 个月,巩固期为 6~9 个月,总疗程为 9~12 个月。在异烟肼高耐药地区,可选择 2HRZE/4HRE 方案。

2. 复治活动性肺结核(含痰涂片阳性和阴性)　常用方案为2HRZSE/6HRE,3HRZE/6HR,2HRZSE/1HRZE/5HRE。复治结核应进行药敏试验,对上述方案治疗无效的复治肺结核应参考耐多药结核可能,需按耐药或耐多药结核治疗。

3. 耐药结核和耐多药结核　对至少包括异烟肼和利福平在内的2种以上药物产生耐药的结核为耐多药结核(MDR-TB)。WHO根据药物的有效性和安全性将治疗耐药结核的药物分为A、B、C、D 4组,其中A、B、C组为核心二线药物,D组为非核心的附加药物。

(1) A组:氟喹诺酮类,包括高剂量左氧氟沙星(≥750 mg/d)、莫西沙星及加替沙星。

(2) B组:注射类二线药物,包括阿米卡星、卷曲霉素、卡那霉素、链霉素。

(3) C组:其他核心二线药物,包括乙硫异烟胺(或丙硫异烟胺)、环丝氨酸(或特立齐酮)、利奈唑胺和氯法齐明。

(4) D组:可以添加的药物,但不能作为MDR-TB治疗的核心药物,分为3个亚类,D1组包括吡嗪酰胺、乙胺丁醇和高剂量异烟肼;D2组包括贝达喹啉和德拉马尼;D3组包括对氨基水杨酸、亚胺培南/西司他丁、美罗培南、阿莫西林/克拉维酸、氨硫脲。

耐药结核治疗的强化期应包含至少5种有效抗结核药物,包括吡嗪酰胺及4个核心二线抗结核药物:A组1个,B组1个,C组2个。如果以上的选择仍不能组成有效方案,可以加入1种D2组药物,再从D3组选择其他有效药物,从而组成含5种有效抗结核药物的方案。

七、支气管扩张的药物治疗

支气管扩张症是由各种原因引起的支气管病理性、永久性扩张,导致反复发生化脓性感染的气道慢性炎症,临床表现为持续或反复性咳嗽、咳痰,有时伴有咯血,可导致呼吸功能障碍及慢性肺源性心脏病。支气管扩张症是一种常见的慢性呼吸道疾病,病程长,病变不可逆转,由于反复感染,特别是广泛性支气管扩张可严重损害患者肺组织和功能,严重影响患者的生活质量,造成沉重的社会经济负担。

支气管扩张症的治疗目的包括:确定并治疗潜在病因以阻止疾病进展,维持或改善肺功能,减少急性加重,减少日间症状和急性加重次数,改善患者的生活质量。

(一) 抗菌药

支气管扩张症患者出现急性加重合并症状恶化,即咳嗽、痰量增加或性质改变、脓痰增加和(或)喘息、气急、咯血及发热等全身症状时,应考虑应用抗菌药物。仅有黏液脓性或脓性痰液或仅痰培养阳性不是应用抗菌药物的指征。

急性加重期初始经验性治疗应针对定植菌(流感嗜血杆菌、铜绿假单胞菌、肺炎链球菌和金黄色葡萄球菌等),根据有无铜绿假单胞菌感染的危险因素[① 近期住院;② 频繁(每年4次以上)或近期(3个月以内)应用抗生素;③ 重度气流阻塞(FEV_1<30%);④ 口服糖皮质激素(最近每日口服泼尼松>2周),至少符合4条中的2条]及既往细菌培养结果选择抗菌药物。无铜绿假单胞菌感染高危因素的患者应立即经验性使用对流感嗜血杆菌有活性的抗菌药物,如氨苄西林/舒巴坦、阿莫西林/克拉维酸、第二代头孢菌素、第三代头孢菌素、莫西沙星、左氧氟沙星。对有铜绿假单胞菌感染高危因素的患者,应选择有抗铜绿假单胞菌活性的抗菌药物,如头孢他啶、头孢吡肟、亚胺培南、美罗培南等。还应根据当地药敏试验的监测结果调整用药,并尽可能应用支气管穿透性好且可降低细菌负荷的药物。急性加重期抗菌药物治疗的最佳疗程尚不确定,建议所有急性加重治疗疗程均应为 14 d 左右。

（二）止血药

1. 垂体后叶素　　为治疗大咯血的首选药物,一般静脉注射后 3～5 min 起效,维持 20～30 min。用法:垂体后叶素 5～10 IU 加 5% 葡萄糖注射液 20～40 mL,稀释后缓慢静脉注射,约 15 min 注射完毕,继之以 10～20 IU 加生理盐水或 5% 葡萄糖注射液 500 mL 稀释后静脉滴注(0.1 IU/kg·h),出血停止后再继续使用 2～3 d 以巩固疗效。支气管扩张伴有冠状动脉粥样硬化性心脏病、高血压、肺源性心脏病、心力衰竭者及孕妇均忌用。

2. 促凝血药　　为常用的止血药物,可酌情选用抗纤维蛋白溶解药物,如氨基己酸(4～6 g,加入生理盐水 100 mL,15～30 min 内静脉滴注完毕,维持量 1 g/h)或氨甲苯酸(100～200 mg,加入 5% 葡萄糖注射液或生理盐水 40 mL 内静脉注射,bid),或增加毛细血管抵抗力和血小板功能的药物如酚磺乙胺(250～500 mg,肌内注射或静脉滴注,每日 2～3 次),还可给予血凝酶 1～2 kIU 静脉注射,5～10 min 起效,可持续 24 h。

3. 其他止血药物　　如普鲁卡因 150 mg 加生理盐水 30 mL 静脉滴注,每日 1～2 次,皮下注射试验阴性(0.25% 普鲁卡因溶液 0.1 mL 皮下注射)者方可应用;酚妥拉明 5～10 mg 以生理盐水 20～40 mL 稀释静脉注射,然后以 10～20 mg 加入生理盐水 500 mL 内静脉滴注,不良反应有直立性低血压、恶心呕吐、心绞痛及心律失常等。

（三）黏液溶解剂

气道黏液高分泌及黏液清除障碍导致黏液潴留是支气管扩张症的特征性改变。吸入高渗药物如高张盐水可增强理疗效果,短期吸入甘露醇则未见明显疗效。急性加重时,应用溴己新可促进痰液排出,羟甲半胱氨酸可改善气体陷闭。成人支气管扩张症患者不推荐吸入重组人 DNA 酶。

（四）支气管舒张剂

由于支气管扩张症患者常合并气流阻塞及气道高反应性,因此经常使用支气管舒张剂,但目前并无确切依据。合并气流阻塞的患者应进行支气管舒张试验评价气道对 β_2 受体激动剂或抗胆碱能药物的反应性,以指导治疗;不推荐常规应用甲基黄嘌呤类药物。

（五）吸入糖皮质激素

吸入激素可拮抗气道慢性炎症,少数随机对照研究结果显示,吸入激素可减少排痰量,改善生活质量,有铜绿假单胞菌定植者改善更明显,但对肺功能及急性加重次数并无影响。目前证据不支持常规使用吸入性激素治疗支气管扩张(合并支气管哮喘者除外)。

第三节　其他药物相关问题

一、乙酰半胱氨酸

乙酰半胱氨酸是一种能改变痰中黏性成分、降低痰的黏滞度使其易于咳出的黏液溶解药。制剂和规格多种,有胶囊、泡腾片、颗粒、喷雾剂、注射液等。

乙酰半胱氨酸雾化属超说明书用药。成人剂量为 3～5 mL 20% 乙酰半胱氨酸注射液,与空气雾化(与浓缩氧雾化将导致药物降解),每日3~4次。应用本品时应新鲜配制,剩余的注射液需保存在冰箱内,48 h内用完。

乙酰半胱氨酸与橡胶、铁、铜、镍等物质接触可发生反应,故必须确保雾化器不含上述物质。雾化器使用后立即用热水清洗,风干。雾化器应采用玻璃或塑料制品。

乙酰半胱氨酸可引起支气管哮喘。采用小剂量雾化吸入(将1 mL 20%乙酰半胱氨酸注射液稀释于5 mL 0.9%氯化钠,雾化3~4 mL)或事先给予雾化支气管扩张剂,可以避免此副作用。如发生支气管痉挛应立即停药。有消化道溃疡病史者慎用。肝功能不全者的乙酰半胱氨酸血药浓度增高,应适当减量。

二、戒烟与尼古丁替代疗法

吸烟是一种常见的行为,虽然大部分民众对吸烟的危害有所知晓,但通常视吸烟为一种可自愿选择的不良行为,而对吸烟的高度成瘾性、危害的多样性和严重性缺乏深入认识。

世界上有多种烟草产品,其中大部分为可燃吸烟草制品,即以点燃后吸入烟草燃烧所产生的烟雾为吸食方式的烟草制品。卷烟是最常见的形式。烟草燃烧后产生的烟雾为多种混合物气体。烟雾除了吸烟者吸入外,还会向空气中播散形成二手烟。烟草烟雾的化学成分复杂,有7 000余种,其中数百种物质可对健康造成危害。有害物质包括致癌物质(如苯并芘稠环芳香烃、芳香胺等)、有害气体(如一氧化碳、一氧化氮、硫化氢、氨等)及具有很强成瘾性的尼古丁。

尼古丁是烟草中成瘾的主要成分。尼古丁不仅存在于烟叶之中,也存在于多种茄科植物的果实之中,如番茄、枸杞子等。如同其他大多数成瘾的药物一样,尼古丁能刺激在愉悦的活动中被激活的大脑奖励系统。微量的尼古丁并不直接对人体造成危害。已有临床研究证明,尼古丁有望成为治疗老年痴呆症、帕金森病、抑郁症的有效药物。尼古丁有助于人体燃烧脂肪。

人们吸烟以满足机体对尼古丁需求,但同时也吸入了多种致癌物、有害气体和香烟中的化学添加剂。除了非尼古丁外,这些物质也是导致吸烟影响健康的原因。大量的焦油及一氧化碳是香烟致人死亡的罪魁祸首。在燃烧的烟雾中发现含有4 000种以上化学物质,其中发现明显的有害物质有48种,烟草中的焦油和一氧化碳对人体的影响最大,其中亚硝胺和苯芘芘是焦油中致癌性最强的两种物质,因吸烟致死的人群大部分死于亚硝胺、苯芘芘引发的肺癌。

戒烟常导致严重的烟草撤退症状,主要是对吸烟的渴望,也包括焦虑、抑郁、注意力不集中、易激惹、无法休息、失眠、疲倦、没有耐心、饥饿、发抖、出汗、眩晕、头痛和消化系统症状。成瘾和撤退症状的作用十分强大,即使很多人知道吸烟的危害性,吸烟者仍然不愿意戒烟,试图戒烟者也常常失败。

对于吸烟者,应提供有临床研究证据的类似慢性疾病控制的处理方法,即持续评价和检测吸烟的状况,确定现实的目标(如暂时性禁烟和减少消耗的量)。对于戒烟困难的吸烟者,应联合采用不同的干预措施。减少每日吸烟量,与尼古丁替代疗法合并应用,增加戒烟的动机。

（一）尼古丁替代疗法

尼古丁替代疗法（nicotine replacement therapy，NRT）是以非烟草的形式、小剂量安全性好的尼古丁制剂，取代烟草中的尼古丁，其所提供的尼古丁，少于抽烟所得，但足以减少戒断症状，在使用一段时间后，戒烟者对尼古丁的摄取量逐渐减至最低，进而戒掉吸烟的习惯，达到戒烟成功的目的。

WHO 从 20 世纪 90 年代开始在全球大力推广 NRT，目前国际上应用的控烟用品有尼古丁贴剂、咀嚼胶剂、喷鼻剂、吸入剂和舌下含片等，但这些产品都有一个共同的弱点，就是只能解决吸烟者生理上的依赖，无法克服吸烟者因戒烟而产生的沮丧、发怒、焦虑不安、注意力减退及失眠等心理问题，心理支持疗法可显著改善 NRT 的戒烟效果。

（二）常用尼古丁剂型

1. 用法　　尼古丁贴片是一种单一疗法，主要是贴在清洁、干燥、没有毛发的上半身和手臂上段，每日贴在不同的位置。贴片有 24 h 贴片和 16 h 贴片 2 种类型，每种类型各有 3 种不同的剂量规格。当使用 24 h 贴片出现严重睡眠障碍时，可用 16 h 贴片。当患者醒时仍对尼古丁产生渴求时，可用 24 h 贴片。

尼古丁咀嚼胶剂有 2 mg、4 mg 两种规格。每日吸烟>20 支用 4 mg 咀嚼胶剂，<20 支用 2 mg 咀嚼胶剂。每次不要超过 1 片。最大日剂量为 2 mg×25 或 4 mg×15。充分咀嚼直到出现辛辣感，置两颊内或舌下含着，味道消退后再次咀嚼，每片可持续 30 min，患者在 3 个月后可逐渐脱瘾。

2. 注意事项　　有严重心血管疾病（如闭塞性外周血管疾病、脑血管疾病、稳定性心绞痛和失代偿性心力衰竭）、血管痉挛、未能控制的高血压、中重度肝脏疾病、严重肾脏疾病、十二指肠和胃溃疡者忌用。患有甲状腺功能亢进症和嗜铬细胞瘤的患者慎用。糖尿病患者戒烟后可能需要更低的胰岛素剂量。

3. 禁忌证　　对尼古丁过敏者、心肌梗死、不稳定或者进展期心绞痛、变异性心绞痛、严重心律失常、急性脑卒中。

第五章 心血管系统疾病用药及药物相关问题

第一节 心血管系统疾病概述

心血管疾病一般分为心力衰竭、心律失常、动脉粥样硬化和冠状动脉粥样硬化性心脏病（如急性冠状动脉综合征）、高血压、心肌疾病、先天性心血管病、心脏瓣膜病、心包疾病、感染性心内膜炎、心脏骤停与心脏性猝死、主动脉疾病与周围血管病、心血管神经症等。心血管疾病是目前我国居民死亡的主要原因之一。

诊断心血管疾病应根据病史、临床症状和体征、实验室检查和器械检查等结果综合分析。心血管疾病常见的症状有：发绀、呼吸困难、胸闷、胸痛、心悸、水肿和晕厥，其他症状还包括咳嗽、头痛、头晕、眩晕、上腹胀痛、恶心呕吐和声音嘶哑等。体征对诊断心血管疾病多数具有特异性，有助于诊断心脏瓣膜病、先天性心脏病、心包炎、心力衰竭和心律失常。实验室检查主要包括血常规、尿常规、各种生化检查包括血脂检查；心肌损伤标志物血肌钙蛋白、肌红蛋白和心肌酶的测定；心力衰竭标志物脑钠肽的测定等。微生物和免疫学检查如感染性心脏病时微生物培养、病毒核酸及抗体检查；风湿性心脏病时有关链球菌抗体和炎症反应的检查。辅助检查包括血压测定、心电图检查、心脏超声检查、X线胸片、心脏CT、心脏MRI、心脏核医学等非侵入性检查，以及右心导管检查、左心导管检查、心脏电生理检查、腔内成像技术、血管狭窄功能性判断、心内膜和心肌活检、心包穿刺等侵入性检查。

目前心血管疾病治疗方法越来越多，但是药物治疗仍然是最为重要和首选的基础治疗。治疗心血管疾病常用的药物按药理作用机制分类：ACEI、血管紧张素Ⅱ受体阻滞药（angiotensin Ⅱ receptor blocker, ARB）、β受体阻滞药、扩血管药、利尿剂、α受体阻滞药、正性肌力药物、调脂类药物、抗心律失常药、CCB、抗栓药物等。此外，新型口服抗凝药（利伐沙班、达比加群酯）、降低低密度胆固醇的胆固醇吸收抑制剂（依折麦布）和前蛋白转化酶枯草杆菌蛋白酶/kexin9型（PCSK9）抑制剂、治疗心力衰竭的血管紧张素受体-脑啡肽酶抑制剂（ARNI）（奥帕曲拉/缬沙坦、沙库巴曲/缬沙坦钠）在临床应用亦日益广泛。

介入治疗已经成为心脏疾病非常重要的治疗手段，极大地改善了患者的预后和生活质量。主要有治疗冠心病的经皮冠状动脉介入术（percutaneous transluminal coronary intervention, PCI），阻断快速性心律失常异常传导束和起源点的射频消融术和冷冻消融术，埋藏式心脏起搏器植入术,以及心脏瓣膜的介入治疗。外科治疗包括冠状动脉旁路移植手术、先天性心脏病矫治手术、心脏移植等。

第二节 心血管系统常见病用药

一、心力衰竭的药物治疗

心力衰竭是一种复杂的临床症状群,主要临床表现为呼吸困难、乏力和液体潴留。心力衰竭起始于任何原因的初始心肌损伤(如心肌梗死、心肌病、炎症或血流动力学负荷过重等),后者引起心肌结构和功能的变化,并通过心肌重构而不断发展和加重,最后导致心室泵血和(或)充盈功能低下。

由于心脏受损的病因、部位、程度和功能等不尽相同,故可将心力衰竭分为急性和慢性心力衰竭;左心、右心及全心心力衰竭;收缩性、舒张性或混合型心力衰竭;低动力型和高动力型心力衰竭;前向性和后向性心力衰竭;有症状和无症状性心力衰竭等多种类型。其中以慢性收缩性心力衰竭最为常见。急性心力衰竭的治疗与慢性心力衰竭明显不同。

（一）慢性心力衰竭

慢性心力衰竭可根据其发生、发展的过程,从高发危险人群进展成器质性心脏病、出现心力衰竭症状直至难治性终末期心力衰竭。

慢性心力衰竭的治疗目标不仅是改善症状和提高生活质量,最重要的是防止和延缓心肌重构,降低心力衰竭的死亡率和住院率。慢性收缩性心力衰竭的常规治疗包括联合使用三大类药物,即利尿剂、ACEI 和 β 受体阻滞药。不能耐受 ACEI 者可用 ARB 作为代替药。为进一步改善症状或控制心率等,正性肌力药地高辛可作为第 4 个联用的药物。醛固酮受体阻滞药可用于重度心力衰竭患者。

慢性舒张性心力衰竭的治疗目前还缺乏研究,主要措施是减轻症状和纠正导致左室舒张功能异常的基础疾病,包括积极控制高血压、冠状动脉血运重建、控制心房颤动的心室率或转复窦性心律。ACEI、ARB 或 β 受体阻滞药有助于逆转左室肥厚或改善舒张功能,利尿药可缓解肺瘀血和外周水肿。地高辛有可能增加心肌耗氧量或损害心肌的松弛性,不推荐用于舒张性心力衰竭。除非伴快速心室率的心房颤动,用 β 受体阻滞药心室率仍不能满意控制的患者,需用地高辛。

1. 利尿药 利尿药是唯一能够充分控制心力衰竭患者液体潴留的药物,适用于所有曾有或现有液体潴留证据的心力衰竭患者。利尿药能迅速缓解症状,但缺乏改善长期预后的证据,因此不能作为单一治疗,袢利尿药是大多数心力衰竭患者的首选药物,噻嗪类利尿药仅适用于有轻度液体潴留、伴有高血压而肾功能正常的患者。

2. ACEI ACEI 是证实能显著降低心力衰竭患者死亡率的第一类药物,所有慢性收缩性心力衰竭患者,包括 I～Ⅳ 级心功能的患者都需使用 ACEI,而且需要终身使用,除非有禁忌证或不能耐受。临床证据表明,ACEI 是治疗慢性收缩性心力衰竭的一线药物。应尽量选用在大规模随机临床试验中证实有效的制剂,如卡托普利、依那普利、赖诺普利、雷米普利、培哚普利和福辛普利。

3. β 受体阻滞药　　临床试验显示,在应用 ACEI 和利尿药的基础上加用 β 受体阻滞药长期治疗,能改善临床情况和左室功能,并进一步降低总死亡率,降低心脏猝死率。所有慢性收缩性心力衰竭、心功能 Ⅰ ~ Ⅲ 级的患者都必须使用 β 受体阻滞药,而且需终身使用,除非有禁忌证或不能耐受。心功能 Ⅳ 级患者需待病情稳定后,在严密监护下由专科医师指导使用。

β 受体阻滞药用于慢性心力衰竭病情稳定者,一般选用琥珀酸美托洛尔缓释片、比索洛尔或卡维地洛,也可使用酒石酸美托洛尔。

4. ARB　　ARB 的作用机制与 ACEI 相近,目前主要用于因严重咳嗽而不能耐受 ACEI 的患者,替代 ACEI 作为一线治疗。坎地沙坦和缬沙坦是临床试验中证实有效的两种。ARB 应用注意事项同 ACEI。应用中需重点监测低血压、肾功能异常、高钾血症等。

5. 正性肌力药　　又称强心药,是指能够增强心肌收缩力的药物,使心肌收缩敏捷而有力、心排血量明显增加、左心室压力上升的最大速率加快,从而改善心力衰竭时的血流动力学状况。主要用于治疗急、慢性心力衰竭。地高辛是唯一经过安慰剂对照临床试验评价的洋地黄制剂,用于心力衰竭的主要益处和指征是减轻症状和改善心功能,适用于已经使用利尿药、ACEI(或 ARB)和 β 受体阻滞药治疗而仍持续有症状的慢性收缩性心力衰竭或合并心室率快的房颤患者。重症患者可同时应用上述 4 类药物。

6. 醛固酮受体阻滞药　　螺内酯适用于心功能 Ⅲ ~ Ⅳ 级的中、重度心力衰竭患者,或急性心肌梗死后合并心力衰竭且 LVEF<40% 的患者。

（二）急性心力衰竭

急性心力衰竭是指由于心功能异常导致症状和体征急性发作的临床综合征,可发生在有心脏病或既往无明确心脏病的患者。急性心力衰竭最常见的原因为慢性心力衰竭失代偿,其他原因或诱发因素包括急性冠状动脉综合征、急性快速心律失常、高血压危象、心瓣膜关闭不全、高心排血量综合征、过度劳累、感染或容量负荷过重等。急性心力衰竭属危重急症,需紧急进行抢救与治疗。

急性心力衰竭的治疗目的是通过降低肺毛细血管楔压和(或)增加心排血量,改善症状并稳定血流动力学状态。在药物治疗的同时,需进行严密的临床监测,尽可能去除或避免诱发因素,积极治疗基础疾病如冠心病、高血压、心脏瓣膜病或甲状腺疾病等。

为了尽快达到疗效,急性期通常采用静脉给药,根据患者的收缩压和肺瘀血情况分别选用利尿药、血管扩张药和(或)正性肌力药。

1. 利尿药　　首选静脉应用呋塞米,其利尿作用强大。

2. 血管扩张药　　静脉扩张药硝酸酯类能降低心脏前负荷,可缓解肺瘀血而不增加心肌耗氧量。包括硝酸甘油和硝酸异山梨酯,常静脉应用。硝酸甘油疗效不佳或伴高血压危象时静脉滴注血管扩张应用硝普钠。硝普钠可有效降低心脏前后负荷。

3. 正性肌力药

（1）地高辛:急性心肌梗死后心力衰竭患者使用地高辛,存在肌酸激酶增高和促发严重心律失常的危险。因此,不推荐用于急性心肌梗死并发的心力衰竭或慢性心力衰竭急性失代偿者。

（2）多巴胺作用因剂量而异。小剂量(每分钟 $0.5 \sim 2~\mu g/kg$)时,多巴胺激活位于肾脏的多巴胺受体,扩张肾、肠系膜、冠脉及脑血管,增加肾血流量和肾小球滤过率,促进排钠,对心脏有轻度正性频率、正性肌力作用,尿排出量增加。当用药剂量稍增加至每分钟 $2\sim10\ \mu g/kg$ 时,多巴胺开始激活位于心脏的 β 受体,并促使 NE 释放、抑制其摄取,能加强心肌收缩性、增加心输出量,心脏的正性频率和正性肌力作用明显。剂量大于每分钟 $10\ \mu g/kg$ 时,多巴胺兴奋皮肤、黏膜、骨骼肌等组织的 α 受体,血管收缩,肾、肠血流灌注减少,心脏后负荷增加,心律失常的发生风险增加。用于急性心力衰竭。

多巴胺剂量可以根据患者的体重来调整。成人常用剂量为每分钟 $1\sim5\ \mu g/kg$,10 min 内以每分钟 $1\sim4\ \mu g/kg$ 速度递增,以达到疗效。不宜超过每分钟 $20\ \mu g/kg$。最大剂量不宜超过每分钟 $500\ \mu g$。静脉滴注速率调节比较容易,因为每 $1\ mL/h$ 的滴注量与每分钟 $1\ mg/kg$ 的滴注量对患者来说相当。在停药前需要逐渐减少用药剂量,因为突然停药可能导致低血压。

此外,多巴胺应以 0.9%的氯化钠注射液或 5%葡萄糖注射液稀释后使用。因为多巴胺有收缩局部血管、加重药物外渗的风险,所以它需要通过中央静脉来给药。如果不能通过中央静脉给药,在药物浓度不超过 $1.6\ mg/mL$ 的情况下,可通过最大周围静脉给药。如果发生药物外渗,立即用酚妥拉明浸润 12 h,以缓解疼痛和防止组织坏死。将 5 mg 酚妥拉明与 9 mL 0.9%氯化钠注射液混合,少量注入渗出部位,可逆转皮肤苍白。如果皮肤重新变白,可能再需要注入酚妥拉明。

可使用三通管给药。多巴胺与肾上腺素、氨茶碱、胺碘酮、阿曲库铵、多巴酚丁胺、多沙普仑、硝酸甘油、肝素、胰岛素、拉贝洛尔、利多卡因、甘露醇、去甲肾上腺素、氯化钾、硝普钠相容。但与碱化剂如碳酸氢钠不相容。

(3)多巴酚丁胺:多巴酚丁胺是一种主要作用于心脏 β_1 受体的正性肌力药,对 β_2 受体和 α 受体作用相对较小。它通过兴奋 β_1 受体,增强心肌收缩力,其正性肌力作用强于多巴胺,增加心输出量和每搏输出量。大剂量时,多巴酚丁胺能增强心率。它也是一种有效的血管舒张药,可用于加快长时间外科手术之后的体温恢复过程。

多巴酚丁胺主要用于对强心苷反应不佳的严重左室功能不全和心肌梗死后心功能不全、心力衰竭和心源性休克,通常是与小剂量的多巴胺合用。血压明显下降者不宜使用。

将多巴酚丁胺加入 5%葡萄糖注射液或氯化钠注射液中稀释后,静脉滴注,成人常用量 1 次 250 mg,以每分钟 $2.5\sim10\ \mu g/kg$ 给药,偶尔会大于每分钟 $15\ \mu g/kg$,需要监测心输出量。多巴酚丁胺的滴注速率在没有心输出量监测的情况下可以给到每分钟 $5\ \mu g/kg$。

可使用三通管给药。多巴酚丁胺与肾上腺素、胺碘酮、阿托品、葡萄糖酸钙、多巴胺、硝酸甘油、肼屈嗪、异丙肾上腺素、利多卡因、硫酸镁、去钾肾上腺素、氯化钾、和硝普钠(溶于氯化钠中)相容。但与氨茶碱、地高辛、呋塞米和碳酸氢钠不相容。

二、心绞痛的药物治疗

心绞痛是由冠状动脉供血不足引起的心肌急剧的、暂时性缺血和缺氧的临床综合征,是冠状动脉粥样硬化心脏病最为多见的症状。依据 Braunwald 法分类,临床上将心绞痛分为稳定型心绞痛、不稳定型心绞痛、变异型心绞痛。

（一）抗心绞痛的药物类别

1. 减轻症状、改善缺血的药物　　主要包括 β 受体阻滞药、硝酸酯类药和 CCB。

2. 预防心肌梗死、改善预后的药物　　主要包括阿司匹林、氯吡格雷、替格瑞洛、β 受体阻滞药、他汀类药等。

（二）心绞痛的治疗原则

1. 慢性稳定型心绞痛

（1）缓解心绞痛的治疗：① 休息，发作时立即休息，一般在停止活动后症状即可消除。② 药物治疗，发作较重时，应使用作用较快的硝酸酯制剂，该类药物除扩张冠状动脉，降低血管阻力，增加冠脉血流量外，还可通过对周围血管的扩张作用，减少静脉回流心脏的血量，降低心室容量、心排血量和血压，降低心脏前后负荷和心肌的需氧，从而缓解心绞痛，具体药物有硝酸甘油和硝酸异山梨酯等。一线药物除短效硝酸酯类外，还可使用 β 受体阻滞药或 CCB 以降低患者心律。二线药物（可在一线药物基础上增加或更换）包括长效硝酸酯类及伊伐布雷定、尼可地尔、雷诺拉嗪和曲美他嗪等。

（2）预防危险事件：① 纠正生活方式，宜尽量避免各种诱发因素。调节饮食，特别是每次饮食不宜过饱，禁绝烟酒。调整日常生活与工作量，减轻精神负担，保持适当的体力劳动，以不致发生疼痛症状为度，一般不需卧床休息。② 药物防治，抗血小板阿司匹林可降低心肌梗死、脑卒中或心血管性死亡的风险，最佳剂量范围为 75～150 mg/d。氯吡格雷主要用于 PCI 术（尤其是药物洗脱支架术）后，对阿司匹林有禁忌证的患者。调脂治疗他汀类药物能有效降低总胆固醇和低密度脂蛋白胆固醇（LDL-C），并可减轻心血管事件发生。加用胆固醇吸收抑制剂或贝特类药物可使血脂水平得到更有效的控制。所有冠心病患者，无论其血脂水平如何，均应给予他汀类药物，并根据目标 LDL-C 水平调整剂量。ACEI 在合并糖尿病、心力衰竭或左心室收缩功能不全的高危患者中获益大，但低危患者获益可能较小，可显著降低冠心病患者的心血管死亡率、非致死性心肌梗死等主要重点事件的发生风险。β 受体阻滞药可降低心肌梗死后患者的死亡率，用药后要求静息心率降至每分钟 55～60 次。β 受体阻滞药的使用剂量应个体化，从较小剂量开始，逐级增加剂量。

2. 不稳定型心绞痛　　不稳定型心绞痛的病情发展常难以预料，应使患者处于医生的监控之下，疼痛发作频繁或持续不缓解及高危组患者应立即住院。

（1）一般处理：卧床休息 1～3 d，床边 24 h 心电监测。有呼吸困难、发绀者应给氧吸入，维持血氧饱和度达到 90% 以上，烦躁不安、剧烈疼痛者可给予吗啡 5～10 mg，皮下注射。如有必要，应重复检测心肌坏死标记物。如患者未使用他汀类药物，无论血脂是否增高均应及早使用他汀类药物。

（2）缓解疼痛：单次含服或喷雾吸入硝酸酯类制剂往往不能缓解症状，一般建议每隔 5 min 1 次，共用 3 次，再用硝酸甘油或硝酸异山梨酯持续静脉滴注或微泵输注，以 10 μg/min 开始，每 3～5 min 增加 10 μg/min，直至症状缓解或出现血压下降。硝酸酯类制剂静脉滴注疗效不佳，而无低血压等禁忌证者，应及早开始用 β 受体阻滞药，口服 β 受体阻滞药的剂量应个体化。

（3）抗血小板与抗凝：如果既往没有用过阿司匹林，可以首剂嚼服阿司匹林，或口服水溶性阿司匹林制剂 0.3 g，以后 50～75 mg/d。应用二磷酸腺苷（ADP）受体阻滞药，氯吡格雷负荷剂量 300 mg,然后 75 mg/d;噻氯匹定:负荷剂量 500 mg,然后 250 mg、bid,2 周后改为 250 mg/d。应用血小板膜糖蛋白(GP)Ⅱb/Ⅲa 受体阻滞药,如阿昔单抗、依替巴肽和替罗非班。用于准备行 PCI 的不稳定型心绞痛患者,或不准备行 PCI,但有高危特征的急性冠状动脉综合征患者,应早期使用肝素,可以降低患者急性心肌梗死和心肌缺血的发生率。

(4) 他汀类药物:急性冠状动脉综合征患者应在 24 h 内检查血脂,早期给予他汀类药物,在出院前尽早给予较大剂量他汀类药物。

3. 变异型心绞痛

(1) 稳定期治疗

1) 控制危险因素和诱发因素:戒烟戒酒控制血压维持适当的体重,纠正糖脂代谢紊乱,避免过度劳累和减轻精神压力等,其中吸烟是最重要的危险因素,应强化戒烟指导,并防止被动吸烟。

2) 药物治疗:以调整血脂、抗血小板和 CCB 为主的综合防治。长效 CCB 以地尔硫草和贝尼地平首选,若效果欠佳或不能耐受,可换用其他 CCB;若单一药物治疗控制不理想,可以联合应用 CCB 和硝酸酯类;若仍不理想可以换用 CCB 与尼可地尔联合。抗血小板及调脂治疗应长期坚持应用。

(2) 急性发作期的治疗:以药物治疗为主,迅速缓解持续性冠状动脉痉挛状态,主要包括舌下含服或口腔内喷雾硝酸甘油;部分顽固性患者使用硝酸甘油无效,或可能因反复或连续使用而产生耐药,可以改用短效 CCB 或两者联合应用,特别顽固的患者可持续静脉输注或冠状动脉内注射地尔硫草。可以缓解紧张情绪,降低心肌耗氧量以缓解心绞痛,但须慎用吗啡等阿片类药物,以防诱发或加重痉挛。持续性痉挛多发展为急性心肌梗死或猝死,应尽早启动抗血小板治疗,包括阿司匹林 300 mg 和氯吡格雷 300～600 mg 负荷剂量,后续阿司匹林 100 mg/d 和氯吡格雷 75 mg/d 常规剂量维持。

三、高血压的药物治疗

高血压是以体循环动脉血压增高为主要表现的临床综合征,是最常见的心血管疾病,严重威胁着人类健康。我国高血压患者已超过 2 亿,且有继续增加的趋势。近年来我国高血压防治工作取得了显著成果,但随着步入老龄化的加速,我国高血压防治的形势仍然十分严峻。

高血压可分为原发性及继发性两大类,约 90% 以上的患者找不到特异性病因,称为原发性高血压;另有不足 10% 的患者有因可查,称为继发性高血压,如继发于原发性醛固酮增多症、嗜铬细胞瘤、肾动脉狭窄或妊娠中毒症等。持续的高血压状态,可增加心脏后负荷,引起心肌肥厚与心力衰竭。同时引发小动脉内皮损伤、内膜增厚、腔管变窄,使血压进一步升高,最终导致心、脑、肾的损害,是诱发脑卒中和冠心病的主要危险因素。

临床上根据高血压起病的缓急和病情进展的快慢,分为缓进型和急进型。急进型高血压又称为恶性高血压,以病程发展迅速,血压升高显著为特点,并常于数月至两年内出现严重的心脑肾损害,发展为高血压脑病、心功能不全及尿毒症等,但较为少见。此外,临床所谓"高血压危象"是指全身细小动脉暂时性痉挛导致的血压急剧升高,该症既可发生于急进型高血压病,又可发生于缓进型高血压各期。

《中国高血压防治指南》(2018年修订版)对高血压的定义为在未使用降压药物的情况下,非同日3次测量诊室血压,收缩压(SBP)≥140 mmHg和(或)舒张压(DBP)≥90 mmHg。收缩压≥140 mmHg和舒张压<90 mmHg为单纯收缩期高血压。患者既往有高血压史,目前正在使用降压药物,血压虽然低于140/90 mmHg,仍应诊断为高血压。

测量血压时必须在安静环境下休息10 min以上才可进行,一般采取坐位,上臂裸露,使其与心脏保持同一水平。测量3次,每次间隔2 min,然后取其均值。如血压不正常则需做好解释工作,解除顾虑,改日复查。因血压的波动性可受许多因素的影响,如吸烟、饮酒、喝咖啡、膀胱储尿(可使血压一时性升高),故测血压前30 min内应避免上述因素的影响。

鉴于原发性高血压不仅本身是独立的一类疾病,也是脑卒中、冠心病、肾功能不全的重要危险因素,因此,新近对高血压有了更为完善的定义,即高血压是一种以动脉血压持续升高为特征,可伴有心脏、血管、脑和肾等器官功能性或器质性改变的全身性疾病。

（一）高血压危险因素

高血压危险因素包括遗传因素、年龄及多种不良生活方式等多方面。随着高血压危险因素的聚集和严重程度增加,血压水平呈现升高的趋势,高血压患病风险增大。

1. 高钠、低钾膳食　　高钠、低钾膳食是我国人群患高血压的重要危险因素。研究发现人群24 h尿钠排泄量中位数增加2.3 g(100 mmol/d),收缩压/舒张压中位数平均升高(5~7)/(2~4) mmHg。我国人群平均烹调盐摄入量普遍较高,值得警惕。

2. 超重和肥胖　　超重和肥胖显著增加全球人群全因死亡的风险,同时也是高血压患者患病的重要危险因素。近年来,我国人群中超重和肥胖比例明显增加,35~64岁中年人超重率为38.8%,肥胖率为20.2%,其中女性高于男性,城市人群高于农村,北方居民高于南方。中国成年人超重和肥胖与高血压发病关系的随访研究结果发现,随着体重指数(BMI)的增加,超重组和肥胖组的高血压发病风险是体重正常组的1.16~1.28倍。超重和肥胖与高血压患病率关联最显著。

内脏型肥胖与高血压的关系较为密切,随着内脏脂肪指数的增加,高血压患病风险增加。此外,内脏型肥胖与代谢综合征密切相关,可导致糖、脂代谢异常。

3. 过量饮酒　　过量饮酒包括危险饮酒(男性每天41~60 g,女性每天21~40 g)和有害饮酒(男性每天60 g以上,女性每天40 g以上)。我国饮酒人数众多,18岁以上居民饮酒中有害饮酒率为9.3%。限制饮酒与血压下降显著相关,酒精摄入量平均减少67%,收缩压下降3.31 mmHg,舒张压下降2.04 mmHg。少量饮酒是否有利于心血管健康尚不清楚,研究表明,即使对少量饮酒的人而言,减少酒精摄入量也能够改善心血管健康,减少心血管疾病的发病风险。

4. 长期精神紧张　　长期精神紧张是高血压患病的危险因素,精神紧张可激活交感神经、升高血压。精神紧张包括焦虑、担忧、心理压力紧张、愤怒、恐慌或恐惧等,有精神紧张者发生高血压的风险是正常人群的1.18倍和1.55倍。

5. 其他危险因素　　除了以上高血压发病危险因素外,其他危险因素还包括年龄、高血压家族史、缺乏体力活动,以及糖尿病、血脂异常等。近年来大气污染也备受关注。研究显示,暴露于PM2.5、PM10、SO_2和O_3等污染物中均伴随高血压的发生风险和心血管疾病的死亡率增加。

（二）高血压发病机制

1. **肾上腺素、DA、5-HT、血管加压素、肾素-血管紧张素系统亢进** 血浆儿茶酚胺浓度升高,阻力小动脉收缩增强。

2. **肾素-血管紧张素-醛固酮系统(RAAS)激活** 经典的 RAAS 系统包括肾小球旁细胞分泌肾素,激活从肝脏产生的血管紧张素原,生成血管紧张素Ⅰ(Ang Ⅰ),再经肺循环中转化酶的作用,转变为 AngⅡ。AngⅡ是 RAAS 的主要效应物质,作用于 AngⅡ受体,使小动脉平滑肌收缩,刺激肾上腺皮质球状带分泌醛固酮,通过交感神经末梢突触前膜的正反馈使 NE 分泌增加,升高血压。

3. **肾性水钠潴留** 各种原因引起肾性水钠潴留,机体为避免心排出量增高使组织过度灌注,全身小动脉收缩增强,导致外周血管阻力增高。

4. **离子转运异常** 血管平滑肌细胞有许多特异性的离子通道、载体和酶。组成细胞膜离子转运系统,维持细胞内外钠、钾、钙离子浓度的动态平衡。遗传性或获得性细胞膜离子转运异常,包括钙泵活性降低,钠-钾离子协同转运缺陷,细胞膜通透性增强,钠泵活性降低,导致细胞内钠、钙离子浓度升高,膜电位降低,激活平滑肌细胞兴奋收缩偶联,使血管收缩反应增强和平滑肌细胞增生与肥大,血管阻力增高。

5. **胰岛素抵抗** 胰岛素抵抗是各种原因使胰岛素促进葡萄糖摄取和利用的效率下降。约 50%原发性高血压患者存在不同程度的胰岛素抵抗,在肥胖、高三酯甘油血症、高血压与糖耐量减退并存的患者中最明显,胰岛素抵抗如何导致高血压,机制尚不清楚。

6. **其他学说** 血管重建、内皮功能受损可能也参与了高血压的发生。

（三）高血压治疗原则

1. **早期干预** 高血压前期(130~139/85~89 mmHg)合并 3 个以上危险因素、代谢综合征、1 个亚临床病变、糖尿病或相关临床病症,在生活方式干预基础上应考虑启动降压药物治疗。

2. **血压达标** 血压达标是改善高血压患者预后的最有效途径。糖尿病、慢性肾病、冠心病、心肌梗死和脑卒中患者应降至<130/80 mmHg;如能够耐受,心力衰竭患者可降至<120/80 mmHg。

3. **长期治疗** 中、重度高血压患者应长期坚持乃至终身服药,不要随意停药。

4. **血压平稳控制** 除高血压急症,应平稳血压,控制短期内降压速度和幅度不宜过快和过大。降压谷峰值比率应≥50%。对合并冠心病或老年患者,舒张压<60 mmHg,可能会增加心血管病危险。

5. **选药个体化** 对于某一具体患者选用何种药物降压必须根据患者病情及禁忌证决定。选择某种药物或避免使用某种药物,还需考虑:① 患者的年龄及是否对盐敏感;② 与其他治疗药物之间有无相互作用;③ 所在地区降压药物品种供应与价格状况及治疗对象的支付能力;④ 患者以往用药的经验和意愿;⑤ 不良反应,即便是主观的不适也不应忽视。

6. **剂量个体化** 高血压患者在确定所服药物后,应选择合适剂量,既要根据血压升高程度,又要结合个体对药物的敏感性及反应性,因人而异。开始服用降压药时,宜从小剂量开始并逐渐增量,达到治疗目的后,可改为维持量巩固疗效。老年人用药剂量宜偏小。

7. **联合用药** 降压药物联合治疗是提高现阶段血压控制达标率最重要的途径。目前常用降压药物的主流联合方案有 4 种：① CCB + ARB / ACEI；② ARB / ACEI + 利尿剂；③ CCB + β 受体阻滞药；④ CCB + 利尿剂。由于 β 受体阻滞药和利尿剂均有增加胰岛素抵抗、导致糖耐量异常和发生糖尿病的倾向，故目前认为这两种药物不宜联合使用。

8. 简化治疗方法　　最好采用每日 1 次给药、服用长效降压药的方法。应用固定剂量复方制剂的依从性最好。

9. 综合干预的治疗　　仅仅控制好血压对降低患者的心血管危险是不够的，必须进行心血管危险因素的综合干预，如进行调脂、控制血糖、抗血小板（阿司匹林）、体育锻炼、戒烟、饮食控制、低盐饮食等行为治疗。

10. 随访和监测　　血压达标需要多次的调整药物剂量。大部分患者在治疗开始后 1~2 个月内需复诊。高危及很高危患者在维持治疗过程中，每 3 个月随诊 1 次，中危及低危患者至少每 6 个月随诊 1 次。若血压不达标，增加有效和可以耐受的药物，并逐步增至足量以达到治疗目的。若发现药物副作用应调整治疗，因为副作用不会自动消失。每年至少获得 1 次随访的实验室数据。

（四）高血压降压目标

高血压治疗的基本目标是血压达标，最大限度地降低心脑血管病发病及死亡总危险。一般高血压患者血压降至 140 / 90 mmHg 以下；老年（≥65 岁）高血压患者的血压降至 150 / 90 mmHg 以下，如果能耐受，可进一步降至 140 / 90 mmHg 以下。一般糖尿病或慢性肾脏病患者的血压目标可以再适当降低。在患者能耐受的情况下，推荐尽早血压达标，并坚持长期达标。治疗 2~4 周评估血压是否达标，如达标，则维持治疗；如未达标，及时调整用药方案。对 1~2 级高血压，一般治疗后 4~12 周达标；若患者治疗耐受性差或高龄老年人达标时间可适当延长。

（五）高血压生活方式干预

轻度高血压患者，首先的治疗方法是非药物疗法，而中、重度高血压患者，应用药物治疗的基础上，辅以非药物治疗，尽可能地减少用药剂量，而达到较理想的治疗效果。

1. 控制体重　　超重者应努力减肥，这是降压的最佳方法。80% 的高血压患者通过减肥，可以使血压下降。无论是高血压患者，或者正常血压的肥胖者，减轻体重均可使血压下降，心率减慢，血浆尿酸、胆固醇和血糖减少，而且可减少用药剂量。减肥使血压降低的机制，可能与胰岛素减少，交感神经的抑制和肾素-醛固酮的抑制等有关。

2. 适当运动　　每日至少 3 次，每次 20 min 做体操或运动，能改善血压情况。中老年人患者进行气功及太极拳锻炼，并注意心静、体松、气和，持之以恒，有助高血压康复，但应避免参加竞争性或剧烈性质的运动项目。

3. 限制食盐　　食盐与高血压的发生有密切关系，我国东北、华北地区高血压的发病率明显高于南方，与这些地区的人群普遍口味较重有关。正常情况下，人体对钠的生理需要量每日仅为 0.5 g，但实际膳食中含盐量高达 10~15 g，高血压患者每日食盐量以不超过 5 g 为宜，太低了患者很难接受。

4. 适当补钾　　目前钾的降压作用已被人们所重视，每日摄入 5~7 g 钾，可使血压降低 4~9 mmHg。高血压患者应适当补钾。水果、蔬菜、豆类等都是含钾较多的食品，高血压患者可以适当多吃一些。

5. 限酒戒烟　　饮酒可通过皮质激素儿茶酚胺升高,影响血管紧张素、血管加压素及醛固酮的作用,影响细胞膜的流动性等机制,升高血压。饮酒影响药物治疗,血压不易控制。因此,高血压患者应限制饮酒,将饮酒量限制在每日 25 g 以下白酒,或最好不饮酒,低酒精类的啤酒也应控制。流行病学调查发现,吸烟者恶性高血压的发病率明显增高,增加冠心病与猝死的危险性,故应戒烟。

6. 适量补钙　　高血压患者普遍显示钙的摄入量较少,适量补钙(如饮用牛奶),可使血压降低。

7. 保持情绪乐观　　忧愁、悲伤、焦虑、烦躁等不良精神刺激,可使血液中儿茶酚胺等血管活性物质分泌增多,血压升高。因此,高血压患者要注意控制情绪,排除杂念,保持心情舒畅和心理平衡,这些都有利于维持高级神经中枢的正常功能,对降低血压有益。

(六)降压药物

1. ACEI

(1)降压机制:① 抑制循环中 RAAS,降低血浆 Ang Ⅱ 水平,扩张血管,降压。② 抑制组织(包括血管内皮细胞)的 RAAS。③ 抑制激肽酶 Ⅱ,缓激肽降解减慢,并激活前列腺素系统。

(2)药物代谢动力学:各种 ACEI 的作用机制相同,在总体上可能具有类似效应。但各种制剂与组织中 ACE 结合的亲和力不同,药物代谢动力学特性也有差别,可能导致药物组织浓度的明显差异和不同的临床效果。但这些差异的临床相关性尚未得到证实,对 ACEI 的选择和剂量应以临床试验结果为基础。表 5 - 1 为常用 ACEI 的药物代谢动力学比较。

表 5 - 1　常用 ACEI 的药物代谢动力学比较

通 用 名	作用持续时间(h)	生物利用度(%)	T_{max}(h)	血浆蛋白结合率(%)	$t_{1/2}$(h)	肝肾排泄比
卡托普利	6~12	60~75	1~1.5	25~30	4	1:19
贝那普利	24	37	4	约96	11	1:7
依那普利	18~24	60~70	2~4	50	13~17	1:7
福辛普利	24	70~80	3~4	>95	24	1:1
培哚普利	24	60~80	3~4	18	11.5	1:3
雷米普利	24	54~65	6~8	73	8	2:3
赖诺普利	24	25~50	6~8	不易结合	12.9	3:7

(3)用药原则:虽然高血压药物治疗的获益主要源于血压下降,但根据患者靶器官损伤情况及合并临床疾病的差异选择不同药物进行个体化治疗可进一步保护靶器官。ACEI主要适用于以下高血压人群:① 合并左室肥厚及既往心肌梗死的患者:ACEI 通过降低心室前、后负荷,抑制 Ang Ⅱ 的增生作用和交感神经活性等途径逆转心肌梗死后患者的心室重构,并可轻度逆转心肌肥厚及改善舒张功能。② 合并左室功能不全的患者:ACEI 可抑制RAAS 激活,减轻心脏后负荷,改善左室功能异常,并降低慢性心力衰竭患者的病死率和复发性心肌梗死的风险。③ 合并代谢综合征、糖尿病肾病、CKD、蛋白尿或微量白蛋白尿的患者:ACEI 能够降低肾血管阻力,增加肾脏血流。对于糖尿病患者,ACEI 能够预防微量白蛋白尿进展为大量蛋白尿,可有效减少尿白蛋白排泄量,延缓肾脏病变的发展。④ 合并无症状性动脉粥样硬化或周围动脉疾病或冠心病高危的患者:延缓动脉粥样硬化的进展,阻止血管

平滑肌细胞的迁移与增生,减少炎性细胞的激活与积聚,并增加一氧化氮和前列环素的生成,拮抗 Ang Ⅱ诱导的血小板凝集。

(4) 禁忌证:ACEI 具有良好的耐受性,但仍可能出现罕见而危险的不良反应,其禁忌证如下:① 绝对禁忌证:妊娠、血管神经性水肿、双侧肾动脉狭窄、高钾血症(>6.0 mmol/L);② 相对禁忌证:血肌酐水平显著升高(>265 μmol/L)、高钾血症(>5.5 mmol/L)、有症状的低血压(<90 mmHg)、有妊娠可能的女性、左室流出道梗阻患者。

(5) 注意事项:ACEI 因其在发挥降压作用的同时对很多重要器官还具有保护作用,在诸多指南及专家共识中已经作为高血压药物治疗的基石。但 ACEI 类药物因其本身的药理作用,经常会出现以下不良反应:咳嗽、低血压、肾功能恶化、血管神经性水肿、高血钾、皮肤反应、中性粒细胞减少等。因此,ACEI 在用于降压治疗时有很多需要注意的地方,包括:① 尽量选择长效制剂以平稳降压,同时避免使用影响降压效果的药物,如大部分 NSAID(其中阿司匹林剂量≥300 mg 时)、激素等。② 应用 ACEI 治疗前应检测血钾、血肌酐及估算肾小球滤过率(eGFR)。给药由小剂量开始,在患者可耐受的前提下,逐渐上调至标准剂量。治疗 2~4 周后应评价疗效并复查血钾、血肌酐与 eGFR。若发现血钾升高(>5.5 mmol/L)、eGFR 降低>30%或血肌酐增高>30%以上,应减小药物剂量并继续监测,必要时停药。③ 出现干咳、低血压等不良反应时应积极处理,避免引起患者治疗依从性下降。④ 若单药治疗对血压控制不佳,则应考虑加量或采用联合治疗方案,禁止 ACEI 与 ARB 联合使用。

(6) 单药应用与联合治疗方案推荐

单用 ACEI 的优点:① ACEI 几乎适用于所有具备适应证的高血压患者,降压效果明确,具有良好的靶器官保护和心血管终点事件预防作用;② ACEI 类药物对糖脂代谢无不良影响,可有效减少尿白蛋白排泄量,延缓肾脏病变的发展,适用于糖尿病肾病、代谢综合征、CKD、蛋白尿或微量白蛋白尿患者。

ACEI 联合降压治疗可起到协同降压作用,并抵消或减轻不良反应。我国主要推荐应用的以 ACEI 为基础的优化联合治疗方案。① ACEI 联合噻嗪类利尿剂:长期使用噻嗪类利尿剂可引起血容量不足致 RAAS 激活,并可能出现低血钾等不良反应。联用 ACEI 可抑制 RAAS,加强降压效果,并避免低血钾。② ACEI 联合二氢吡啶类 CCB:CCB 可直接扩张动脉,并可反射性引起 RAAS 激活增加,联合 ACEI 可扩张动脉及静脉,并抑制 RAAS 作用,ACEI 还可抵消 CCB 所产生的踝部水肿。

常见 ACEI 的适应证、常用剂量及咳嗽发生率见表 5-2。

表 5-2 常用 ACEI 的适应证、常用剂量及咳嗽发生率

通用名	适 应 证	常 用 剂 量	咳嗽发生率(%)
卡托普利	高血压、心力衰竭梗死后及左心功能不全及 1 型糖尿病肾病	12.5~75 mg,tid	2.4~20
贝那普利	高血压、心力衰竭,对慢性肾功能衰竭有治疗作用	5~40 mg,qd	1.2
依那普利	原发性高血压,也可用于心肌梗死和糖尿病肾病	5~40 mg,qd	3.5
福辛普利	高血压、心力衰竭	10~40 mg,qd	2.2
培哚普利	高血压,合并充血性心力衰竭	4~8 mg,qd	2.5
雷米普利	高血压,对心肌梗死并发心力衰竭疗效佳	2.5~10 mg,qd	4.0
赖诺普利	原发性高血压	5~40 mg,qd	2.9

2. ARB　　ARB 是继 ACEI 后对高血压及心血管病等具有良好疗效、作用于 RAAS 的一类降压药物。与 ACEI 抑制肾素血管紧张素转化酶阻断 Ang Ⅰ 转化为 Ang Ⅱ 不同,ARB 与血管平滑肌、肾上腺和其他组织的 Ang Ⅱ 受体直接结合,阻断了 Ang Ⅱ 与其受体结合的途径,阻滞 Ang Ⅱ 介导的血管收缩等生物效应,阻断醛固酮释放引起的血压升高。虽然 ARB 与 ACEI 降压和心血管保护作用有许多相似之处,但 ARB 作用于 Ang Ⅱ 受体水平,更充分、更直接地阻断 RAAS,具有较好的降压效果;无 ACEI 的干咳、血管神经性水肿等不良反应,患者治疗依从性更高,ARB 已成为一线降压药物,在临床广泛应用。

(1) 分类:ARB 类药物在分子结构中都有苯并咪唑环,根据药物对咪唑环修饰不同分为二苯四咪唑类(包括氯沙坦、厄贝沙坦、坎地沙坦、替米沙坦、阿利沙坦)、非二苯四咪唑类(依普沙坦)和非杂环类(缬沙坦)。

ARB 类药物因脂溶性、组织穿透性、对 Ang Ⅱ 1 型(AT_1)受体/Ang Ⅱ 2 型(AT_2)受体亲和力等存在差异,故不同 ARB 的半衰期和降压效果也有所不同,如替米沙坦以特异的异芳香基团修饰,具有较强的脂溶性和组织穿透性,与 AT_1 受体亲和力更高,对 AT_2 受体拮抗性更强,具有强效、长效($t_{1/2}$ 为 24 h)、安全等特点。常见 ARB 药物代谢动力学特点和常用剂量见表 5-3。

表 5-3　常见 ARB 药物代谢动力学特点和常用剂量

药品名称	生物利用度(%)	蛋白结合率(%)	达峰时间(h)	半衰期(h)	常 用 剂 量
氯沙坦	33	98.7	3~4	6~9	50~100 mg,qd
缬沙坦	25	95	2	9	80~160 mg,qd
厄贝沙坦	60~80	90	1~1.5	11~15	150~300 mg,qd
坎地沙坦酯	42	>99	3~4	9	4~16 mg,qd
替米沙坦	42~58	>99.5	0.5~1	>20	40~80 mg,qd
奥美沙坦	26	99	1~2	13	20~40 mg,qd
依普沙坦	13	98	1~3	5~7	600~1 200 mg,qd
阿利沙坦	—	>99.7	1.5~2.5	10	80~240 mg,qd

(2) 临床应用:ARB 降压药效呈剂量依赖性,但不良反应并不随剂量增加而增加,适用于轻、中、重度高血压患者。ARB 除了降压作用外,还具有保护心血管和肾脏及改善糖代谢的作用,优先选用的人群包括高血压合并左室肥厚、高血压合并心功能不全、高血压合并心房颤动、高血压合并冠心病、高血压合并糖尿病肾病、高血压合并微量白蛋白尿或蛋白尿、高血压合并代谢综合征及不能耐受 ACEI 的患者。

(3) 不良反应:ARB 不良反应较少见。ARB 的咳嗽发生率显著低于 ACEI,使之成为许多需要 ACEI 治疗,但又不能很好耐受患者的替代药物。但 ARB 导致的低血压、血钾增高和肾功能恶化等不良反应不比 ACEI 少见。ARB 可引起低血压,包括首剂低血压反应。ARB 影响醛固酮的释放,有增高血钾的倾向,因此不宜与保钾利尿药同用。肾功能异常的患者使用 ARB 时,应注意发生高钾血症。ARB 有可能引起暂时性肾功能恶化,特别是在最初使用阶段。ARB 偶尔可引起血管性水肿,机制尚不清楚。

(4) 禁忌证:孕妇使用直接作用于肾素-血管紧张素系统的药物(包括 ACEI 和 ARB),

有可能引起胎儿和新生儿病残或死亡。因此,妇女一旦怀孕,应立即停用 ARB。使用 ARB 曾发生致命性不良反应,既往使用 ARB 引起血管性水肿、急性无尿性肾功能衰竭或其他严重过敏反应的患者,终生禁用所有的 ARB。

3. CCB 1963 年,维拉帕米首次引入到降压治疗中。半个多世纪过去了,CCB 已成为治疗高血压和冠心病的主要药物之一。CCB 主要通过阻断血管平滑肌细胞上的钙离子通道,扩张血管、降低血压。此类药物可与其他 4 类药联合应用,尤其适用于老年高血压,单纯收缩期高血压,伴稳定型心绞痛、冠状动脉或颈动脉粥样硬化及周围血管病的患者。CCB 作为降压治疗药物有效、安全,为控制高血压的推荐药物。对于老年人、非裔美国人及低肾素型的高血压人群具有特别优势。

(1)分类:常根据结构统分为二氢吡啶类和非二氢吡啶类。后者又分为苯烷胺类(如维拉帕米)和苯噻氮唑类(如地尔硫草)。所有 CCB 都能扩张冠状动脉及外周动脉。

1)二氢吡啶类 CCB:常用的有硝苯地平、尼群地平、拉西地平、非洛地平、氨氯地平、乐卡地平、尼卡地平等。从作用时间上分为短效、长效,从剂型分为普通片、缓释片和控释片等,这些不同类型对临床合理选药都有直接影响。① 不良反应:所有的二氢吡啶类 CCB 在使用过程中都可能发生以下不良反应,如外周水肿、头晕、头痛、恶心、乏力、面部潮红、一过性低血压、心悸、鼻塞、胸闷、气短、便秘、腹泻、胃肠痉挛、腹胀、骨骼肌发炎、关节僵硬、肌肉痉挛、精神紧张、阳痿/性功能障碍、颤抖、神经过敏、睡眠紊乱、视力模糊、平衡失调、牙龈肿大、晕厥等;严重者可发生心肌梗死和充血性心力衰竭、肺水肿、心律失常和传导阻滞等;过敏者可出现过敏性肝炎、皮疹,甚至剥脱性皮炎等。② 注意事项:二氢吡啶类钙 CCB 在体内都通过肝 P450 酶代谢,因此很多药物都可能和其产生相互作用。

2)非二氢吡啶类 CCB:临床上常用的非二氢吡啶类 CCB 主要包括维拉帕米和地尔硫草,但两药对心脏均有负性肌力作用,影响传导功能的作用。对于Ⅱ~Ⅲ度房室传导阻滞、心力衰竭患者应禁止使用。因此,在使用非二氢吡啶类 CCB 前应详细询问病史,应进行心电图检查,并用药 2~6 周复查。① 不良反应:常见的不良反应包括水肿、头痛、恶心、眩晕、皮疹、无力、房室传导阻滞、心动过缓、束支传导阻滞、充血性心力衰竭、低血压、心悸、心动过速、室性期前收缩、失眠、嗜睡、震颤、厌食、便秘、腹泻、高血糖、高尿酸血症、阳痿、肌疼痉、多尿、耳鸣、骨关节痛、脱发、锥体外系综合征、牙龈增生、血象异常等。② 注意事项:非二氢吡啶类 CCB 因其对心脏的影响明显大于对血管的影响,临床上基本不单纯用于治疗高血压。

(2)药物特点

1)第一代 CCB:地尔硫草口服几乎完全吸收,但随后由肝脏首关效应代谢,生物利用度仅剩下 40%。其代谢产物的活性仅是原有活性的 25%~50%。地尔硫草的蛋白质结合率高,在体内分布广泛。经肾脏排泄 35%,其余经粪便排泄。在老年人和肝功能不全患者中代谢清除率减慢,但不受肾功能影响。常用剂量是 60~120 mg,tid 或 qid,服后 4~6 h 达峰值,平均半衰期约为 10 h。缓释胶囊在口服后 5~6 h 起效,进食可延迟起效时间。控释胶囊使用独特工艺,口服消化 4~5 h 开始释放,是最理想的夜间服用剂型。血药浓度在夜晚血压波动小的时候低,而清晨 6 点到中午 12 点升高,并能维持 24 h。硝苯地平是最常用的二氢吡啶类 CCB,能减少外周阻力而不影响房室传导、窦房结恢复时间或窦性心律。硝苯地平的片剂可扩张血管,反射性提高交感活性,促使心排血量和心率的轻度升高,可在良好的耐受下适度降压。尽管如此,与服用其他降压药物(包括其他CCB)相比,硝苯地平在部分老年人中可使心肌梗死、脑卒中、死亡的风险升高3倍。因此,硝苯地平仅适于短期应用,且不宜用于急性冠脉综合征患者。硝苯地平能迅速吸收,生物利用度达60%,且10 min后即能在血液中检测到。在30 min内达药峰浓度,而半衰期约2 h。肝病者需调整药物剂量。硝苯地平有多种缓释剂型,一般不宜掰开服用。

2) 第二代CCB:非洛地平口服后经胃肠道几乎可完全吸收,经肝脏首关效应后生物利用度仅剩18%左右,但同时服用葡萄汁时可提高至50%。在肝脏代谢为无活性产物后由尿排出。非洛地平缓释片的半衰期是11~16 h,并且呈三相。临床上在4周内出现药物峰效应,一般在2周左右调整剂量。非洛地平对血管平滑肌的亲和力高于心肌,有助于减少外周血管阻力。伊拉地平、马尼地平、尼卡地平及尼索地平亦为第二代CCB。

3) 第三代CCB:半衰期长,不需使用特殊的药物释放剂型。它们作用更持久,且谷峰波动更小,还可能改善依从性。此外,由于它们半衰期较长,即使患者漏服1次,治疗效应仍可持续数日。氨氯地平无肝脏首关效应,其生物利用度可达到88%。口服后6 h达血药浓度峰值,并在第7日实现最大效应。药物剂量与血药浓度呈线性关系,且不受患者年龄影响。氨氯地平在肝脏代谢为无活性产物,清除半衰期是30~50 h。氨氯地平还能结合非二氢吡啶类CCB,扩张外周动脉而不引起代偿性交感活性升高。艾西地平和乐坎地平也是第三代CCB。

(3) 不良反应

1) 水肿:外周水肿可见于各类CCB,以二氢吡啶类发生率最高。多发生于胫前、踝部。常静坐工作的患者容易发生外周水肿,晚间尤为明显。外周水肿与CCB扩张血管作用有关。血管扩张致使组织毛细血管压力增高,从而加速血管内液体滤出、组织间液增加,导致外周水肿。处理方法为减少剂量、停用药物或联合应用其他药物。

2) 反射性心动过速:常见于二氢吡啶类CCB,系血管扩张所致的反射性心搏加速的临床表现。临床应用较大剂量时易于发生。

3) 心动过缓、传导阻滞和抑制心肌收缩力:非二氢吡啶类CCB有降低心率和抑制心肌收缩力的副作用,特别是在大量应用时,尤其经静脉途径给药,其固有的负性频率作用,负性传导作用及负性肌力作用可引起心率减慢、房室传导延缓。血管外周阻力的过度降低还可导致低血压反应。

4) 神经系统副作用:神经系统的常见副作用为头痛、头晕及面部红肿,这与血管扩张有关,一般均可耐受。在长期用药过程中,经血管自动调节机制,可逐渐消失。

5) 其他:CCB可引起体位性低血压,但不常见,在与其他降血压药物合用时易发生,多发生于老年患者,嘱患者用药后变换体位时速度应慢,必要时降低药物剂量。可引起颜面潮红、多尿,这是因其扩血管作用所致,随用药时间的延长可以减轻或消失,如症状明显或患者不能耐受,可以换用另一类降血压药物。苯烷胺类CCB如维拉帕米、甲氧维拉帕米可引起便秘,亦可见于硫氮䓬酮,便秘发生程度与所用剂量成正相关,剂量越大,发生程度亦重。在连续长期使用过程可逐渐减轻。这是由于药物影响肠道平滑肌钙离子的转运所致,可以同时使用中药缓泻药物以减轻症状,必要时换用其他药物。

4. β受体阻滞药　　β受体阻滞药通过拮抗交感神经系统的过度激活、减慢心率、抑制过度的神经激素和肾素-血管紧张素系统(RAS)的激活而发挥降压作用,同时还通过降低交感神经张力、预防儿茶酚胺的心脏毒性作用,多层面保护心血管系统,包括改善心肌重构、减少心律失常、提高心室颤动阈值,预防猝死等。

(1) 分类:根据受体选择性的不同,β受体阻滞药可分为三类:① 非选择性β受体阻滞药:可竞争性阻断β_1受体和β_2受体,进而导致对糖脂代谢和肺功能的不良影响;阻断血管上的β_2受体,相对兴奋α受体,增加周围动脉的血管阻力。其代表药物为普萘洛尔。② 选择性β_1受体阻滞药:特异性阻断β_1受体,对β_2受体的影响相对较小。代表药物为比索洛尔和美托洛尔,是临床中常用的β受体阻滞药。③ 有周围血管舒张功能的β受体阻滞药:该类药物通过阻断α_1受体,产生周围血管舒张作用,如卡维地洛、阿罗洛尔、拉贝洛尔;通过激动β_3受体而增强NO的释放,产生周围血管舒张作用,如奈必洛尔。

常用β受体阻滞药适应证、常用剂量、常见的不良反应及药物代谢动力学特点见表5-4和表5-5。

表5-4　常用β受体阻滞药适应证、常用剂量及常见的不良反应

通用名	适 应 证	常 用 剂 量	常 见 不 良 反 应
普萘洛尔	① 二级预防,降低心肌梗死病死率;② 高血压;③ 劳力性心绞痛;④ 室上性快速型心律失常、室性心律失常;⑤ 减轻肥厚心肌引起的心悸、心绞痛、昏厥等;⑥ 用于嗜铬细胞瘤患者的心动过速;⑦ 甲状腺功能亢进症引起的心律过快、甲状腺危象	治疗高血压:口服,初始剂量10 mg,每日3~4次,剂量应逐渐增加,日最大剂量200 mg	非选择性与选择性β受体阻滞药常见不良反应相似。① 心血管系统:可减慢心率,甚至造成严重心动过缓和房室传导阻滞,主要见于窦房结和房室结功能也已受损的患者。② 代谢系统:升高血糖、胆固醇和三酰甘油。③ 呼吸系统:可导致气道阻力增加,故禁用于哮喘或支气管痉挛性慢性阻塞性肺病。④ 中枢神经系统:可产生疲劳、头痛、睡眠紊乱、失眠、多梦和压抑等。⑤ 撤药综合征:长期治疗后突然停药可发生,表现为高血压、心律失常、心绞痛恶化
美托洛尔	高血压、心绞痛、心肌梗死、肥厚型心肌病、主动脉夹层、心律失常、甲状腺功能亢进症、心脏神经官能症	一般1次25~50 mg,每日2~3次;或1次100 mg,bid	
比索洛尔	原发性高血压、心绞痛、心肌梗死、心律失常,如快速型室上性心律失常、室性前期收缩等	轻度高血压患者可以从2.5 mg开始。如果效果不明显,剂量可增至10 mg,qd	
阿替洛尔	高血压、心绞痛、心肌梗死、心律失常、甲状腺功能亢进症	口服,1次50~200 mg,每日1~2次	
贝凡洛尔	原发性高血压	口服,50 mg,bid。如降压效果不佳时,可将剂量增加至1次100 mg,bid	
拉贝洛尔	用于各种类型高血压	口服,1次100 mg,每日2~3次,2~3 d后根据需要加量。常用维持为200~400 mg,bid。饭后服。极量为2 400 mg/d	有周围血管舒张功能的β受体阻滞药常见不良反应:① 精神神经系统:可出现眩晕、乏力、头痛、精神抑郁、肌肉挛缩,也可有感觉异常等;② 消化系统:可出现轻度便秘、腹部不适;③ 心血管系统:拉贝洛尔可出现直立性低血压,大剂量可发生心动过缓;④ 呼吸系统:可见哮喘加重、胸闷、支气管痉挛等
卡维地洛	原发性高血压、充血性心力衰竭	推荐开始2 d剂量为每次12.5 mg,qd,以后每次25 mg,qd。如病情需要可在两周后将剂量增加到最大推荐用量每日50 mg,qd或每日分2次服用	

表 5-5　常用 β 受体阻滞药药物代谢动力学特点

通用名	生物利用度(%)	T_{max}(h)	血浆蛋白结合率(%)	半衰期(h)	清除部位
普萘洛尔	30	1~1.5	93	3~4	肝脏
美托洛尔	40	1~2	12	3~4	肝脏
比索洛尔	80	10	30	7~15	肝排泄 50%、肾排泄 50%
阿替洛尔	50	2~4	>5	8~9	肾脏
贝凡洛尔	57	1	95	10	肾脏
拉贝洛尔	30	1~2	50	3~4	肝脏
卡维地洛	30	1	95~98	6~10	肝脏

（2）代表性药物

1）比索洛尔：比索洛尔是目前国内上市的 β 阻滞剂中对 $β_1$ 受体选择性最高的药物。半衰期长，谷峰比值为 78%，每日给药 1 次，可有效控制 24 h 的血压，尤其是清晨的血压高峰。比索洛尔通过肝肾双通道代谢，轻中度的肝肾功能障碍不需调整剂量，对于肝酶介导的药物相互作用和基因多态性对比索洛尔的影响也相对较小，个体间血药浓度差异较小。

2）美托洛尔：美托洛尔没有内在拟交感活性，口服后几乎被完全吸收，大部分在肝脏代谢，70% 由肝酶 CYP2D6 介导，CYP2D6 基因多态性是决定美托洛尔药物代谢动力学参数的关键因素，有显著的个体和种族差异，其个体间血药浓度、临床疗效和不良反应差异较大；在中国人群中，CYP2D6 * 10 有较高突变率，代谢酶活性降低，故临床应用应个体化。美托洛尔半衰期短，平片常以每日 2 次的方式服用。该药的缓释片为琥珀酸美托洛尔，缓释片血药浓度在 24 h 内相对平稳，可每日 1 次服用。

3）卡维地洛：卡维地洛是 β 受体非选择性的药物，但它同时阻滞 $α_1$ 受体，产生周围血管扩张作用，抵消阻滞 β 受体对血糖、血脂的影响及冠状动脉痉挛的不良反应。卡维地洛同样存在肝代谢酶基因多态性的问题，个体间药物浓度差异较大，每日 1~2 次服用。

5. 利尿剂　利尿剂降压作用明确，小剂量噻嗪类利尿剂常用于 1~2 级高血压或脑卒中二级预防，是难治性高血压的基础药物之一。可与 ACEI 或 ARB、CCB 合用。利尿剂尤对老年性高血压、心力衰竭患者有益。小剂量噻嗪类利尿剂基本不影响糖脂代谢。利尿剂分类与特点见表 5-6。

表 5-6　利尿剂分类与特点

利尿剂	适应证	用药方法	禁忌证	代谢方式、代谢酶与排泄途径	药物相互作用	备注
噻嗪类	老年高血压、单纯收缩期高血压、充血性心力衰竭	氢氯噻嗪每次 12.5~25 mg，口服，每日 1~3 次	痛风、低钾血症	61% 以原型药经肾脏排泄	与洋地黄苷类联用可能导致洋地黄中毒，也可能增加延长 Q-T 间期的药物（如阿司咪唑、特非那定、索他洛尔），引起心律失常	宜早晨服药，对高血压的治疗剂量低于对水肿的治疗剂量

利尿剂	适应证	用药方法	禁忌证	代谢方式、代谢酶与排泄途径	药物相互作用	备　注
祥利尿剂	肾功能不全、充血性心力衰竭	呋塞米每次20~40 mg，口服，每日1~3次；紧急情况下可采用静脉注射，1次20~80 mg，亦可静脉点滴	肾功能衰竭或肝昏迷伴肾功能衰竭者禁用，前列腺肥大或排尿功能受损者慎用	10%经肝脏代谢，60%~90%以原型药经肾脏排泄，7%~9%经粪便排泄，6%~9%经胆汁排泄	呋塞米能够增加头孢菌素类抗生素的肾毒性、氨基糖苷类抗生素和其他耳毒性药物的耳毒性	可单独使用或联用其他抗高血压药治疗高血压，服药期间避免饮酒，宜与含钾制剂联用补钾
抗醛固酮药	心肌梗死后、充血性心力衰竭	螺内酯每次25~50 mg，口服，每日1~3次	肾功能衰竭、高血钾	80%由肝脏代谢为有活性的坎利酮，无活性代谢产物经肾脏和胆道排泄，约10%以原形药经肾脏排泄	保钾利尿剂ACEI或ARB会增加高钾血症的发生风险，联用NSAID和环孢素A可能增加中毒性肾损害的发生风险	起效慢，需要2~3日达到最大作用，服药期间避免饮酒，勿与含钾制剂联用

临床上，噻嗪类使用最多，常用的有氢氯噻嗪。降压作用主要通过排钠，减少细胞外容量，降低外周血管阻力。降压起效较平稳、缓慢，持续时间相对较长，作用持久。适用于轻、中度高血压，对单纯收缩期高血压、盐敏感性高血压，以及合并肥胖或糖尿病、更年期女性、合并心力衰竭和老年人高血压有较强的降压效应。主要不良反应是低血钾症和影响血脂、血糖、血尿酸代谢，往往发生在大剂量时，因此推荐使用小剂量。其他还包括乏力、尿量增多等，痛风患者禁用。祥利尿剂主要用于合并肾功能不全的高血压患者。抗醛固酮药(螺内酯)可引起高血钾，不宜与ACEI、ARB合用，肾功能不全患者慎用。

四、静脉血栓栓塞症的药物治疗

静脉血栓栓塞症(venous thromboembolism，VTE)是指血液在静脉内不正常地凝结，使血管完全或不完全阻塞，属静脉回流障碍性疾病，包括深静脉血栓形成(deep venous thrombosis，DVT)和肺血栓栓塞症(pulmonary thromboembolism，PTE)。本病常急性发作，以下肢深静脉血栓形成最为常见。DVT是肢体(通常是小腿和大腿)或骨盆深静脉的血液凝结，它是PTE的主要原因。PTE是由来源于别处的栓子导致的一支或多支肺动脉闭塞，几乎所有的栓子都起于下肢和盆腔大静脉(深静脉血栓)。这些静脉系统的栓子可能比较隐蔽。一旦深静脉血栓形成，血凝块会移动，经静脉系统和右心到达肺动脉，引起血管部分或全部阻塞。其后果因栓子的大小、数量，肺的反应，机体内在的溶栓系统溶解血栓的能力而异。约10%的肺栓塞患者在1 h内死亡。

(一)病因

静脉血栓形成的危险因素包括静脉血流受损、静脉壁损伤(血管内皮损伤)和血液高凝状态。静脉血流受损相关因素包括瘫痪、手术麻醉、长期卧床、术中使用止血带等。静脉壁的损伤可分为3种。① 化学性损伤：静脉内注射各种刺激性溶液和高渗溶液;② 机械性损伤：静脉局部挫伤、撕裂伤或骨折碎片创伤，如骨盆骨折常能损伤髂总静脉或其分支，均可并发髂、股静脉血栓形成;③ 感染性损伤。血液高凝状态相关因素包括手术、外伤、输血等。

（二）临床表现

1. 下肢深静脉血栓　　患肢有不同程度的疼痛、肿胀和沉重感，皮肤温度升高，活动后症状加重，患肢皮肤颜色可正常，或呈紫红色，有时伴有发热、心率加快等症状，双下肢相应平面周径相差 0.5 cm 以上。

2. 肺栓塞　　不明原因的呼吸困难、胸痛、晕厥、咯血、缺氧症状、心率加快等。

（三）检查

1. 彩色多普勒超声　　为首选检查方法，明确血栓部位，可见血流变细或消失，频谱连续低平或无信号，探头加压后，管腔不可压缩。

2. CT 检查　　下肢静脉、肺动脉 CT 见充盈缺损，可明确血栓部位、范围。

3. 容积描记　　对有症状的近端深静脉血栓具有很高的敏感性和特异性，可准确检测出静脉阻塞的部位。

4. 静脉造影　　可显示静脉的充盈缺损，明确血栓部位和范围。

5. 肺通气与血流灌注比值扫描　　肺通气和血流灌注不匹配，显示放射性缺损或稀疏。

（四）诊断

根据临床表现、彩色多普勒超声、CT、静脉造影等检查结果进行诊断。

（五）治疗

1. 药物治疗

（1）抗凝治疗：是主要治疗措施，可以有效防止血栓再形成和复发，常用的抗凝药物包括普通肝素、低分子量肝素和华法林等。

（2）溶栓治疗：目前下肢深静脉血栓以导管溶栓为主。溶栓药物有尿激酶、链激酶、重组组织型纤溶酶原激活物等。适用于急性期、无溶栓禁忌、严重下肢深静脉血栓和肺栓塞的患者。

2. 手术治疗　　手术取栓适用于严重下肢深静脉血栓形成如髂、股静脉血栓，股青肿患者，手术须注意处理髂静脉压迫。

3. 其他　　下腔静脉过滤器适用于抗凝治疗有禁忌、抗凝治疗无效或其他临床认为致死性肺栓塞的高危患者。

（六）预防

1. 基本预防　　主动或被动活动、深呼吸及咳嗽、避免损伤血管内皮、低脂饮食、多饮水、控制血糖及血脂。

2. 药物预防　　普通肝素、低分子量肝素、华法林可有效预防静脉血栓栓塞症。

3. 物理预防　　可以采用梯度压力袜、间歇充气加压装置、足底静脉泵等，最好与药物预防联合应用。

第三节　其他药物相关问题

一、低分子量肝素

低分子量肝素由普通肝素直接分离而得或降解后再分离而得。低分子量肝素保持了肝素的抗血栓作用而降低了出血的危险。与肝素相比，低分子量肝素抗凝血因子 Ｘａ 活性的半衰期长,静脉注射活性可维持 12 h,皮下注射每日 1 次即可。低分子量肝素主要用于治疗 DVT 和 PTE、外科手术后预防血栓形成、血小板减少症、急性心肌梗死、血液透析、体外循环等。

低分子量肝素的适应证有很多,每一种药物都有具体用药方案。有一些适应证要根据体重新调整剂量。

低分子量肝素是通过凝胶过滤层析法或乙醇差别沉淀法从标准肝素中分离出来的,也可用亚硝酸部分解聚法或其他化学或酶反应制取,由于制备工艺不同,不能假定抗凝血因子 Xa 活性相同的两种制剂会有相同的抗凝效果。磺达肝葵钠是一种人工合成的五糖(即非猪制品),抑制活化凝血因子 Xa,可用于对动物源性生物制品有抵触的患者做肠外抗凝。

（一）用法用量

1. 伴有或不伴有肺栓塞的深静脉血栓　　皮下注射 150 U/kg,qd;或 100 U/kg,bid。合并栓塞性疾病时,100 U/kg,bid。疗程 10 d。

2. 外科预防静脉血栓栓塞性疾病　　中度血栓形成危险时,皮下注射 2 000～4 000 U,qd;高度血栓形成倾向时,术前 12 h 开始给药,皮下注射 4 000 U,qd,治疗 7～10 d。

3. 内科预防静脉血栓栓塞性疾病　　皮下注射 4 000 U,qd,治疗最短应为 6 d 直至患者不需卧床为止。

4. 不稳定型心绞痛及非 ST 段抬高的心肌梗死　　皮下注射 100 U/kg,q12 h。其与阿司匹林同用,qd,100～325 mg。疗程至少 2 d,一般 2～8 d。

5. 血液透析体外循环　　1 次 100 U/kg。

（二）用药监测

所有的低分子量肝素均可引起经抗体介导的血小板减少症风险,因此在治疗前后都要常规进行血小板计数。如果血小板计数明显减少(30%～50% 的初始值),应立即停止治疗并启动替代疗法。血小板减少症通常发生在初始治疗的 5～21 d,也可能在出院后。任何接受肝素治疗的新收入院患者都应考虑血小板减少症。

（三）药物过量

鱼精蛋白可中和肝素的抗凝作用,治疗因肝素或低分子量肝素过量导致的严重出血。所有低分子量肝素过量用药的处置相同,应咨询血液病学专家意见。

1% 硫酸鱼精蛋白的总剂量取决于需要中和的低分子量肝素的剂量,给药频率亦取决于低分子量肝素的吸收时间。1 mg 硫酸鱼精蛋白可中和 100 U 的抗凝血因子 Xa。建议初始剂量为 25～50 mg,缓慢静脉注射(以最大速度 5 mg/min,但不超过 10 min)。剩余剂量在 8～16 h 内缓慢静脉注射(硫酸鱼精蛋白可用 0.9% 氯化钠注射液或 5% 葡萄糖注射液稀释),或每 2 h 均分剂量缓慢注射。首剂给药理想情况下应在 15 min 内完成。如果超时,鱼精蛋白就不可能同肝素一样被迅速排出体外。理论上,自最后 1 次给予低分子量肝素后过去 1 个半衰期,硫酸鱼精蛋白注射剂量就应当减半。

对鱼过敏患者、输精管结扎或不育男性、以前接受过硫酸鱼精蛋白或鱼精蛋白胰岛素治疗的患者应谨慎使用鱼精蛋白。可导致严重低血压和过敏反应。对鱼敏感和输精管结扎男性应谨慎使用,原因如下:22%～33% 的患者行择期输精管结扎术后,产生抗天然鱼精蛋白(人类精子细胞的正常成分)抗体。这些抗体与从养殖化的鲑鱼或其他鱼类的精集中提取出来的药用鱼精蛋白有交叉反应。这些敏感人群若随后接触鱼精蛋白药物有可能发生交叉反应,且过敏反应的风险增加。

二、新型口服抗凝药

抗凝血药是通过影响凝血过程中的不同环节,抑制凝血酶的生成和活性,减少凝血酶作用的底物来达到抗凝血目的,或干扰凝血因子,阻止血液凝固的药品。临床主要用于血栓性疾病,尤其是静脉血栓(包括心房颤动、肺栓塞、下肢静脉栓塞和术后栓塞等)的防治。适用于高凝状态的患者。从第1个抗凝药肝素的诞生起,抗凝药物应用于临床防治血栓栓塞性疾病有近百年的历史。传统的口服抗凝药以华法林为代表,可同时干扰凝血机制中的多个靶点,在血栓栓塞性疾病的预防和治疗中发挥了积极的作用。尽管其治疗效果明确,但是,在临床使用过程中须频繁监测患者的国际标准化比值(INR),且存在药物与药物/食物产生相互作用,治疗窗窄,药效学或药动学存在不可预测性,出血风险大等问题,导致传统口服抗凝药的推广和应用受到限制。

新型口服抗凝药物(novel oral anticoagulant,NOAC)的问世成功克服了上述传统口服抗凝药存在的不足,是通过抑制凝血酶促反应中特定凝血因子的路径预防和治疗血栓,具有高度的选择性,在保证抗凝效果的同时,使用更加安全、方便,在临床使用中备受青睐。目前,临床上常用的NOAC主要包括凝血酶抑制剂(达比加群酯)和凝血因子Xa抑制剂(利伐沙班、阿哌沙班、依杜沙班),具有起效快、代谢迅速、无须常规监测凝血指标、与药物/食物相互作用较少、出血(尤其是颅内出血)等并发症发生率较低等优点,已被广泛应用于非瓣膜性心房颤动的抗凝治疗、深静脉血栓的防治、急性冠脉综合征的二级预防等的治疗中。

(一)药理作用与临床评价

1. 直接凝血酶抑制剂

(1)药理作用:凝血酶的作用是使纤维蛋白原转化为纤维蛋白,同时激活凝血因子Ⅱ、Ⅹ、Ⅺ、Ⅷ和血小板蛋白酶激活受体(PAR)。直接凝血酶抑制剂主要抑制凝血酶因子Ⅱa和Ⅹa,对抗凝血酶的所有作用,包括纤维蛋白的形成。其作用不依赖抗凝血酶Ⅲ的存在,亦不受肝素酶、内皮细胞、纤维蛋白单体和血小板激活物的影响,既不被血浆蛋白中和,也不被血小板因子Ⅳ灭活。对结合于血块上的凝血酶也可灭活,能预防溶栓后的再梗死。直接凝血酶抑制剂相对华法林而言,更特异抑制血栓的形成;由于不像华法林对凝血瀑布反应的其他环节起作用,故能减少出血的风险。

(2)作用特点:直接凝血酶抑制剂的代表药物为达比加群酯,属于非肽类的凝血酶抑制剂,是有效成分达比加群的前体物质,经口服吸收后在体内释放达比加群与凝血酶的纤维蛋白特异性位点结合,阻断纤维蛋白原裂解,阻止凝血瀑布反应的最后步骤及血栓形成,发挥抗凝作用。达比加群酯的生物利用度约为6.5%,口服给药后1 h(餐后服用延迟2 h)达血浆峰浓度,半衰期为12~17 h,血浆蛋白结合率为35.0%,约80%经由肾脏排泄,用药期间无须监测凝血指标。

(3)作用优势:① 选择性高,可作用于凝血途径单酶的某一部分,同时抑制凝血酶活性时不依赖于 AT_3 和肝素辅助因子Ⅱ的参与。② 与肝素相比,直接凝血酶抑制剂不被血小板所灭活,有抑制凝血酶诱发的血小板聚集的作用,且不与血小板因子Ⅳ结合,在血栓附近仍有良好的抗凝作用,治疗剂量不会引起血小板减少。③ 对凝血酶的灭活作用与凝血酶的纤维蛋白的结合点无关,与纤维蛋白结合的凝血酶仍可被灭活。④ 较少与血浆蛋白结合,抗凝效果与剂量(以 APTT 为准)有较好的线性,可以预测抗凝效果,无须监测 INR。⑤ 长期口服安全性较好,抗凝作用与维生素 K 无关,与食物之间的相互作用较少。

2. 凝血因子 Xa 抑制剂

(1)药理作用:凝血因子 X 抑制剂可选择性的间接或直接地抑制凝血因子 Xa,并与抗凝血酶Ⅲ结合,阻碍凝血酶(凝血因子Ⅱa)的产生,减少血栓形成。凝血因子 Xa 位于内、外源性凝血途径的交汇点,主要催化凝血因子Ⅱ向Ⅱa因子转化,由于凝血过程存在的生物信号放大,一个凝血因子 Xa 抑制剂可以抑制 138 个凝血酶原分子的生理效果。因此,凝血因子 Xa 直接抑制剂相比直接凝血酶抑制剂更为有效。

(2)作用特点:凝血因子 Xa 抑制剂不易受饮食、种族、年龄、性别的影响,可通过肝、肾和粪便等多种途径代谢清除,用药期间不需要监测凝血指标,具体药物特性比较见表 5-7。

表 5-7　常见凝血因子 Xa 抑制剂特性比较

项　　目	利伐沙班	阿哌沙班	依杜沙班
生物利用度(%)	根据用药剂量而异(10 mg:80~100;20 mg:39~76)	65	62
半衰期(h)	5~9(老年患者 11~13)	8~15	8~11
血浆蛋白结合率(%)	92~95	87	40~59
血浆峰浓度时间(h)	2~4	3~4	1~5
肾脏清除率(%)	35	27	50
主要代谢途径	肝、肾	肾、粪便	肾
食物影响吸收率(%)	增加 39%	很少	增加 6%~22%
药物相互作用	CYP3A4 抑制剂、P-gp 抑制剂(如唑类抗真菌剂及 HIV 蛋白酶抑制剂等)	CYP3A4、P-gp、乳腺癌耐药蛋白(BCRP)抑制剂	未见报道

(3)作用优势:① 作用直接、选择性高、竞争性地与凝血因子 Xa 的活性位点结合,可逆性抑制游离和结合的凝血因子 Xa 及凝血酶原活性。② 既有强大的抗凝血作用,又不影响已形成的凝血酶的正常生理止血功能,保留足够的凝血酶活性以激活血小板,同时回避因为抑制凝血因子Ⅱa而干扰体内多种生理过程(促凝、炎症、细胞增殖),促使抗凝作用由多爆点向单靶点迈进,从而超越直接凝血酶抑制剂。③ 在已知凝血酶形成和活化凝血瀑布中占有重要地位,在凝血瀑布上游已知凝血因子将产生更强的抗凝作用。④ 治疗窗宽,无须监测 INR。⑤ 对肾脏依赖性小于凝血酶抑制剂达比加群酯,对肾功能不全者的出血、胃肠道的不良反应和出血率较小。⑥ 血浆半衰期均较长,每日仅服用 1~2 次。

(二)NOAC 典型不良反应及用药监护

1. 直接凝血酶抑制剂

(1)典型不良反应:常见出血,尤其在高剂量应用时,出血的发生率更高。还可出现恶心呕吐、便秘、发热、低血压、失眠、水肿、贫血、眩晕、腹泻、疱疹、头痛、尿潴留、继发性血肿、心动过速等症状。

(2)用药监护:① 重视对肾功能不全患者的监测,对于肾功能不全患者,由于直接凝血酶抑制剂主要经肾脏排泄,应用抗凝血药时易致药物蓄积,可增加出血风险。部分药物尚存在肝毒性。过敏、头痛、出血性疾病、出血倾向的器质性疾病如胃十二指肠溃疡、急性出血性脑血管事件患者禁用。② 应用达比加群酯的患者,消化不良和心肌梗死的发生率略高于华法林组。

2. 凝血因子Ⅹa抑制剂

(1)典型不良反应:常见大出血、贫血(包括术后贫血和伤口出血)、血小板计数减少、疲乏、面色苍白、γ-谷氨酰转肽酶升高、肝脏转氨酶 AST 及 ALT 升高;少见便秘、腹泻、上腹痛、胃部不适、口干、心动过速、肾损害、瘙痒、皮疹、荨麻疹。

(2)用药监护

1)监测出血:利伐沙班和阿哌沙班等常见大出血、贫血(包括术后贫血和伤口出血)、血小板计数减少。一些亚群患者的出血风险较高。治疗开始后,要对这些患者实施密切监测,观察是否有出血并发症征象,可以通过定期测定血红蛋白来实现。

2)监测肝肾功能:利伐沙班口服通过肝脏代谢,对肝功能有一定影响。阿哌沙班与抗真菌药及蛋白酶抑制剂等联合应用时可减少阿哌沙班经肝脏代谢的比例,增加经肾脏代谢的比例,故存在肾功能不全患者尤应注意与以上药物的联合应用。

(三) NOAC 与其他药物间相互作用

达比加群酯为 P-糖蛋白(P-glycoprotein,P-gp)载体的底物,P-gp 表达于肾脏和肠道,受到奎尼丁等药的抑制,因此应用期间不能口服奎尼丁类药物;与胺碘酮联合应用,可使达比加群酯血浆浓度提高约50%;与阿司匹林联合应用可增加出血的风险。

利伐沙班与 NSAID、抗凝血药联合应用,应注意监测出血和调整剂量。体外研究表明,利伐沙班是 P-gp 和乳腺癌耐药蛋白的底物。不宜与肝素、低分子量肝素、利福平、苯妥英钠、卡马西平、苯巴比妥、三唑类抗真菌药(酮康唑、伊曲康唑、伏立康唑和泊沙康唑)或 HIV 蛋白抑制剂(利托那韦)联合应用,上述药品是 CYP3A4 和 P-gp 的强效抑制剂,可能升高利伐沙班血浆浓度,易引起相关出血的风险。

阿哌沙班不宜与主要经 CYP3A4 代谢的肝素、低分子量肝素、利福平、苯妥英钠、卡马西平、苯巴比妥、三唑类抗真菌药(酮康唑、伊曲康唑、伏立康唑和泊沙康唑)或 HIV 蛋白抑制剂(利托那韦)联合应用。

三、阿司匹林

阿司匹林用于心脑血管疾病一级预防剂量为 1 次 75~100 mg,qd;用于心脑血管疾病二级预防剂量为 1 次 75~150 mg,qd;用于急性心肌梗死、冠脉内药物洗脱支架置入术后,1 次 300 mg,1 个月内,qd。以上阿司匹林肠溶片不可掰开或嚼服。阿司匹林用于急性冠脉综合征急诊 PCI 术前,顿服 300 mg,可用分散片或嚼服肠溶片。

没有证据支持抗血小板作用剂量下的阿司匹林肠溶片可以降低上消化道出血。阿司匹林肠溶片并不减少消化道出血的风险。口服抗血小板作用剂量的阿司匹林防治心血管疾病的消化道出血风险在老年人中(>70 岁)增加尤为显著。阿司匹林肠溶片在老年人中应用未能提供更多益处。具有出血风险的患者,应考虑给予 PPI 治疗。

抗血小板作用剂量下的阿司匹林肠溶片只适用于口服阿司匹林分散片引起消化不良症状的患者。其实只要确保在饭后服用价格便宜的阿司匹林,无须使用价格相对较高的肠溶片,也可减少消化不良症状。对阿司匹林或含水杨酸物质过敏者、胃/十二指肠溃疡者、出血倾向者禁用阿司匹林。

四、药物引起的直立性低血压

直立性低血压,在取直立体位时血压过度下降。由于是体位改变所致,如从平卧位突然转为直立,或长时间站立发生的脑供血不足引起的低血压,故又称为体位性低血压。通常认为,站立后收缩压较平卧位时下降 20 mmHg 或舒张压下降 10 mmHg,即为直立性低血压。直立数秒钟内发生头晕、头昏、神志模糊或黑蒙。有些患者发生晕厥,甚至惊厥。运动或饱餐可加重症状。其他伴随的症状和体征多与病因有关。直立性低血压是由多种情况引起的血压调节异常的表现,而不是一种特殊的疾病。

引起直立性低血压的原因有药物引起的,容易引起直立性低血压的药物包括 4 类:① 抗高血压药,以胍乙啶和神经节阻断药最常见,其他还有肼屈嗪、双肼屈嗪、α-甲基多巴等。这类药物都能使血管紧张度降低,血管扩张和血压下降。② 安定药:以肌肉或静脉注射氯丙嗪后最多见。氯丙嗪除具安定作用外,还有抗肾上腺素作用,使血管扩张血压下降;另外,还能使小静脉扩张,回心血量减少。③ 抗肾上腺素药:如萘甲唑林、酚妥拉明等,它们作用在血管的 α 受体上,阻断 NE 的收缩血管作用。④ 血管扩张药:如硝酸甘油等,能直接松弛血管平滑肌。

直立性低血压发生在约 20% 的老年人中,在同时患有疾病者,尤其是高血压和在长期住院者中更常见。自相矛盾的是,高血压可使压力感受器的敏感性降低,增加对直立性低血压的易损伤性。许多的跌倒可能是未被确认的直立性低血压所致。与高血压病相反,对易发生直立性低血压的老年人,宜选择适当的高钠、高胆固醇饮食。氯化钠(即食盐)每日须摄取 12～15 g。含胆固醇多的脑、肝、蛋、奶油、鱼卵、猪骨等食品,适量常吃,有利于提高血胆固醇浓度,增加动脉紧张度,使血压上升。

第六章 消化系统疾病用药及药物相关问题

第一节 消化系统疾病概述

消化系统拥有口腔、食管、胃、十二指肠、空肠、回肠、结直肠、肛门、肝、胆囊、胆道、胰腺等脏器,这些脏器的疾病常见且相互关联,临床表现纷繁复杂,危急重症多。消化系疾病分胃食管反流病、胃炎、消化性溃疡、炎症性肠病、功能性胃肠病、病毒性肝炎、脂肪性肝病、药物性肝病、肝硬化、急性肝衰竭、胰腺炎、腹痛、慢性腹泻、便秘、消化道出血、食管癌、胃癌、结直肠癌、原发性肝癌、胰腺癌等。

生理状况下吞咽时食管下括约肌松弛,食物得以进入胃内。由于存在食管-胃抗反流屏障,避免了胃食管反流的发生。胃液 pH 为 0.9~1.5,在酸性环境下胃蛋白酶原被激活,胃黏膜却能自身保持完整无损,与胃黏膜屏障的保护机制有关。肠道在接触大量的食物和肠腔内微生物共生的过程中,其屏障防御体系亦起到了重大作用,有效地阻挡肠道内寄生菌及其毒素的侵害。肠黏膜屏障是隔离肠腔内物质与机体内环境、稳定内环境的有机统一体,由机械屏障、化学屏障、免疫屏障、生物屏障和肠蠕动共同构成。

生物屏障即是肠道微生态,由细菌、真菌、病毒等组成。肠道菌群可大致分为益生菌、条件致病菌、有害菌。① 益生菌:主要是各种双歧杆菌、乳酸杆菌等厌氧菌,紧贴黏液层,可合成各种维生素,参与食物的消化、促进肠道蠕动、阻止致病菌与肠上皮细胞的接触,并分解有害、有毒物质,是维持人体健康不可缺少的要素。② 条件致病菌:如大肠杆菌、肠球菌等具有双重作用的细菌,在正常情况下对机体有益,一旦增殖失控,就可能引发疾病。③ 有害菌:如痢疾杆菌、沙门菌等,一旦大量生长就会引发多种疾病。数十万年来,微生物与人类共同进化,早已形成了相互依赖、相互依存的共生关系。

消化系疾病的重要诊疗技术有胃镜和肠镜等内镜诊断,近年来胶囊内镜、小肠镜、经内镜逆行胆胰管造影术、超声内镜也得到了广泛的应用。实验室检查主要有乙肝病毒感染诊断、幽门螺杆菌(helicobacter pylori,Hp)、肝功能评估。影像检查如 CT、MRI 分别在腹部疾病、胆胰疾病诊断中具有很大价值。

第二节　消化系统常见疾病用药

一、胃肠道常见疾病的药物治疗

（一）消化性溃疡的药物治疗

1. 质子泵抑制剂　　质子泵抑制剂（proton pump inhibitor，PPI）通过阻断胃壁细胞上的质子泵而抑制胃酸分泌，是有效的胃十二指肠溃疡短期治疗药物，可与抗菌药物联合应用于Hp 感染的根除治疗。PPI 能够用于治疗消化不良和胃食管反流，预防、治疗 NSAID 相关性溃疡。对于溃疡治愈后需要继续 NSAID 治疗的患者，PPI 不能减量，以防无症状性溃疡的发生、加重。PPI 可用于控制萆-艾综合征患者胃酸的过度分泌，而且通常需要较大剂量。PPI应在餐前服用。PPI 很少发生耐药现象，但停药后引起的基础胃酸和最大胃酸分泌反弹可持续较长时间。

（1）奥美拉唑：奥美拉唑制剂有片剂、缓释片、肠溶胶囊、注射剂。口服缓释片不能咀嚼或压碎服用，应整片吞服。静脉注射治疗消化性溃疡出血，1 次 40 mg，q12 h，连续 3 d。首次剂量可加倍。出血量大时，可首剂 80 mg 静脉滴注，之后改为 8 mg/h 维持，至出血停止。静脉滴注时先取 10 mL 0.9%氯化钠注射液或者 5%葡萄糖注射液配制奥美拉唑，然后注回100 mL 输液袋，静脉滴注 20~30 min。患者有液体限制时，可给予静脉推注。

静脉注射奥美拉唑亦可用于预防酸性物质吸入，患反流性食管炎、十二指肠溃疡和良性胃溃疡等疾病需短期治疗但又不能耐受口服给药的患者。对于不能口服给药的患者，奥美拉唑持续治疗时间不要超过 5 d。需要常规服用奥美拉唑但又不能口服的患者，并非一定要静脉注射奥美拉唑，可行肠内营养管给药。

（2）兰索拉唑：与其他 PPI 不同，兰索拉唑的吸收受某些药物如抗酸药（包括钙补充剂）和硫糖铝的影响，这些药物可能会降低兰索拉唑的生物利用度，应间隔 1 h 服用。兰索拉唑的生物利用度不受食物的影响，但食物会延缓兰索拉唑达到最大血药浓度的时间。如开始治疗要求快速起效，可在进食 30 min 前给予兰索拉唑。数日后这一作用不再显著。兰索拉唑的这一特点不适用与其他 PPI。兰索拉唑有肠溶片和肠溶胶囊。口服，不能咀嚼或压碎服用，应整片吞服。

（3）艾司奥美拉唑钠：对于不能口服用药的胃食管反流病患者，推荐静脉注射或静脉滴注本品 20~40 mg，qd。反流性食管炎患者应使用 40 mg，qd；对于反流疾病的症状治疗应使用 20 mg，qd。本品通常应短期用药（不超过 7 d），一旦病情缓解，就应转为口服治疗。对于不能口服用药的 Forrest 分级 Ⅱc~Ⅲ 的急性胃或十二指肠溃疡出血患者，推荐静脉滴注本品 40 mg，q12 h，用药 5 d。静脉注射时间应至少在 3 min 以上，静脉滴注时间应在 30 min 内。注射液的制备是加入 5 mL 的 0.9%氯化钠注射液至本品小瓶。滴注液的制备是通过将本品1 支溶解至 0.9%氯化钠注射液 100 mL 中，配制后的注射用或滴注用液体均是无色至极微黄色的澄清溶液，应在 12 h 内使用，保存在 30℃ 以下。从微生物学角度考虑最好立即使用。配制溶液的降解对 pH 的依赖性很强，因此必须按照说明书指导应用。本品只能溶于 0.9%氯化钠注射液中，配制的溶液不应与其他药物混合或在同一输液装置中合用。

2. H_2 受体阻滞药　　H_2 受体阻滞药阻断壁细胞膜上的 H_2 受体,抑制基础胃酸分泌。适用于消化性溃疡、轻中度胃食管反流病的治疗,疗程常为 8~12 周。H_2 受体阻滞药对于反流性食管炎治愈率为 50%~60%,能缓解 50% 的胃灼热症状。但缓解症状的时间较短,在服药 4~6 周后多数患者会出现药物耐受现象,治疗效果不佳。

(1) 西咪替丁:对于治疗十二指肠溃疡的患者,一般每 6~8 h 给予 0.2~0.4 g,餐前及睡前服用;预防溃疡复发可睡前服用 0.4 g。西咪替丁主要经肾排泄,对于肾功能不全患者需减少用量至每 12 h 给予 0.2 g。0.2 g 西咪替丁注射液用 250~500 mL 5% 葡萄糖注射液或 0.9% 氯化钠注射液配制,滴速为每小时 1~4 mg/kg。

对于消化性溃疡合并出现的消化道出血可采用 H_2 受体阻滞药治疗。西咪替丁开始予以冲击量 0.2 g,后维持每 4 h 给予 0.2 g;亦可用西咪替丁 0.4~0.6 g 静脉滴注或溶于 20 mL 盐水中缓慢静脉推注,bid。值得注意的是,老年人应慎用或避免使用,不推荐为青少年 (<16 岁)的常规用药。

(2) 雷尼替丁:常规治疗剂量为每次 150 mg,bid;或每次 300 mg,睡前服用 1 次。维持治疗为每次 150 mg,每晚 1 次,连续使用不得超过 7 d。雷尼替丁在严重肾病患者半衰期延长,应减少剂量,1 次 75 mg,bid。雷尼替丁对肝脏有一定毒性,但停药后即可恢复。偶见服药后出现定向力障碍、嗜睡、焦虑等精神状态。雷尼替丁与维生素 B_{12} 联用可降低维生素 B_{12} 的吸收,长期使用可导致体内缺乏维生素 B_{12}。

(3) 法莫替丁:法莫替丁制剂有片剂、胶囊剂及注射剂,可用于治疗消化性溃疡、胃食管反流病、消化性溃疡出血及 NSAID 引起的消化道出现。静脉注射用 20 mL 0.9% 氯化钠注射液或葡萄糖注射液溶解,每次 20 mg,每 12 h 注射 1 次,静脉滴注时间应维持在 30 min 以上,静脉推注应缓慢推注,时间不少于 3 min;口服给药常用每次 20 mg,q12 h;对于急性十二指肠溃疡、急性胃溃疡需 1 次口服 40 mg,而口服给药连续使用不得超过 7 d。在等摩尔剂量下,法莫替丁的作用强度是西咪替丁的 20~160 倍,是雷尼替丁的 3~20 倍。治疗消化性溃疡出血常使用冲击量法,即一般开始给予法莫替丁 10 mg,随后维持给药 20 mg,q12 h。

法莫替丁主要经肾脏排泄,对于严重肾功能障碍的患者,法莫替丁会在血液中出现蓄积,并发生荨麻疹、皮疹及红斑等过敏性不良反应,一旦发生需停药就医。

(二)胃食管反流病的药物治疗

胃食管反流病(gastroesophageal reflux disease,GERD)是指胃十二指肠内容物反流入食管,食管过多暴露于胃酸中引起反酸、胃灼热等症状,且反流引起的口腔、咽喉、气道等食管邻近组织损害,使患者出现如哮喘、声音嘶哑、慢性咳嗽、特发性肺纤维化、牙蚀症和咽喉炎等食管外表现。胃食管反流病的治疗药物主要有 PPI、H_2 受体阻滞药、促胃肠动力药、黏膜保护剂、降胆酸类药等。

1. 促胃肠动力药　　促胃肠动力药有莫沙必利、西沙必利、伊托必利等,可以通过改善食管的蠕动功能、促进胃排空,减少胃内容物食管反流及在食管的暴露时间。适用于轻症胃食管反流病患者,也可作为 PPI 和 H_2 受体阻滞药等抑酸药物的辅助用药。对于抑酸药治疗效果不佳,或伴有胃排空延迟的患者有效。

(1) 莫沙必利:莫沙必利为 5-HT_4 受体激动剂,能促进 ACh 的释放,发挥消化道动力作用,可以有效减少胃食管反流,但不影响胃酸的分泌。主要用于功能性消化不良伴有胃灼烧、嗳气等消化道症状、胃食管反流疾病。莫沙必利制剂包括片剂、胶囊、分散片及口服液，口服 1 次 5 mg，tid，均在餐前服用。

合并使用应注意避免莫沙必利与抗胆碱药、红霉素合用。莫沙必利的消化道促进作用取决于胆碱能神经的兴奋，与抗胆碱药（如丁溴酸东莨菪碱、硫酸阿托品等）合用后作用降低；与红霉素合用时，可增加莫沙必利在血中的蓄积，延长莫沙必利的半衰期。由于可能出现急性重型肝炎、严重肝功能阻碍和黄疸，不能长期服用莫沙必利。持续使用莫沙必利一段时间（通常 2 周）后，应评价消化系统症状的改善情况，以确定继续服药的必要性。同时，在服药期间，应密切观察患者，如发现异常，应立即停止服药并采取妥善处置。

（2）西沙必利：西沙必利可以激动 $5-HT_3$ 及 $5-HT_4$ 受体，通过肠肌层神经丛释放 ACh 增强胃肠动力，促进食管蠕动收缩及胃排空，改善胃肠运动和协调性，用于功能性消化不良、食管炎、改善胃食管反流症状。口服日剂量为 15 mg～30 mg，q8 h 或 q12 h，日最高剂量为 30 mg。西沙必利主要经 CYP3A4 酶代谢，与 CYP3A4 酶抑制药物（如血管外给予大环内酯类抗生素、HIV 蛋白酶抑制剂、三唑类抗真菌药等）合用时，增加血中西沙必利浓度，可出现 Q-T 间期延长和严重心律失常，甚至死亡。

2. 黏膜保护剂　　黏膜保护药常用于胃炎、消化道溃疡及反流性食管炎患者，该药可在食管及胃肠道黏膜表面形成一层保护膜，并且中和胃酸、吸附胃蛋白酶和胆酸，具有促进组织修复和溃疡愈合的作用，但临床上一般不单独用于胃食管反流病治疗，通常联合用药。常用药包括硫糖铝、铋剂等。

硫糖铝常规剂量为每次 1 g，每天 3～4 次，疗程持续 4～6 周，连续服用不宜超过 8 周。硫糖铝可影响四环素、苯妥英钠、地高辛、华法林、西咪替丁、喹诺酮类、脂溶性维生素体内的吸收，在需与硫糖铝服用时应间隔 2 h 再服用上述药物。与多酶片合用时，两药的疗效均降低。硫糖铝毒性低，长期服用可导致便秘，偶见恶心、腰痛等症状。

3. 胃食管反流病的联合用药　　① 若单用 PPI 或 H_2 受体阻滞药治疗胃食管反流病效果不佳，可考虑加用促胃肠动力药。② 基于常规剂量 PPI，联合使用 H_2 受体阻滞药可改善部分难治性胃食管反流或夜间酸突破的症状。其中难治性胃食管反流是指在 PPI 双倍剂量，维持治疗 8～12 周后反酸及胃灼热的症状并无明显改善的情况；夜间酸突破是指按每日饭前服用 PPI，q12 h，在晚上 22：00 至早上 06：00 间胃内 pH<4.0 的连续时间>1 h 的情况。③ 胃食管反流性咳嗽是胃食管反流所致疾病，胃内容物反流入食道后出现的以咳嗽为突出表现的临床综合征。多数胃食管反流性咳嗽患者的食管运动具有功能障碍，此时，可在 PPI 或 H_2 受体阻滞药的基础上合用促胃肠动力药。

（三）炎症性肠病的药物治疗

炎症性肠病（inflammatory bowel disease，IBD）是累及回肠、直肠、结肠的一种特发性肠道炎症性疾病，主要包括溃疡性结肠炎（ulcerative colitis，UC）和克罗恩病（Crohn disease，CD）两个类型。溃疡性结肠炎多从远段结肠发展，累及结肠黏膜和黏膜下层，甚至累及全结肠及末段回肠，呈连续性分布，临床主要表现为腹泻、腹痛和黏液脓血便。克罗恩病是一种慢性肉芽肿性炎症，病变可累及胃肠道各部位，以末段回肠及其邻近结肠为主，呈穿壁性炎症，多呈节段性、非对称性分布，临床主要表现为腹痛、腹泻、瘘管、肛门病变等。迄今为止，炎症性肠病的病因和发病机制尚未完全明确，已知肠道黏膜免疫系统异常反应所导致的炎症反应在炎症性肠病发病中起重要作用。目前药物治疗炎症性肠病主要是通过控制肠道的炎症反应及调节免疫紊乱来实现。

1. 5-氨基水杨酸　　5-氨基水杨酸(5-ASA)是治疗轻-中度溃疡性结肠炎和轻度克罗恩病诱导缓解和维持缓解的首选药物,尤其在维持缓解中发挥重要作用,但对中度活动性克罗恩病的疗效不明确。多推荐口服5-ASA,由于大部分5-ASA在小肠近段被吸收,无法在结肠内达到有效药物治疗浓度,因此近年来,5-ASA特殊制剂(包括美沙拉嗪、奥沙拉嗪和巴柳氮等)备受关注,特殊制剂的开发使5-ASA能到达结肠发挥药效。

不同制剂和剂型的5-ASA作用部位不同,临床上应根据病变部位及范围的不同选择适合的制剂和剂型,从局部到全身发挥治疗作用。时间控释型可作用于结肠和全小肠;pH依赖性释放型作用于结肠和末端小肠;栓剂作用范围约10 cm,泡沫剂型可达15~20 cm,灌肠液可至结肠脾曲。病变局限在直肠或直肠乙状结肠的患者,需要结合局部用药和口服给药,效果更佳。

2. 柳氮磺砒啶　　柳氮磺吡啶经肠微生物分解为5-ASA与磺胺吡啶。5-ASA为主要有效成分,其滞留在结肠内与肠上皮结缔组织络合后,较长时间停留在肠壁组织中起到抗菌消炎和免疫抑制作用。5-ASA可以影响肠道菌群(如减少大肠杆菌和梭状芽孢杆菌),以及抑制前列腺素、白三烯等炎症介质的合成。由柳氮磺吡啶分解产生的磺胺吡啶为磺胺类抗菌药,对肠道菌群显示微弱的抗菌作用。柳氮磺吡啶适用于轻、中型IBD患者或重型经糖皮质激素治疗已有缓解者。常用的初始剂量每日总量为2~3 g,分3~4次口服,若无明显不适,即可渐增至每日总量4~6 g,待肠病症状缓解后逐渐减量至维持量(每日总量1.5~2 g)。疗程至少3年。柳氮磺吡啶可致药疹、白细胞减少和骨髓抑制等不良反应。

3. 糖皮质激素　　足量的5-ASA治疗活动性溃疡性结肠炎2~4周后仍然未能有效控制病情,则可考虑选择使用糖皮质激素。发生在局部回肠末段、回盲部或升结肠的轻度活动性克罗恩病,可考虑选择布地奈德在局部发挥作用。中度-重度活动性克罗恩病首选糖皮质激素,对于在回盲部病变的中度患者,可考虑选择布地奈德,虽然布地奈德的疗效较全身作用的糖皮质激素弱,但是局部应用以减轻全身激素的不良反应。糖皮质激素用于治疗溃疡性结肠炎、克罗恩病的治疗周期为8~12周,待症状改善后逐渐减轻用量,相对溃疡性结肠炎患者,克罗恩病患者的疗程较长。炎症性肠病不能采用糖皮质激素作为维持治疗药物,同时在诱导缓解症状后应缓慢减轻用量,快速减量可能导致炎症性肠病早期的复发。推荐每周降低5~10 mg,直到每日20 mg,后以每周降低2.5 mg,减药期间加用氨基水杨酸制剂逐渐接替激素治疗。在糖皮质激素治疗过程中,应密切关注及判断需要转换治疗的时机及选择合适的转换治疗方案。

泼尼松治疗炎症性肠病主要是通过抑制免疫反应和非特异性抗炎,适用于对柳氮磺砒啶和美沙拉嗪疗效不佳的轻中型患者,特别适用于重型活动期患者。对于溃疡性结肠炎患者可每日口服40~60 mg,病情稳定后逐渐减量。长期应用泼尼松等糖皮质激素类药物可发生较多不良反应,如皮质功能亢进综合征(满月脸、水牛背、高血压、多毛、糖尿、皮肤变薄等),诱发或加重感染、溃疡病、高血压和动脉硬化,引起骨质疏松、股骨头坏死及肌肉萎缩等,诱发精神病和癫痫。因不良反应较多,泼尼松通常只用于控制活动期,一般不主张长期应用于缓解期。

4. 硫嘌呤类药物　　目前临床上主要使用的硫嘌呤类药物为硫唑嘌呤和 6 - 巯基嘌呤,适用于糖皮质激素治疗效果不佳或对糖皮质激素依赖的活动性 IBD 的诱导缓解,加用这类药物后可逐渐减少激素用量甚至停用。但是硫嘌呤类药物治疗起效慢,在用药 3~4 个月后才能达到最佳疗效,因此在采用糖皮质激素诱导缓解后,常采用免疫抑制药物进行维持治疗。

硫唑嘌呤通过免疫调节机制来治疗炎症性肠病,经口服后依靠嘌呤氧化酶的作用而转化为硫代次黄嘌呤核苷酸而发挥其药理学作用,抑制 DNA 合成,阻止抗原敏感淋巴细胞转化为母细胞,产生免疫抑制。硫唑嘌呤适用于糖皮质激素治疗效果不佳,或对糖皮质激素依赖的慢性活动性患者。通常不推荐硫唑嘌呤单药用于治疗中重度活动性溃疡性结肠炎,但是推荐其用于溃疡性结肠炎维持缓解期(强等级)。成人用量为每日 1.5~4.0 mg/kg,qd 或分次口服,需要在给药 3~4 个月才能发挥最大的治疗优势。对于不能耐受 5 - ASA 及对糖皮质激素依赖的溃疡性结肠炎患者也可作为长期维持治疗;对于克罗恩病,硫唑嘌呤是最常用的维持缓解药物,可以有效控制激素撤离后的临床症状或减少糖皮质激素用量。硫唑嘌呤常见的不良反应为骨髓抑制,用药期间应严格检查血象;可致肝功能损害,故肝功能较差患者应忌用。

5. 英夫利西单抗　　英夫利西单抗(infliximab,IFX)是治疗炎症性肠病的首个生物制剂,能有效达到炎症性肠病的治疗目标,并可用于儿童炎症性肠病患者的治疗。IFX 为人-鼠嵌合的 IgG_1 单克隆抗体,对 IFX 产生耐药或不耐受后,仍表现出良好的安全性。IFX 适用于中-重度活动性克罗恩病;对于中度至重度活动性溃疡性结肠炎,当激素或免疫抑制剂治疗无效、激素依赖或不能耐受传统药物治疗时可考虑 IFX 治疗。对于不能耐受传统药物治疗、激素依赖或激素及免疫抑制剂治疗无效的中度活动性克罗恩病,推荐 IFX;对于重度活动性克罗恩病,可在激素无效时应用,亦可一开始就应用 IFX。使用 IFX 诱导缓解后应以 IFX 维持治疗。

推荐首次给予 5 mg/kg,然后在首次给药后的第 2 周和第 6 周作为诱导缓解,随后每隔 8 周给予 1 次相同剂量 IFX 作维持治疗。对于有些开始对治疗有反应的成年患者,IFX 治疗后发现疗效不佳或丧失反应的患者,可考虑将剂量调整至 10 mg/kg。目前尚无足够的临床证据确认使用 IFX 的治疗时间,暂推荐维持治疗 1 年,当撤离激素后临床症状缓解伴黏膜愈合及 CRP 正常者,可以考虑停用 IFX。停用 IFX 后复发者,再次使用可能仍然有效。IFX 具有导致结核、淋巴瘤等潜在的不良反应,使用 IFX 的少数患者,乙肝的症状和病毒血症常加重,所以这类药物用于乙肝患者要格外慎重。

IFX 静脉给药时间不得少于 2 h,输液期间可以通过减慢输液速度或者暂停输液来改善轻中度输液反应。接受 IFX 给药的所有患者应在输注后至少观察 1~2 h,以观察急性输液相关反应。医院需配备肾上腺素、糖皮质激素、抗组胺药及人工气道等急救物品。

IFX 静脉输液配制:从 250 mL 0.9%氯化钠注射液瓶或袋中抽出与配制的 IFX 溶液总量相同的液体量,后将配置好的药物溶液总量全部注入该输液瓶或袋中,轻轻混合。最终的输注溶液浓度范围应在 0.4~4 mg/mL。IFX 输注应在复溶并稀释后 3 h 内进行。

(四)幽门螺杆菌感染的药物治疗

临床指南推荐有典型症状的胃食管反流病但无消化性溃疡病史的患者无须进行 Hp 感染检测;如接受了检测且结果为阳性的患者应接受根除治疗,但治疗对于改善胃食管反流症状效果不明显;对于消化不良患者如需进行上消化道内镜检查时,应同时进行胃黏膜活组织检查以评估 Hp 感染,阳性者应接受根除治疗。

Hp 感染治疗成功是指接受治疗患者根除了 90% 以上 Hp,由于协同方案或序贯方案不同,治疗周期为 3~14 d,治疗时通常用 2~3 种抗生素和 PPI,而根除成功与否的最重要影响因素是 Hp 对抗生素的敏感性或耐药性。

1. 三联治疗　　Hp 根除的推荐一线治疗是标准三联疗法,包括 PPI+阿莫西林+克拉霉素或 PPI+克拉霉素+甲硝唑,疗程为 7~14 d(疗程 14 d 的根除率>95%)。一种标准剂量的 PPI、1 g 阿莫西林和 0.5 g 克拉霉素,bid,维持 7 d。当患者出现克拉霉素耐药时,三联方案应调整,可以左氧氟沙星替代克拉霉素。

2. 序贯治疗　　序贯疗法是一个简单的 10 d 双重治疗,前 5 d 给予 PPI+阿莫西林,后 5 d 给予 PPI+克拉霉素+甲硝唑(所有药物均 bid 给药)。一般情况下,这种方案以现有不同抗生素联合为基础,联合组成一种新型治疗。该方案的有效性受克拉霉素耐药性的影响较小。

3. 四联方案　　对于克拉霉素和甲硝唑耐药性的患者,以 PPI 为基础的三联方案的结果不令人满意,采用含铋四联疗法(PPI+铋剂+四环素+甲硝唑)。此外,基于经典铋剂四联疗法的拓展,还将方案发展为铋剂+PPI+阿莫西林+克拉霉素;铋剂+PPI+阿莫西林+呋喃唑酮;铋剂+PPI+阿莫西林+氟喹诺酮类药物。

二、肝脏常见疾病的药物治疗

(一) 病毒性肝炎的药物治疗

病毒性肝炎是由多种肝炎病毒感染引起的以肝脏病变为主的、主要经血液传播的传染病。急性感染多为自限性,慢性感染多数无症状,但有些感染者可发展为慢性肝炎,甚至可导致肝衰竭、肝硬化和肝癌。

1. 拉米夫定　　拉米夫定应在对慢性乙型肝炎治疗有经验的医生指导下使用,不能由无经验的非专科医生或患者决定是否开始或停止拉米夫定治疗。推荐剂量为 qd,每次 100 mg,饭前或饭后服用均可。治疗过程中及治疗结束后均不宜减少给药剂量,在给药期间应定期监测 ALT 水平(3 个月/次)、HBV-DNA(6 个月/次)和 HBeAg(6 个月/次)。根据现有的临床研究资料,建议 HBeAg 阳性的患者应使用连续服用拉米夫定至少 1 年,且在治疗后连续 2 次(间隔至少 3 个月)临床监测发现 ALT 水平正常,HBeAg 转阴,HBV-DNA 转阴,可考虑停止服药。然而对于 HBeAg 阴性的患者,暂无确定的疗程,考虑当 HBeAg 血清转换或治疗无效(HBV-DNA 或 ALT 水平仍持续升高),可以考虑终止治疗。如果出现 DNA 聚合酶 YMDD 变异的患者,治疗后其 ALT 水平和 HBV-DNA 较治疗前相比降低,可在密切观察下继续用药,必要时加强支持治疗。若治疗后其 ALT 水平与 HBV-DNA 较治疗前相比增加,应加强随访,在密切监察下由医师视具体病情采取适宜的疗法。如果治疗后连续 2 次(间隔至少 3 个月)临床监测确认 HBV-DNA 转阴,HBeAg 血清转换,可考虑终止治疗。

如果终止拉米夫定治疗,医生应在停药后至少 4 个月内对患者进行密切随访观察(随访频率根据患者情况而定),定期检测 ALT、胆红素、HBV-DNA、HBeAg 水平,以防肝炎复发。 4 个月后,可根据临床需要继续随访患者。

　　药师在使用拉米夫定的治疗过程中应密切监察患者的临床指标,并随访。① 肝功能:包括 ALT、AST、胆红素、白蛋白。在开始治疗前、开始治疗后每月均测定 1 次,与治疗前的基线水平进行比较。连续测定 3 次,以后随病情改善可每 3 个月测定 1 次。② 病毒学标志:HBeAg、HBVAg、HBe-DNA 和 HBV-DNA。在开始治疗前测定 HBeAg 和 HBV-DNA 的基线值,开始治疗后每 3 个月测定 1 次,测定指标包括 HBsAg、HBeAg、HBe-DNA 和 HBV-DNA。③ 测定血常规、血小板、血清肌酐和磷酸肌酸激酶等指标。④ 观察患者治疗过程的临床表现和不良反应。⑤ 了解用药依从性,督促患者配合医生治疗和正规用药,对患者进行良好的用药教育。

　　2. 利巴韦林　　利巴韦林为合成的核苷类抗病毒药,慢性丙型肝炎积极抗病毒治疗可以减轻肝损害,延缓肝硬化的发展。利巴韦林制剂包括注射液和颗粒。利巴韦林注射液用 0.9% 氯化钠注射液或 5% 葡萄糖注射液稀释成每 1 mL 含 1 mg 的溶液后静脉缓慢滴注。每次静脉滴注时间至少在 20 min 以上,1 个疗程 3~7 d。利巴韦林颗粒用温开水完全溶解后口服。成人给药剂量为 0.5 g,儿童按体重给药为 10~15 mg/kg,每日分 2 次给药。利巴韦林用于病毒性呼吸道感染:成人用药剂量为每次 0.15 g,bid,连用使用 7 d。用于皮肤疱疹病毒感染:成人用药剂量为每次 0.3 g,每日 3~4 次,连用使用 7 d。

　　利巴韦林对于治疗慢性丙型肝炎,无论何种 *HCV* 基因型,800 mg/d(有推荐 1 000 mg/d),另加聚乙二醇化 IFNα-2a 皮下注射 180 μg,每周 1 次,持续 48 周。给药 12 周时检测 HCV-RNA:① 若 HCV-RNA 较基线水平下降小于两个对数级,可考虑停药。② 若 HCV-RNA 定性检测为转阴,或低于检测方法最低检测限,则继续治疗至 48 周。③ 如 HCV-RNA 未转阴,但较基线水平下降大于或等于两个对数级,则继续治疗到 24 周;若 24 周时 HCV-RNA 转阴,可继续治疗到 48 周;若 24 周时未转阴,则停药观察。

　　利巴韦林的主要毒性是溶血性贫血,伴随有贫血患者服用利巴韦林可引起心肌损害,甚至是致命的,故具有明显心脏病症状或心脏病史的患者不可使用。长期或大剂量服用对肝功能、血象有不良反应。口服给药后最初的 1~2 周内可能出现血红蛋白下降,治疗过程中均应定期进行血常规(血红蛋白水平、白细胞计数、血小板计数)、血液生化(肝功能、TSH)检查,尤其血红蛋白检查(包括在开始前、治疗第 2 周、治疗第 4 周)。有胰腺炎症状或明确有胰腺炎患者不可使用本品。

　　3. 聚乙二醇化 IFNα-2a　　聚乙二醇化 IFNα-2a 是聚乙二醇(PEG)与重组 IFNα-2a 结合形成的长效干扰素。干扰素与细胞表面的特异性 α 受体结合后触发细胞内复杂的信号传递途径,激活基因转录,调节多种生物效应,包括抑制感染细胞内的病毒复制,并具有免疫调节作用。对于慢性乙型肝炎活动期患者,聚乙二醇化 IFNα-2a 的常规剂量为 180 μg,腹部或大腿皮下注射,每周 1 次,1 个疗程 48 周。

　　联合利巴韦林等抗病毒药物,对于慢性丙型肝炎(基因型 1 型),聚乙二醇化 IFNα-2a 剂量为 180 μg,每周 1 次,皮下注射,1 个疗程 48 周,利巴韦林剂量根据体重确定[体重(<75 kg)= 1 000 mg,体重(≥75 kg)= 1 200 mg]。慢性丙型肝炎(基因型 1 型)的患者,在 12 周治疗后,HCV 的 RNA 未降到 50 IU/mL 以下,或 24 周治疗后仍检测到 HCV 的 RNA,则终止治疗。对于慢性丙型肝炎(基因型 2 型、3 型),聚乙二醇化 IFNα-2a 剂量为 180 μg,每周 1 次,皮下注射,1 个疗程 24 周,利巴韦林剂量为 800 mg。单药治疗用于对其他抗丙肝药

物有禁忌证或不耐受的慢性丙型肝炎患者(肝功能代偿期)。

IFNα-2a的皮下注射会发生或加重神经精神系统疾病(抑郁、自杀心态和自杀企图)、自身免疫性疾病(荨麻疹、血管性水肿、支气管痉挛和过敏性休克)、缺血性疾病和感染性疾病。应通过定期临床和实验室评估来密切监测患者的情况。对于由于中度和重度不良反应(包括临床表现和/或实验室指标异常)必须调整剂量的患者,初始一般调整为135 μg,但有些病例需要将剂量降低至90 μg或45 μg。随着不良反应的减轻,可以考虑逐渐增加或恢复到初始剂量。当不良反应出现恶化时,应及时停止治疗。

(二) 药物性肝损的治疗

药物性肝损伤(drug-induced liver injury,DILI)是指由各类处方或非处方的化学药物、生物制剂、传统中药、天然药、保健品、膳食补充剂及其代谢产物乃至辅料等所诱发的肝损伤。传统中药是指在我国中医等传统民族医药学理论指导下生产和使用的各种草药和非草药类的中药材、饮片与复方中成药;天然药是指应用现代医药理论和技术制备的天然药用物质及其制剂。DILI是最常见和最严重的药品不良反应之一,重者可致急性肝衰竭甚至死亡。已知全球有1 100多种上市药物具有潜在肝毒性,常见的包括NSAID、抗感染药物(含抗结核药物)、抗肿瘤药物、中枢神经系统用药、心血管系统用药、代谢性疾病用药、激素类药物、某些生物制剂、传统中药和天然药等。不同药物可导致相同类型肝损伤,同一种药物也可导致不同类型的肝损伤。

1. 药物性肝损伤的危险因素

(1) 宿主因素:宿主因素包括遗传学因素和非遗传学因素。遗传学因素主要是指药物代谢酶、药物转运蛋白和人类白细胞抗原系统(human leukocyte antigen,HLA)等基因多态性与DILI相关。不同种族患者对DILI的易感性可能存在差异。非遗传学风险因素众多,但尚未发现其中任何一种是所有DILI的主要风险因素。

年龄:高龄可能是DILI的重要易感因素。一项前瞻性研究提示,高龄患者的处方量增加可能是其DILI发生率相对较高的一个因素。

性别:女性可能对某些药物,如米诺环素、甲基多巴等表现出更高的易感性,且易于呈现慢性自身免疫性肝炎(autoimmune hepatitis,AIH)的特点。传统中药、天然药等引起的肝损伤在女性中也更多见。

妊娠:妊娠期DILI常见可疑药物有甲基多巴、肼苯达嗪、抗菌药、丙硫氧嘧啶及抗反转录病毒药物等。丙硫氧嘧啶可致孕妇急性重型肝炎,病死率高,FDA已给予黑框警示。

基础疾病:有慢性肝病基础的患者更易发生DILI的证据有限。但一旦发生,出现肝功能衰竭甚至死亡的风险更高。乙型肝炎病毒(hepatitis B virus,HBV)或丙型肝炎病毒(hepatitis C virus,HCV)感染可增加抗反转录病毒治疗药或抗结核药发生DILI的风险。人类免疫缺陷病毒(human immunodeficiency virus,HIV)感染是某些DILI的易感因素,也是影响HIV感染者DILI发病率和病死率的重要因素。自身免疫性肝病也可能增加患者对DILI的易感性,特别是使慢性DILI的发生风险增加。尚不清楚非酒精性脂肪性肝病(nonalcoholic fatty liver desease,NAFLD)和肥胖是否增加DILI的风险。糖尿病是某些药物引起DILI的易感因素,糖尿病与DILI严重程度独立相关。肿瘤及心脏病也是慢性DILI的可能危险因素。

（2）药物因素：药物的化学性质、剂量、疗程，以及药物相互作用常可影响 DILI 的潜伏期、临床表型、病程和结局。一种药物可改变其他药物的吸收、分布、代谢、排泄和药理作用。药物相互作用是临床上 DILI 风险增加不容忽视的因素，如当抗结核药物与唑类抗真菌药、甲氨蝶呤、抗痉挛药、氟烷或对乙酰氨基酚等药物同时使用时，DILI 的发生率将增加。中药材种植和炮制等过程中的污染也是增加 DILI 发生风险的重要因素。

（3）环境因素：过量饮酒可能增加度洛西汀、对乙酰氨基酚、甲氨蝶呤及异烟肼等引起 DILI 的风险。吸烟对 DILI 易感性的影响尚不清楚。

2. 药物性肝损伤的诊断　　DILI 的诊断仍属排他性诊断。首先要确认存在肝损伤，其次排除其他肝病，再通过因果关系评估来确定肝损伤与可疑药物的相关程度。

（1）诊断要点：DILI 发病时间差异很大，与用药的关联常较隐蔽，缺乏特异性诊断标志物。因此，全面细致地追溯可疑药物应用史和其他肝损伤病因，对于建立 DILI 诊断至关重要。

当有基础肝病或多种肝损伤病因存在时，叠加的 DILI 易被误认为原有肝病的发作或加重，或其他原因引起的肝损伤。DILI 患者中既往有肝病史者超过 6%；而既往有肝病史的患者约 1% 可出现 DILI。如 HBV 或 HCV 感染者合并炎症性肠病（inflammatory bowel disease, IBD）应用免疫抑制剂治疗易发生肝损伤，很难鉴定是由免疫抑制治疗导致病毒激活，还是炎症性肠病合并的自身免疫性肝损伤，或由于免疫抑制药物导致的 DILI，抑或这 3 种情况同时发生。因此，当存在多种可能病因时，仔细甄别肝损伤的最可能原因非常重要。有研究认为，发生在已有肝病基础上的 DILI 发病率和严重程度均可能被低估。

鉴于部分患者表现为药物性自限性轻度肝损伤（适应），此后可自行完全恢复。为避免不必要的停药，国际严重不良反应协会（International Assocaition for Severe Adverse Reactions, ISAEC）于 2011 年将 DILI 的生化学诊断标准建议调整为出现以下任一情况：① ALT（谷丙转氨酶）≥5 ULN（正常值上限）；② ALP（碱性磷酸酯）≥2 ULN，特别是伴有 5′-NT 或 GGT 升高且排除骨病引起的 ALP 升高；③ ALT≥3 ULN 且 TBIl（总胆红素）≥2 ULN。需要指出，这并非 DILI 的临床诊断标准，但对治疗决策具有重要参考意义。

下列情况应考虑肝组织活检：① 经临床和实验室检查仍不能确诊 DILI；② 停用可疑药物后，肝脏生化指标仍持续上升或出现肝功能恶化的其他迹象；③ 停用可疑药物 1~3 个月，肝脏生化指标未降至峰值的 50% 或更低；④ 怀疑慢性 DILI 或伴有其他慢性肝病时；长期使用某些可能导致肝纤维化的药物，如甲氨蝶呤等。

（2）诊断流程：DILI 的诊断流程见图 6-1。

3. 药物性肝损伤的治疗　　DILI 的基本治疗原则：① 及时停用可疑肝损伤药物，尽量避免再次使用可疑或同类药物。② 应充分权衡停药引起原发病进展和继续用药导致肝损伤加重的风险。③ 根据 DILI 的临床类型选用适当的药物治疗。④ ALF/SALF 等重症患者必要时可考虑紧急肝移植。

重型患者可选用 N-乙酰半胱氨酸（NAC）。N-乙酰半胱氨酸可清除多种自由基，临床越早应用效果越好。成人一般用法：50~150 mg/（kg·d），总疗程不低于 3 d。治疗过程中应严格控制给药速度，以防不良反应。

糖皮质激素对 DILI 的疗效尚缺乏随机对照研究，应严格掌握治疗适应证，宜用于超敏

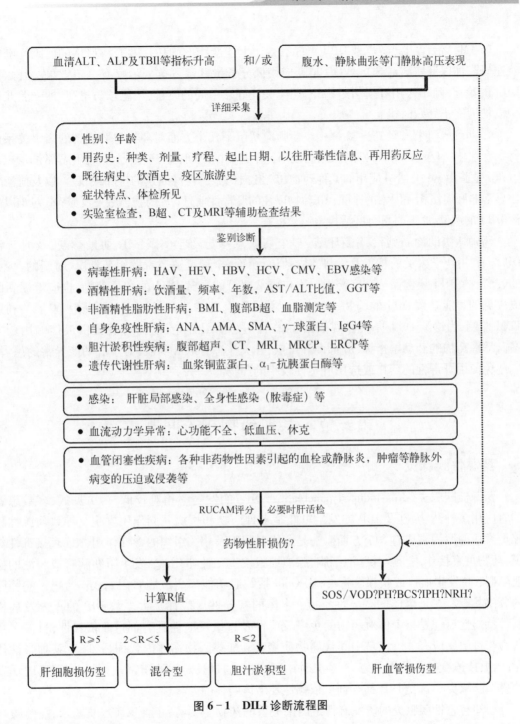

图 6-1 DILI 诊断流程图

或自身免疫征象明显,且停用肝损伤药物后生化指标改善不明显甚或继续恶化的患者,并应充分权衡治疗收益和可能的不良反应。

由于在注册的随机对照研究中可较好地降低 DILI 患者的 ALT 水平,CFDA 最近批准增加急性 DILI 为异甘草酸镁的治疗适应证,用于治疗 ALT 明显升高的急性肝细胞型或混合型 DILI。经验表明,轻-中度肝细胞损伤型和混合型 DILI,炎症较重者可试用双环醇和甘草酸制剂;炎症较轻者可试用水飞蓟宾。胆汁淤积型 DILI 可选用熊去氧胆酸(UDCA)。腺苷蛋氨酸（SAMe）治疗胆汁淤积型 DILI 可能有效。上述药物的确切疗效有待严格的前瞻性随机对照研究加以证实。对 SOS/VOD 早期应用低分子量肝素等抗凝治疗有一定效果。妊娠期DILI 的治疗，除了停用肝损伤药物外，还应关注妊娠结局的改善，注意预防早产，加强胎儿监护以把握终止妊娠时机。

4. 药物性肝损伤的药学监护　　药师应从以下几个方面对药物与肝损伤的因果关系进行综合评估：① 用药史，特别是从用药或停药至起病的时间；② 病程长短和生化异常的动态特点；③ 危险因素；④ 合并应用的其他药物；⑤ 肝损伤非药物性因素的排除或权重，以及血液生化异常非肝损伤相关因素的排除；⑥ 药物以往的肝毒性信息；⑦ 药物再激发反应；⑧ 对难以确诊 DILI 的病例，必要时可行肝活检组织学检查。

药师从协助诊断到治疗多环节、多个切入点参与药学实践：① 协助诊断，及时诊治DILI。利用药学人员的特点及优势建立药历，全面、全程了解患者的用药情况，对新的、少见的、严重的 DILI 病例保持高度警惕。不仅应掌握可能导致 DILI 的常见药物，也应警惕新的或少见的可能导致 DILI 的药物，及时发现并采取合理诊治，防治 DILI 的发生、发展。利用TDM 监测，为诊断 DILI 提供客观依据。② 针对患者具体情况，为患者提供最佳的用药方案。掌握药物的药动学指标、肝毒性等特点，并关注患者的肝功能，对于肝功能异常的患者，应避免使用肝毒性的药物或选用肝毒性较小的药物。

第三节　其他药物相关问题

一、药源性胰腺炎

药源性胰腺炎（drug-induced pancreatitis，DIP）的发病率相对较低，为少见病，多数患者同时应用多种药物，涉及 DIP 的发生可能是多种药物和疾病共同作用发生。导致药源性胰腺炎发病的原因主要有 3 个方面。一是药物对胰腺及相关组织的毒性作用：① 直接毒性作用，药物可直接作用于胰腺腺泡细胞，腺泡细胞发生变性坏死；② 发生阻塞胰管或胰液的排泄障碍；③ 发生血栓或胰腺血管炎；④ Oddi 括约肌功能障碍或胆管阻塞；⑤ 药物影响胰腺的分泌状态。二是个体的特异性反应：个体的特异性反应性是大多数 DIP 的重要发病机制。特异性反应是指个体对药物的免疫反应性及过敏反应性具有剂量非依赖性，目前多数认为与过敏反应有关。三是中间代谢物质聚集：某些药物在体内代谢后，产生某种毒性代谢产物；或改变机体代谢状态，产生某种中间产物，通过长时间的积累，达到一定程度时诱发的急性胰腺炎。这类 DIP 具有剂量依赖性及个体明显的差异性。

已知与急性胰腺炎的诱发有肯定因果关系的药物主要有：硫唑嘌呤、呋塞米、氯噻嗪与氢氯噻嗪、雌激素、四环素、磺胺类药物等，以及大剂量静脉钙剂、普鲁卡因胺、天冬酰胺酶、苯乙双胍、可的松类、他汀尼酸、西咪替丁、解热镇痛药等。

从机体病理角度看，DIP 以水肿型胰腺炎较多，少部分为出血坏死型。药物性胰腺炎的主要临床特征有：① 存在可疑药物用药史，从开始服药到发病有一段相对固定的潜伏期。② 大多数病例为轻症胰腺炎或仅有无症状性高淀粉酶血症（>200 mg/dL），也有少数预后严重的重症胰腺炎，轻症胰腺炎可有腹胀和肠鸣音减少，无肌紧张和反跳痛等症状；重症急性胰腺炎患者上腹或全腹压痛明显,并有腹肌紧张,反跳痛,肠鸣音减弱或消失,可出现移动性浊音,并发脓肿时可扪及有明显压痛的硬块。③ 与其他原因引起的急性胰腺炎症状相似,DIP 也以腹痛为首发或主要表现,但是在用药后以腹痛及血淀粉酶升高为主要表征,少数伴有发热、瘙痒、皮疹等过敏症状,或少有关节痛、淋巴结病变、嗜酸粒细胞增多等药物反应症状。

当前,并无统一的 DIP 诊断标准,一般通过 DIP 诊断后,通过逐一对比排除确定致病药物。通常情况下,急性胰腺炎较容易被确诊,药物治疗相关疾病期间出现腹痛等症状,结合临床特征、酶学检验(血淀粉酶或脂肪酶升高超过正常 3 倍以上),影像学(B 超、CT)检查等信息,进行药物性胰腺炎确诊。结合患者病史及影像学检查除外胆源性、乙醇等其他因素所引起的急性胰腺炎;确定可疑药物。停药或停药配合对症治疗可见好转或痊愈。再次应用同种药物可重新诱发胰腺炎。

对药物与胰腺炎的因果关系进行综合评估: ① 询问患者的用药史,分析患者用药的起始时间、用药/停药与胰腺炎发生时间、酶学检验指标(血淀粉酶或脂肪酶)的动态变化;② 胰腺炎的危险因素;③ 联合用药情况;④ 患者自身的基本状态;⑤ 胰腺炎非药物性因素的排除性试验,需要排除的其他胰腺炎病因,如胆道疾病、过量饮酒、十二指肠液反流、创伤因素、胰腺血循环障碍等危险因素导致的胰腺炎;⑥ 药物再激发反应。

要提高 DIP 的警觉与认识,一旦怀疑发生药物性胰腺炎应立即停用致病药物或换药,部分轻症者仅需停药即可自愈。症状较重需要治疗者,其处理同急性胰腺炎患者,给予禁食、胃肠减压、对症等措施处理,经 3~5 d 多自行痊愈。对重症急性胰腺炎应加强器官支持治疗。此外,还需告知患者避免使用致病药物,以避免 DIP 的复发。

二、保肝药物

肝脏是人体内最大的消化器官,其产生胆汁,并且具有去氧化、储存肝糖、合成分泌性蛋白质等作用,对来自体内、外的许多非营养性物质如药物、毒物及体内某些代谢产物具有生物转化作用,通过新陈代谢将它们分解或以原形排出体外。肝损伤是指由于各种因素(如遗传变异、病毒感染、胆汁淤积、脂肪变性、药物滥用、酒精摄取及自身免疫等)刺激引起的一类以肝细胞凋亡、坏死或自噬为特征的肝脏疾病,进一步发展可导致肝纤维化、恶化为肝硬化、肝癌。造成肝损伤的生理机制涉及细胞器(线粒体、内质网等)损伤、自由基脂质过氧化、炎症细胞因子分泌增多、细胞膜损伤等,各种损伤机制之间存在密切的联系,单个肝细胞的损伤常常是多种机制综合导致的结果。

保肝药物是保护肝细胞结构和功能的药物,能够改善受损害肝细胞代谢功能,促进肝细胞再生,抑制肝纤维增生,降低高胆红素血症,增强肝脏解毒功能,达到改善肝脏功能的目的。

(一)保肝药物分类与作用特点

1. 促进代谢药及维生素 可促进物质代谢和能量代谢,保持代谢所需各种酶的活性。代表药物有门冬氨酸钾镁、各种氨基酸制剂、水溶性维生素。临床用于各种肝病所致的物质代谢低下、能量代谢低下、维生素缺乏等。

2. 必需磷脂类药 作为细胞膜的重要组分,特异性地与肝细胞膜及细胞器膜相结合,增加膜的完整性、稳定性和流动性,促进肝细胞膜再生,协调磷脂和细胞膜功能,降低脂肪浸润,增强细胞膜的防御能力,起到稳定、保护、修复细胞膜的作用。代表药物是多烯磷脂酰胆碱。临床用于辅助改善中毒性肝损伤(如药物、毒物、化学物质和酒精引起的肝损伤等),以及脂肪肝和肝炎患者的食欲不振、右上腹压迫感。

3. 解毒药　可以提供巯基或葡萄糖醛酸,从多方面保护肝细胞。参与体内三羧酸循环及糖代谢,激活多种酶,促进糖、脂肪及蛋白质代谢,影响细胞的代谢过程,可减轻组织损伤,促进修复。代表性药物有还原型谷胱甘肽、硫普罗宁、葡醛内酯。

还原型谷胱甘肽临床用于:① 病毒性、药物毒性、酒精毒性及其他化学物质毒性引起的肝脏损害;② 化、放疗保护;③ 急性贫血、成人呼吸窘迫综合症、败血症等引起的低氧血症;④ 有机磷、胺基或硝基化合物中毒的辅助治疗。

硫普罗宁提供巯基,具有解毒、抗组胺和清除自由基,保护肝细胞作用,临床用于:① 改善各类急慢性肝炎的肝功能;② 脂肪肝、酒精肝、药物性肝损伤及重金属的解毒;③ 降低放化疗的不良反应,并可预防放化疗所致的外周白细胞减少;④ 老年性早期白内障和玻璃体混浊。

葡醛内酯临床用于急、慢性肝炎和砷、汞、铅、苯等慢性中毒时肝脏损害的辅助治疗。

4. 抗炎药　具有类似糖皮质激素的非特异性抗炎作用而无抑制免疫功能的不良反应,可针对炎症通路,广泛抑制各种病因介导的相关炎症反应,减轻肝脏的病理损害,改善受损的肝细胞功能。代表药物有甘草酸制剂,如复方甘草酸苷、甘草酸二铵。复方甘草酸苷临床用于治疗慢性肝病,改善肝功能异常;治疗湿疹、皮肤炎、斑秃。甘草酸二铵是中药甘草有效成分提取物,具有较强的抗炎、保护肝细胞膜及改善肝功能的作用。本品口服后从胃肠道吸收,其生物利用度不受胃肠道食物影响,具有肠-肝循环,体内过程复杂的特点。临床用于伴有谷丙氨基转移酶升高的急、慢性病毒性肝炎的治疗。

5. 降酶药　为合成五味子丙素的中间体,对细胞色素 P450 酶活性有明显诱导作用,加强对四氯化碳及某些致癌物质的解毒能力。降低血清丙氨酸氨基转移酶(ALT)作用肯定,对天冬氨酸氨基转移酶(AST)作用不明显,只能作为辅助药品,在具体使用时需要联合用药。常用药物有联苯双酯和双环醇。联苯双酯对四氯化碳所致的肝脏微粒体脂质过氧化、四氯化碳代谢转化为一氧化碳有抑制作用,并降低四氯化碳代谢过程中还原型辅酶Ⅱ及氧的消耗,保护肝细胞生物膜的结构和功能。联苯双酯对多种化学毒物引起的 ALT 升高均有明显的降低作用,并具有降酶速度快、降幅大的特点。本品远期疗效较差,停药后可能有反跳症状,反跳病例可再重新服药,服药后 ALT 仍可下降,临床用于慢性迁延性肝炎伴有 ALT 升高者。双环醇临床用于治疗慢性肝炎所致的氨基转移酶升高。

6. 利胆药　此类药物有助于肝细胞恢复功能,促进肝内淤积胆汁的排泄,从而具有退黄、降酶及减轻症状的作用,多用于伴有肝内胆汁淤积的各种肝病。代表药物有腺苷蛋氨酸和熊去氧胆酸。腺苷蛋氨酸是人体组织和体液中普遍存在的一种生理活性分子,作为甲基供体和生理性巯基化合物的前体,参与体内重要的生化反应,在肝内有助于防止胆汁淤积,能有效改善各种急、慢性肝炎导致的肝内淤胆和细胞坏死所引起的瘙痒及生化指标异常,加速急性肝损害的细胞功能恢复。临床用于肝硬化前和肝硬化所致肝内胆汁淤积,以及妊娠期肝内胆汁淤积。熊去氧胆酸是正常胆汁成分的异构体,可增加胆汁酸分泌,同时导致胆汁酸成分的变化,抑制肝脏胆固醇合成,减少肝脏脂肪,松弛 Oddi 括约肌,促进胆石溶解和胆汁排出。临床用于胆固醇型胆结石形成及胆汁缺乏性脂肪泻,也可用于预防药物性结石形成及治疗脂肪痢(回肠切除术后)。

7. **中药制剂** 中药对肝病的治疗有其独到之处,其有效提取物在临床应用非常广泛。代表药物有水飞蓟宾、齐墩果酸、茵栀黄制剂。水飞蓟宾(利加隆)是从菊科植物水飞蓟果实中提取的一种总黄酮,为4种异构体的混合物,其主要作用机制是清除氧自由基,抗脂质过氧化,对肝细胞膜有稳定作用。临床用于中毒性肝脏损害、慢性肝炎及肝硬化的支持治疗。齐墩果酸从青叶胆、女贞子中提取,用于急、慢性肝炎的辅助治疗。茵栀黄是茵陈、栀子、黄芩苷、金银黄提取物,用于清热解毒、利湿退黄,有退黄疸和降低谷丙转氨酶的作用;用于湿热引起毒邪内蕴所致急性、慢性肝炎和重症肝炎(Ⅰ型);也可用于其他型重症肝炎的综合治疗。

8. **生物制剂** 促肝细胞生长素是从健康乳猪新鲜肝脏中提取的小分子量生物活性多肽物质,能刺激正常肝细胞 DNA 合成,促进肝细胞再生,对四氯化碳诱导的肝细胞损伤有较好的保护作用,促进病变细胞恢复。临床用于亚急性重症肝炎(病毒性、肝功衰竭早期或中期)的辅助治疗。

(二)保肝药品不良反应

门冬氨酸钾镁可引起高钾血症,尤其是给药速度过快时可引起高钾血症。甘草酸制剂(甘草酸二铵、复方甘草酸苷)可引起低钾血症,血压升高。

(三)保肝药物相互作用

门冬氨酸钾镁与保钾利尿药合用,可引起高钾血症。本品能够抑制四环素、铁盐、氟化钠的吸收,故服用本品与上述药物时应间隔 3 h 以上。

多烯磷脂酰胆碱与抗凝剂药物之间的相互作用尚无法排除,需要对抗凝剂药物剂量进行调整,合用时应密切监测。

还原型谷胱甘肽不得与维生素 B_{12}、维生素 K_3、甲萘醌、泛酸钙、乳清酸、抗组胺制剂、磺胺药及四环素等混合使用。

硫普罗宁不应与具有氧化作用的药物合用。

复方甘草酸苷与袢利尿剂(如依他尼酸、呋塞米等)或噻嗪类利尿剂同时使用时,可能出现低钾血症。

避孕药可增加胆汁饱和度,影响熊去氧胆酸疗效。考来烯胺、考来替泊和含铝制剂酸剂都能与鹅去氧胆酸结合,减少其吸收,不宜同用。

(四)用药监护

门冬氨酸钾镁可引起高钾血症,用药期间应检测血钾水平。

还原型谷胱甘肽偶见药疹、脸色苍白、血压下降、脉搏异常等过敏症状,应密切监测。

硫普罗宁用药前后及用药时应定期进行下列检查以监测药物的毒性作用:外周血细胞计数、血小板计数、血红蛋白量、血浆白蛋白量、肝功能、24 h 尿蛋白。此外,治疗中每 3 个月或 6 个月应检查 1 次尿常规。

甘草酸二铵治疗过程中应定期检测血压、血清钾、钠浓度,如出现高血压、血钠潴留、低钾血等情况应停药或适当减量。

复方甘草酸苷在高龄者用药时有易发低血钾不良反应倾向,需在密切观察基础上,慎重给药。

促肝细胞生长素治疗期间应注意观察肝功能和血清甲胎蛋白的改变。

综上所述,保肝药物剂量及注意事项见表6-1。

表6-1 保肝药物剂量及注意事项

通用名	类别	成 人 剂 量	注 意 事 项
门冬氨酸钾镁	促进代谢类药物	静脉滴注:1次10~20 mL,加入5%或10%葡萄糖注射液500 mL中缓慢滴注,qd。 口服:常规用量每次1~2片,tid;根据具体情况剂量可增加至每次3片,tid	餐后服用。肾功能损害、房室传导阻滞者慎用。高血钾症患者禁用,应常规性检测血钾、血镁离子浓度。本品与四环素、铁盐、氟化钠同时服用时应间隔3 h以上
多烯磷脂酰胆碱	必需磷脂类	静脉注射:成人和青少年一般每日缓慢静脉注射5~10 mL,严重病例每日注射10~20 mL。1次可同时注射10 mL。 静脉滴注:除了医生处方外,严重患者每日可输注10~20 mL。如需要,每日剂量可增加至30~40 mL。 口服:开始时1次456 mg,tid。一段时间后,剂量可减至1次228 mg,tid	严禁使用0.9%氯化钠注射液、5%葡萄糖氯化钠注射液、复方氯化钠注射液、乳酸林格液等电解质溶液稀释。只可使用澄清的溶液,不可与其他任何注射液混合注射
还原型谷胱甘肽	解毒类药物	静脉注射。病毒性肝炎:1.2 g,qd,连用30 d;重症肝炎:1.2~2.4 g,qd,连用30 d;活动性肝炎:1.2 g,qd,连用30 d;脂肪肝:1.8 g,qd,连用30 d;酒精性肝炎:1.8 g,qd,连用14~30 d;药物性肝炎:1.2~1.8 g,qd,连用14~30 d。用于放疗辅助用药,照射后给药,剂量1.5 g/m^2,或遵医嘱。化疗患者:给化疗药物前15 min给药,剂量1.5 g/m^2,于15 min内静脉输注,第2~5天每日肌内注射600 mg;使用环磷酰胺时,建议在环磷酰胺注射完后立即静脉注射本品,于15 min内输注完毕;用顺铂化疗时,建议本品用量不宜超过35 mg/mg顺铂。 口服:成人1次400 mg,tid,疗程12周	—
硫普罗宁	解毒类药物	静脉滴注:1次0.2 g,qd,连续4周。 口服:1次0.1~0.2 g(1~2片),tid,疗程2~3月,或遵医嘱	禁用:对本品成分过敏者;重症肝炎并伴有高度黄疸、顽固性腹水、消化道出血等并发症的肝病患者;肾功能不全合并糖尿病者;孕妇及哺乳期妇女;儿童;急性重症铅、汞中毒患者。 慎用:老年患者;有哮喘病史的患者;既往曾使用过青霉胺或使用青霉胺时发生过严重不良反应的患者
葡醛内酯	解毒类药物	肌内注射:1次0.1~0.2 g,每日1~2次。 静脉注射:用量同肌内注射。 静脉滴注:0.2~0.4 g/d,加入5%葡萄糖注射液中静脉滴注。 口服:成人1次0.1~0.2 g,tid。5岁以下小儿1次0.05 g,tid;5岁以上1次0.1 g,bid	—
复方甘草酸苷	抗炎类药物	静脉注射:成人通常qd,5~20 mL静脉注射。可依年龄、症状适当增减。慢性肝病可40~60 mL静脉注射或静脉滴注,qd。可依年龄、症状适当增减,最大用药剂量为100 mL/d。 口服:成人通常1次2~3粒,小儿1次1粒,tid,饭后口服。可依年龄、症状适当增减剂量	醛固酮症患者、肌病患者、低血钾症患者、有血氨升高倾向的末期肝硬化患者不宜给药。对高龄患者应慎重给药(高龄患者低血钾症发生率高)。与含其他甘草制剂并用时,可增加体内甘草酸苷含量,容易出现假性醛固酮增多症
甘草酸二铵	抗炎类药物	静脉滴注:1次150 mg,以10%葡萄糖注射液或0.9%氯化钠注射液250 mL稀释后缓慢滴注,qd。 口服:1次150 mg(1次3粒),tid	严重低钾血症、高钠血症、高血压、心力衰竭、肾功能衰竭患者禁用

续　表

通用名	类别	成　人　剂　量	注意事项
联苯双酯	降酶药	口服:滴丸剂,5粒/次,tid,必要时6~10粒/次,tid,连用3个月,ALT正常后改为5粒/次,tid,连服3个月。儿童口服:0.5 mg/kg,tid,连用3~6个月。片剂,1次25 mg~50 mg(1~2片),tid	少数患者用药过程中ALT可回升,加大剂量可使之降低。停药后部分患者ALT反跳,但继续服药仍有效。肝硬化者禁用
双环醇	降酶药	口服,成人常用剂量1次25 mg,必要时可增至50 mg,tid,最少服用6个月或遵医嘱,应逐渐减量	有肝功能失代偿者如胆红素明显升高、低白蛋白血症、肝硬化腹水、食管静脉曲张出血、肝性脑病及肝肾综合征慎用或遵医嘱
腺苷蛋氨酸	利胆药	初始治疗:使用注射用丁二磺酸腺苷蛋氨酸,每日500~1 000 mg,肌内或静脉注射,共两周。静脉注射必须非常缓慢。维持治疗:使用丁二磺酸腺苷蛋氨酸肠溶片,每日1 000~2 000 mg,口服	注射用冻干粉针须在临用前用所附溶剂溶解。静脉注射必须非常缓慢
熊去氧胆酸	利胆药	口服:成人每日8~10 mg/kg,早、晚进餐时分2次给药。用于胆汁反流性胃炎时,250 mg/d,睡前服用	长期使用本品可增加外周血小板的数量。如治疗胆固醇结石中出现反复胆绞痛发作,症状无改善甚至加重,或出现明显结石钙化时,则应中止治疗,并进行外科手术。本品不能溶解胆色素结石、混合结石及不透X线的结石。本品疗程最短为6个月,6个月后超声检查及胆囊造影无改善者可停药;如结石已有部分溶解则继续服药直至结石完全溶解
水飞蓟宾	中药制剂	重症病例的起始治疗剂量:1次1粒,tid。维持剂量:1次1粒,bid。饭前用适量液体吞服。或请遵医嘱	药物治疗不能替代对导致肝损伤(如酒精)因素的排除。对于出现黄疸的病例(皮肤浅黄或暗黄,眼巩膜黄染),应咨询医师。此药不适用于治疗急性中毒
齐墩果酸	中药制剂	口服:抗肿瘤辅助用药及增加机体免疫功能:1次2片,tid;急性肝炎:1次1~2片,tid;慢性肝炎:1次3~4片,tid	定期进行肝功能检查
茵栀黄制剂	中药制剂	口服:1次10 mL(1支),tid	—
促肝细胞生长素	生物制剂	静脉滴注:每日120 μg加入10%葡萄糖注射液中,qd或分2次静脉滴注,疗程一般为4~8周。口服:1次2~3粒,tid。3个月为1个疗程	本品使用应以周身支持疗法和综合治疗为基础。过敏体质者慎用

　　肝脏是人体不可或缺的一个"化工厂",是身体重要的排毒器官,胃肠道所吸收的有毒物质都要在肝脏经过解毒程序变为无毒物质,再经过胆汁或尿液排出体外。一方面,保肝药可以保护肝细胞,促进肝细胞的再生,或改善肝内微循环,减少纤维化。另一方面,过度服用会增加肝脏负担,各种药物进入人体后,均由肝脏代谢和解毒,会损伤肝细胞,加重肝脏的负担。因此,使用保肝药物应注意以下3点:① 分清是否需要使用保肝药;② 根据病因和病情选择保肝药;③ 减少同时用药的种类。

第七章　肾脏疾病用药及药物相关问题

第一节　肾脏疾病概述

泌尿系统由肾脏、输尿管、膀胱、尿道等组成。内科范畴常见的肾脏疾病分原发性肾小球疾病(如急性肾小球肾炎、慢性肾小球肾炎、IgA 肾病、肾病综合征等)、继发性肾病(如狼疮肾炎、糖尿病肾病、血管炎肾损害、高尿酸肾损害)、间质性肾炎、尿路感染、肾小管疾病、肾血管疾病(如肾动脉狭窄、肾动脉栓塞)、急性肾损伤、慢性肾功能衰竭等。

肾脏疾病的临床表现包括疾病本身的临床症状如血尿、蛋白尿、水肿、高血压,以及肾脏功能受损引起的其他症状如尿色异常、尿量异常、排尿异常、乏力等。肾脏疾病的检查主要包括:尿液检查、肾功能检查、影像学检查和肾脏病理学检查。尿液检查分尿常规检查、尿相差显微镜检查、尿蛋白和其他成分检测。肾功能检查指标有血清肌酐、估算的肾小球滤过率(eGFR)、内生肌酐清除率。影像学检查包括超声显像、静脉尿路造影、CT、MRI、肾血管造影、放射性核素检查等。肾脏病理学检查主要是有创的经皮肾穿刺活检,对肾脏疾病诊断、病情评估、判断预后和指导治疗非常有价值。

肾脏疾病常以某种临床综合征的形式出现,相互之间各有重叠。肾病综合征表现为大量蛋白尿、低蛋白血症,常伴有水肿和或高脂血症。肾炎综合征以肾小球源性血尿为主要特征,伴有蛋白尿。急性肾损伤表现为各种原因引起的血肌酐在 48 h 内绝对值升高 $\geqslant$ 26.5 μmol/L 或已知或推测在 7 d 内较基础值升高$\geqslant$50%或尿量<0.5 mL/kg·h,且持续超过 6 h。急性肾功能衰竭是急性肾损伤的严重阶段,临床表现为少尿、无尿、含氮代谢物血中潴留、水电解质及酸碱平衡紊乱。慢性肾脏病是指肾脏损伤或肾小球滤过率<60 mL/min·1.73 m^2,时间>3 个月。慢性肾功能衰竭是慢性肾脏病的严重阶段。

肾脏疾病治疗原则包括去除诱因、一般治疗、针对病因和发病机制的治疗、并发症及并发症的治疗和肾脏替代治疗。针对病因的治疗主要是糖皮质激素及免疫抑制剂治疗,因为原发性和继发性肾小球疾病其发病机制主要是异常的免疫反应。针对非免疫发病机制的治疗主要包括对高血压、高血脂、高血糖、高尿酸血症、蛋白尿的干预治疗,以保护肾脏功能。ACEI 或 ARB 既可以抑制肾内过度激活的肾素-血管紧张素系统,降低系统血压,又能够降低肾小球压力、减少尿蛋白的排泄,是保护肾脏功能的重要治疗药物。

第二节　肾脏疾病用药

一、肾病综合征的药物治疗

肾脏疾病通常以一种临床综合征的形式出现。同一种临床综合征可表现为不同病理类型的肾脏疾病。肾病综合征表现为大量蛋白尿、低蛋白血症,伴水肿和或高脂血症。感染是肾病综合征患者常见并发症,与营养不良、免疫功能紊乱及应用糖皮质激素有关。由于血液浓缩及高脂血症造成血液黏稠度增加,肾病综合征容易发生血栓和栓塞并发症。

肾病综合征的一般治疗为适当休息,避免感染。给予正常量优质蛋白饮食,保证充分热量。由于高蛋白质饮食增加肾小球高滤过,加重蛋白尿并促进肾脏病变,故一般不给予高蛋白质饮食。水肿时应低盐饮食。

（一）对症治疗

1. 利尿消肿　　利尿治疗不宜过快过猛,以免造成血容量不足、加重高黏滞倾向,诱发血栓、栓塞并发症。常用噻嗪类利尿剂氢氯噻嗪 25 mg,tid,口服,长期应用应防止低钾、低钠血症。袢利尿剂呋塞米 20~120 mg/d,分次口服或静脉注射。长期应用应防低钠血症、低钾低氯性碱中毒。保钾利尿剂醛固酮拮抗剂螺内酯 20 mg,tid。适用于低钾血症患者。单用时利尿作用不显著,可与噻嗪类利尿剂合用。

2. 减少尿蛋白　　持续性大量尿蛋白本身可导致肾小球高滤过、加重肾小管-间质损伤、促进肾小球硬化,是影响肾小球疾病预后的重要因素。ACEI 或 ARB 除有效控制血压外,还可降低肾小球内压和肾小球基底膜通透性,减少尿蛋白。但用 ACEI 或 ARB 降低尿蛋白时剂量一般比常规降压剂量大。

（二）免疫抑制治疗

糖皮质激素和细胞毒药物是治疗肾病综合征的主要药物。糖皮质激素通过抑制免疫炎症反应,抑制醛固酮和抗利尿激素分泌,影响肾小球基底膜通透性而发挥利尿、消除尿蛋白作用。糖皮质激素的用药原则为起始足量、缓慢减量、小剂量维持。可采用全日量顿服,维持期间隔日 1 次顿服,以减轻激素的副作用。长期应用激素的患者可出现感染、药物性糖尿病、骨质疏松等副作用。细胞毒药物一般协调激素治疗,不作为首选或单独用药。钙调神经蛋白抑制剂环孢素 A,作为二线药物用于激素及细胞毒药物治疗无效的难治性肾病综合征,常用剂量为 3~5 mg/kg·d,分 2 次空腹口服给药。治疗期间应监测血药浓度维持谷值水平 100~200 ng/mL。他克莫司肾毒性副作用小于环孢素 A,起始治疗剂量为 0.05 mg/kg·d,血药浓度维持 5~8 ng/mL。

二、急性肾损伤的药物治疗

急性肾脏损伤(acute kidney injury,AKI)分为肾前性、肾实质性(肾性)和肾后性三类。肾前性占 AKI 的 55%~60%,因肾脏供血不足、循环不良等导致,表现为细胞外脱水、低血压,体位改变时症状明显。尿量波动,血清肌酐轻度增高,血尿素氮增高明显。

肾实质性占 AKI 的 35%~50%,常由急性肾小管-间质病变引起,如急性肾小管肾炎、急性间质肾炎,以及慢性肾脏病或慢性肾功能衰竭病情进展、治疗不当、药物、感染导致。消化系统可有食欲减退、恶心呕吐、腹胀;呼吸系统可发生肺部感染,并可继发呼吸衰竭;心血管系统可有血压正常或降低,高血钾与低血钙可导致心肌损伤,发生心律失常;神经系统可因水电解质紊乱及酸碱平衡失调而出现意识淡漠或烦躁、定向力障碍、抽搐、昏迷等症状;血液系统可有出血倾向,表现为鼻出血、皮肤瘀斑、注射部位血肿等;因蛋白质高分解代谢,营养状况下降,易发生感染。肾后性占比不足5%,主要因急性尿路梗阻所致,可表现突然发生无尿,完全性梗阻者发病前可有肉眼血尿及肾绞痛,不完全梗阻者有少尿和多尿交替出现。

（一）早期诊治

维持水电解质和酸碱平衡,保证营养,纠正高血压和心力衰竭,预防和控制感染,积极治疗原发病,早期透析治疗。充足补充液体对于肾前性和造影剂肾损伤防治作用已获肯定。

（二）保护和预防措施

AKI目前以预防为主。改善全球肾脏病预后组织指南建议,在AKI早期应尽可能停用所有肾毒性药物,确保足够的血容量状态,注意监测血清肌酐、尿量及血流动力学,并避免出现高血糖。尽可能优化血容量,重新评估对利尿药需求,避免有害药物的相互作用,使用最小有效剂量,减少肾脏负担。在临床上应注意预先评估有肾损伤风险的患者,详细列出风险因素,包括肾功能状况、疾病严重程度、血容量状况及是否服用肾毒性药物等。对于已经接受了肾毒性药物治疗的患者,定期监测肾功能和药物水平以评估AKI的进展。

（三）药物治疗

1. 抑制细胞凋亡药　　细胞凋亡和调节性坏死是AKI细胞死亡的主要形式,后者又包括坏死性凋亡、铁死亡、PARP-1依赖性程序性细胞死亡和线粒体通透性转变诱导的细胞死亡等。

（1）调节性坏死抑制类药物:坏死性凋亡通过RIPK3调节假性激酶MLKL磷酸化,使细胞外液进入细胞,质膜破裂,释放细胞内容物,推动坏死性炎症反应。第一代和第二代坏死凋亡抑制剂及RIPK激酶结构域抑制剂泊那替尼在肾缺血再灌注损伤(ischemia reperfusion injury,IRI)、顺铂致AKI、造影剂AKI等模型中均能有效抑制AKI进展。

（2）铁死亡抑制剂:铁死亡是最近才发现的程序性细胞坏死,表现为铁依赖的脂质过氧化和心磷脂氧化,能破坏质膜完整性。临床前研究显示,铁死亡可导致AKI。铁螯合剂甲磺酸去铁胺、Ferrostatins和Liproxstatin-1能抑制铁死亡,减轻肾小管细胞坏死和肾小管的同步化死亡。

2. 抗炎药　　炎性反应是AKI重要的病理生理学机制。近年来,大量研究表明控制炎症反应可以显著减轻AKI动物模型的肾损伤程度。许多免疫抗炎药物的作用对象主要为分子,包括细胞因子和趋化因子。

（1）调节分子类抗炎药:碱性磷酸酶(ALP)是一个内源性酶,通过去磷酸化解除内毒素(LPS)毒性,并将ATP转化为腺苷,而腺苷具有抗炎特性,可预防肾小管损伤。一项临床研究正在验证重组人碱性磷酸酶治疗脓毒症相关AKI是否安全有效。若能成功将会成为防治脓毒症相关AKI的有效方法。促黑素细胞激素(MSH)是一种黑皮质素激动剂,也是一种强有力的抗炎性细胞因子。AP214是α-MSH的类似物,与黑皮质素受体-1亲和力比天然MSH高出10

倍。使用高剂量的 AP214 可降低 48 h 内 AKI 发生率,改善预后,具有良好的安全性和耐受性。

（2）调节细胞类抗炎药：蜂毒能增加辅助性 T 淋巴细胞数量,提高 T 细胞的迁移能力,减轻顺铂肾毒性。鞘氨醇衍生物-二甲基鞘氨醇(DMS)使辅助性 T 淋巴细胞快速迁移至肾,起到肾保护作用。集落刺激因子(CSF-1)能刺激巨噬细胞和树突状细胞再生和极化,促进 AKI 恢复阶段的肾功能恢复。

3. 修复药

（1）促再生类药物：AQGV(EA-230)是一种合成寡肽,是人体绒毛膜促性腺激素溶解产物。给予 AQGV 能促进肾小管上皮细胞再生和存活并改善肾灌注。

（2）抗纤维化类药物：骨形态发生蛋白(bone morphogenetic protein,BMP)属 TGF-β 超家族蛋白,能激活 BMP 通路,抑制炎症、凋亡,同时可逆转不同 AKI 模型中的肾纤维化。甲基转移酶抑制剂普鲁卡因胺能改善内毒素导致的横纹肌溶解,改善肾损伤程度。

4. 他汀类药物 高剂量阿托伐他汀,每晚睡前口服 40 mg,可显著改善患者的肾功能指标,并有助于血脂参数和细胞因子水平的改善。

5. 其他 抗氧化剂如丙氨酸、硒、丙泊酚和姜黄素可以通过清除氧自由基发挥肾保护作用,肾血流调节剂如 Ang Ⅱ 和腺苷拮抗剂通过调控肾微血管系统发挥肾保护作用,炎症修饰剂如二肽基肽酶 4 抑制剂和磷酸鞘氨醇类似物通过对免疫活性分子(如 TNF 和 INF)的直接作用减弱炎症性肾损伤过程。

三、慢性肾脏病的药物治疗

慢性肾脏病是指各种原因引起的肾脏结构或功能异常≥3 个月,包括出现白蛋白尿、尿沉渣异常、肾小管相关病变、组织学检查异常及影像学检查异常或有肾移植病史,伴或不伴肾小球滤过率下降;或不明原因的肾小球滤过率下降≥3 个月。慢性肾脏病的病因主要包括糖尿病肾病、高血压肾小动脉硬化、原发性与继发性肾小球肾炎等。慢性肾功能衰竭是各种慢性肾脏病持续进展至后期的共同结局,是以代谢产物潴留,水、电解质及酸碱平衡失调和全身各系统症状为表现的临床综合征。

慢性肾脏病可分 1~5 期,慢性肾功能衰竭是慢性肾脏病中肾小球滤过率下降至失代偿期的那部分患者,主要为 4~5 期慢性肾脏病。在慢性肾脏病和慢性肾功能衰竭的不同阶段,其临床表现各异。慢性肾脏病 1~3a 期患者可无任何症状,或仅有乏力、腰酸、夜尿增多、食欲减低等轻度不适。进入 3b 期后,上述症状趋于明显,到了 5 期可出现急性左心衰、严重高钾血症、消化道出血、中枢神经系统障碍等,甚至有生命危险。

（一）早期防治

对诊断为慢性肾脏病的患者要采取各种措施延缓慢性肾功能衰竭发生,防治进展至终末期肾病。要坚持病因治疗;及时有效地控制高血压,控制目标血压在 130/80 mmHg 以下;严格控制血糖,将糖尿病患者空腹血糖控制在 5.0~7.2 mmol/L,糖化血红蛋白控制在<7%;控制蛋白尿,尽可能将蛋白尿控制在 0.5 g/24 h。通过控制危险因素,可有效延缓慢性肾脏病进展。

（二）营养治疗

限制蛋白质饮食可减少含氮代谢产物生成,减轻症状及相关并发症,有助于延缓病情进展。在低蛋白质饮食中,约一半蛋白质为高生物价蛋白质,如蛋、鱼、牛奶等。采取低蛋白质饮食,都必须摄入足量热量。

（三）药物治疗

1. 酸中毒和水、电解质紊乱　　口服碳酸氢钠 $1.5 \sim 3.0$ g/d 即可纠正轻度代谢性酸中毒,中、重度患者可予 $3 \sim 15$ g/d,必要时静脉输入。输注速度宜慢,以免加重心脏负担。为防止水钠潴留需适当限制钠摄入,根据需要应用袢利尿剂(呋塞米每次 $20 \sim 200$ mg,每日 $2 \sim 3$ 次),避免使用噻嗪类利尿剂(氢氯噻嗪)及保钾利尿剂(螺内酯)。慢性肾脏病 3 期以上患者应适当限制钾摄入,防止高钾血症发生。

2. 高血压　　控制高血压可以保护心、肾、脑等靶器官。一般非透析患者应控制血压在 $130/80$ mmHg 以下,维持透析患者血压不超过 $140/90$ mmHg。ACEI、ARB、CCB、袢利尿剂、β 受体阻滞药、血管扩张剂等均可应用,以 ACEI、ARB、CCB 应用较为广泛。ACEI、ARB 可显著降低患者肾功能衰竭的发生,ACEI 还可降低患者全因死亡率。不推荐 ACEI 和 ARB 联合用药,因有血钾升高及肌酐升高的可能。

3. 贫血　　若血红蛋白(Hb)<100 g/L 可给予重组人促红细胞生成素(rhEPO)治疗,避免 Hb 下降至 90 g/L 以下。非透析患者若 Hb<100 g/L,建议综合评估相关风险后个体化决定是否使用 rhEPO。一般开始剂量为每周 $80 \sim 120$ U/kg,分 $2 \sim 3$ 次,皮下注射。

4. 低钙血症、高磷血症　　对明显低钙血症患者,口服骨化三醇 $1,25-(OH)_2D_3$,每日 0.25 μg,连服 $2 \sim 4$ 周。如无改善,可增加剂量至 0.5 μg/d。肾小球滤过率<30 mL/min 时,应限制磷摄入,口服磷结合剂如碳酸钙、醋酸钙、司维拉姆。司维拉姆为新型不含钙的磷结合剂,可有效降低血磷水平而不增加血钙水平。

5. 感染　　抗菌药物的选择和原则与一般感染相同,根据肾小球滤过率调整剂量。应选用肾毒性低的药物。

6. 高脂血症　　非透析患者与一般高脂血症患者治疗原则相同。警惕降脂药物所致横纹肌溶解肌病。透析患者一般不建议使用他汀类药物。

（四）肾移植的抗排异用药方案

肾移植与血液透析相结合成为治疗不可逆慢性肾功能衰竭的有效措施。为预防移植后排斥反应,接受肾移植者均应终身服用免疫抑制剂,且应根据供受者配型相符程度、免疫抑制剂对患者的疗效及不良反应制定个体化治疗方案,且术后不同时期也应有不同用药方案。

常用的免疫抑制剂有环孢素 A、他克莫司、麦考酚吗乙酯(霉酚酸 MPA 的前药)、硫唑嘌呤等。为减少不良反应、节省费用及临床病情的变化,常常是以 $2 \sim 4$ 种不同作用途径的药物联合应用,即二联、三联、短期四联用药,方案如下。① 二联用药:环孢素 A 或他克莫司或硫唑嘌呤+泼尼松或环孢素 A;他克莫司+硫唑嘌呤。② 三联用药:环孢素 A 或他克莫司或+硫唑嘌呤或麦考酚吗乙酯+泼尼松。③ 短期四联用药:环孢素 A 或他克莫司或+硫唑嘌呤或麦考酚吗乙酯+泼尼松+短期使用生物制剂。

肾移植术后 3 个月内,尤其是术后 $2 \sim 4$ 周,是肾移植成功的关键阶段,急性排斥反应多发生在此阶段,为加强预防抑制肾急性排斥反应的效果,移植前就应预防用药。一般为环孢素 A 和糖皮质激素联合用药。如果患者有肝功能不全、慢性肝炎,则宜用麦考酚吗乙酯替代硫唑嘌呤,他克莫司替代环孢素 A,以防肝损伤加重。

肾移植术后 3~6 个月若无并发症,则进入维持治疗期。此阶段的免疫治疗方案取决于患者的病情、经济情况、血药浓度及医生的用药经验,大多使用二联、三联治疗。

四、尿路感染的药物治疗

尿路感染是细菌、真菌、支原体、衣原体、病毒等病原体在尿路中生长、繁殖而引起,是常见的细菌感染性疾病之一。女性尿路感染发病率明显高于男性。根据感染发生部位可分为上尿路感染(以肾盂肾炎为主)和下尿路感染(以膀胱炎为主)。

膀胱炎占尿路感染的 60% 以上,主要表现为尿频、尿急、尿痛(尿路刺激征),尿液浑浊,可有耻骨上方疼痛或压痛,部分患者出现排尿困难。急性肾盂肾炎临床表现与感染程度有关,起病较急,有发热、寒战、头痛、全身酸痛、恶心呕吐等,体温多在 38℃,且尿频尿急尿痛、排尿困难。有些患者腰痛。慢性肾盂肾炎表现复杂,有时局部表现不典型,有时表现为无症状细菌尿。

尿路感染急性期要注意休息、多饮水、勤排尿。抗感染治疗应根据尿路感染的位置、是否存在复杂尿路感染而选择抗菌药物种类、剂量及疗程。根据病原学结果选择敏感抗菌药物。选择在肾内和尿中浓度高、肾毒性小、副作用少的抗菌药物。单一药物治疗无效、严重感染、混合感染、耐药菌株出现时应考虑联合用药。

(一)急性膀胱炎

治疗女性非复杂性膀胱炎,一线药物有复方磺胺甲恶唑[SMZ(磺胺甲恶唑)/TMP(甲氧苄啶)](800 mg/160 mg,bid,疗程 3 d)、呋喃妥因(50 mg,tid,疗程 5~7 d)、磷霉素(3 g 单剂量),可有良好疗效。阿莫西林、头孢菌素类、喹诺酮类亦可选用。喹诺酮类莫西沙星除外,因不能达到有效尿药浓度。停药后需进行尿细菌培养,结果阴性表示急性细菌性膀胱炎已治愈,阳性则应继续 2 周药物治疗。

(二)肾盂肾炎

首次发生的急性肾盂肾炎 80% 为大肠杆菌感染,在留取尿样后应立即首选对革兰氏阴性杆菌有效的药物治疗。72 h 后显效,无须更换药物,否则应按药敏试验结果更换药物。病情轻者可在门诊开喹诺酮类药物(如氧氟沙星 0.2 g,bid)、半合成青霉素类药物(如阿莫西林 0.5 g,tid)、头孢菌素类药物(如头孢呋辛 0.25 g,bid)。通常 14 d 即可治愈。严重感染者需住院治疗,给予抗菌药物(如氨苄西林 1.0~2.0 g,q4 h;头孢噻肟钠 2.0 g,q8 h;头孢曲松钠 1.0~2.0 g,q12 h;左氧氟沙星 0.2 g,q12 h)静脉注射治疗。

五、前列腺炎药物治疗

(一)急性细菌性前列腺炎

致病菌多为革兰氏阴性杆菌大肠杆菌、葡萄球菌、链球菌等,由身体其他部位病灶经血运或经尿道进入前列腺,发病急性,高热、尿频、尿急、尿痛、会阴部疼痛,尿潴留,甚至有全身感染征象、脓毒血症。

为对抗感染,宜选择脂溶性强,且在前列腺组织中浓度较高的抗菌药物,如头孢呋辛、头孢拉定、头孢克洛、头孢西丁、头孢他啶、红霉素、多西环素、甲砜霉素、氟喹诺酮类等。初始注射用药 7~14 d,症状明显者可联合两种抗生素,患者症状改善后改为口服用药 2~4 周。对由感染引起的尿道和膀胱不适、尿急尿频等,可服用非那吡啶,1 次 200 mg,tid,餐前服用或与抗生素联合应用。

（二）慢性细菌性非前列腺炎

常用药有酚妥拉明、萘哌地尔、酚苄明、坦索罗辛和坦索罗辛嗪等,NSAID（如塞来昔布）,抗毒蕈碱类药物（如福斯特罗定、索利那新）等。

第八章 内分泌和代谢性疾病用药及药物相关问题

第一节 内分泌和代谢性疾病概述

一、内分泌疾病概述

内分泌疾病通常根据腺体的功能分类,如甲状腺功能亢进症、甲状腺功能减退症、库欣综合征、原发性慢性肾上腺皮质功能减退症。内分泌疾病有特异的临床表现和体征,如垂体侏儒症的身材矮小,Graves眼病的浸润性突眼、库欣综合征的满月脸和紫纹等。实验室检查主要有血液激素水平测定、尿液中激素代谢产物测定、激素功能试验。确定某种激素自主性过量分泌后,可通过影像学检查、放射性核素检查、细针穿刺细胞学检查或活检、静脉导管检查等进行形态定位和病变定性诊断。

内分泌疾病的治疗按功能亢进、功能减退治之。功能亢进:手术切除导致功能亢进的肿瘤或增生组织。放射治疗破坏内分泌肿瘤或增生组织,减少激素分泌。针对内分泌腺的药物治疗,以抑制内分泌激素的合成,如咪唑类和硫脲类药物通过抑制甲状腺素合成治疗甲亢。针对激素受体的药物治疗,如米非司酮阻断糖皮质激素受体,缓解库欣综合征患者的症状。针对内分泌肿瘤的化疗,如米托坦治疗肾上腺皮质癌。功能减退:常见的方法是外源激素的替代治疗或补充治疗,或直接补充激素产生的效应物质,或进行内分泌腺或组织移植。

二、代谢性疾病概述

代谢性疾病是指因遗传性、获得性环境因素或遗传因素与环境因素相互作用导致体内中间代谢环节障碍所引起的疾病。内科范畴常见糖代谢障碍如各种原因所致糖尿病、葡萄糖耐量减少、低血糖、果糖不耐受症、半乳糖血症等,脂类代谢障碍主要表现为血脂或脂蛋白异常,水电解质代谢障碍,其他代谢障碍如嘌呤代谢障碍所致痛风。

代谢性疾病常具有特殊的症状和体征,是提供诊断的首要线索。实验室检查是确诊依据,对临床前期患者更有价值。例如,有些无症状的糖尿病患者可通过筛查血糖而确诊。实验室一般检查血、尿、粪和各项生化指标及激素、物质代谢的正常或异常产物,代谢试验如口服葡萄糖耐量试验,影像学检查,组织病理和细胞学检查等。代谢性疾病(如糖尿病、痛风等)常与种族、遗传、体质等因素有关,诊断一个病例常可追查发现另一些病例。

代谢性疾病早期诊断和防治可避免不可逆的形态和功能改变,使病情不致恶化,甚至终身不出现症状。糖尿病如在早期得到很好的控制,可避免严重并发症。

糖尿病是一组由多病因引起以慢性高血糖为特征的代谢性疾病,是由胰岛素分泌障碍和/或利用缺陷所引起。长期碳水化合物及脂肪、蛋白质代谢紊乱可致多系统损害。在饮食和运动不能使血糖控制达标时应及时应用降糖药物治疗。注射制剂有胰岛素及胰岛素类似物、胰高血糖素样多肽-1受体激动剂(GLP-1受体激动剂,如艾塞那肽、贝那鲁肽、利拉鲁肽)。口服药物有促胰岛素分泌剂(磺脲类和格列奈类)、双胍类、噻唑烷二酮类、α-糖苷酶抑制剂、二肽基肽酶-Ⅳ抑制剂(DPP-Ⅳ抑制剂,如沙格列汀、西格列汀、维格列汀、利格列汀、阿格列汀)、钠-葡萄糖共转运蛋白2抑制剂(SGLT-2抑制剂,如达格列净、恩格列净、坎格列净)。

血脂异常通常是指血清中CH、TG、LDL-C水平升高,HDL-C水平降低。血脂异常可导致冠心病等动脉粥样硬化性心血管疾病,同时增加肿瘤的风险。常用药物有他汀类(洛伐他汀、辛伐他汀、普伐他汀、氟伐他汀、阿托伐他汀、瑞舒伐他汀等)、肠道胆固醇吸收抑制剂(依折麦布)、普罗布考、胆酸螯合剂(考来烯胺、考来替泊)、贝特类(非诺贝特、苯扎贝特、吉非贝特)、烟酸类。新型调脂药物有$ApoB_{100}$合成抑制剂米泊美生、前蛋白转化酶枯草溶菌素9(PCSK9)抑制剂、微粒体TG转移蛋白抑制剂洛美他派。

第二节　内分泌和代谢性疾病用药

一、糖尿病的药物治疗

目前中国有1亿多糖尿病患者,患病率已高达9.7%。WHO统计数据显示到2040年中国的患者数预计将增长至1.5亿。2型糖尿病已成为全球公共卫生领域的挑战。

（一）糖尿病的定义

糖尿病的定义与时俱进。既往糖尿病被定义为:一种由于胰岛素绝对或相对不足引起糖代谢紊乱的慢性疾病。如今糖尿病被定义为:以脂肪、蛋白质、糖类代谢改变为特征的一组疾病,导致血管疾病并发症的风险增加。研究发现胰岛素的作用不仅是调节血糖代谢,在不同的组织中胰岛素可以调节多种细胞营养素,对糖类、脂类、蛋白质及矿物质均有重要作用。因此,胰岛素分泌紊乱会造成多组织、多器官的异常。先前的糖尿病定义表明糖尿病与血糖密切相关,并提供了多种测量血糖的方法。迄今,防治糖尿病的关键仍然是控制血糖。

（二）影响糖利用的激素

1.降血糖的激素　　胰岛素是体内唯一的降血糖激素。

2.升血糖的激素　　①儿茶酚胺(肾上腺素、NE);②糖皮质激素(氢化可的松);③生长激素(上述3种激素具有反调节作用);④胰高血糖素;⑤其他间接升高血糖的激素,有左旋甲状腺素(提高基础代谢率)和雌激素(增加外周胰岛素抵抗)。

（三）影响胰岛素需求的因素

1.体重　　在可以导致胰岛素需求增加的多种因素中,体重影响的权重最大。大多数人每日大约需要0.7 U/kg体重的胰岛素(波动范围在0.5~0.9 U/kg体重)。体重增加,胰岛素的需求超过了胰腺的分泌能力,可导致糖尿病。病情稳定的成人 1 型糖尿病患者每日大约需要注射 0.7 U/kg 体重的胰岛素。在血糖控制良好的情况下,胰岛素治疗剂量可能会减少。儿童和青少年 1 型糖尿病患者由于生长激素分泌增加,每日需要注射 1.5~2 U/kg 体重的胰岛素。

2. 摄食量　　摄食量增加会明显提高胰岛素需求和胰腺应激。食物的血糖指数(GI)影响胰岛素需求,进食一个 GI 低的苹果需要的胰岛素低,进食糖含量相等但 GI 高的苹果汁所需的胰岛素高。所以健康饮食(对任何人,无论有没有糖尿病)应该是增加复杂碳水化合物(面食、米、面包、谷物早餐、水果、蔬菜等)的比例,大幅度减少精制碳水化合物的比例。

3. 运动　　运动可以提高胰岛素敏感性从而降低胰岛素需求。

4. 应激　　应激时由于反向调节激素分泌增加,从而提高胰岛素需求。

5. 葡萄糖毒性　　持续高血糖对胰腺 β 细胞有毒性,会导致胰岛素分泌减少。由于疾病或压力导致的高血糖需要更多外源性胰岛素。另外酮类可以降低组织对胰岛素的反应性。糖尿病酸中毒患者由于形成恶性代谢循环,导致胰岛素需求明显增加。

6. 胰岛素抵抗　　机体对内源性或外源性胰岛素的作用敏感性下降,活跃的肌肉细胞不能正常摄入葡萄糖,引起血糖升高,导致胰岛素分泌进一步增加,代谢综合征患者体内同时存在高血糖、高胰岛素,所以再多注射胰岛素亦无效果。

(四) 影响血糖的药物

不少药物对血糖水平都有影响,参见表 8-1 和表 8-2。

表 8-1　升高血糖的药物

药　物	作　用
抗精神病药	主要药物有氯氮平和奥氮平。服用此类药物的患者糖耐量降低,可新发糖尿病,甚至出现酮症酸中毒,其机制与胰岛素抵抗有关。用药第 1 年每 3~4 个月需监测空腹血糖。其升糖机制是减少胰腺胰岛素释放,降低肝脏及外周组织对葡萄糖的摄入利用
β 受体阻滞药	不同类型的 β 受体阻滞药作用不同:美托洛尔、阿替洛尔降低胰岛素的敏感性;卡维地洛可以提高糖耐量
口服避孕药	长期口服大剂量避孕药会导致 35% 的女性外周胰岛素抵抗增加、糖耐量降低。正常女性口服小剂量很少降低糖耐量,但有妊娠糖尿病史的女性患者须谨慎。已患有糖尿病女性血糖控制不良或开始服用避孕药时,通常应略微调整剂量
糖皮质激素	糖皮质激素通过降低肝脏和外周组织对胰岛素的敏感性而升高血糖。氢化可的松和泼尼松龙有明显的致糖尿病作用,其与糖耐量降低呈剂量相关性,泼尼松龙剂量<7.5 mg/d 时则不会产生上述作用。吸入(大剂量)或局部(大面积)应用激素也会产生类似作用
蛋白酶抑制剂	高血糖和其他代谢性并发症会是蛋白酶抑制剂的副作用,服用抗反转录病毒制剂患者的 3%~17% 会产生上述反应。可能的升糖机制与胰岛素敏感性降低有关。口服蛋白酶抑制剂的患者 1 年内每 3~4 个月应监测血糖,必要时给予二甲双胍、吡格列酮、罗格列酮治疗
噻嗪类利尿药	噻嗪类利尿药的升糖机制是降低全身钾含量,进而减少胰岛素分泌。此作用有明显的剂量相关性。补钾和停药可予逆转

表 8-2　降低血糖的药物

药　物	作　用
乙醇	乙醇可以抑制肝糖原分解。饮酒特别是空腹饮酒会导致低血糖。胰岛素或降糖药控制的糖尿病患者在饮酒后 16 h 均有发生低血糖的风险,特别是摄入碳水化合物不足时风险更大。因此,糖尿病患者饮酒要适度

药　物	作　　用
水杨酸盐类	大剂量或过量使用水杨酸盐类可引起严重的低血糖
卡托普利	卡托普利通过提高胰岛素敏感性降低血糖,可改善血糖控制。可能与其分子结构中硫基有关,经缓激肽释放介导
奎宁	奎宁可以促进胰岛素分泌。疟疾患者静脉注射奎宁可引起低血糖。肾功能衰竭患者若服用奎宁治疗夜间肌肉抽搐,则可能发生低血糖昏迷

（五）糖尿病诊断

1. 口服葡萄糖耐量试验（OGCT）　　本试验不适合间发性疾病患者和长期卧床休息者。在测试前 24 h 禁酒、前 12 h 禁食。无须禁水。5 min 内服用 75 g 无水葡萄糖粉,口服葡萄糖粉前和口服葡萄糖粉后 2 h 采集静脉检测其血糖值。OGCT 试验结果说明见表 8-3。

表 8-3　OGTT 试验结果说明

诊　断　结　果	检　查　项　目	血　糖
糖尿病	空腹血糖	$\geqslant 7.0$ mmol/L
	糖负荷后 2 h	$\geqslant 11.1$ mmol/L
糖耐量降低	空腹血糖	<7.0 mmol/L
	糖负荷后 2 h	$\geqslant 7.8$ mmol/L
空腹血糖受损	空腹血糖	$\geqslant 6.1$ mmol/L
	糖负荷后 2 h	<7.8 mmol/L

2. 糖耐量降低和空腹血糖受损　　正常的空腹血糖在 3.9~6.1 mmol/L（餐后 2 h 应恢复至空腹血糖水平）,空腹血糖达 6.1~7.0 mmol/L 为空腹血糖受损,餐后 2 h 血糖在 7.8~11.1 mmol/L 为糖耐量降低,若空腹血糖高于 7.0 mmol/L,和/或餐后 2 h 血糖高于 11.1 mmol/L 即为糖尿病。血糖水平超过正常值但没有达到糖尿病的标准,这类人群很可能继发为 2 型糖尿病和心血管疾病。因此,患者应该控制体重、调整生活方式。

3. 1 和 2 型糖尿病　　无症状的患者不能仅根据单次静脉血糖检查结果即诊断为糖尿病。但伴有严重症状且单次血糖升高的儿童应立即向儿科专家转诊。随机血糖浓度大于 11.1 mmol/L 或者空腹血糖大于 7.0 mmol/L 的患者通常不需要做 OGTT 试验,即可确诊为糖尿病。OGTT 试验显示糖负荷后 2 h 血糖浓度大于 11.1 mmol/L 也可诊断为糖尿病。临床上糖尿病分为 1 型（胰岛素依赖型）或者 2 型（非胰岛素依赖型）,部分 2 型糖尿病患者也需要使用胰岛素。高血糖性酮尿患者一般均诊断为 1 型糖尿病,该类患者胰岛素绝对量严重不足。

（六）C 肽

胰岛素是由胰岛 β 细胞产生的胰岛素原合成而来。胰岛素原在 2 个位点分解,其中末端一个片段参与形成活性胰岛素,中间一个片段即 C 肽随胰岛素释放入血,但 C 肽没有功能。C 肽的存在表明胰岛可以产生胰岛素,注射胰岛素时则不产生 C 肽。因此,检测 C 肽可以鉴别胰岛功能是否残存。代谢综合征时由于胰高血糖素的存在,患者 C 肽水平升高。

（七）代谢综合征

代谢综合征的特征为向心性肥胖（男性腰围 $\geqslant 94$ cm,女性腰围 $\geqslant 80$ cm）,并伴有以下

4 个因素中的 2 个。① 三酰甘油升高(>1.7 mmol/L 或接受特异性的血脂异常治疗);② 高密度脂蛋白胆固醇降低(男性<1.0 mmol/L,女性<1.3 mmol/L 或接受特异性的血脂异常治疗);③ 血压升高(收缩压>130 mmHg,舒张压>85 mmHg 或接受特异性的血脂异常治疗);④ 空腹血糖升高(≥6.1 mmol/L)。

既往糖尿病的治疗以血糖控制为中心目标,现今提出了更全面的糖尿病管理手段:通过减少肥胖、加强锻炼、控制血脂血压,降低糖尿病并发症,提高患者生活质量。代谢综合征主要为获得性因素(家庭成员生活方式相似而表现出家族聚集性),但遗传也有一定作用。

(八) 青少年发病的成人型糖尿病(MODY)

青少年发病的成人型糖尿病(MODY)的发生率正在逐年上升。发病年龄<25 岁,有家族聚集性(有些与遗传有关,有些与家族成员生活方式相似有关)。治疗主要包括饮食控制、加强体育锻炼,以及药物治疗(二甲双胍)。

(九) 妊娠期糖尿病

即怀孕期间诊断的糖尿病(通常是第 6~9 个月),这是由于妊娠期间分泌的胰岛素不能满足妊娠的额外需要(体重增加,黄体酮和雌激素分泌增加等多种因素共同导致)。通常产后几个小时后即可自行消失。由于担心口服药物治疗对胎儿有一定的潜在危险,通常选用胰岛素治疗。患妊娠期糖尿病的女性之后继发 2 型糖尿病的风险增加,应监测其心血管疾病的发生。

(十) 其他并发的内分泌异常

1 型糖尿病本质上是一种自身免疫病,患者更有可能并发其他有共同自身免疫因素的内分泌疾病,如甲状腺功能减退症、肾上腺皮质功能减退症。针对这些异常采用的激素替代疗法不利于血糖控制。

(十一) 糖尿病的控制

糖尿病控制和并发症试验(DCCT)研究发现,改善血糖控制及调控其他代谢的分子标记物水平可以降低微血管并发症(视网膜病变、神经系统疾病和糖尿病肾病)。对 2 型糖尿病患者来说,良好的血糖控制可以降低 1/4 的糖尿病眼病和 1/3 的早期肾损害。

1. 控制目标　　血糖控制的意义在于减少长期并发症和改善生活质量。血糖的控制目标通常保持在正常生理水平,即空腹血糖 4~7 mmol/L,餐后血糖≤10 mmol/L。由于患者的依从性、监测血糖的条件的限制,很难达到最好的控制目标。对于部分患者,监测尿糖更合适。

2. 妊娠期糖尿病控制　　包括妊娠期新发的糖尿病和糖尿病妇女的怀孕期。由于高血糖对胎儿有潜在危险,故血糖控制更应从严。对于患有糖尿病的妇女在孕前就应该严格控制血糖。指端静脉空腹血糖和餐后血糖接近正常值:空腹血糖 4.4~6.1 mmol/L,餐后血糖<8.6 mmol/L。妊娠期间必要时可用胰岛素治疗。孕妇酮症酸中毒十分危险,应监测尿酮。

3. 糖尿病控制措施　　尿糖和指端静脉血糖化验测定的改进对糖尿病治疗有革命性的重要意义,但可能存在操作失误,如取样、读数、反应,长期试验能更准确反应糖尿病的控制情况。糖化血红蛋白(HbA1c)是结合了糖分子的正常血红蛋白,糖化血红蛋白与红细胞所处环境中的糖浓度成正比。HbA1c 反映了一个细胞半衰期(>60 d)的平均血糖浓度,因此间隔 2 个月以上做该项试验才有意义。血糖控制良好的患者其 HbA1c≤7%。

（十二）高血糖

高血糖的临床表现为典型的糖尿病症状：多尿、多饮、烦热。有些患者可伴严重的脱水，特别是为减少夜尿而限制饮水的患者。在确诊前患者由于多饮大量含糖饮料而使脱水症状加剧。大多数患者的肾糖阈（尿中开始出现葡萄糖时最低血糖浓度）大约是 10 mmol/L。当血糖浓度小于肾糖阈时病患者相对无症状；当血糖浓度>13 mmol/L 时，糖从汗中排出，导致皮肤褶皱处发生感染（特别是真菌感染）。高血糖使血液成为各种微生物生长的理想培养基，从而导致全身感染。血糖浓度增加使血液黏度增加，加剧心血管问题。

（十三）酮症

酮是胰岛素缺乏时脂质代谢的产物，较低水平的胰岛素即可抑制酮体生成。2 型糖尿病患者通常不会发生酮症。1 型糖尿病患者由于胰岛素注射剂型的释放特点和注射部位的选择，即使规律地注射胰岛素，24 h 中也有胰岛素缺乏的情况，因此出现酮症的可能性比较高。

（十四）索马吉效应

应用胰岛素治疗的严重糖尿病患者，容易在午夜发生低血糖后反跳性高血糖。原因是在午夜时对抗激素的增加，如肾上腺素、生长激素、糖皮质激素、胰高糖素等，使血糖上升。但此时胰岛不能分泌足够的胰岛素，不能使血糖保持正常，而产生高血糖症，也可产生酮症。对此种空腹高血糖应与真正的血糖升高相区别。最好是查清晨 2~4 时的血糖，以明确有无低血糖。对此种患者的处理，不是增加胰岛素剂量，而是减少晚餐前或睡前的胰岛素剂量。

（十五）低血糖

即血糖浓度<4 mmol/L，糖尿病控制不良的患者在较高的血糖水平时也可能发生"低"血糖症状。在糖尿病治疗过程中，使用胰岛素或任何能促进胰岛素分泌药物的患者均有发生低血糖的可能。在临床症状识别不明显和不能恰当反映问题的患者（如儿童、老年人和意识不清的患者），低血糖十分危险。新发糖尿病患者经常担心由于低血糖而在睡眠中死去，但是这种情况很少发生。低血糖临床表现为由于对抗激素释放引起的症状：多汗、面色苍白、心悸、寒战、畏寒；神经低血糖症状：视力下降（闪烁感、模糊）、唇周麻刺感、易怒（被他人激怒）、注意力不集中、意识不清、性格改变、觉醒困难（由于低血糖导致中枢神经系统功能障碍）。

1. 低血糖的治疗

（1）对意识清醒的患者：多数轻度低血糖给予 10~20 mg 碳水化合物即可，应选用血糖指数高的食物（可以快速吸收），分量要恰当，即可以治疗低血糖又不引起血糖急剧升高。符合条件的食物如下：7 粒糖豆；4 颗果冻豆形软糖或 15~20 颗果冻豆；185 mL 可乐；310 mL 低卡饮品。有低血糖倾向的糖尿病患者应随身携带葡萄糖或其他替代物，预防比事后任何治疗更有意义。服用阿卡波糖（特别是发生过低血糖）应随身携带葡萄糖，注意不是蔗糖，因为阿卡波糖可以抑制复合糖的吸收。

（2）对意识不清的患者：低血糖发作致意识不清属于危急情况，尽管患者可能因对抗激素释放而自行恢复。意识不清的患者有窒息的风险，不能进食任何食物，目前有 2 种胃肠外治疗途径：① 皮下、肌内或静脉注射 1 mg 胰高血糖素。胰高血糖素可以促进肝糖原分解从而升高血糖。如果注射胰高血糖素 10 min 后患者仍然未恢复意识,则静脉注射胰岛素。② 静脉推注 20% 葡萄糖注射液(50 mL)或 50% 葡萄糖注射液(25 mL),高浓度葡萄糖若发生外溢对人体有很强的刺激性,由于溶液黏度很大,所以推注比较困难。

2. 对反应性低血糖　　非糖尿病患者由于低血糖也会出现低血糖的临床表现,这是由于过度摄入高碳水化合物食物导致胰岛素分泌过多引起。为避免上述情况的发生,饮食应增加能延缓吸收的复合碳水化合物比例,减少精制碳水化合物摄入,以减少进食过程中的胰岛素分泌,从而保持正常的血糖水平。低血糖反应是胰岛素分泌模式异常的结果,可能是糖尿病发展的早期表现。

(十六)均衡饮食与健康生活方式

糖尿病患者应均衡饮食,与正常人没有区别——低脂、低糖、低盐,多食新鲜蔬菜和水果,每餐以淀粉为基础,如大米、土豆、谷类、面包。糖尿病患者可与家人共同进食。有些患者仍然会使用糖替代品,如一个苹果或一份易消化的饼干约含 10 g 糖。这种方法有利于采用胰岛素治疗(或其他促进胰岛素分泌药物治疗)的糖尿病患者的饮食管理。不足是不同的食物即使组分相同但会产生不同的影响,因此要准确了解食物的血糖指数。没有标准的糖尿病患者饮食。糖尿病患者需要知道他们能吃什么和怎样保持良好的控制,但这是因人而异的,个体间存在很大差别。

糖尿病患者的主要并发症和死因是心血管疾病,预防或延缓心血管并发症尤为重要。除了控制血糖之外,改善生活方式是糖尿病患者自我健康管理的重要组成部分。对于普通人群而言,不吸烟、控制饮酒、提高膳食质量、保持中强度的体育锻炼,可以大大降低心血管疾病发病率和总死亡率。对于糖尿病患者来说,健康的生活方式,同样具有降低心血管疾病风险的长期益处。

二、口服降糖药

(一)口服降糖药的使用原则

糖尿病的治疗方案包括五大要素,即糖尿病治疗的五驾马车:患者教育、饮食控制、运动、自我血糖监测及降糖药物治疗。对于降糖治疗,1 型糖尿病需要终身依赖胰岛素治疗,2 型糖尿病则根据患者的具体情况及不同的病程阶段个体化选择不同的用药。

根据 2017 年《中国 2 型糖尿病防治指南》,2 型糖尿病的治疗主要遵循以下原则:① 生活方式干预贯穿治疗始终,如果单纯生活方式血糖控制不达标(HbA1c≥7%),应开始单药治疗;② 单药治疗,首选二甲双胍,若无禁忌证,二甲双胍应一直保留在糖尿病的治疗方案中,不宜使用二甲双胍者可给予胰岛素促泌剂(磺脲类或格列奈类)或 α-糖苷酶抑制剂;③ 二联用药,二甲双胍+胰岛素促泌剂、α-糖苷酶抑制剂、DPP-4 抑制剂、噻唑烷二酮类药物(TZD)、SGLT2 抑制剂、胰岛素或 GLP-1 受体激动剂;④ 三联治疗:上述不同机制的降糖药物可以 3 种药物联合使用;⑤ 如三联治疗控制血糖仍不达标,则应将治疗方案调整为多次胰岛素治疗(基础胰岛素加餐时胰岛素或每日多次预混胰岛素),采用多次胰岛素治疗时应停用胰岛素促分泌剂。

(二)口服降糖药的分类

高血糖的药物治疗多基于纠正导致人类血糖升高的两个主要病理生理改变:胰岛素抵

抗和胰岛素分泌受损。根据作用效果的不同,口服降糖药可分为以促进胰岛素分泌为主要作用的药物(磺脲类、格列奈类、DPP－4抑制剂)和通过其他机制降低血糖的药物(双胍类、TZDs、α-糖苷酶抑制剂、SGLT2抑制剂)。磺脲类和格列奈类直接刺激胰岛β细胞分泌胰岛素;DPP－4抑制剂通过减少体内GLP－1的分解、增加GLP－1浓度从而促进胰岛β细胞分泌胰岛素;双胍类的主要药理作用是减少肝脏葡萄糖的输出;TZDs的主要药理作用为改善胰岛素抵抗;α-糖苷酶抑制剂的主要药理作用为延缓碳水化合物在肠道内的消化吸收。SGLT2抑制剂的主要药理作用为通过减少肾小管对葡萄糖的重吸收来增加肾脏葡萄糖的排出。

（三）七大类口服降糖药的特点

1. 二甲双胍　　目前临床上使用的双胍类药物主要是盐酸二甲双胍。主要药理作用是通过减少肝脏葡萄糖的输出和改善外周胰岛素抵抗而降低血糖。许多国家和国际组织制定的糖尿病诊治指南中均推荐二甲双胍作为2型糖尿病患者控制高血糖的一线用药和药物联合中的基本用药。二甲双胍的降糖疗效评价指标为HbA1c下降1.0%～1.5%,并可减轻体重。在500～2 000 mg/d剂量范围之间,二甲双胍疗效呈现剂量依赖效应,在低剂量二甲双胍治疗的基础上联合DPP－4抑制剂的疗效与将二甲双胍的剂量继续增加所获得的血糖改善程度和不良事件发生的比例相似。二甲双胍还可减少肥胖的2型糖尿病患者心血管事件和死亡。单独使用二甲双胍不导致低血糖,但二甲双胍与胰岛素或胰岛素促泌剂联合使用时可增加低血糖发生的风险。二甲双胍的主要不良反应为胃肠道反应。从小剂量开始并逐渐加量是减少其不良反应的有效方法。双胍类药物禁用于肾功能不全[预估肾小球滤过率(eGFR)<45 mL/min·1.73 m^2]、肝功能不全、严重感染、缺氧或接受大手术的患者。造影检查(如使用碘化对比剂时),应暂时停用二甲双胍。二甲双胍与乳酸性酸中毒发生风险间的关系尚不确定。长期使用二甲双胍者应注意维生素B$_{12}$缺乏的可能性。

2. 磺脲类药物　　磺脲类药物属于胰岛素促泌剂,主要药理作用是通过刺激胰岛β细胞分泌胰岛素,增加体内的胰岛素水平而降低血糖。磺脲类药物可使HbA1c降低1.0%～1.5%。磺脲类药物的使用与糖尿病微血管病变和大血管病变发生的风险下降相关。磺脲类药物主要为格列本脲、格列美脲、格列齐特、格列吡嗪和格列喹酮。磺脲类药物如果使用不当可导致低血糖,特别是在老年患者和肝、肾功能不全者中;磺脲类药物还可导致体重增加。有肾功能轻度不全的患者,宜选择格列喹酮。

3. 噻唑烷二酮类药物(TZD)　　TZD主要通过增加靶细胞对胰岛素作用的敏感性而降低血糖。有罗格列酮和吡格列酮。TZD可使HbA1c下降0.7%～1.0%。TZD单独使用时不导致低血糖,但与胰岛素或胰岛素促泌剂联合使用时可增加低血糖发生的风险。体重增加和水肿是TZD的常见不良反应,这些不良反应在与胰岛素联合使用时表现更加明显。TZD的使用与骨折和心力衰竭风险增加相关。有心力衰竭、活动性肝病或转氨酶升高超过正常上限2.5倍及严重骨质疏松和有骨折病史的患者应禁用本类药物。

4. 格列奈类药物　　格列奈类药物为非磺脲类胰岛素促泌剂,有瑞格列奈、那格列奈和米格列奈。主要通过刺激胰岛素的早时相分泌而降低餐后血糖,可将HbA1c降低0.5%～1.5%。此类药物需在餐前即刻服用,可单独使用或与其他降糖药联合应用,与磺脲类降糖药联合应用或须慎重。在2型糖尿病患者群中,瑞格列奈与二甲双胍联合治疗较单用瑞格列奈可更显著地降低 HbA1c,但低血糖的风险显著增加。常见不良反应是低血糖和体重增加,但低血糖的风险和程度较磺脲类药物轻。格列奈类药物可以在肾功能不全的患者中使用。

5. α-糖苷酶抑制剂　　α-糖苷酶抑制剂通过抑制碳水化合物在小肠上部的吸收而降低餐后血糖。适用于以碳水化合物为主要食物成分和餐后血糖升高的患者,有阿卡波糖、伏格列波糖和米格列醇。在初诊的糖尿病患者中每日服用 300 mg 阿卡波糖的降糖疗效与每日服用 1 500 mg 二甲双胍的疗效相当;在初诊的糖尿病患者中阿卡波糖的降糖疗效与 DPP-4 抑制剂(维格列汀)相当;在二甲双胍治疗的基础上阿卡波糖的降糖疗效与 DPP-4 抑制剂(沙格列汀)相当。α-糖苷酶抑制剂可与双胍类、磺脲类、TZD 或胰岛素联合使用。在中国冠心病伴糖耐量异常(impaired glucose tolerance,IGT)的人群中的研究显示阿卡波糖能减少 IGT 向糖尿病转变的风险。常见不良反应为胃肠道反应如腹胀、排气等。从小剂量开始,逐渐加量可减少不良反应。单独服用本类药物通常不会发生低血糖。用 α-糖苷酶抑制剂的患者如果出现低血糖,治疗时需使用葡萄糖或蜂蜜,而给予蔗糖或淀粉类食物纠正低血糖的效果差。

6. DPP-4 抑制剂　　DPP-4 抑制剂通过抑制 DPP-4 而减少 GLP-1 在体内的失活,使内源性 GLP-1 的水平升高。GLP-1 以葡萄糖浓度依赖的方式增强胰岛素分泌,抑制胰高糖素分泌。DPP-4 抑制剂有西格列汀、沙格列汀、维格列汀、利格列汀和阿格列汀。DPP-4 抑制剂的降糖疗效可降低 HbA1c 0.4%~0.9%。单独使用 DPP-4 抑制剂不增加低血糖发生的风险,DPP-4 抑制剂对体重的作用为中性或轻度增加。西格列汀、沙格列汀、阿格列汀不增加心血管病变发生风险。肾功能不全患者使用西格列汀、沙格列汀、阿格列汀和维格列汀时,应注意按照药物说明书来减少药物剂量。肝、肾功能不全的患者使用利格列汀时不需要调整剂量。在二甲双胍联用西格列汀的基础上加格列美脲、格列奇特缓释片、瑞格列奈或阿卡波糖后可以进一步降低 HbA1c。

7. SGLT2 抑制剂　　SGLT2 抑制剂通过抑制肾脏肾小管中负责从尿液中重吸收葡萄糖的 SGLT2 降低肾糖阈,促进尿葡萄糖排泄,从而达到降低血液循环中葡萄糖水平的作用,SGLT2 抑制剂降低 HbA1c 幅度为 0.5%~1.0%;减轻体重 1.5~3.5 kg,降低收缩压 3~5 mmHg。SGLT2 抑制剂与其他口服降糖药物相比,其降糖疗效与二甲双胍相当。SGLT2 抑制剂可使主要心血管不良事件和肾脏事件复合终点发生、发展的风险显著下降、心力衰竭住院率显著下降。SGLT2 抑制剂单独使用时不增加低血糖发生的风险,联合胰岛素或磺脲类药物时,可增加低血糖发生风险。在中度肾功能不全的患者中 SGLT2 抑制剂可以减量使用。在重度肾功能不全患者中因降糖效果显著下降不建议使用。SGLT2 抑制剂的常见不良反应为生殖泌尿道感染,罕见的不良反应包括酮症酸中毒(主要发生在 1 型糖尿病患者)。可能的不良反应包括急性肾损伤(罕见)、骨折风险(罕见)和足趾截肢(见于卡格列净)。SGLT2 抑制剂主要有达格列净、恩格列净和卡格列净。

三、胰岛素

(一)给药途径

1. 皮下注射　　在糖尿病治疗中皮下注射胰岛素是最常用的方法。速效胰岛素注射后 0.2~0.5 h 起效,达峰时间为 0.5~1.5 h,持续 3~5 h。短效胰岛素注射后 0.5 h 起效,高峰浓度 2~4 h,持续 5~8 h。中效胰岛素注射后 2~4 h 起效,达峰时间为 6~12 h,持续 18~24 h。

长效鱼精蛋白锌胰岛素起效 4~6 h 起效,达峰时间为 14~20 h,持续 24~36 h。预混胰岛素注射 30 min 起效,维持 24 h。1 型糖尿病患者终生需要胰岛素治疗。2 型糖尿病患者若口服降糖药和生活方式干预控制效果差,亦需要胰岛素联合治疗。选取皮下组织相对较厚的部位可以减少注射至肌肉层的风险。适宜注射部位依次为:腹部、大腿外侧、上臂外侧、臀部外上侧。不同解剖学部位注射,胰岛素吸收速率不同。短效(速效)或预混胰岛素起效快,一般选择腹部注射。中、长效基础胰岛素吸收平稳、缓慢,可选择吸收较慢的大腿前外侧或臀部注射,减少夜间低血糖发生。频繁在同一部位注射胰岛素,可导致皮下硬结,影响胰岛素吸收。

皮下注射胰岛素步骤:① 精取胰岛素剂量;② 捏起小部分皮肤;③ 与皮肤 90 度将针头全部刺入皮肤(如果皮下组织较少时可以 45° 角刺入);④ 使用注射器时要进行回抽,以免将药物注入血管内,如果回抽无血,则可以进行注射;⑤ 注射完胰岛素后将针头留在注射部位 1~2 s;⑥ 缓慢将针头拔出防止胰岛素随着针头溢出。

笔式注射器比普通注射器更重,因此指导患者正确使用笔式注射器很重要。针头有 5 种不同规格,均是可以应用于多数部位。小规格针头适用于儿童。一般在腹部注射速效和短效,在大腿外侧注射长效胰岛素。患者自己不便于上臂和臀部注射,通常由医师进行。任何可以升高皮肤温度的方式(如洗浴、阳光浴和桑拿)均会增加注射部位血流导致胰岛素吸收速度增快,增加肌肉的活动也会增加吸收速度。随着时间的推移,注射部位会萎缩。胰岛素过敏现象较少见。

对注射部位一般的消毒方法即可,因此注射感染的危险性很小。通常不建议用酒精来进行注射部位的消毒,酒精可以使注射部位皮肤变硬使注射困难增加。

使用胰岛素控制糖尿病患者最大的问题是注射部位的过度使用。过度使用使注射部位失去敏感性。过度使用的部位会变得纤维化,胰岛素不能被很好地吸收。对这个问题的补救方法是在使用前对先前的未使用部位进行预估,应在不同部位轮流注射,不使用已麻木的注射部位。

2. 肌内注射　肌内注射胰岛素作为糖尿病酮症酸中毒治疗起始的临时应急措施,继之需静脉输注胰岛素。肌内注射胰岛素比皮下注射更加疼痛。

3. 静脉滴注　静脉滴注可溶性胰岛素半衰期通常只有几分钟。静脉滴注是 1 型糖尿病患者胰岛素替代疗法的常用方式,必须保持一定的胰岛素滴注速率。

4. 静脉注射　普通胰岛素又名正规胰岛素,属短效胰岛素,是唯一可供静脉注射的制剂,用于抢救糖尿病酮症酸中毒和高血糖高渗性昏迷的患者。高血糖对住院患者是有害的,它可延长在 ICU 住院时间,增加感染、神经元病的发生以及增加死亡率。外科手术患者、1 型糖尿病和 2 型糖尿病外科患者在术后及不能进食的情况下均需要静脉注射胰岛素和葡萄糖,来控制新陈代谢。胰岛素静脉注射剂量应个体化。人胰岛素比动物胰岛素起效快、作用时间长。静脉注射后 10~30 min 起效,10~30 min 达高峰,持续 0.5~1 h,在血液循环中半衰期为 5~10 min。

5. 吸入　吸入胰岛素对 1 型糖尿病和 2 型糖尿病患者均安全有效。吸入胰岛素是以干粉颗粒的形式(通常的颗粒是小于 5 μm)运用特殊设计吸入器吸入肺内。以这种方式吸收入体内的生物利用度是皮下注射吸收的 8%~13%,但两种方法的起始作用时间是相似的。吸入胰岛素可以代替餐前快速起效胰岛素的皮下注射。

（二）胰岛素处方

在胰岛素处方时应该标注品牌和制剂来源（如动物胰岛素、半合成人胰岛素、生物合成人胰岛素、人胰岛素类似物），因其即便是同一类胰岛素其释放行为可能不同。不同品牌胰岛素制剂由于添加不同的防腐剂，对注射部位的刺激有差异。改换另一品牌胰岛素时，需要加强治疗效果监测。

（三）胰岛素使用咨询要点

（1）胰岛素使用患者应随身备有葡萄糖或其他能够防止低血糖的零食。

（2）胰岛素使用患者应随身携带可显示糖尿病患者身份的卡片。

（3）未开启胰岛素应冷藏保存，切勿冷冻。冷冻的胰岛素不可再用。

（4）使用中的胰岛素笔芯能在室温下常规保存4周，不宜冷藏。小剂量使用患者如儿童应在胰岛素瓶上标记起始使用时间。如果是在冰箱中保存胰岛素，则在使用前2h放置室温中回温，来减少胰岛素笔故障、提高注射舒适度。

（5）预混胰岛素及类似物在注射前需重复混匀。

（6）每次使用前检查胰岛素笔的功能。将笔调到1或2个单位，然后按压活塞至针尖形成液滴，排出笔内气泡。

（7）另备一支胰岛素笔应急。

（四）胰岛素分类

1. 人序列胰岛素　　这类胰岛素与人体自身分泌的胰岛素分子结构和活性完全相同，有两种方法获得：① 将猪胰岛素进行酶修饰所得半合成人胰岛素；② 利用基因工程技术将人胰岛素基因插入细菌或者酵母菌生物合成人胰岛素。

2. 动物胰岛素　　从猪或牛的胰腺中提取并纯化得到。有些人对使用猪或牛来源的胰岛素存有忧虑。牛胰岛素与人胰岛素有3个氨基酸不同，猪胰岛素与人胰岛素仅有1个氨基酸不同，因分子结构有种属差异具有抗原性可引起过敏反应。皮下注射猪或牛胰岛素比人序列胰岛素吸收慢。之前对动物胰岛素稳定的患者改用人胰岛素时，部分患者更多发生低血糖或出现低血糖前期症状。当重新使用动物胰岛素时，患者将不会产生相同的低血糖前期症状。

四、血脂异常和脂蛋白异常血症的药物治疗

血脂异常指血清中胆固醇（CH）（≥6.2 mmol/L）、三酰甘油（TG）（≥2.3 mmol/L）、低密度脂蛋白胆固醇（LDL‐C）水平升高（≥4.1 mmol/L），高密度脂蛋白胆固醇（HDL‐C）水平降低（≤1.0 mmol/L）。由于在血浆中脂质以脂蛋白的形式存在，血脂异常表现为脂蛋白异常血症。血脂异常可导致冠心病等动脉粥样硬化性心血管疾病（atherosclerotic cardiovascular disease，ASCVD），同时增加肿瘤的风险。防治血脂异常对降低心血管病患病率、提高生活质量具有重要意义。

按病因分类血脂异常分原发性和继发性两种。原发性血脂异常由遗传基因缺陷与环境因素相互作用引起，占血脂异常的大多数。继发性血脂异常由其他疾病或药物引起，如甲状腺功能减退症、库欣综合征、利尿药、糖皮质激素等。脂质来源、脂蛋白合成、代谢过程关键酶异常或降解过程受体通路障碍等，均可导致血脂异常。

临床通常根据不同的血脂异常分为高胆固醇血症、高三酰甘油血症、混合型高脂血症、低高密度脂蛋白胆固醇血症。血脂异常可见于不同年龄、性别的人群,常有家族史。血脂水平一般随年龄增长而升高。脂质局部沉积可致异常的局限性皮肤隆起,常见于眼睑周围黄色瘤。严重高 TG 血脂可出现血症眼底病变。脂质沉积在血管内皮下可致动脉粥样硬化,导致心脑血管和周围血管病变。特别注意一些家族性血脂异常可于青春期前发生冠心病甚至心肌梗死。严重高 TG 血症可引起急性胰腺炎。血脂异常通过实验室检查进行诊断和分型。检查前应空腹,禁食 12~14 h,采血前最后一餐忌食高脂食物和禁酒。

(一)治疗一般原则

血脂异常受饮食和生活方式影响。控制饮食和改善生活方式(戒烟、限盐、限酒、禁烈性酒,增加运动)是治疗血脂异常的有效干预。根据 ASCVD 危险程度决定不同强度的干预措施是防治血脂异常的核心;由于 LDL－C 升高是导致 ASCVD 发病的关键因素,故将降低 LDL－C 作为首要的干预靶点。鉴于他汀类药物能显著降低心血管事件风险,故首选他汀类药物用于调脂达标。但注意高强度他汀类治疗有肌病风险,建议使用中等强度的他汀类药物作为起始剂量,根据个体疗效和耐受性调整剂量。

(二)药物治疗

1. 他汀类　　他汀类药物竞争性抑制体内 CH 合成限速酶活性减少 CH 合成,同时上调细胞表面 LDL 受体,加速 LDL 分解代谢,显著降低血清 TC、LDL－C 和 ApoB,在一定程度上降低 TG。他汀类药物适用于高 CH 血症、混合型高脂血症和 ASCVD。常用的他汀类和日剂量范围如下:洛伐他汀(10~80 mg)、辛伐他汀(5~40 mg)、普伐他汀(10~40 mg)、氟伐他汀(10~40 mg)、阿托伐他汀(10~80 mg)。建议每日服用 1 次他汀类药物,由于胆固醇合成夜间最强,故晚间服用为佳。应坚持长期用药。如应用他汀类出现不良反应,可更换他汀类品种、减少剂量、隔日服用或更换非他汀类药物。他汀类药物可致转氨酶升高、肌痛、肌炎,极少数发生横纹肌溶解而致急性肾功能衰竭。

2. 肠道 CH 吸收抑制剂　　依折麦布作用于小肠细胞刷状缘,抑制胆固醇和植物固醇吸收,适用于高 CH 血症和以 TC 升高为主的混合型高脂血症,可单用或与他汀类联合使用。推荐剂量 10 mg,qd。常见不良反应为一过性头痛和消化道症状。

3. 普罗布考　　普罗布考通过促进 LDL 清除、降低 TC 和 LDL－C 水平,适用于治疗高 CH 血症。常用剂量为 0.5 g,bid,口服。常见不良反应为恶心。

4. 胆酸螯合剂　　胆酸螯合剂在肠道内与胆汁酸不可逆结合、阻断胆酸的肠肝循环,促进胆汁酸随粪便排出,减少 CH 的重吸收。适用于高胆固醇血症和以 TC 升高为主的混合型高脂血症。主要药物有考来烯胺(4~16 g)、考来替泊(5~20 g)。与他汀类药物合用能明显提高调脂效果。常见不良反应为恶心呕吐、腹胀、腹痛、便秘。注意胆酸螯合剂有升高 TG 的作用,故重度高三酰甘油血症禁用,因此时有诱发急性胰腺炎的可能。

5. 贝特类　　贝特类药物可降低血清 TG、升高 HDL－C 水平,适用于高三酰甘油血症和以 TG 升高为主的混合型高脂血症。常用药物非诺贝特 0.1 g,tid;或微粒型 0.2 g,qd。苯扎贝特 0.2 g,tid;或缓释型 0.4 g,每晚 1 次。吉非贝特和氯贝丁酯因副作用较大,临床已少用。

6. 烟酸类　　烟酸类药物调脂作用与其抑制脂肪组织中酯酶活性有关,可减少游离脂肪酸进入肝脏、减少 VLDL 分泌。大剂量使用可降低 TC、LDL - C 和 TG,升高 HDL - C,适用于高三酰甘油血症和以 TG 升高为主的混合型高脂血症。常用烟酸缓释剂型,推荐剂量 1~2 g,每晚睡前服用。建议起始剂量从 0.375~0.5 g/d 开始,4 周后再增至推荐剂量。

五、肥胖症的药物治疗

肥胖症是以体内脂肪过度蓄积和体重超常为特征的慢性代谢性疾病,是遗传因素、环境因素、内分泌调节异常、炎症、肠道菌群等多种原因相互作用的结果。肥胖程度评估采用人体测量学指标,常用体重指数(BMI)18.5~23.9 为正常,24.0~27.9 为超重,≥28.0 为肥胖。BMI(kg/m^2)= 体重(kg)/身高(m)^2。

肥胖症患者脂肪分布有性别差异。男性脂肪主要分布在内脏和上腹部皮下,为中心型肥胖。女性脂肪主要分布在下腹部、臀部和股部皮下,为外周型肥胖。中心型肥胖发生代谢综合征的危险性较大。

肥胖症有家族聚集倾向,大部分肥胖症为多基因遗传。环境因素是肥胖患病率增加的主要原因,热量摄入过多和体力活动减少。饮食结构亦有影响,脂肪比糖类更易引起脂肪积聚。下丘脑是机体能量平衡调节的关键部位,调控瘦素、脂联素、胰岛素、胃生长素、胰高血糖素、生长激素、甲状腺素、肾上腺素等参与能量代谢调节的重要激素。神经-内分泌调节中任何环节的异常均可导致肥胖。

肥胖症是引起高血压、糖尿病、心脑血管病、肿瘤等慢性非传染性疾病的危险因素和病理基础。轻度肥胖症多无症状,中至重度肥胖症可引起气急、关节痛、肌肉酸痛、焦虑、抑郁等。严重肥胖症患者可出现自卑、重度抑郁等精神问题,社会适应不良。

(一)生活方式改变

改变生活方式以减少热量摄入及增加热量消耗,治疗肥胖症最基本要求是限制患者摄入的热量特别是糖和脂肪的摄入,使摄入热量小于消耗。但必须保证充足的营养素如必需氨基酸、维生素和矿物质摄入。确定适当的营养素分配比例,蛋白质、脂肪、碳水化合物分别占总热量的 15%~20%、<30%、50%~55%。以蛋、牛奶、鱼、肉、大豆等优质蛋白为主,摄入足够新鲜蔬菜和水果;避免油煎、油炸食品、巧克力、零食等。

(二)药物治疗

奥利司他是肠道脂肪酶抑制剂,可减少脂肪的吸收。适用于肥胖和超重患者,结合低热量饮食控制体重。推荐剂量为 120 mg,tid,餐时或餐后 1 h 内服用。如有一餐未食或食物中不含脂肪,可省略 1 次服药。治疗早期有轻度消化系统副作用如胀气、大便次数增多、脂肪便、脂肪泻等。有严重肝损害的报告,应注意。如出现食欲减退、瘙痒、黄疸、尿色深、粪便色浅、重度或持续性腹痛,应立即停药。未超重者禁用。不推荐用于 BMI<24 kg/m^2 的患者。

二甲双胍促进组织摄取葡萄糖、增加胰岛素敏感性,有一定的减重作用。推荐剂量为 0.5 g,tid。不良反应为胃肠道反应。

六、高尿酸血症的药物治疗

高尿酸血症是一种常见的生化异常,由尿酸盐生成过量和(或)肾脏尿酸排泄减少引起,血尿酸>420 μmol/L(7 mg/dL)。体内 37°C 时尿酸饱和浓度约为 420 μmol/L(7 mg/dL),超过此浓度水平,尿酸盐形成结晶沉积在多种组织,包括肾脏、关节滑膜,引起组织损伤。

大多数原发性高尿酸血症患者没有临床症状,常有代谢综合征的临床表现。在无症状期,仅有波动性或持续性高尿酸血症,从血尿酸增高到症状出现的时间可长达数年到数十年。中青年男性多见痛风性关节炎,常常首发于第一跖趾关节,或踝、膝等关节。起病急骤,24 h内发展至高峰。持续数天至数周后可完全自然缓解,反复发作则受累关节逐渐增多。首发症状出现未经治疗的患者,多年后可出现痛风石,在第一跖趾关节、耳郭、指关节、肘关节等部位。高尿酸血症患者亦有肾脏病变和眼部病变。

（一）一般治疗

控制饮食总热量,限制饮酒和高嘌呤食物(如动物内脏心、肝、肾等)的大量摄入。每日饮水2 000 mL以上可增加尿酸排泄。慎用抑制尿酸排泄的药物如噻嗪类利尿剂。

（二）药物治疗

1. 增加尿酸排泄药物　　苯溴马隆可抑制近端肾小管对尿酸盐的重吸收,增加尿酸排泄,降低尿酸水平,适合于肾功能良好的伴高尿酸血症和痛风石的反复发作的痛风性关节炎。成人从小剂量25~50 mg/d开始给药,2~5周后根据血尿酸水平逐渐增加剂量。餐后服用,服用时应多饮水,并口服碳酸氢钠3~6 g/d碱化尿液,将尿液pH调整至6.2~6.9。不良反应有胃肠不适、腹泻、药疹。

2. 抑制尿酸生成药物　　别嘌醇通过抑制黄嘌呤氧化酶,减少尿酸生成,适用于尿酸生成过多或不适合使用排尿酸药物者。成人初始剂量为50~100 mg/d,未达标患者每次可递增50~100 mg,最大剂量600 mg/d。肾功能不全者应适当减量,严重不全者禁用。别嘌醇可引起皮肤过敏反应,严重者可发生致死性剥脱性皮炎。非布司他为新型选择性黄嘌呤氧化酶抑制剂,初始剂量20~40 mg/d,2~5周后血尿酸不达标者逐渐加量,最大剂量80 mg/d。因其主要经肝脏代谢清除,在肾功能不全和肾移植患者中具有较好的安全性,轻至中度肾功能不全患者无须调整剂量。重度肾功能不全者慎用。不良反应包括肝功能损害、恶心、皮疹等。

七、骨质疏松症的药物治疗

骨质疏松症是以骨量降低和骨组织微结构破坏为特征,导致骨脆性增加、易于骨折的代谢性骨病。继发性骨质疏松症常有内分泌代谢疾病、全身性疾病、药物引起。绝经后老年女性多见绝经后骨质疏松症,为原发性。雌激素缺乏女性,破骨细胞功能增强,骨丢失加速,是原发性绝经后骨质疏松症的主要病因。

骨质疏松症临床表现为骨痛和肌无力,骨痛常为弥漫性,无固定部位,检查不能发现压痛点。乏力常于劳累或活动后加重,负重能力下降或不能负重。创伤、弯腰、负重、挤压或摔倒后易发生骨折,多发部位为脊柱、髋部和前臂。脊柱压缩性骨折可单发或多发,身材缩短。髋部骨折多在股骨颈部,通常于摔倒后发生。骨质疏松症的危险因素很多,如高龄、吸烟、制动、体力活动减少、酗酒、跌倒、长期卧床、长期服用糖皮质激素、光照减少、钙和维生素D摄入不足等,都可以导致骨质疏松症。

（一）一般治疗

补充充足的优质蛋白改善营养状况有助于骨质疏松症和骨质疏松性骨折的治疗。适量补充钙剂,保持每日钙元素的总摄入量达到 800～1 200 mg。除饮食钙外,可补充碳酸钙、葡萄糖酸钙、枸橼酸钙等制剂,同时补充非活性维生素 D 400～600 U/d,预防骨质疏松。活性维生素 D 如骨化三醇[1,25-(OH)$_2$D$_3$]或阿法骨化醇可促进肠钙吸收,增加肾小管对钙的重吸收,可用于治疗骨质疏松,常用量 0.25 μg/d。用药期间主要定期监测血钙、磷变化,防止发生高钙血症和高磷血症。

（二）对症治疗

有疼痛者可给予 NSAID 治疗,常用阿司匹林每次 0.3～0.6 g,tid;或吲哚美辛每次 25 mg,tid;或塞来昔布每次 100～200 mg,qd。发生骨折或顽固性疼痛时,可加服降钙素制剂。骨折患者应接受牵引、固定、复位等物理康复或手术治疗。

（三）特殊治疗

1. 雌激素　　雌激素补充治疗主要用于预防绝经后骨质疏松症,亦可作为治疗方案。常用制剂和用量:微粒化 17β-雌二醇或戊酸雌二醇,1～2 mg/d;炔雌醇 10～20 μg/d;替勃龙 1.25～2.5 mg/d;尼尔雌醇每周 1～2 mg;雌二醇透皮贴剂 0.05～0.10 mg/d。雌激素补充治疗疗程不超过 5 年,治疗期间应定期进行妇科和乳腺检查;一般口服给药。有胃肠道疾病者,以及轻度高血压、糖尿病、高三酰甘油血症者可选用透皮制剂。优先选用天然雌激素制剂。

2. 雄激素　　雄激素补充治疗主要用于男性骨质疏松症的治疗。天然雄激素制剂有睾酮、雄烯二酮、二氢睾酮。常用苯丙酸诺龙或吡唑甲睾酮。长期治疗有肝损害,宜选用经皮制剂。

3. 二膦酸盐　　通过抑制破骨细胞生成和骨吸收,治疗代谢性骨病。但老年人不宜长期应用。常用制剂和用量:依替膦酸二钠 400 mg/d 于清晨空腹口服,服药 1 h 后方可进食,一般连服 2～3 周,隔月再服 1 个疗程。阿仑膦酸钠 10 mg/d 口服,服药期间无须间歇,或每周 70 mg。

4. 降钙素　　抑制骨吸收,适用于骨质疏松症、急性高钙血症或高钙血症危象。常用制剂和用量:鲑鱼降钙素 50～100 U/d,皮下或肌注,有效后减为每周 2～3 次。鳗鱼降钙素 20 U,每周肌内注射 2 次。

八、甲状腺疾病的治疗

甲状腺是人体重要的内分泌腺,其分泌的甲状腺激素生理作用十分广泛,调节机体许多重要的生命活动和新陈代谢,如促进脑、机体的生长发育,促进细胞生物氧化作用,维持电解质、糖、蛋白质的正常代谢,以及调节能量和物质代谢、体温和酶的活化,对保持机体内环境的稳态和各系统正常生理功能有重要作用。

甲状腺疾病属于一种常见的内分泌系统疾病,近年来,全球甲状腺疾病流行病学数据表明,甲状腺疾病患者已超过 3 亿以上,我国甲状腺患者几乎占到全球一半以上,但目前能够接受规范化治疗的患者不足 5%。由于诊断标准不统一、实验室敏感性、碘营养状态均不同,各国的患病率和发病率存在较大差距。

（一）甲状腺疾病的分类和定义

常见的甲状腺疾病包括甲状腺肿、甲状腺毒症和甲状腺功能减退。甲状腺肿是指良性甲状腺上皮细胞增生形成的甲状腺肿大,单纯性甲状腺肿大也称为非毒性甲状腺肿,是指非炎症和非肿瘤原因不伴有临床甲状腺功能异常。甲状腺毒症是指循环中甲状腺激素过多,引起以神经、循环、消化等系统兴奋性和代谢亢进为主要表现的一组临床综合征,可分为甲状腺功能亢进症和非甲状腺功能亢进症。甲状腺功能亢进症简称甲亢,是指甲状腺腺体本身产生甲状腺激素过多而引起的甲状腺毒症。甲状腺功能减退症简称甲减,是由各种原因导致的低甲状腺激素血症或甲状腺激素抵抗引起的全身性低代谢综合征。

（二）甲状腺疾病的病因、诊断和临床表现

甲状腺肿可分为地方性甲状腺肿和散发性甲状腺肿。地方性甲状腺肿的最常见原因是碘缺乏病,多见于碘缺乏地区如山区和远离海洋的地区。碘缺乏时合成甲状腺激素不足,负反馈引起垂体分泌过量的促甲状腺激素(thyroid stimulating hormone,TSH),刺激甲状腺增生肥大。甲状腺长期在 TSH 刺激下出现增生或萎缩的区域、出血、纤维化和钙化,也可出现自主性功能增高和毒性结节性甲状腺肿;散发性甲状腺肿原因复杂。外源性因素包括食物中的碘化物、致甲状腺肿物质和药物等。内源性因素包括儿童先天性甲状腺激素合成障碍等。内源性因素和外源性因素都可导致甲状腺激素合成减少,TSH 分泌反馈性增加,导致甲状腺肿,严重者可出现甲状腺功能减退症。单纯性甲状腺肿除甲状腺肿大外,往往无其他症状。随着病情的进展,甲状腺可逐渐增大,甚至引起压迫症状,压迫气管可引起咳嗽与呼吸困难、咽下困难、声音嘶哑,压迫血管致血液回流障碍可出现面部青紫、浮肿。

甲状腺功能亢进症病因包括弥漫性毒性甲状腺肿、结节性毒性甲状腺肿和甲状腺自主高功能腺瘤。非甲状腺功能亢进症包括破坏性甲状腺毒症和服用外源性甲状腺激素。甲状腺功能亢进症一般是在遗传基础上,因感染、精神创伤等应激因素而诱发,属于抑制性 T 细胞功能缺陷所导致的一种器官特异性自身免疫病。根据 2016 年美国甲状腺协会发布的《甲状腺功能亢进症和其他原因所致甲状腺毒症诊治指南》,对已知或疑似甲状腺毒症的患者,应从以下 3 个方面进行全面的诊断和评估:① 疾病严重程度评估:全面的病史采集和体格检查,除测定基础脉搏、血压、呼吸之外,还应评估甲状腺大小、质地、对称度、有无结节及是否存在外周水肿、眼征等,并注意心脏、肺、神经肌肉功能等方面的临床表现。② 血液指标评估:以 TSH 为诊断的初筛指标。对高度怀疑为甲状腺功能亢进症,则应同时检测血清 TSH 和游离甲状腺素以提高诊断的准确性。③ 明确甲状腺毒症病因:不同病因的处理不尽相同,所以应明确病因。根据条件,进行促甲状腺激素受体抗体检查、摄碘率检查或甲状腺超声血流测定。

甲状腺功能亢进症主要的临床表现有:易激动、烦躁失眠、心悸、乏力、怕热、多汗、消瘦、食欲亢进、大便次数增多或腹泻、月经稀少。伴或不伴周期性瘫痪和近端肌肉进行性无力、萎缩,后者称为甲状腺功能亢进症性肌病。毒性弥漫性甲状腺肿有极少数伴发重症肌无力,少数老年患者高代谢症状不典型,相反表现为乏力、心悸、厌食、抑郁、嗜睡、体重明显减少,称之为"淡漠型甲亢"。甲状腺功能亢进症的眼部表现分为两类:一类为单纯性突眼,患者可出现眼球轻度突出;另一类为浸润性突眼,眼球明显突出。患者自诉有眼内异物感、胀痛、畏光、流泪、复视,同时伴有斜视、视力下降。

甲状腺功能减退症的病因有很多,不同原因引起的甲状腺功能减退症与地域和环境因素的不同有关。最常见的甲状腺功能减退症类型为原发性甲状腺功能减退症,其病因有甲状腺炎、甲状腺大部或全部切除术后、甲状腺功能亢进症经放射性^{131}I 治疗后、抗甲状腺药物用量过大、时间过长,抑制了甲状腺功能等。典型的甲状腺功能减退症患者,结合临床表现与实验室检查,一般不难做出诊断。实验检查可采用 TSH 检查和抗甲状腺抗体相结合的方式。本病发病隐匿,病程较长,不少患者缺乏特异症状和体征,主要以代谢率减低和交感神经兴奋性下降为主,早期患者可没有特异症状。典型患者畏寒、乏力、手足肿胀感、嗜睡、记忆力减退、少汗、关节疼痛、体重增加、便秘、女性月经紊乱,或者月经过多、不孕。

（三）甲状腺疾病的治疗原则

甲状腺疾病的治疗必须强调个体化原则,因为不同患者对药物的敏感性不同,在疾病的不同阶段,不同的机体变化也会影响病情,因此需要根据服药后甲状腺功能的变化,合理并个体化调整药物剂量。

单纯性甲状腺肿的常见危险因素有碘缺乏、致甲状腺肿物质和特殊生理时期对甲状腺的需求量增加。应根据病因选择治疗及预防措施。如由缺碘引起者,尤其在青春期、妊娠期和哺乳期等生理需求量增加时注意碘的补充。除有压迫症状可选择手术治疗外,甲状腺肿一般不需特殊治疗,主要是改善碘营养状态。食盐加碘是目前国际上公认的预防碘缺乏病的有效措施。

甲状腺功能亢进症的常见危险因素有遗传易感者(HLA - B46 抗原)、自身免疫高敏和环境因素等。常见的甲状腺功能亢进症类型有甲状腺性甲状腺功能亢进症、垂体性甲状腺功能亢进症、异位促甲状腺激素综合征、妇产科疾病所致甲状腺功能亢进症、医源性甲状腺功能亢进症。治疗手段包括一般治疗、抗甲状腺药物治疗及辅助药物治疗、放射性[131]I 治疗及手术治疗。应根据患者具体情况,设定恰当的治疗目标,选用适当的治疗方案。

甲状腺功能减退症的常见危险因素有自身免疫损伤、甲状腺破坏、碘过量等,患者有明显的临床表现和体征,治疗目标是将血清 TSH 和甲状腺激素水平恢复到正常范围,临床症状和体征消失。常见方案是甲状腺素的补充或替代治疗,多数患者需给予终身替代治疗。但患者常伴有其他慢性心血管疾病,治疗时要综合考虑患者对激素的耐受性。

（四）甲状腺疾病的药物治疗原则

单纯性甲状腺肿的治疗主要取决于病因,如单纯性甲状腺肿是由于服用致甲状腺肿物质所致者,在停服后甲状腺肿可自行消失。甲状腺肿病史较长者,临床上不易发现但甲状腺功能在正常低限,TSH 偏高,可采用甲状腺制剂长期治疗以补充内源性甲状腺激素的不足,进而抑制 TSH 的分泌。一般使用甲状腺片治疗,可使甲状腺明显缩小或消失。病程长的多结节性甲状腺肿患者,应作 TRH 兴奋试验,如 TSH 反应降低或无反应,表示甲状腺已开始有自主性功能,不宜用甲状腺激素治疗。

药物治疗主要用于病情较轻、甲状腺较小、患者年龄小于 20 岁的甲状腺功能亢进症,以及严重活动性突眼、孕妇等患者。临床上常用的抗甲状腺药物主要分为咪唑类和嘧啶类两类,咪唑类主要适用于甲状腺轻至中度肿大及年轻患者,而嘧啶类一般适用于妊娠合并甲状腺功能亢进、甲状腺危象的患者。手术治疗主要用于服药无效或者不能坚持服药者,及甲状腺肿大显著、有压迫症状的患者。

根据 2017 年中华医学会内分泌学分会《成人甲状腺功能减退症诊治指南》,包括甲状腺激素及甲状腺自身抗体的测定方法、正常值范围、受影响因素、甲状腺功能减退症的诊断思路、药物调整、治疗目标和不同类型甲状腺功能减退症的处理原则,以规范和细化对甲状腺功能减退症患者的管理。药物治疗的剂量和疗程取决于患者病情、年龄、体重和个体差异,起始剂量和维持剂量药根据患者年龄、体重和心脏状态决定。

（五）甲状腺疾病的药物治疗

1. 碘及碘化物　　不同剂量的碘化物对甲状腺功能可产生有完全不同的影响。小剂量的碘是合成甲状腺激素必备的原料,可预防单纯性甲状腺肿。大剂量碘(>6 mg/d)可有抗甲状腺作用,主要是抑制甲状腺激素的释放。复方碘溶液仅用于术前准备和甲状腺危象,它可以暂时性的减少甲状腺充血,抑制甲状腺激素的释放,也抑制其合成。给药后2~3周症状逐渐减轻,但以后又可使甲状腺功能亢进症症状加重,并影响抗甲状腺药物的疗效。

碘及碘化物在甲状腺功能亢进症中的应用指征有:① 术前准备:对 Graves 病甲状腺切除术术前准备,短期碘可以有效减少腺体血管和手术失血,以及降低甲状腺功能异常患者的血清甲状腺激素浓度;对于缺碘地区的 Graves 病患者,碘治疗可能加重甲状腺功能亢进症,因为碘为新的激素合成提供了更多的底物。不推荐这些患者术前给予碘来减少甲状腺腺血管。② 放射性[131]I 治疗后或联合硫脲类药物的辅助治疗:在放射性[131]I(特别是硫脲类药物不耐受的患者)治疗后 1 周或联合硫脲类药物时,碘化钾也可能是一种有益的辅助治疗。③ 甲状腺危象:对于有严重甲状腺功能亢进症或甲状腺危象的患者,通常使用多种药物合用的方法,每种药物的作用机制不同。碘溶液用于阻止甲状腺激素的释放。碘的给予应该延迟至硫脲类药物给药后至少 1 h,以防止碘被用作新激素合成的底物。

（1）碘制剂和用法用量:饱和碘化钾溶液(SSKI,每滴含 50 mg 碘,1 滴 0.05 mL):通常口服给药,剂量如下:用于 Graves 病甲状腺切除术术前准备时,1 次 0.05~0.1 mL(1~2 滴,50~100 mg),tid,连用 10 d;用于甲状腺危象时,1 次 0.25 mL(5 滴,250 mg),qid;用于放射性[131]I 治疗后持续数月轻度甲状腺功能亢进症时,在放射性[131]I 治疗后 1 周给予 0.15 mL(3 滴,150 mg),bid,作为辅助治疗,或者给予更小的剂量(每日 1~2 滴)。

碘化钾片剂:130 mg 规格的碘化钾(KI)片剂(含 100 mg 碘)。

碘-碘化钾溶液(Lugol 液,每滴含 6.25 mg 碘):通常口服给药。剂量如下:用于 Graves 病甲状腺切除术术前准备时,1 次 0.25~0.35 mL(5~7 滴),tid,连用 10 d;用于甲状腺危象时,1 次 0.5 mL(10 滴),tid;对于不能口服药物的患者,因为 Lugol 液是无菌的,可将其直接加入静脉液体中进行给药。另一种方法是经直肠给予碘溶液。

（2）碘制剂常见不良反应:给予碘可能加重甲状腺功能亢进症。口服 Lugol 液(碘 960 mg/d)治疗甲状腺危象后,出现了局部食管或十二指肠黏膜损伤和出血。这些溶液可能具有刺激性,应该稀释于 240 mL 或更多量中,以及与食物同食。此外,一种痤疮性面部皮疹可能与使用碘的剂量有关。

2. 非选择性 β 受体阻滞药　　甲状腺功能亢进症会使许多组织中的 β 受体增加。随之增加的 β 受体活性会引发很多甲状腺功能亢进症症状。因此,β 受体阻滞药可以迅速缓解诸多甲状腺功能亢进症症状,包括心悸、心动过速、震颤、焦虑和热耐受不良。常用的 β 受体阻滞药为普萘洛尔和阿替洛尔,但合并支气管哮喘的患者禁用普萘洛尔;妊娠和哺乳期间首选普萘洛尔而避免阿替洛尔。其他的禁忌证包括慢性阻塞性肺疾病、严重周围血管疾病、雷诺现象、心动过缓、Ⅱ 或 Ⅲ 度心脏传导阻滞等。

（1）用法用量:有症状的甲状腺毒症患者(特别是老年患者),以及静息心率超过90 次/分或者伴发心血管疾病的甲状腺毒症的患者,应使用 β 受体阻滞药对症治疗。起始剂量可达 10~

40 mg,每日 3~4 次口服,高剂量下该药物可阻止 T_4 向 T_3 转化,因此也可用于甲状腺危象抢救。

若患者无禁忌证存在,则可在诊断为甲状腺功能亢进症后即开始 β 受体阻滞药治疗,即便没有确诊甲状腺毒症的病因。Graves 病患者选择硫脲类药物初始治疗时常会同时给予 β 体阻滞剂,以放射性 ^{131}I 作为初始治疗且不需要硫脲类药物预处理的患者通常也会使用 β 受体阻滞药。具有 β 受体阻滞药相对禁忌证的患者可能更容易耐受选择性 $β_1$ 受体阻滞药,如阿替洛尔或美托洛尔。一般采用初始剂量为 25~50 mg/d 的阿替洛尔;根据甲状腺功能亢进症对症治疗和控制心动过速需要,最大剂量可为 200 mg/d。阿替洛尔具有 1 d 给药 1 次和 $β_1$ 受体选择性的优点;但所有 β 受体阻断剂均能有效减轻甲状腺功能亢进症症状。

(2)不良反应:服药初期可见头晕、头痛、出汗、睡眠异常、多梦及精神紊乱、胃肠功能紊乱;可能导致糖尿病患者糖耐量降低,掩盖低血糖表现;可导致脉搏缓慢、房室传导阻滞、心力衰竭加重、胸痛,有支气管哮喘患者或呼吸道阻塞患者,可引起支气管痉挛。

3. 抗甲状腺药物(ATD)

(1)分类:常用的抗甲状腺药物,可分为两大类:① 硫脲类抗甲状腺药,包括甲硫氧嘧啶(MTU)和丙硫氧嘧啶(PTU);② 咪唑类抗甲状腺药,包括甲巯咪唑(MMI)和卡比马唑(CMZ)。这些药物的作用机制:抑制甲状腺素的合成,抑制甲状腺过氧化物酶活性,抑制碘化物形成活性碘,影响酪氨酸残基碘化,抑制碘化酪氨酸碘化,抑制碘化酪氨酸偶联形成碘甲状腺原氨酸;还可以抑制免疫球蛋白的合成,使甲状腺中淋巴细胞减少。

(2)适应证:主要的应用指征有包括病情轻、甲状腺较小者;年龄小于 20 岁、妇女妊娠期、年迈体弱或合并多器官疾病不宜手术者;甲状腺切除术前准备;不宜用放射性 ^{131}I 治疗者;作为放射性 ^{131}I 治疗前辅助治疗;术后复发而不宜手术患者。ATD 治疗优点有:疗效肯定;方便、经济;不会导致永久性甲状腺功能减退症。缺点有:疗程长;停药后复发率高;可伴发肝损害和粒细胞减少症。

(3)用法用量:在对患者开始使用硫脲类药物之前,须进行基线血液检查,包括全血细胞计数和肝功能检查结果。当患者中性粒细胞绝对计数的基线值低于 500/mm³ 或肝脏转氨酶水平升高(>5 倍正常上限)时,一般使用硫脲类药物。

通常甲状腺功能亢进症起始治疗首选 MMI 而非 PTU。除以下情况外:妊娠早期;甲状腺危象,患者对 MMI 反应差但拒绝手术。治疗前应明确告知患者药品不良反应。治疗开始前,建议患者检测血常规和肝功,如结果正常可启用 ATD。

MMI 的起始剂量因甲状腺功能亢进症的严重程度不同而异。指南中推荐,须根据甲状腺功能亢进症和甲状腺肿大程度不同而进行不同处理。对于甲状腺仅轻微肿大或甲状腺功能亢进症程度较轻的患者,通常将 MMI 的起始剂量定为 1 次 10~15 mg,qd。根据患者的临床表现及血清促甲状腺激素、甲状腺素和三碘甲腺原氨酸水平来判断其甲状腺功能亢进症严重程度,若患者甲状腺功能亢进症在治疗 4~6 周内没有改善,可增加 MMI 的剂量。若患者的甲状腺肿较大或甲状腺功能亢进症较严重,MMI 的起始剂量为每日 20~30 mg。开始治疗时,将日剂量分为多次给药。当患者病情缓解时,逐步降低 MMI 的剂量至维持剂量(5~15 mg/d)。PTU 用于治疗妊娠早期的甲状腺功能亢进症女性患者,而不用 MMI,在威胁生命的甲状腺毒症或甲状腺危象的初始治疗中也是如此。

关于其疗程和停药,ATD 治疗的常规疗程为 12~18 个月,满足该疗程且检查均正常可考虑停药。下述情况的患者可考虑 ATD 的长疗程治疗：经过足疗程 MMI 治疗后甲状腺功能亢进症复发者，如患者仍有意愿优选择 ATD，可继续治疗 12～18 个月；对促甲状腺激素受体抗体（TRAb）持续升高者，可继续治疗低剂量 ATD 治疗 12～18 个月。停药后要注意随访和复查，6 个月内每 1～3 个月复查，6 个月后延长监测间隔时间。甲状腺功能亢进症经药物治疗达到完全缓解后何时停药，应综合考虑下述指标，甲状腺功能亢进症症状消失，突眼、甲状腺肿体征得到缓解；甲状腺功能已多次正常，T_3、T_4、FT_3、FT_4 等长期稳定在正常范围。

（4）监测及注意事项：服用某种硫脲类药物的 Graves 甲状腺功能亢进症患者需接受仔细监测。及时监测血清 T_4 和 T_3 水平非常重要，这是因为即使血清 T_4 水平已恢复正常但 T_3 水平可能仍然较高。一些 Graves 甲状腺功能亢进症患者的血清 T_3/T_4 比值特别高，称为"T_3 型"Graves 病，这类患者对硫脲类药物的反应往往欠佳，而且达到长期缓解的可能性较低。一些接受某种硫脲类药物治疗的患者，在血清 T_4 水平较低时，血清 T_3 水平仍然较高。

与血清 T_3 和 T_4 值具有重要意义相比，血清 TSH 值在治疗初期可能有误导性。甲状腺功能亢进症会抑制垂体 TSH 的生成，这种作用在血清 T_4 和 T_3 水平恢复正常后仍可持续数月。因此，开始治疗后数月内，即使血清 T_4 和 T_3 水平已恢复正常甚至偏低时，血清 TSH 水平常常较低。不过，血清 TSH 水平经常在数周内上升至正常范围。此时，不再需要检测血清 T_3 水平。对患者应每 4～6 周检查 1 次甲状腺功能，直到稳定接受硫代酰胺类药物维持治疗。

（5）不良反应：粒细胞减少是常见的不良反应，发生率较高，所以在治疗过程中需要及时检测血常规，严密观察。可酌情使用升白药物如维生素 B_4、利血生等。粒细胞缺乏伴发热、咽痛、皮疹时，需停药抢救，应用重组人粒细胞集落刺激因子，使白细胞上升后继续或改用其他抗甲状腺药物，如出现发热性疾病和咽炎，应检查白细胞分类计数。其他常见的不良反应有药疹和肝毒性，如皮疹加重或发生中毒性肝炎则应立即停药抢救，如出现皮肤瘙痒、黄疸、粪便颜色变浅、深色尿、关节痛、腹痛或腹胀、恶心或明显乏力等症状的患者，须评估肝功能及肝细胞的完整性。

（6）妊娠期和哺乳期中 ATD 的应用：甲状腺疾病妇女在妊娠期应尽可能使用最低剂量的 ATD 治疗，以保持其甲状腺激素正常高值或稍高于妊娠特异性参考范围上限为目标。妊娠期间新诊断的甲状腺疾病，妊娠早期如需要使用 ATD 治疗时应使用 PTU；妊娠中晚期确诊 ATD 起始治疗应选择 MMI。对于患有甲状腺功能亢进症的育龄期女性，如需靠高剂量 ATD 维持甲状腺功能正常，建议妊娠前进行根治性治疗；如甲状腺功能亢进症在 MMI 在控制良好，推荐 4 种选择：妊娠前根治性治疗；受孕前可转为 PTU 治疗；一旦确认妊娠转为 PTU 治疗；经过适当筛选部分患者一旦被确诊妊娠即停止 ATD 治疗。哺乳期如需使用 ATD 治疗，尽可能用低剂量以防对母亲或胎儿的肝损伤。

4. 甲状腺激素　　纠正甲状腺功能减退症的首选疗法为外源性补充合成甲状腺素（T_4，左甲状腺素）。T_4 是一种激素原，自身活性很弱。在外周组织中脱碘形成有活性的甲状腺激素 T_3。正常人每日生成的 T_3 中大约有 80% 来自此途径。给予一剂 T_4 后有 70%～80% 被吸收，且 T_4 的血浆半衰期较长，因此达到稳态后每日 1 次治疗基本上就可以维持血清 T_4 和 T_3 的浓度恒定。除了抗甲状腺药及甲状腺次全切除术后引起的暂时性的甲状腺功能减退症，其他原因导致的甲状腺功能减退症，应长期服用甲状腺制剂。在治疗中可根据患者的症状、体征及血中 T_3、T_4 的结果来调整药物的剂量。该药在正确剂量和疗程下较少产生不良反应,要注意因无症状时间过长而接受替代治疗后引起的心绞痛加重或出现心律失常。

（六）药学监护要点

（1）甲状腺疾病经常性需长期服药,如甲状腺功能减退症时的替代治疗和甲状腺功能亢进症时抗甲状腺药物的使用,药师有必要对患者的用药依从性进行监护。应使患者明确药物治疗的大概疗程、药物使用方法、用药期间应监测的指标、监测时间及生活方式的调整方法。

（2）不良反应的监护和处置：抗甲状腺药物常见的不良反应有皮肤反应、肝毒性和血液系统不良反应。皮肤反应发生时应用抗组胺药物纠正,如发生严重药疹应及时停药以免剥脱性皮炎的发生,出现关节疼痛者应当停药,否则可能出现严重的一过性游走性多关节炎。发生白细胞减少时,但中性粒细胞稳定时,通常不需停药,可减量,并加用升高白细胞量的药物。粒细胞减少是抗甲状腺药物的严重并发症,老年患者发生的危险性增加。患者的主要临床表现有发热、咽痛、全身不适等,严重者可出现败血症,病死率较高,所以在治疗中应密切关注患者有无发热。咽痛等症状,并定期检查血象,以及时发现粒细胞缺乏症。肝损害多在用药后3周发生,表现为肝炎,转氨酶显著上升。甲状腺功能亢进症本身也有转氨酶增高的作用,应在用药前检查基础肝功,以区别是否为药物的副作用。此外,须严密监护甲状腺危象的发生,需要及时治疗甲状腺功能亢进症,防治感染及做好充分的急救准备。

（3）疗效监护：抗甲状腺功能亢进症药物治疗的疗效指标需从患者症状与体征、检查指标及复发情况等几方面来评价。应对接受抗甲状腺药物治疗的甲状腺功能亢进症患者进行跟踪随访,观察其复发情况。甲状腺功能减退症患者接受替代治疗后,重新建立下丘脑—垂体—甲状腺轴的平衡需要4~6周时间,所以治疗初期,每隔4~6周测定相关激素指标,然后根据结果调整用药剂量,直至达到治疗目标。达标后,需要每6~12个月复查有关激素指标。

第三节　其他药物相关问题

一、低血糖症的处理

糖尿病治疗过程中的某些降糖药物可能会增加低血糖(血糖浓度低于3.9 mmol/L)的风险,严重时可能致心肌梗死、心律不齐、脑损害和认知功能障碍,甚至可能导致死亡。在治疗过程中,要学会辨识低血糖。临床上低血糖分为轻、中、重三级。轻度低血糖可出现饥饿感、冷汗、焦虑不安、感觉异常、心慌等症状;中度低血糖在上述症状基础上,伴有虚弱、乏力、头晕、头痛等。

轻、中度低血糖一般可以通过进食来缓解症状。可顿服15~20 g葡萄糖。最理想的是给予葡萄糖片,其次可适当选用含糖果汁、软饮料、牛奶、糖果、点心或进餐,临床症状通常在15~20 min内缓解。

对于重度低血糖,可能会出现意识模糊、行为异常、认知障碍、视物模糊、嗜睡等严重的神经系统症状,已无法通过进食来改善症状,必须立即送医院治疗。

二、糖皮质激素致骨质疏松

长期大剂量使用糖皮质激素可引起骨质疏松,与糖皮质激素促蛋白质分解、抑制其合成及增加钙、磷排泄有关,骨量减少,骨的微细结构破坏,导致骨脆性增加、强度受损。骨质疏松多见于儿童、绝经妇女和老人,严重者可发生自发性骨折。每位准备开始糖皮质激素长期治疗(3 个月甚至更久,不考虑剂量的情况下)的患者都应有药物预防方法,防止糖皮质激素不良反应的发生,降低骨折风险。

（一）一般预防措施

减少糖皮质激素的剂量至最小有效剂量;考虑糖皮质激素冲击疗法,联合应用硫唑嘌呤;提倡健康饮食,补足钙质预防骨量丢失,增强维生素 D 吸收,升高骨密度;定期举重锻炼;鼓励患者保持健康体重,适当户外运动;鼓励患者戒烟,少量饮酒;积极采取防止跌倒的各项措施;评估后期风险并给予相应的建议。

（二）骨密度测量

测量骨密度(bone mineral density,BMD)可用来评估风险等级,骨密度测定有助于协助诊断骨质疏松症。骨密度是最有效的骨折风险预测指标,骨折风险与骨密度呈几何级数关系。骨密度的变化可以用骨密度仪来监测。一般选用正位脊柱和(或)双侧股骨,当患者的脊柱有明显的增生或变形时,双侧股骨扫描更有意义。骨密度正常为 100%,减少 1%~12% 属于基本正常。异常结果:骨量减少,骨密度值降低 1~2.5 个标准差。骨质疏松:骨密度降低程度等于和大于 2.5 个标准差。严重骨质疏松:骨密度降低程度符合骨质疏松诊断标准同时伴有一处或多处骨折。骨量减少者,若需长期应用糖皮质激素,应在 1~3 年再次测量骨密度。

（三）药物干预

1. 钙剂和维生素 D 制剂　　高危人群(65 岁以上、有脆性骨折病史,或糖皮质激素治疗史)每日至少补充 1 000 mg 钙和 400 U 维生素 D。

2. 双膦酸盐　　阿仑膦酸钠有强的抑制骨吸收作用,明显增加骨密度,每日 10 mg 口服,或每周 1 次 70 mg 口服,孕妇不宜使用。利塞膦酸钠用于治疗和预防绝经后妇女的骨质疏松症,服药后 2 h 内,避免使用高钙食品(如牛奶或奶制品),不宜与阿司匹林或 NSAID 同服。孕妇及哺乳期应停药或停止哺乳。绝经前女性用此药应高度谨慎。口服 1 次 5 mg,qd。至少餐前 30 min 直立位服用,以 200 mL 左右清水送服。服药后 30 min 内不宜卧床。

3. 雷奈酸锶　　仅用于绝经后妇女,qd,1 次 2 g,需长期服用。食物、牛奶和奶制品能够降低雷奈酸锶的吸收,本品应在两餐之间服用。又因吸收缓慢,本品应当在进食 2 h 之后、睡前服用。

4. 降钙素　　可以抑制破骨细胞增长、减少破骨细胞数量,抑制骨吸收,降低骨转换。目前有鲑鱼降钙素和鳗鱼降钙素类食物,有鼻喷剂和皮下注射两种剂型。鲑鱼降钙素注射液肌内注射,50~100 U,每周 2~6 次;鼻喷剂喷鼻,每日 100~400 U,分别喷两侧鼻孔。

5. 骨化三醇和阿法骨化醇　　口服 0.25~1 μg,分 2 次。

6. 激素替代治疗　　雌激素缺乏被认为是绝经后骨质疏松症的主要原因。中老年男性雄激素水平降低也是其骨质疏松症发生的重要原因。但激素替代治疗利弊尚需进一步深入研究。若无禁忌证,绝经后妇女可开始应用雌激素预防骨量丢失。中老年男性适当补充雄激素治疗,将会对骨质疏松症的治疗和预防产生有益的作用,提高中老年男子的骨密度。由于激素替代治疗存在着潜在的不良反应,因此应在医生的指导下用药并定期随诊。雄激素制剂的选择以使用方便、安全有效、易于调整剂量的口服制剂(如十一酸睾酮、安雄胶囊)和透皮贴剂(如泰丝得)较为理想。

第九章 风湿免疫疾病用药及药物相关问题

第一节 风湿免疫疾病概述

风湿免疫疾病泛指影响骨、关节及其周围软组织如肌肉、滑囊、肌腱、筋膜、神经等的一组疾病,其发病原因可以是感染性的(如莱姆病、淋球菌性关节炎等)、免疫性的(如类风湿关节炎、系统性红斑狼疮等)、代谢性的(如痛风等结晶性关节炎)、内分泌性的(如肢端肥大症、甲状旁腺功能亢进等)、退化性的(如骨关节炎等)等。风湿性疾病可以是周身性或系统性(几乎所有结缔组织病),也可以是局限性的(如肩周炎或某一滑囊炎);可以是器质性的,也可以是精神性的或功能性的。

几乎所有的结缔组织病均属于风湿免疫疾病的范畴,其发病与感染因素、遗传因素相关,具有异质性大、慢性、反复发作、进行性发展的特点,并可侵犯多系统、多器官,引起相当高的致残率或病死率。风湿免疫疾病的病因和发病机制复杂,至今尚无完善的分类。目前,临床较为常用的分类方法仍在沿用1983年美国风湿病协会所指定的分类方法,根据其发病机制、病理和临床特点将风湿免疫疾病分为10大类,包括弥漫性结缔组织病(类风湿关节炎、系统性红斑狼疮、硬皮病)、脊柱关节病(强直性脊柱炎)、退行性病变、与代谢和内分泌相关的风湿病(痛风)、与感染相关的风湿病、肿瘤相关的风湿病、神经血管疾病、骨与软骨病变、非关节性风湿病、其他有关节症状的疾病。

早期诊断及早期治疗的重要性已成为人们的共识。晚期治疗时患者已形成的骨关节或脏器损伤难以逆转,而且就自身免疫病而言,免疫发病机制在疾病的早期最活跃,治疗药物或可发挥最大效益,而在后期即或是同一药物,作用就有限了。对所有的结缔组织病而言,治疗和用药都将是长期的。在长期的用药治疗过程中需在控制疾病活动及减少药品不良反应中平衡。因此,正确的用药指导、定期复查监测就尤为重要。

第二节 风湿免疫疾病用药

一、类风湿性关节炎药的药物治疗

类风湿关节炎(rheumatoid arthritis,RA)是一种以侵蚀性关节炎为主要临床表现的自身免疫病,可发生于任何年龄。RA 的发病机制目前尚不明确,基本病理表现为滑膜炎、血管翳形成,并逐渐出现关节软骨和骨破坏,最终导致关节畸形和功能丧失。

目前 RA 不能根治,治疗的主要目标是达到临床缓解或保持疾病低活动度,应按照早期、达标、个体化方案治疗原则,密切监测病情,减少致残。治疗措施包括:一般性治疗、药物治疗、外科手术治疗等,其中以药物治疗最为重要。根据药物性能,治疗 RA 的常用药物分为五大类,即 NSAID、糖皮质激素、改善病情的抗风湿药(disease modifying antirheumatic drug,DMARD)、植物药和生物制剂。

在开始抑制疾病进程的药物治疗前,需进行基线测量,常规监测各种参数以确保安全有效。对 RA 治疗未达标者,建议每 1~3 个月对其疾病活动度监测 1 次;对初始治疗和中、高疾病活动度者,监测频率为每月 1 次;对治疗已达标者,建议其监测频率为每 3~6 个月 1 次。监测指标包括测定 CRP、红细胞沉降率(erythrocyte sedimentation rate,ESR)及抗环瓜氨酸蛋白抗体(anticitrullinated protein antibodies,ACPA)的水平等实验室指标,此外还应注意监测 RA 的常见并发症,如心血管疾病、骨质疏松、恶性肿瘤等,监测疾病的进程和治疗效果。

许多 RA 患者手指灵活度可能会下降,应评估患者拆包装取出药品的能力。应配备较大的药盒,或盖子容易拧开的药瓶。防止患者将药物制剂倒入不恰当的容器。

改善病情的抗风湿药主要有:

1. 甲氨蝶呤　　甲氨蝶呤(methotrexate,MTX)是通过抑制叶酸代谢、介导腺苷受体减轻炎症来发挥免疫调节和免疫抑制的作用。多数患者的初始剂量为 7.5~15 mg,1 周 1 次,具体剂量取决于患者体型和年龄、疾病活动度、有无共存疾病及肾功能(表 9-1)。须告知患者每周固定时间服用甲氨蝶呤的重要性。食物不会显著影响甲氨蝶呤的吸收,因此,可随餐或空腹服用甲氨蝶呤。如果偶尔漏服,可在之后 2 d 内服用,但若超过 3 d,禁止用药。患者下次用药仍按原先每周固定的时间进行。注意观察及监测:口腔溃疡、脱发、腹泻、恶心呕吐、流感样症状、呼吸急促;全血细胞计数、转氨酶、白蛋白和肌酐;感染、淋巴结肿大、妊娠计划和妊娠。

表 9-1　甲　氨　蝶　呤

项　目	内　　　容
剂量	通常以每周 7.5~15 mg 开始,以后每 6 周增加 2.5 mg,最大增加到 25 mg。年老体弱或肾损害严重患者宜小剂量用药。规律补充叶酸可减少副作用,叶酸常用剂量为每周 5 mg,在使用甲氨蝶呤之后 24~48 h 内服用。如果患者不能口服用药,可皮下或肌内注射给药
常见副作用	骨髓抑制、胃肠道反应、肝肾功能损害
基本监测	全血细胞计数、尿素和电解质、肝功能;检查肺纤维化(X 线胸片)
常规监测	最后 1 次增加剂量后,6 周内每 2 周检查 1 次全血细胞计数和肝功能、尿素和电解质。稳定之后可每月监测 1 次。在治疗期间或治疗停止后,对有肝功能异常的患者行肝组织活检(这在类风湿性关节炎中很少见,但更多见于牛皮癣治疗患者)

治疗 RA 所用的甲氨蝶呤剂量范围可能会有免疫抑制作用。因此,对于即将使用甲氨蝶呤的 RA 患者,若既往未接种过,仍可进行下列疫苗接种:肺炎球菌疫苗、白喉-百日咳-破伤风疫苗、脊髓灰质炎灭活疫苗、流感疫苗和乙型肝炎疫苗;但麻疹-腮腺炎-风疹疫苗、脊髓灰质炎口服(活)疫苗和黄热病疫苗不建议接种。对于病情稳定、控制良好的 RA 患者,可在

季节性流感疫苗接种后暂停2周的甲氨蝶呤治疗。

患者如有下列症状应告知医生：任何感染（包括发热、寒战、咽喉肿痛）、不明原因的皮疹、溃疡或皮肤疼痛、皮肤发黄或全身发痒、牙龈出血、黑色柏油样便或不明原因的出血、瘀伤、胸痛、呼吸困难或持续性干咳、口疮或口腔溃疡、持续严重腹泻、呕吐或胃痛、阴道发炎或溃疡。如果发展为水泡或带状疱疹，需要特别治疗。偶尔饮酒不会产生严重副作用，但仍须限制饮酒。仔细阅读食物标签，因为某些食物中含有半消毒的牛奶；如奶酪，未煮过的牛肉或鱼酱，这些都可能是细菌的来源，会增加感染的风险。甲氨蝶呤能降低生育能力，具有致畸性，怀孕期及哺乳期妇女禁用。整个治疗期间男女双方都应有效避孕。甲氨蝶呤停用6个月之后才可计划怀孕。

2. 来氟米特（LEF） 来氟米特是一种异噁唑衍生物，被机体吸收后即转化为活性代谢产物A771726（M1），也称特立氟胺，抑制尿嘧啶核苷酸的合成来发挥免疫调节和免疫抑制作用。来氟米特口服吸收良好，血清半衰期约为16 d，但其活性代谢产物特立氟胺会经历反复持久的肠肝循环，最终以葡萄糖醛酸苷结合物的形式随尿液排泄，其血浆浓度（高于0.02 mg/L）可能长达2年。吸烟者体内来氟米特的清除速率比非吸烟者增加了38%。

来氟米特可以单药治疗，也可以联合治疗RA。来氟米特的用法为每日1次，说明书中建议起始给予负荷剂量，但给予负荷剂量会增加副作用的风险，尤其是腹泻和其他胃肠道功能紊乱。因此，目前很多RA患者的起始及维持剂量均为10~20 mg/d（表9-2），如果联合使用其他DMARD，剂量可适当减量。来氟米特可抑制华法林的代谢，增强华法林的抗凝作用。因此，使用华法林的患者在开始来氟米特治疗后，应密切监测国际标准化比值（INR）。

表9-2 来氟米特

项　目	内　　　容
剂量	口服给予负荷剂量每日100 mg持续3 d,qd,然后维持剂量每日10~20 mg。如果药物耐受性差,则维持剂量可以减少至10 mg
常见副作用	胃肠功能紊乱(腹泻、恶心)、脱发、体重减轻、肝功能异常(可逆性转氨酶升高)、高血压、骨髓抑制、头痛、头晕、皮肤干燥、腱鞘炎、皮疹、口腔溃疡、皮肤瘙痒
基线监测	全血细胞计数、肝功能、尿素和电解质、血压、体重
常规监测	在开始6个月,每2周1次全血细胞计数,然后每8周1次。在开始6个月,每个月1次肝功能和血压测定,然后每8周1次

来氟米特可能出现一系列不良反应，主要有高血压（尤其与NSAID联合使用时）、腹泻、肝毒性（表9-2），以及胎儿和新生儿毒性风险。推荐使用来氟米特进行治疗的患者需监测血压。患者发生腹泻和恶心的风险为10%~15%，但这些副作用很少会严重到需要停药。使用负荷剂量时腹泻可能更严重。症状通常在开始治疗后不久即出现，但也可能在长期用药后出现。极少数病例可能出现不明原因的体重减轻。部分患者出现血清转氨酶升高，如果转氨酶水平升高在正常上限的3倍以下，可考虑将剂量减量，并且每周进行监测。如果转氨酶水平持续升高并超过正常上限3倍以上，建议停药，一般停药后肝功能可以得到恢复，但少数情况下肝毒性可以很严重。大多数转氨酶升高的患者都有1种或多种可能导致肝毒性的因素，包括同时使用NSAID或甲氨蝶呤治疗，或是病毒性或自身免疫性肝炎。因此，在治疗期间需要监测的指标有：血压、体重、全血细胞计数、转氨酶和肌酐。如果有任何严重

的副作用发生或者任何其他原因必须迅速清除来氟米特及其活性代谢产物时,可给予考来烯胺 8 g,tid;或者给予 50 g 活性炭,qid,至少 11 d。药物停止后,要一直监测肝功能。

关于妊娠和哺乳期使用来氟米特的问题。不建议在妊娠期及哺乳期使用来氟米特,同时建议应用来氟米特的患者采取避孕措施。建议服用来氟米特的患者应先使用考来烯胺或活性炭进行清洗,服用 11 d 后,在至少 14 d 间隔内 2 次检测血浆中来氟米特浓度,应在 0.02 mg/L 以下,如果血浆浓度高于此水平,还需再进行 1 个周期的清洗治疗。进行药物清除治疗后再停药半年方可考虑妊娠。

3. 柳氮磺胺吡啶(SSZ)　柳氮磺胺吡啶具有抗炎、免疫抑制等作用。柳氮磺胺吡啶在结肠中被肠道微生物分解为两个组分,即磺胺吡啶和 5 -氨基水杨酸(5 - ASA)。磺胺吡啶是治疗 RA 的活性成分、而非 5 - ASA。通常在开始治疗时第 1 周的剂量为 500 mg/d,随后逐渐增量,直至达到 2 g/d。若患者经 2 g/d 的剂量治疗无效且无明显副作用,可增加至最大剂量 3 g/d,通常分次给药。

大多数 RA 患者对柳氮磺胺吡啶的耐受良好。胃肠道、中枢神经系统、皮肤和血液系统等不良反应是导致柳氮磺胺吡啶停药的主要原因。柳氮磺胺吡啶的不良反应中,包括特异质反应和剂量相关反应。特异质反应包括皮肤反应、肝功能损害、肺炎、粒细胞缺乏、再生障碍性贫血和溶血性贫血;出现这些反应时,应立即停用该药。剂量相关的不良反应包括胃肠道不适、中枢神经系统症状,以及一些不太严重的血液系统不良反应,如厌食、头痛、恶心呕吐、腹泻、胃部不适、白细胞减少、溶血性贫血等(表9-3),可通过减少剂量得以恢复。柳氮磺胺吡啶可导致可逆性精子减少及男性生育力下降。目前认为妊娠期和哺乳期妇女应用该药是安全的。

表9-3　柳氮磺胺吡啶

项　目	内　　容
剂量	开始每日 500 mg,每间隔 1 周增加剂量到每日 2~3 g,分 3~4 次服用
常见副作用	恶心、头痛、皮疹、食欲不振、体温升高、口腔炎症、肝炎、骨髓抑制
基本监测	全血细胞计数、肝功能检查
常规监测	每 2 周测 1 次全血细胞计数,在第一个 12 周内每 4 周测 1 次肝功能。之后每 12 周测 1 次全血细胞计数和肝功能。如果在第 1 年治疗期间,查血结果稳定,第 2 年可每 6 个月查 1 次。每次随访应询问患者是否有药疹和口腔溃疡的发生

告诫患者,如果有持续发热、咽喉肿痛、出血或瘀伤等症状的出现,应立即告知医生。尿液和泪液可能会变为橙色,可使隐形眼镜受到污染。此外,可以通过补充叶酸纠正叶酸缺乏。

4. 抗疟药　这类药物包括氯喹与羟氯喹(hydroxychloroquine,HCQ),它们影响炎症性疾病最重要的作用机制包括对固有免疫系统的影响及其亲溶酶体作用。氯喹和羟氯喹的结构相似,唯一的不同是氯喹中乙基的位置在羟氯喹中被羟乙基取代。羟氯喹对结缔组织疾病有效。羟氯喹占所有风湿免疫疾病抗疟处方药物的 95%。大部分患者能在服用氯喹 4 周后达到稳态浓度,而服用羟氯喹患者需要 6 个月才能达到稳态浓度。

对于症状轻且无不良预后的 RA 患者可使用羟氯喹单药治疗。病情活动度高或疾病控制不佳患者,可予以羟氯喹与其他 DMARD 药物联合使用。羟氯喹联合甲氨蝶呤,通过增加甲氨蝶呤的血药浓度-时间曲线下面积(AUC)和延长甲氨蝶呤的达峰时间而发挥协同增效作用;同时还可以通过降低甲氨蝶呤的峰值浓度而减轻甲氨蝶呤的急性肝损害。用于系统性红斑狼疮(systemic lupus erythematosus,SLE)或 RA 治疗时,羟氯喹的初始剂量建议为 400 mg/d,持续 3~6 个月。氯喹及羟氯喹可用于治疗妊娠期和哺乳期患者。

羟氯喹的总体安全性良好,最常见的不良反应涉及胃肠道、皮肤和中枢神经系统。视网膜病变是眼部不良反应中最严重的,所以需要适当的监测,告诫患者出现任何视觉障碍要立即报告。对于存在视网膜病变高危因素的患者,羟氯喹治疗期间应每年接受 1 次眼科检查(表 9-4)。视网膜病变的高危因素包括:羟氯喹的累积剂量达 1 000 g,服用羟氯喹超过 7 年,肥胖,严重肝肾疾病或高龄,既往存在视网膜、黄斑病变或白内障。

表 9-4　抗 疟 药 物

项　目	内　　容	
	羟　氯　喹	氯　　喹
剂量	最初为 200 mg,bid,然后保持每日 200~400 mg(理想体重每日最大剂量为 6.5 mg/kg,每日不超过 400 mg)	每日 150 mg 剂量,口服
常见副作用	胃肠功能紊乱、头痛、皮疹、皮肤瘙痒、视觉障碍	胃肠功能紊乱、头痛、皮疹、皮肤瘙痒、视觉障碍
基线监测	视力评估、肝功能、尿素和电解质	视力评估、全血细胞计数、肝功能、尿素和电解质
常规监测	每 3~6 个月全血细胞计数、每年视力评估	每 3~6 个月全血细胞计数,每年视力评估

5. 青霉胺　　青霉胺是青霉素的代谢产物,为含有巯基的氨基酸,其分子中的巯基可促使类风湿因子巨球蛋白的二硫键断裂,使螺旋结构解聚,从而破坏类风湿因子,抑制类风湿关节炎的免疫反应。目前说明书中仅用于其他药物治疗无效的严重活动性类风湿关节炎。用药前应做青霉素皮肤试验。青霉胺应在进食或睡觉前至少 0.5 h 空腹服用。告诫患者若有咽喉肿痛、发热、感染、非特异性疾病、不明原因的出血或瘀伤、紫癜、口腔溃疡、口中金属味或皮疹等副作用的出现(表 9-5),应立即告知医生。若需口服铁剂治疗,则在服用青霉胺 2 h 之后。

表 9-5　青 霉 胺

项　目	内　　容
剂量	开始每日 125 mg,然后每 4 周增加 125 mg,直到每日 500 mg。若 3 个月后无明显疗效,剂量应由每 4 周增加 125 mg 直至增加到每日 1 g。若最大剂量持续 3 个月后没有反应,应停止治疗。对肾功能衰竭患者的治疗应从小剂量开始,每次增加剂量间隔至少 12 周
常见副作用	皮疹、荨麻疹、发热、味觉障碍、恶心、蛋白尿、骨髓抑制
基本监测	全血细胞计数、肝功能、尿素与电解质、血清肌酐和尿分析(蛋白尿和血尿)
常规监测	每 2 周测 1 次全血细胞计数和尿分析,剂量稳定后改为每月监测 1 次。每次随访应询问患者是否有皮疹和口腔溃疡的发生

6. 植物药　　目前常用于 RA 的植物药有雷公藤多苷片、白芍总苷胶囊和盐酸青藤碱肠溶片。

(1)雷公藤多苷:中药雷公藤为卫矛科雷公藤属植物,雷公藤多苷通过抑制炎性细胞因子、调节免疫细胞平衡、抑制外周血单核细胞增殖、诱导细胞凋亡、促进毛细血管通透性等多方面起作用。治疗 RA 时，按体重 1 次 0.3 mg～0.5 mg/kg，tid，饭后服用。常见不良反应包括口干、恶心呕吐、乏力、食欲不振、腹胀、腹泻、黄疸、转氨酶升高、白细胞和血小板下降；严重者可出现急性中毒性肝损伤、胃出血，粒细胞缺乏和全血细胞减少，肾功能异常等肾脏损害（表 9-6）。还引起女子月经紊乱、月经量少或闭经和男子精子数量减少、活力下降等。故对有生育要求的患者不宜使用。

（2）白芍总苷：白芍总苷属毛茛科植物中的一类多种化学成分，可在多个环节影响细胞免疫、体液免疫和炎症过程，对类风湿关节炎、系统性红斑狼疮等自身免疫性疾病具有治疗作用。1 次 0.6 g，每天 2～3 次，口服。服药期间偶有腹泻（表 9-6），不需处理，可以自行消失。

（3）青藤碱：中药青藤碱是从青风藤中提取的生物碱，有良好的抗炎、镇痛和免疫抑制作用。起始 1 次 20～40 mg，tid；3 日后可剂量递增，最大每次 80 mg，tid，口服。因具有较强的组胺释放作用，服药初期部分患者可能会出现关节短时间潮红、出汗、痛、肿、皮肤瘙痒等反应（表 9-6）。

表 9-6 植 物 药

项 目	内 容		
	雷公藤多苷	白芍总苷	青 藤 碱
剂量	0.3 mg～0.5 mg/kg，tid，饭后服用	0.6 g（2 粒），1 日 2～3 次，口服	起始 1 次 20～40 mg，tid；3 日后可递增至单次剂量为 20～80 mg，tid，口服
常见副作用	恶心呕吐等胃肠道反应，白细胞、血小板下降等骨髓抑制；生殖毒性，肝肾功能损害，心律失常	腹泻	关节短时间潮红、出汗、痛、肿、皮肤瘙痒
基本监测	全血细胞计数、肝肾功能、尿分析（蛋白尿和血尿）	无	全血细胞计数
常规监测	每 2 周测 1 次全血细胞计数，剂量稳定后改为每月监测 1 次。每月监测 1 次心电图，稳定后可适当延长	无	每次随访应询问患者是否有出汗、皮肤瘙痒的发生

7. 生物制剂 DMARD　改善病情的抗风湿药物（disease-modifying anti-rheumatic drugs，DMARD）生物制剂作用于 RA 发病相关的特殊细胞因子（TNF、IL-6 等）和免疫细胞（$CD20^+B$ 细胞等）。其中 TNF-α 抑制剂、IL-6 单抗（托珠单抗）是目前证据较为充分、应用较为广泛的治疗 RA 的生物制剂 DMARD。

（1）TNF-α 抑制剂：目前已经有多种 TNF-α 抑制剂应用于临床，包括依那西普（ETN）、英夫利西单抗（IFX）、阿达木单抗（ADA）、赛妥珠单抗（CZP）等。TNF-α 抑制剂不仅可以改善 RA 患者的症状，也可以减慢其影像学进展速度。依那西普是利用中国仓鼠卵巢（CHO）细胞表达系统产生的人 TNF 受体 p75 Fc 融合蛋白，也是第一个被批准用于 RA 治疗的 TNF 抑制剂。依那西普联合甲氨蝶呤治疗较单独应用甲氨蝶呤或依那西普疗效更佳。阿达木单抗是全人源抗 TNF 单克隆抗体，可中和 TNF 使其失去活性，阿达木单抗联合甲氨蝶呤疗效更佳。赛妥珠单抗是目前唯一被批准用于 RA 治疗的聚乙二醇化抗 TNF 单克隆抗体，CZP 可单独或联合甲氨蝶呤应用。具体结构及区别见表 9-7。

表 9-7 TNF-α 抑制剂

项 目	内 容			
	依那西普	英夫利西单抗	阿达木单抗	赛妥珠单抗
分类	融合蛋白	单克隆抗体	单克隆抗体	单克隆抗体
结构	人 NFp75 亚型细胞外结构域+人抗体 Fc 片段	鼠抗体的抗原结合区+人抗体其他部分(Fc 及部分 Fab)	全人源抗体	聚乙二醇化全人源抗体
结合对象	TNF-α、TNF-β	TNF-α	TNF-α	TNF-α
给药方式	皮下注射	静脉滴注	皮下注射	皮下注射
用法用量	50 mg/周或每次 25 mg,每周 2 次;皮下注射	0、2、6 周 1 次,之后每 8 周静脉滴注 1 次,每次 3 mg/kg(疗效不佳的患者,可考虑将剂量调整至 10 mg/kg,和(或)将用药间隔调整为 4 周)	每 2 周 40 mg,皮下注射	初始 400 mg 和在第 2、4 周时,接着每隔 1 周 200 mg;维持每 4 周 400 mg
常见副作用	注射部位反应、呼吸道或其他感染、发热、瘙痒	注射部位反应、呼吸道或其他感染、发热、瘙痒、皮疹、头痛、眩晕、潮红、胃肠道紊乱、疲乏	注射部位疼痛、呼吸道、泌尿道或其他感染、头痛、眩晕、胃肠道紊乱、血红蛋白减少、皮疹、瘙痒、高脂血症	注射部位反应、呼吸道或其他感染、发热、瘙痒、皮疹、头痛、眩晕、潮红、胃肠道紊乱、疲乏
基本监测	感染及感染危险因素评估	感染及感染风险因素评估	感染或其他感染危险因素评估	感染及感染风险因素评估
常规监测	观察注射部位反应(包括过敏反应)	观察注射部位反应。每月检查 1 次全血细胞计数	观察注射部位反应。每月检查 1 次全血细胞计数	观察注射部位反应。每月查 1 次全血细胞计数

TNF-α 抑制剂的使用已被发现与严重感染的风险增加有关。这些感染包括细菌感染(尤其是肺炎)、带状疱疹、结核病、病毒性肝炎等(表 9-7)。由于 TNF-α 抑制剂可使潜伏性结核病、肝炎病毒再激活的风险增加,应在开始该药治疗前对潜伏性结核病、病毒性肝炎进行筛查。有潜伏性结核病证据的患者,在开始 TNF-α 抑制剂治疗时应同时对潜伏性结核病进行治疗。

TNF-α 抑制剂有多种潜在的不良事件,包括注射部位反应和输注反应(表 9-7)。药物注射部位的皮肤反应是皮下用药常见的不良反应。英夫利西单抗的输注反应分为 2 种类型。① 急性反应:即发生在开始用药后 24 h 之内的反应,此类反应一般发生于输注开始后 10 min 到 4 h 之间;② 迟发性反应:发生在治疗开始后 1~14 d,但一般于 5~7 d 后发生。

约 90% 的英夫利西单抗输注反应为急性,预防英夫利西单抗输注反应的措施有:① 输注前连续 5 d 给予患者第二代非镇静抗组胺剂(如氯雷他定 10 mg/d);还可在输注开始前 90 min,提前给予苯海拉明(25~50 mg)和对乙酰氨基酚(650 mg)。② 缓慢增加英夫利西单抗的输注速率,开始予以 10 mL/h 的速率开始,若患者可耐受则每 15 min 增加输注速率,最大可调至 125 mL/h 的速率。③ 对于有英夫利西单抗过敏史的患者,在英夫利西单抗输注前 24 h 还应给予激素,具体为泼尼松 50 mg,q8 h,但这种方式给予激素量较大,一般较少采用。

TNF-α 抑制剂还可导致中性粒细胞减少、感染、脱髓鞘病、心力衰竭、皮肤反应、恶性肿瘤、诱导自身免疫性疾病等(表 9-7)。所有 TNF-α 抑制剂使用时,应告诫患者如果出现持续高热、咽喉肿痛、体重下降、瘀伤或出血等症状,应立即报告。

（2）IL-6 单抗：托珠单抗是人源化抗人 IL-6 受体（IL-6R）的 IgG1 亚型抗体。该药将小鼠抗人 IL-6 受体单抗的互补决定区嫁接到人 IgG1 上，可以结合膜结合型和可溶性人 IL-6 受体，抑制细胞因子-受体复合物的作用，干扰该细胞因子的作用。托珠单抗在许多国家用于治疗 RA。托珠单抗的成人推荐剂量是 8 mg/kg，每 4 周静脉滴注 1 次，可与甲氨蝶呤或其他 DMARD 药物联用。出现肝脏转氨酶异常、中性粒细胞计数降低、血小板计数降低时，可将托珠单抗的剂量减至 4 mg/kg。须以无菌操作方法将托珠单抗用 0.9% 的无菌生理盐水稀释至 100 mL。建议托珠单抗静脉滴注时间在 1 h 以上（表 9-8）。对于体重大于 100 kg 的患者，每次推荐的静脉滴注剂量不得超过 800 mg。

表 9-8 托 珠 单 抗

项　目	内　　　容
剂量	8 mg/kg，每 4 周静脉滴注 1 次，可与甲氨蝶呤或其他 DMARD 药物联用。出现肝酶异常、中性粒细胞计数降低、血小板计数降低时，可将托珠单抗的剂量减至 4 mg/kg。用 0.9% 的无菌生理盐水稀释至 100 mL，静脉滴注时间在 1 h 以上
常见副作用	感染，胃肠穿孔，输液反应，血液学异常，肝酶升高，血脂异常
基线监测	全血细胞计数，肝功能，血脂，结核、肝炎筛查
常规监测	全血细胞计数，肝功能测定，尿素和电解质，血脂

（八）小分子 DMARD

目前常用的小分子 DMARD 有托法替布和艾拉莫德。

1. 托法替布　靶向合成 DMARD 是一类通过抑制 JAK 通路的抗风湿药。对于中度或重度活动性 RA 患者，传统 DMARD 治疗可能无法达标，在这种情形下，推荐使用 1 种传统 DMARD 联合 1 种靶向合成型 DMARD（这里目前仅指抑制剂托法替布）进行治疗。托法替布的推荐剂量为 5 mg，bid。口服给药，有无进食皆可。托法替布的常见不良反应主要包括：腹泻、头痛、鼻咽炎、上呼吸道感染、高血压等（表 9-9）。值得引起注意的是，托法替布治疗过程中可能会引起严重感染，导致患者住院或死亡。托法替布治疗的 RA 患者中曾报道过细菌、分枝杆菌、侵袭性真菌、病毒或其他机会致病菌引起的严重感染，偶有致死性感染，为了预防以上严重感染发生，应避免在活动性感染的 RA 患者中使用托法替布。在开始托法替布治疗前，应进行潜伏性结核筛查，结果为阳性时首先进行标准的抗分枝杆菌治疗，并在随后的托法替布治疗期间密切监测患者是否出现结核病的症状和体征（潜伏性结核筛查结果为阴性者同样需要密切监测）。

2. 艾拉莫德　是一种新型 DMARD，成分为二酰胺基、甲酰基和甲基苯磺胺官能团的对氧奈酮衍生物。艾拉莫德能够有效抑制炎症因子的分泌，抑制免疫应答，且能抑制基质金属蛋白酶（MMP）的表达，抑制滑膜成纤维细胞增殖，具有抑制滑膜炎症反应，减少骨破坏的作用。艾拉莫德与甲氨蝶呤联用能改善活动期 RA 患者的临床症状。可使用艾拉莫德治疗活动期 RA 患者。治疗 RA 的推荐剂量为 1 次 25 mg（1 片），饭后服用，bid，早、晚各 1 次。临床运用艾拉莫德不良事件主要为肝酶升高、淋巴细胞减少及皮疹等，停药后症状可缓解，且长期服用安全性较好（表 9-9）。

表 9－9 小分子 DMARD

项 目	内 容	
	托 法 替 布	艾 拉 莫 德
剂量	5 mg,bid。口服给药,有无进食皆可。可与甲氨蝶呤或其他 DMARD 联合使用	1 次 25 mg(1 片),饭后服用,bid,早、晚各 1 次
常见副作用	严重感染;恶性肿瘤和淋巴增殖性疾病;胃肠道穿孔;实验室检查异常,包括淋巴细胞减少症、中性粒细胞减少症、肝酶升高、血脂升高、血清肌酐升高	上腹部不适、氨基转移酶升高、恶心、食欲缺乏、皮疹或皮肤瘙痒、头痛、头晕、白细胞下降、耳鸣或听力下降、乏力、腹胀、下肢浮肿、心悸、血红蛋白下降、失眠、多汗、呕吐、胸闷、血小板升高、血小板下降、心电图异常、畏寒、嗜睡、精神不佳、双手肿胀、月经失调、牙龈出血、面部浮肿
基线监测	全血细胞计数、肝肾功能、血脂	体重,全血细胞计数,肝肾功能
常规监测	全血细胞计数、肝肾功能、血脂	全血细胞计数、肝肾功能,应注意发热、咳嗽、呼吸困难等症状。监测活动性胃肠道疾病:需告知患者一旦发生黑便、贫血、异常胃/腹疼痛等症状,及时通知医生并尽早去医院就诊,一旦确诊为胃溃疡或十二指肠溃疡,应立即停药并进行对症治疗

二、干燥综合征的药物治疗

干燥综合征是一种以侵犯泪腺、唾液腺等外分泌腺体、B 细胞异常增殖、组织淋巴细胞浸润为特征的弥漫性结缔组织疾病。临床上主要表现为干燥性角结膜炎和口腔干燥症,可累及内脏器官,是一种常见的风湿性疾病。女性多见。

干燥综合征的确切病因和发病机制不明,遗传、感染、环境等多因素参与发病。外周血 T 细胞减少、B 细胞过度增殖是干燥综合征患者免疫异常的显著特点。除自身免疫反应外,干燥综合征伴有明显的炎症过程,经细胞因子和炎性介质造成组织损伤。干燥综合征起病隐匿,局部表现为口干、猖獗性龋齿、唾液腺炎,舌痛、舌面干、裂开、潮红,眼睛干涩、异物感、磨砂感、少泪等;全身症状有乏力、低热,以及皮疹、关节痛、肾损害、鼻干、干燥性咽喉炎、干燥性气管/支气管炎、间质性肺炎等;还有因黏膜层外分泌体被损害,出现食管黏膜萎缩、萎缩性胃炎等非特异性症状。

干燥综合征实验室检查 80% 以上的患者 ANA 抗体阳性,抗 SSA、抗 SSB 抗体阳性率分别为 70% 和 40%;高球蛋白血症。干燥性角结膜炎检测、口干燥症相关检查、唇腺活检等有助于疾病诊断和鉴别诊断。

治疗尚无根治方法。没有内脏损害者以替代和对症治疗为主,有内脏损害者则需进行免疫抑制治疗。局部治疗应停止吸烟、饮酒及避免引起口干的药物,保持口腔清洁,减少龋齿和口腔继发感染。应用人工泪液、人工唾液和凝胶等替代品可减轻局部症状。对出现关节炎、肺间质病变、肝肾等唾液腺外表现的患者,应根据病情严重程度给予糖皮质激素、免疫抑制剂治疗。注意纠正低钾血症,急性低钾血症以静脉补钾为主,平稳后改为口服钾盐片。抗 CD20 单克隆抗体可抑制 B 细胞生成,有可能成为有效的干燥综合征的治疗药物。

三、痛风的药物治疗

随着人们生活水平的提高,饮食结构的改变,痛风逐渐成了一种现代人的常见病,发病率逐年增加,且呈现年轻化趋势。痛风是嘌呤代谢异常所致的一组疾病,其特征是尿酸盐结晶在关节或其他结缔组织中沉积,临床表现为急性或慢性痛风性关节炎、痛风性肾病、尿酸性肾结石、痛风石和高尿酸血症。高尿酸血症是指人体内血尿酸水平升高的代谢性疾病,是痛风产生的基础。可以说高尿酸血症和痛风是同一种疾病的两个不同时期。一般而言,当患者觉察到第一跖趾关节疼痛时,已是急性痛风性关节炎期,此时体内因持续的嘌呤代谢紊乱和尿酸排泄减少,导致血尿酸浓度增加,尿酸析出结晶沉积在关节和皮下,引起关节炎和痛风石,突发关节剧痛。疼痛通常在午夜或清晨发生,在数小时内达到高峰。

有 60%~70% 痛风患者的疼痛首发于第一跖趾关节,推测这是由于脚趾第一关节位于肢体末端,此处的软骨、滑膜及关节周围的组织血管少、血液循环缓慢,尿酸容易沉积。其次,第一跖趾关节虽小却承受着人体较重压力,容易损伤,而尿酸在损伤处更易沉积。另外,第一跖趾关节局部温度低,尿酸盐结晶沉积不易溶解。

临床上 5%~15% 的高尿酸血症患者最终发展为痛风。而有些患者虽患高尿酸血症多年却终身不发作。这可能是由于痛风的发生除了与饮食、生活方式有关外,与个体的遗传基因有着重要的关系。

高尿酸血症对心脏、肾脏、胰腺都有不良影响。若体检发现血尿酸高于正常值,即便没有痛风表现,也应及时就诊,定期随访。无症状的高尿酸血症不一定需要药物治疗。

急性痛风性关节炎,以控制关节炎的症状(红、肿、痛)为主,常用药物有 NSAID(阿司匹林及水杨酸钠禁用)和秋水仙碱。若上述两类药物疗效不佳或不宜使用则改用糖皮质激素。在痛风性关节炎症状基本控制后 2~3 周,应治疗高尿酸血症,口服降低血尿酸药物,主要是别嘌醇(抑制尿酸生成)、苯溴马隆及丙磺舒(促进尿酸肾脏排泄)。

抗痛风治疗是终身的。在药物治疗之外,控制饮食至关重要。日常应采取低热量饮食、避免高嘌呤食物。常见的含嘌呤量较高的食物包括沙丁鱼、蛤、蟹、动物内脏、浓肉汤等。含嘌呤量中等的食物有鱼虾、肉类、豌豆、菠菜。尽量少用辣椒、芥末、生姜等调味品,以免诱发痛风。另外,控制体重、严格戒酒、避免浓茶和含糖饮料,多饮水,使每日尿量保持在 2 000 mL以上。

(一) 别嘌醇

1. 适应证　　① 原发性和继发性高尿酸血症,尤其是尿酸生成过多者,也用于肾功能不全的高尿酸血症。② 用于治疗痛风,适用于反复发作或慢性痛风者。用于痛风性肾病患者,可使症状缓解,且可减少肾脏尿酸结石的形成。③ 痛风石。④ 用于尿酸性肾结石和(或)尿酸性肾病。

2. 用法用量　　初始剂量口服每次 50 mg,每天 1~2 次,每周可递增 50~100 mg/d,至200~300 mg/d,分 2~3 次服。最大量不超过 600 mg/d。儿童用量酌减。

3. 不良反应

(1) 过敏反应:皮疹发生率为 3%~10%,可呈瘙痒性丘疹或荨麻疹,也可为水疱性反应。重症还可能发生其他过敏性反应,如剥脱性和紫癜性病变、多形性红斑等。一旦出现皮肤病变,应立即停药。

(2) 胃肠道:腹泻、恶心呕吐、胃痛或阵发性腹痛等,发生率 1%~3%。重症或持续存在时应作适当的对症处理。

(3) 神经系统:常见头痛、头晕,罕见手脚麻木感、刺痛或疼痛、乏力等末梢神经炎症状。

（4）血液系统：粒细胞缺乏症、贫血、血小板减少、全血细胞减少、骨髓抑制等极少见，发生率<1%。

（5）其他：可有脱发、发热、淋巴结肿大等，有引起白内障的报道。

4. 注意事项　　有骨髓抑制，可引起全血细胞减少，必要时停药。服药期间应多饮水，并使尿液呈中性或碱性以利尿酸排泄。本品必须在痛风性关节炎的急性炎症症状消失后（一般在发作后两周左右）才能开始应用。用药期间应定期检查血象及肝肾功能。

（二）苯溴马隆

1. 适应证　　原发性高尿酸血症，以及痛风性关节炎间歇期。

2. 用法用量　　成人每次口服 50 mg，qd，早餐时服用。服药 1 周后检查患者血清尿酸浓度，或可在治疗初期每日口服 100 mg，早餐服用时，待血尿酸降至正常范围时改为每日 50 mg，或遵医嘱。

3. 不良反应　　主要有腹泻、胃部不适、恶心等消化系统症状；荨麻疹、斑疹、潮红、瘙痒等皮肤过敏症；肝功能异常，以及谷草转氨酶、谷丙转氨酶、碱性磷酸酶升高。偶然会呈现肠胃不适感，如恶心呕吐，胃内饱胀感和腹泻等现象。极少呈现荨麻疹（风疹）。在个别环境下还会呈现眼结膜发炎（结膜炎），短时间的阳痿，反常性的部分皮肤湿疹（皮疹），头疼和尿意频增感。在有些环境下还要查看是否加重了肝病（细胞消融性肝炎）。这种病有一些是急性爆发，比较难以把握。苯溴马隆的严重不良反应中肝损害问题比较突出。在使用苯溴马隆时，应从小剂量开始使用，避免同其他具有肝毒性的药物同时使用，治疗期间应定期监测肝功能。

4. 注意事项　　① 出现持续性腹泻应停药。② 不能在痛风急性发作期服用，因为开始治疗阶段，随着组织中尿酸排出，有可能加重病症。③ 为了避免治疗初期痛风急性发作，建议合用秋水仙碱或抗炎药。④ 治疗期间需大量饮水以增加尿量（治疗初期饮水量不得少于 1.5~2 L），以免在排泄的尿中由于尿酸过多导致尿酸结晶。定期测量尿液的酸碱度，为促进尿液碱化，可酌情给予碳酸氢钠或枸橼酸合剂，并注意酸碱平衡，患者尿液 pH 应调节在 6.2~6.8。⑤ 在开始治疗时有大量尿酸随尿排出，因此在此时的用药剂量要小（起始剂量）。⑥ 长期用药时，应定期检查肝功能。⑦ 避免与其他肝损害药物同时使用。

第三节　其他药物相关问题

一、非甾体抗炎药

所有的非甾体抗炎药（nonsteroidal antiinflammatory drugs，NSAID）都具有解热、镇痛和抗炎的作用，在化学结构上与糖皮质激素不同，其中阿司匹林是 NSAID 的代表药。根据化学结构不同，经典的 NSAID 通常可分为水杨酸类（阿司匹林）、苯胺类（对乙酰氨基酚）、吲哚类（吲哚美辛）、芳基乙酸类（双氯芬酸）、芳基丙酸类（布洛芬）、烯醇酸类（吡罗昔康、氯诺昔康）、吡唑酮类（保泰松）、烷酮类（萘丁美酮）、异丁芬酸类（舒林酸）等。根据其对环氧合酶（cyclooxygenase，COX）作用的选择性，分为非选择性 COX 抑制药和选择性 COX－2 抑制药（塞来昔布、罗非昔布、尼美舒利）。经典的非选择性 COX 抑制药，抑制 COX－1 常导致临床常见的不良反应,如胃肠道反应、消化道出血、肾功能损害等。但是选择性抑制 COX-2 在减少胃肠道不良反应的同时,可能带来心血管系统等更严重的不良反应。选择性 COX-2 抑制药的风险效益仍有待进一步确定。应综合考虑每种药物给患者带来的利益和风险,权衡利弊后用药,以减少不良反应的发生。

(一)临床作用和机制

1. 抗炎 前列腺素合成途径中的第一个酶是前列腺素 G/H 合成酶,也称 COX。这个酶使花生四烯酸生成 TXA_2 和一系列前列腺素类物质,引起炎症反应。NSAID 可抑制体内 COX 活性,减少局部组织前列腺素 PG 的生物合成,发挥抗炎作用。

2. 镇痛 NSAID 通常被列为轻度镇痛药,对于一些无痛感的机械性或化学性刺激所引起的炎性疼痛非常有效。炎症和组织损伤时产生的疼痛是由于痛觉纤维的局部刺激和痛觉增敏作用所致,还有一部分是脊髓中枢神经元兴奋性增高引起的。前列腺素可使痛觉感受器对机械性和化学性刺激敏感,这种能力似乎源于 C 类纤维多形性伤害诱使的感受器阈值降低。

3. 解热 组织损伤、炎症、移植排斥或恶性肿瘤增加脑室周围组织和视交叉前下丘脑临近区域的 PGE 合成,使得 cAMP 合成增多,促进产热增多而散热减少,触发下丘脑上调体温。NSAID 通过抑制 PGE 合成,阻止这一过程,但并不影响其他因素(如运动或环境温度变化)所致的体温升高。

NSAID 可以很好地控制急性术后痛或炎性痛,但不能缓解空腔脏器产生的疼痛(痛经除外)。由于会导致瑞氏综合征,儿童和 20 岁以下的年轻人因病毒感染引起的发热应禁用阿司匹林。NSAID 具有抗炎作用,广泛用于类风湿性关节炎和骨关节炎。NSAID 通常只是减轻疼痛和炎症的症状,而不会阻止组织病理损伤的发展,也不会使病情好转。对于轻度关节炎,应用 NSAID 的同时辅以物理治疗和适当休息是非常有效的。当症状发展到痛得难以入睡或有明显晨僵时,应每晚 1 次给以足够剂量的一种 NSAID。病情更严重时,最大治疗剂量的 NSAID 可能也无明显疗效,这时就需要某些二线药物的冲击性治疗。青少年型类风湿性关节炎儿童患者的药物选择一般仅限于经过特定试验的药物,如阿司匹林、萘普生和布洛芬。

(二)其他临床应用

全身性肥大细胞增多症先用 H_1 和 H_2 受体阻滞药,然后使用阿司匹林等经典 NSAID 可缓解相应症状。

(三)NSAID 治疗中的不良反应

使用阿司匹林和 NSAID 的常见不良反应见表 9-10。NSAID 的某些严重不良反应的发生常与年龄有一定的相关性,因此在老年患者开始用药时,须提醒他们选用较低剂量。

表 9-10 NSAID 常见不良反应

系　　统	症　　状
胃肠道(选择性 COX-2 拮抗药的副作用减轻)	腹痛、恶心、食欲减退、胃溃疡、贫血、消化道出血、穿孔、腹泻
肾脏	水钠潴留、水肿;对肾/心脏疾病及肝硬化患者,使肾功能恶化;降低高血压药物的效应;降低利尿药的效应;降低尿酸排泄(尤其是阿司匹林);高血钾症

系　　统	症　　状
中枢神经系统	头痛、眩晕、头昏、意识错乱、抑郁、降低癫痫发作阈值,换气过度(水杨酸盐)
血小板(选择性 COX－2 拮抗剂的副作用减轻)	抑制血小板激活,易擦伤,增加出血危险
子宫	延长妊娠期,可能延长产程
过敏反应	血管收缩性鼻炎、血管性水肿、哮喘、荨麻疹、面部潮红、低血压、休克
心血管	动脉导管闭合

1. **胃肠道**　　胃肠道反应是这类药物最常见的不良反应,包括食欲减退、消化不良、恶心、腹痛和腹泻。这些症状可能与胃溃疡的诱发有关,估计经常服药者15%~30%均会发生。溃疡的形成轻者为小的浅表糜烂,重者会出现穿孔,深达黏膜肌层。溃疡有单一性溃疡或多发性溃疡,多伴有慢性出血,会导致贫血或致命性大出血。若同时伴有幽门螺杆菌感染、大量饮酒或其他致黏膜损伤的因素如合用糖皮质激素,其危险性还会增加。在等效剂量下,所有的COX－2选择性抑制药要比非选择性 NSAID 发生内镜可见溃疡的概率低很多。

2. **心血管**　　选择性 COX－2 抑制药抑制内皮细胞 PGI 形成的同时,并不抑制血小板 TXA_2 的形成。PGI 抑制了 TXA_2 的心血管效应,可能正是选择性 COX－2 抑制药会增加血栓形成危险的原因所在,这与罗非昔布上市后的试验结果一致。血栓形成的危险率具有个体差异,如患有类风湿关节炎的人,发生心肌梗死的危险性要比患骨关节炎或无关节炎的人要高一些。与非选择性的经典 NSAID 相比,COX－2 抑制药更易导致心肌梗死和脑卒中的发生。

3. **血压、肾脏和肾血管**　　正常受试者,NSAID 对肾功能和血压影响很小,但患者同时伴有充血性心力衰竭、肝硬化、慢性肾病、血容量减少或其他交感肾上腺系统、肾素-血管紧张素系统激活状态,前列腺素的产生是非常重要的。NSAID 会抑制前列腺素诱导的 Cl^- 重吸收和抗利尿激素的作用,导致水钠潴留。流行病学研究提示,服用昔布类药物的患者比使用经典的 NSAID 者更容易发生高血压综合征。

4. **镇痛剂肾病**　　镇痛剂肾病是一种慢性进行性肾功能衰竭的状态,伴有肾小管浓缩功能减弱和无菌脓尿,多是由于长期大剂量服用 NSAID 和频繁尿路感染所致。若及早发现后停药,肾功能是可以恢复的。

5. **抑制子宫收缩**　　尽管有资料表明,在生产过程中子宫肌层 COX－2 的表达和 PGE_2、PGF_2 的水平是升高的,但对于未足月生产并不用 NSAID 来延长产程。吲哚美辛作为抗分娩剂(抑制子宫收缩)使用时,会引起宫内胎儿动脉导管闭合和胎循环受损,特别是大于32 周的胎儿。怀孕(尤其是足月后)是所有 NSAID 的相对禁忌证。

6. **过敏反应**　　某些人会对阿司匹林和 NSAID 产生过敏反应,表现多样,如血管舒缩性鼻炎伴大量水样分泌物、血管性水肿、全身性荨麻疹、支气管哮喘甚至喉头水肿、支气管狭窄、面部潮红、低血压和休克。阿司匹林不耐受,对其他任何一种 NSAID 都是治疗禁忌,因为交叉敏感性会引发致命性的反应。虽然在儿童中不太常见,但10%~25%的患者会发生哮喘、鼻息肉或慢性荨麻疹等症状。这种情况在用较低剂量(<80 mg)阿司匹林和其他典型COX 抑制药时都有发生。阿司匹林的过敏反应与白三烯的增多有关,这可能与影响了花生酸向脂氧酶转化这条代谢途径有关。

（四）药物相互作用

1. NSAID 和低剂量阿司匹林　　许多患者可能将选择性 COX－2 抑制药与"保护心脏"的小剂量阿司匹林合用,流行病学调查提示,这种联合疗法的不良反应比单一用药时的胃肠道不良反应明显增加。

2. 与其他药物的相互作用　　ACEI 在一定程度上是通过阻止激肽的分解而刺激前列腺素的产生。因此,NSAID 可能经阻断血管扩张药和利尿性前列腺素的作用而减弱 ACEI 的效应。高血钾时合用 NSAID 和 ACEI 同样会产生明显心动过缓甚至晕厥,尤其是老年患者或同时有高血压、糖尿病或缺血性心脏病者。合用皮质激素时 NSAID 还会增加胃十二指肠溃疡的发病率和严重程度;与华法林同时用会增加出血的危险。许多 NSAID 都是与血浆蛋白结合,竞争其他药物的蛋白结合位点,如水杨酸类药物或其他 NSAID 与华法林、磺酰脲类降药或甲氨蝶呤合用时都会发生,为防中毒,应适当调整剂量。值得注意的是,几乎所有的 NSAID 均抑制正常血小板功能,NSAID 与华法林合用时又会增加 NSAID 的游离药物浓度,因此要避免两者合用。

（五）药物代谢动力学和药效学

多数 NSAID 均可快速经胃肠道完全吸收,1~4 h 达到峰浓度。阿司匹林在达到系统循环前的几分钟内开始乙酰化血小板。食物会减慢药物的吸收但不影响峰浓度。NSAID 都有很高的蛋白结合率(95%~99%),主要经肝脏代谢和肾脏排泄。一般来说,患有肝脏或肾脏疾病的人因药效学的影响而不推荐使用 NSAID。

（六）其他临床治疗时的注意事项

对于伴有轻微病毒感染的发热或是肌肉骨骼轻度损伤后的疼痛,最好选用起效快、作用时间较短的药物;若是术后疼痛则应选择长效药物。NSAID 使用时往往需要给予负荷剂量。

对于慢性炎症,如风湿性关节炎,选择经典的 NSAID。但不同的人使用同种 NSAID 药物或是某个人使用不同的 NSAID,药物效应实质上还是有区别的。用某种药物时使用 1~2 周,效果良好的情况下再继续使用,这是较合理的方式。用药之前应该询问患者有无药物过敏史,然后选用低剂量药物以确定患者的起始耐受剂量,再根据药效和不良反应逐步调整到最佳剂量。

在治疗初期,一般不良反应比较明显,但胃溃疡和出血往往发生较晚。如果单用一种 NSAID 患者未见良好疗效,可尝试另一种 NSAID,但避免同时使用多种。

如果选择 COX－2 抑制药,应用最小剂量并尽可能短期使用,有心血管病倾向或易发生栓塞的患者应禁用这类药。若患者存在凝血因子 Ⅴ Leiden 点突变或同时进行其他治疗如口服避孕药,那么这类药物与这些高危因素并存,偶尔可导致患者出现血栓形成。

二、糖皮质激素

糖皮质激素主要影响人体的糖、蛋白质和脂肪的代谢,在超过生理剂量时,表现出广泛而显著的药物活性,具有抗炎、抗过敏、抗病毒、抑制多种炎症细胞、增加人体对有害刺激的抵抗力、控制气道高反应性、免疫抑制等多种作用,是内分泌、肾脏、血液、风湿免疫、变态反应、眼科、耳鼻咽喉科和皮肤科疾病的主要治疗药物之一。在应用生理计量的糖皮质激素替代治疗时,无明显不良反应。但在超过生理剂量的药物治疗时,不良反应多见,且与用法、用量密切相关。不同糖皮质激素的作用强度、效价不同(表9-11),口服糖皮质激素生物利用度及等效剂量。值得注意的是,糖皮质激素口服生物利用度在患者之间变异很大,因此要明确知道精准转换不太可能。

表 9-11　口服糖皮质激素生物利用度及等效剂量

	药　　物	生物利用度(%)	血浆半衰期(h)	作用持续时间(h)	等效剂量
短效	氢化可的松	26~91	1~2	8~12	20 mg
中效	泼尼松龙	80~95	3.0	12~36	5 mg
	甲泼尼龙	>80	3.0	12~36	4 mg
长效	倍他米松	无信息	2.0~6.0	36~54	600 μg
	地塞米松	>50	2.0~6.0	36~54	750 μg

机体糖皮质激素分泌具有昼夜节律,一般上午6:00~8:00为分泌高峰,随后逐渐下降,午夜12:00为低谷。临床用药时间应遵循内源性糖皮质激素分泌节律,将对肾上腺皮质功能的抑制作用减到最小。

口服短效氢化可的松,每日剂量可分次给予。在用于各种危重病例抢救时,通常静脉滴注(而不是静脉推注)给予氢化可的松,避免血浆皮质醇浓度波动。静脉注射地塞米松可导致会阴瘙痒。

长期应用尤其是每日给予糖皮质激素的患者,反馈性抑制下丘脑-垂体-肾上腺皮质轴,致肾上腺皮质萎缩。若患者糖皮质激素减量过快或突然停药,在遇到感染、创伤、手术等严重应激时,可引起肾上腺皮质功能不全或危象,需及时抢救。肾上腺皮质功能的恢复时间与剂量、用药时间长短和个体差异有关。停用激素后,垂体分泌促肾上腺皮质激素(adrenocorticotropic hormone,ACTH)的功能需要3~5个月才恢复;肾上腺皮质对ACTH起反应功能的恢复需要6~9个月,甚至长达1年。因此,停药须经缓慢的减量过程,不可骤然停药,停用糖皮质激素后连续应用ACTH 7 d左右。在停药1年内如遇应激情况(感染或手术),应及时给予足量的糖皮质激素。

第十章　神经精神疾病用药及药物相关问题

第一节　神经精神疾病概述

神经精神疾病症状非常常见,一般通过询问病史及体格检查即可以诊断。在询问病史时要注意弄清症状的性质、程度、分布、持续时间及发作频率。很多内科疾病都会引起神经精神疾病相关的并发症。有时患者的症状或体征是功能性的,不符合解剖学的分布,不能用病理生理学知识解释,可能是精神科疾病。有时器质性病变和功能性病变可能同时存在且它们之间的鉴别非常困难。

神经科医生的对患者体格检查始于患者步入诊室时,贯穿于病史的询问过程中。在这个过程中,应注意患者的行走速度、动作对称性和协调性、姿势和步态。患者的举止、衣着及对相应信息的反应能力能很好地反映其情绪和社会适应力。全面的体格检查非常必要。

一、神经精神疾病

使神经递质的生成、释放、吸收、降解异常或相关受体数量及亲和力改变可导致相应的神经或精神症状和疾病。

（一）阿尔茨海默病

阿尔茨海默病的主要病理机制是边缘系统(如海马)及皮层相关区域合成及利用 ACh 的细胞减少。治疗采用胆碱酯酶抑制剂(多哌奈齐、利凡斯的明、加兰他敏)减少突触间隙 ACh 的降解,改善认知和记忆;N-甲基-D-天冬氨酸(NMDA)受体阻滞药(美金刚)可减缓病情进展,改善患者生活自理能力。

（二）焦虑症

焦虑症主要病理机制可能与 GABA 受体的内源性抑制剂和激动剂失衡引起 GABA 活性降低有关。苯二氮䓬类药物通过激活 $GABA_A$ 受体增加 GABA 介导的 Cl^- 通道开放而改善焦虑症状。

（三）抑郁症

抑郁症病理机制与 NE 和 5-HT 水平降低有关;亦可能涉及其他激素和神经肽(如 P 物质、神经肽 Y 等)。抗抑郁药物选择性 5-羟色胺再摄取抑制药(selective serotonin reuptake inhibitor,SSRI)通过抑制 5-HT 和 NE 再摄取或阻断单胺氧化酶(MAO)发挥作用。

（四）癫痫

癫痫病理机制：大脑某一区域的局灶性神经元高频同步放电，可能是由于 GABA 活性降低引起。苯妥英钠具有膜稳定和减少神经递质释放的作用。苯巴比妥通过与 $GABA_A$ 受体- Cl^- 通道复合物结合，激活 $GABA_A$ 受体，延长 Cl^- 通道开放时间。

（五）躁狂症

躁狂症是由 NE 水平过度升高，而 5-HT 水平下降引起。锂盐为可供选择的药物之一。丙戊酸钠也有一定的效果。

（六）抗精神病药物相关的恶性综合征

使用某些抗精神病药物阻断 D_2 受体，或突然停用 DA 受体阻滞药，均可引起肌强直、高热、神志改变和自主神经功能紊乱。给予 D_2 受体激动剂（如溴隐亭）可逆转该病的症状。

（七）疼痛

疼痛的病理机制涉及多种启动因子（如缓激肽、前列腺素）和神经递质。NSAID（如塞来昔布、布洛芬等）可抑制前列腺素的合成，减少痛觉冲动的形成。阿片类镇痛药物（如吗啡）可激活内啡肽-脑啡肽受体（μ 受体、δ 受体和 κ 受体），减少痛觉冲动的传递。

（八）帕金森病

帕金森症的病理机制是黑质-纹状体及其他区域的 DA 能神经元的丧失使 DA 和甲硫啡肽减少，导致该部位的胆碱能系统过度活跃。左旋多巴到达突触间隙后被轴索再摄取，脱羧成为 DA，然后再次分泌到突触间隙激活 DA 受体。金刚烷胺可增加突触前膜对 DA 的释放。抗胆碱能药物可降低胆碱能系统的活性，与 DA 重新达到平衡。MAOB 抑制剂（如司来吉兰）减少突触间隙 DA 的再摄取，从而提高局部浓度。

（九）精神分裂症

精神分裂症的病理机制是突触前膜过度合成和释放 DA，突触后膜 DA 受体密度及敏感性增加，或上述两者的综合作用。抗精神病药物为 DA 受体阻滞药，可降低 DA 能系统活性至正常水平。氟哌啶醇可阻断皮层中央 D_2、D_3（高亲和力）和 D_4（低亲和力）受体。氯氮平可阻断 D_4 和 5-HT_2（高亲和力）受体，提示 5-HT 系统在精神分裂症发病中有一定作用。

第二节 神经精神疾病用药

一、自主神经功能紊乱的药物治疗

自主神经由交感神经和副交感神经两大系统组成，主要支配心肌、平滑肌、内脏活动及腺体分泌，其活动为非随意性的，如心脏排血、血流分配、食物消化等，不受意志所控制，所以称为自主神经。人体在正常情况下，功能相反的交感和副交感神经处于相互平衡制约中，在这两个神经系统中，当一方起正作用时，另一方则起负作用，很好地平衡协调和控制身体的生理活动，这便是自主神经的功能。如果自主神经系统的平衡被打破，那么便会出现各种各样的功能障碍。

（一）病因

1. 遗传因素　遗传因素同自主神经功能障碍的发病有一定的直接关系，但在细胞遗传学和分子遗传学方面的研究尚未定论。因为遗传性是"先天性"与"后天性"两者相互作用而形成的,所以说遗传性的显现,同患者病前和发病时的社会环境对患者的影响有直接的关系。

2. 素质因素   素质里包含有心理素质和躯体素质两个方面。所谓心理素质就是指人神经系统的兴奋性和稳定性。临床上表现为不同人对不同事物的反应强度、速度、觉醒度和情绪指数。躯体素质是指个体反应潜力和决定个体精神活动方式的生物学基础。

3. 性别因素   女性由于性腺的内分泌和某些生理过程特点会引起情绪不稳、冲动、焦虑等临床表现。如出现月经过少或泌乳时,反馈到中枢神经可促使体内催乳素升高,诱发焦虑、抑郁、精力减退和对应激的耐受力下降。男性多受酒精和烟草的影响,体内血睾酮水平的降低会诱发男性抑郁症的发生。

4. 生物因素   身体其他部位的病变可累及到中枢神经系统而引发自主神经功能障碍。如脑部的感染、肿瘤、外伤、出血、中毒、营养代谢异常和精神活性物质异常,可直接或间接地损害人脑的正常功能和结构。

5. 年龄因素   童幼年时期,由于儿童身体和精神的发育并未成熟,所以缺乏自我控制情感和行为的能力,同时因为其保持着幼稚的情感、行为和原始反射,对外界环境的适应能力较差,导致儿童因各种心理因素的影响而出现情感和行为方面的障碍。由于内分泌系统特别是性腺不断的发育成熟,会出现自主神经系统的不稳定性,表现有异常的情绪波动,对外界应激因素的影响极为敏感。

6. 社会因素   各种引起神经系统功能过度紧张的社会心理因素,都会成为该病的促发因素。随着现代生活节奏的加快,在经济高速发展的同时,社会工业化、人口城市化、居住稠密、交通拥挤、竞争激烈、失业、收入低、社会不良现象,以及长期的精神心理创伤,如家庭纠纷、婚姻不幸、失恋、邻里关系紧张,工作压力大,同事及上下级关系不协调,都会使人们的精神过于紧张、心理负荷过重而出现神经衰弱、自主神经功能失调。

(二)临床表现

自主神经系统支配内脏器官(消化道、心血管、呼吸道及膀胱等)及内分泌腺、汗腺的活动和分泌,并参与调节葡萄糖、脂肪、水和电解质代谢、体温、睡眠和血压等。当交感神经功能降低或副交感神经功能亢进时,表现为瞳孔缩小、唾液分泌增加、心率减慢、血管扩张、血压降低、胃肠蠕动和消化腺分泌增加、肝糖原储存增加以增加吸收功能、膀胱与直肠收缩促进废物的排除。当副交感神经功能降低或交感神经功能亢进时,则表现为瞳孔扩大、眼裂增宽、眼球突出、心率增快、内脏和皮肤血管功能收缩、血压升高、呼吸加快、支气管扩张、胃肠道蠕动分泌功能受抑制、血糖升高及周围血容量增加等。

因此,自主神经功能紊乱时,其临床表现可涉及全身多个系统,患者自觉症状繁多。如出现胸闷、憋气、心慌、濒死感等心脏神经症;胃痛、胃胀、呕吐、腹泻等胃肠神经症;有的患者表现为头痛头晕、视物模糊、失眠、健忘、皮肤发麻、皮肤发痒、周身发紧僵硬不适、四肢麻木、手脚心发热、周身皮肤发热、全身时而发热时而出汗或全身有游走性疼痛、游走性异常感觉、女子月经不调和痛经和男子遗精和阳痿等,但体温正常。常伴随焦虑、紧张、抑郁等情绪变化,一般按冠心病、胃炎等器质性疾病治疗常无效。

（三）治疗

1. 一般治疗　　去除诱发因素,如精神刺激、紧张、过劳、浓茶、咖啡等。改善环境,减少刺激;平时要培养合理健康的饮食习惯,平衡营养膳食;尽量多进行一些户外活动,多参加体育锻;培养良好的生活习惯。早睡早起,生活要有规律。

2. 心理疏导　　自我调整心态、放松精神。要保持良好情绪,良好的情绪有利于神经系统与各器官、系统的协调统一,使机体的生理代谢处于最佳状态。症状严重时,可进行专业心理干预治疗,提高自己的心理应对能力。

3. 药物治疗　　常用调节自主神经功能的药物有谷维素、维生素 B_1 等。可给予对症治疗药物,如心慌可用小剂量普萘洛尔;胃肠功能紊乱可用多酶片或胃蛋白酶;失眠者可睡前服用地西泮;伴有焦虑、抑郁症状者,可用抗焦虑抑郁药物等对症治疗。

4. 病因治疗　　若为帕金森病、更年期综合征、内分泌疾病如甲亢或周围神经病变引起的自主神经功能紊乱,应针对原发病进行治疗,去除病因。

二、疼痛的药物治疗

疼痛是患者就医最常见的原因,有感觉和情绪因素的参与,通常可分为急性（<1 个月）和慢性两种。急性疼痛时患者常伴有焦虑和交感兴奋（如呼吸加速、血压升高、出汗、瞳孔扩大等）,慢性疼痛一般不会引起交感兴奋,但可伴有一些自主神经表现（如乏力、食欲减退、性欲减退等）和引起情绪低落。个体的文化背景、对疼痛的描述和外在表现均不尽相同,导致个体对疼痛的耐受性有明显差异。

急性疼痛是机体对组织急性损伤的一种反应,外周疼痛感受器及其相应的感觉纤维被激活而产生。慢性疼痛则与组织的持续性损伤及上述纤维的持续性激活有关。慢性疼痛也可以是神经性疼痛,与外周或中枢神经系统的损伤或功能障碍有关。

单纯的心理因素引起的疼痛（假想的躯体疼痛）非常罕见,但是心理因素常伴发于慢性疼痛,且在某些病例中占主导地位,这类疼痛称为心因性疼痛,或心理性疼痛。事实上,疼痛是由多因素造成的。值得一提的是,持续疼痛状态可以使脊髓背根神经节的神经元对疼痛更为敏感,引起疼痛的刺激阈值降低。周围神经和中枢神经系统的各个水平也均被致敏,使机体对疼痛更为敏感。精神因素可使疼痛延长。由于疼痛调节通路涉及很多神经调节因子（如 5-HT、NE）,因此有些非止痛药物（如抗抑郁药物、抗癫痫药物）在慢性疼痛的治疗中有潜在的效果。

在疼痛评价中,要注意疼痛对患者到底意味着什么,尤其注意其精神问题,如焦虑或抑郁。因为主诉疼痛不主诉焦虑或抑郁更能被社会接受,所以正确的治疗有赖于区分不同的感受。此外,还要注意区分疼痛和痛苦的不同之处。在恶性肿瘤患者中,功能丧失及害怕死亡造成的痛苦和疼痛造成的痛相当。

非阿片类和阿片类药物是疼痛治疗的主流药物。有时在治疗慢性疼痛或神经性疼痛时也可用一些抗抑郁药、抗癫痫药。对于某些特定的病例,如局部神经浸润、神经刺激和神经阻滞也有一定的作用。放松疗法、正念、催眠等认知干预和行为疗法亦能帮助患者调节情绪及改变患者对疼痛的行为。

（一）非阿片类镇痛药物

对于轻度或中等程度的疼痛，对乙酰氨基酚（650~1 000 mg，q4~6 h）和 NSAID（塞来昔布 100~200 mg，q12 h）有效。NSAID 包括非选择性 COX 受体阻断剂，选择性 COX－2 受体阻断剂。阿司匹林价格便宜，但有抗血小板副作用。选择性 COX－2 受体阻断剂止痛效果确切，消化性溃疡概率较小，但有促进血栓形成作用，增加心梗、缺血性脑卒中的风险。长期使用选择性 COX－2 受体阻断剂要注意心血管意外的可能。非阿片类药物无躯体依赖性和耐受性。

（二）阿片类镇痛药物

阿片类是指自然提取或人工合成的，与中枢神经系统特定的阿片受体结合并产生激动作用的物质总称。急性疼痛可选用短效镇痛药物（如吗啡速效片 10~30 mg，q4 h），慢性疼痛可选择长效制剂（如吗啡缓释片 30 mg，qd）。在严重的急性疼痛和慢性疼痛治疗中，阿片类药物地位重要。但在临床使用时医生对患者所需剂量估计不足，又过多考虑药品不良反应及成瘾性，导致患者经常给药剂量不足、承受无谓的疼痛和痛苦。

应根据不同患者的反应制定初始剂量，然后逐步调整剂量直至其镇痛效果和副作用达到平衡。

对中等程度的间歇性疼痛，可临时给予阿片类镇痛药物。对严重疼痛或持续性疼痛，则常规给药，而不是临时给药。临床常见的误区有给予短效镇痛药物且次数少，导致患者在间歇期出现爆发性痛。

阿片类镇痛药物的等效剂量换算见表 10－1。

表 10－1　阿片类镇痛药物的等效剂量换算

药　　物	肌内注射（mg）	口服（mg）	备　　　　注
布托诺菲	2	—	每 3~4 h 可重复 2 次剂量
可待因	130	200	
氢吗啡酮	1.5	7.5	半衰期短，一般睡前直肠给药
左啡诺	2	4	半衰期长
哌替啶	75	300	活性代谢物毒性大，不推荐使用
美沙酮	10	20	半衰期长，毒性大，需严密监测
吗　啡	10	30	剂量比较标准
纳布啡	10	—	
羟考酮	15	30	—
羟吗啡酮	1	—	起效快
喷他佐辛	60	180	镇痛作用具天花板效应、致幻作用

（三）辅助用药

辅助类镇痛药物包括抗癫痫药、抗抑郁药、局部口服麻醉药和糖皮质激素等。这些药物都有多种用途，其中最常见的为缓解神经受损造成的疼痛。抗癫痫药加巴喷丁是其中最常用的药物，起始剂量 300 mg（qd），有效剂量为 300 mg（bid）~1 200 mg（tid）。抗抑郁药阿米替林，睡前服用 10~25 mg，可在 1 周内逐步增大剂量至 75~150 mg，但不宜大剂量使用。帕罗西汀 20 mg（qd），比阿米替林耐受性好，可增加剂量至 60 mg（qd）。

（四）神经阻滞

通过药物或物理方法阻断中枢或外周疼痛传导通路可以在短时间内缓解疼痛。一般给予局部麻醉剂。神经毁损术主要用于缓解癌症患者的疼痛。

三、阿尔茨海默病的药物治疗

痴呆是指慢性不可逆性的认知功能衰退，可发生在任何年龄，以老年多见，可能是由原发性神经变性引起（如阿尔茨海默病），抑或由于其他原因（如血管性痴呆、路易斯小体痴呆、颞额叶痴呆）引起，也可以是混合性痴呆。阿尔茨海默病是导致老年痴呆最常见的原因，以大脑皮层与皮层下灰质中的老年斑、β-淀粉样变及神经纤维缠结为典型病理特征。大脑皮层萎缩，脑的糖耗量降低，顶叶、颞叶和额叶的皮层灌注减少。

阿尔茨海默病的症状和体征和其他类型的痴呆相似，也分早、中、晚期。通常先出现早期记忆的损害，病情进展缓慢。行为异常，如漫无目的地闲逛、激动和大喊大叫。通过对患者的体检和标准神经科的精神状态检查可明确诊断。阿尔茨海默病的治疗与其他类型的痴呆相同。

（一）药物治疗

胆碱酯酶抑制剂在一定程度上可改善一些患者的认知与记忆。多奈哌齐为一线用药，剂量每日 5 mg，使用 4~6 周，之后增至每日 10 mg。如数月后功能明显改善可继续用药，否则考虑停药。最常见的副作用是胃肠道反应如恶心、腹泻。头晕与心律失常少见。逐渐增加剂量可减少副反应的发生。加兰他敏（开始剂量 4 mg，bid；缓释片，8 mg，qd，晨服；最大剂量 12 mg，bid；缓释片，24 mg，qd，晨服）对于行为障碍可能比其他药物更有效，能调整尼古丁受体，刺激 ACh 的释放，加强其作用。利伐斯的明与加兰他敏作用相似，开始剂量 1.5 mg，bid；最大剂量 6 mg，bid。他克林因肝脏毒性目前很少使用。NMDA 受体阻滞药美金刚（5~10 mg，bid）亦可减缓阿尔茨海默病的进展。

（二）行为障碍的药物治疗

阿尔茨海默病患者的行为障碍普遍存在，常见闲逛、不知休息、喊叫、扔东西、攻击、拒绝治疗、阻碍医务人员、失眠和哭喊。阿尔茨海默病患者行为障碍的治疗临床有争议，一般以支持治疗为主，药物治疗主要用于其他方法无效、行为异常难以忍受的患者。经常给予抗精神病药物，但应注意锥体外系症状，应小剂量、短程使用（如奥氮平 2.5~15 mg，口服，qd；利培酮 0.5~3 mg，口服，q12 h；氟哌啶醇 0.5~1.0 mg，口服、静脉滴注或肌内注射）。抗癫痫药卡马西平、丙戊酸钠、加巴喷丁和拉莫三嗪在控制暴力攻击中有一定效果。镇静药（如短效地西泮）可短期内缓解焦虑，但不宜长期使用。

四、癫痫的药物治疗

癫痫是由大脑皮层灰质的不规则放电引起，导致大脑功能的一过性失常。典型的癫痫发作表现为意识障碍、感觉异常、不自主运动和惊厥。正常大脑在可逆性的应激状态下（如缺氧、低血糖和小儿发烧）可诱发单纯的癫痫发作。只有当发作 2 次以上且没有相关的可逆性应激因素存在时，才可诊断为癫痫。

癫痫分为原发性癫痫和症状性癫痫。原发性癫痫多有遗传基础，多在 2~14 岁发病。症状性癫痫多见于新生儿和老年人，为已知疾病如发育异常、分娩伤、脑外伤、酒精戒断、肿瘤和脑血管疾病的一种临床表现。

可致癫痫的药物有可卡因、安非他命(冰毒),以及其他中枢兴奋剂、环孢素 A、他克莫司。

可降低癫痫阈值的药物有氨茶碱、茶碱、抗抑郁药、抗组胺药、抗疟药、抗精神病药(氟哌啶醇、氯氮平)、丁螺环酮、氟喹诺酮类药物。

(一)症状与体征

癫痫可有感觉或精神方面的先兆(如胃部不适、闻到异味),多数在 1~2 min 后自行停止,可能出现发作后状态,如深睡、头痛、意识不清、肌痛,持续数分钟至数小时。全身性发作包括痉挛、失神发作、强直-阵挛发作、失张力发作和肌阵挛发作,多有意识丧失。强直-阵挛发作持续超过 5~10 min,或患者在尚未完全恢复意识的情况下再次发作,视为全身性癫痫持续状态。超过 60 min 未予以治疗可致脑组织损伤,持续时间更长可以致死。

(二)药物治疗

理想的癫痫治疗首先是尽可能消除病因,在无法明确或纠正病因时予以抗癫痫药治疗,特别是在第二次发作后。大多数癫痫发作在数分钟后自行停止,无须急诊药物处理。持续状态和发作超过 5 min 的应予药物控制并监测呼吸。迅速建立静脉通道,静脉推注劳拉西泮;第二选择是静脉推注苯妥英钠;第三线选择苯巴比妥、咪达唑仑、丙戊酸钠盐。

没有一种抗癫痫药能控制所有的癫痫,不同的患者需要不同的药物,有时需要联合用药。对于特定的癫痫发作所用的抗癫痫药应从小剂量开始,逐渐加量至相应体重的标准剂量,根据患者的耐受性决定用药剂量。当给药至目标剂量后,测定血药谷浓度。如果癫痫依然存在或血药浓度未达到治疗浓度,可少量增加剂量。如果癫痫控制前血药浓度已达中毒水平,可适当减量,同时给予另一种抗癫痫药联用直至控制,对开始使用的无效药物应缓慢撤除。应避免联合用药,因联合用药副作用及其相互作用的发生率明显增加。应特别注意抗癫痫药物之间、抗癫痫药物与其他药物之间的相互作用。一旦癫痫得到控制即使没有再发,仍需要继续用药 1~2 年后再考虑停药。常见抗癫痫药物见表 10-2。

表 10-2　常用抗癫痫药物

药物	适应证	儿童剂量	成人剂量	治疗浓度	中毒浓度	副反应
苯妥英钠	强直-阵挛发作,脑科手术癫痫预防,持续状态	新生儿:2.5 mg/kg,bid; 1~3 岁:8~10 mg/kg; 4~9 岁:7~9 mg/kg; 10~16 岁:6~7 mg/kg	4~7 mg/kg,睡前; 持续状态:15~20 mg/kg,iv	10~20 µg/mL	>25 µg/mL	巨细胞贫血、牙龈增生、骨质疏松、毛发增多、眼震、共济失调、嗜睡、易激惹
苯巴比妥	全身强直-阵挛发作,持续状态,新生儿癫痫	新生儿:3~4 mg/kg,qd; 婴儿:5~8 mg/kg,qd; 1~5 岁:3~5 mg/kg,qd; 6~12 岁:4~6 mg/kg,qd; 持续状态:10~20 mg/kg,qd	1.5~4 mg/kg,睡前; 持续状态:15~20 mg/kg	10~40 µg/mL	>40 µg/mL	困倦、多动、眼震、共济失调、学习困难
卡马西平	部分性发作、全身性发作、混合性发作	<6 岁:5~10 mg/kg,bid; 6~12 岁:100 mg,bid; >12 岁:200 mg,bid	200~600 mg,bid	4~12 µg/mL	>14 µg/mL	复视、头晕、眼震、胃肠道反应、嗜睡、粒减、血小板减少、肝毒、再障贫血

续　表

药物	适应证	儿童剂量	成人剂量	治疗浓度	中毒浓度	副反应
乙琥胺	失神发作	3~6岁：250 mg,qd； >6岁：初始250 mg,bid,每4~7 d增加250 mg；最大剂量1 500 mg	250 mg,bid； 最大剂量1 500 mg	40~100 μg/mL	>100 μg/mL	恶心、嗜睡、头晕、头痛、粒减、皮炎
丙戊酸钠	失神发作、复杂性失神发作、部分性发作、强直-阵挛发作、婴儿痉挛、新生儿癫痫或高热惊厥	初始：5 mg/kg,bid或tid,每周增加5~10 mg/kg·d	5 mg/kg,tid(低剂量开始逐渐增加)； 最大剂量20 mg/kg,tid	50~100 μg/mL	>150 μg/mL	
氯硝西泮	失神发作、运动不能喝肌阵挛发作；乙琥胺耐药的失神发作	初始剂量：0.01 mg/kg·d分3次服；每隔2~3 d增加0.25~0.5 mg至发作控制；最大耐受量：0.2 mg/kg·d	初始剂量： 1 mg/d； 长期剂量：4~8 mg/d； 最大耐受量：20 mg/d	25~30 ng/mL	>30 ng/mL	嗜睡、共济失调、行为异常
托吡酯	2岁以上(含成人)部分性发作起始的全身强直-阵挛发作	2~16岁：0.5~1.5 mg/kg,bid(不超过25 mg/d)	50 mg,每晚,口服； 最大剂量200 mg,bid	5~20 μg/mL		
拉莫三嗪	癫痫辅助治疗		初始剂量： 25 mg,qd,逐渐增加至最佳剂量,一般维持量100~200 mg,qd			头痛、困倦、头晕、嗜睡、肥胖、恶心呕吐、共济失调,严重皮疹
加巴喷丁	癫痫辅助治疗	3~12岁：12.5~20 mg/kg,bid； 最大剂量50 mg/kg,bid； ≥12岁：300 mg,tid； 最大剂量1 200 mg,tid	300 mg,tid； 最大剂量1 200 mg			嗜睡、头晕、体重增加、头痛； 3~12岁：攻击行为、情绪不稳、多动
乙酰唑胺	癫痫辅助治疗	4~15 mg/kg,bid	4~15 mg/kg,bid			肾结石、脱水

切记临床观察远比血药浓度的监测更为重要。有些患者在低血药浓度时即出现中毒症状,而另一些患者则可耐受高浓度而无中毒发生。血药浓度数值仅供参考。抗癫痫药的最佳剂量是在最小的副反应下,能控制任何形式的癫痫发作的最小剂量,而不论血药浓度多少。

五、睡眠障碍的药物治疗

失眠是指正常个体(不一定是患者)睡眠时间和/或质量不足,并影响日间社会功能的一种主观体验。表现为入睡困难(入睡时间超过30 min)、睡眠质量下降、总睡眠时间减少(通常<6 h)、睡眠维持障碍(整夜觉醒次数≥2次)、早醒,同时伴有日间功能障碍。

失眠按病因可分为原发性和继发性。继发性失眠主要是由于躯体疾病、精神障碍、药物滥用等引起的失眠。因此,失眠的治疗应首先明确病因,并对病因治疗。病因不明时选择对症治疗。苯二氮䓬类和安眠药依赖性问题已经得到关注,选择合适的药物、适当替换用药是预防药物依赖性的关键。

治疗失眠症时应考虑如下问题:① 非药理学方法,比如适当的日间锻炼或活动、避免饮用含咖啡因饮品,尽可能排除导致失眠的原因;② 只有当失眠症严重影响到次日的正常生活时,才可适当服用安眠药;③ 安眠药应根据其适应证选择,一般给予短期处方药治疗;④ 当患者确实发生一种安眠药的不良反应时,可考虑转换用另一种安眠药;⑤ 患者对一类安眠药的某一种无效时,不要转换同类其他品种。

安眠药的用药疗程没有明确规定,应根据患者情况调整剂量和维持时间。超过 4 周的药物干预需要重新评估。合理用药基本原则是:使用最低有效剂量;间断给药,每周 2～4 次(抗抑郁药除外);短期用药,一般不超过 4 周(抗抑郁药除外);逐渐停药,避免突然停药,防止出现"反跳";如在停药过程中出现严重或持续精神症状,应对患者进行重新评估。

常用安眠药见表 10-3。

表 10-3 常用安眠药

分 类	常 用 药 物	作 用 特 点	使 用 注 意
苯二氮䓬类	艾司唑仑、氟西泮、替马西泮、阿普唑仑、氯氮䓬、劳拉西泮、咪达唑仑、地西泮、硝西泮	镇静、抗焦虑、松弛骨骼肌、抗惊厥作用;可缩短入睡时间、增加总睡眠时间;长期用药停可出现戒断症状	咪达唑仑为超短效药,适合入睡困难者;艾司唑仑、劳拉西泮为中效药,适合维持睡眠困难、多梦者;地西泮为长效药,适用于早醒者
非苯二氮䓬类	唑吡坦、佐匹克隆、右佐匹克隆、扎来普隆	催眠作用强。半衰期短,一般不会影响日间工作。药物依赖性风险低、无显著不良反应	各种失眠的首选药物。唑吡坦为超短效药,适用于入睡困难者
褪黑素类	褪黑素、雷美尔通、特斯美尔通、阿戈美拉汀	通过特异性褪黑素受体介导,调节睡眠觉醒周期	适用于因时差改变影响睡眠的人群或不能耐受其他催眠药者
抗组胺药	苯海拉明、氯苯那敏、异丙嗪	抗组胺作用和较强的中枢镇静作用	适用于伴过敏性疾病的失眠者

（一）戒断综合征

苯二氮䓬类戒断综合征令人苦恼、非常危险。可以数小时内发生,也可在用药停药数周后出现,表现为焦虑、出汗、头痛、脉搏加快、血压升高、体温升高、眼睑舌头手震颤、激越、抑郁、欣快、意识模糊、幻视、幻听、有自杀意念、惊厥、精神分裂。通常是与患者协商共同制定戒断综合征的治疗方案,患者处理戒断综合征或预测综合征发生的能力决定了戒断综合征的发生率。

（二）地西泮等效性

患者服用的任何一种安眠药都可以与地西泮(安定)相转换。地西泮半衰期长,有多种规格,可用于治疗苯二氮䓬类戒断综合征。可以单剂量用药,某些患者也可大剂量,须区分避免中毒或嗜睡。表 10-4 展示了与 5 mg 地西泮等效的其他安眠药的剂量。由于这种等效是近似的,因此必要时可以调整剂量。

表 10-4　与地西泮等效的其他安眠药口服剂量

药　　物	半衰期(h)(活性代谢物)	与 5 mg 地西泮相当的口服剂量
阿普唑仑	6~12	250 μg
氯氮草(利眠宁)	10~18(48~120)	15 mg
氯巴占	12~77	10 mg
氯硝西泮	18~45	250 μg
地西泮	24~48(30~100)	5 mg
氟硝西泮	16~35	0.5 mg
氟西泮	(48~120)	7.5~15 mg
氯普唑仑	4~15	0.5~1 mg
劳拉西泮	8~25	0.5 mg
氯甲西泮	20~48	0.5~1 mg
硝西泮	15~38	5 mg
奥沙西泮	4~25	15 mg
替马西泮	7~11	10 mg
扎来普隆	1~2	10 mg
唑吡坦	2~4	10 mg
佐匹克隆	3~6	7.5 mg

（三）减少剂量方案

剂量减少程度取决于安眠药的最初剂量。一般每 2 周将地西泮减少 1/8(2~2.5 mg)。患者若服用比较大剂量的安眠药时(如地西泮 50 mg/d)，通常在 6 周后减至一半剂量。一旦出现戒断症状或者患者不配合，则推迟下 1 次的剂量减少，减少程度也要缩小，甚至可能需要临时增加剂量。小剂量地西泮用药，可口服地西泮糖浆。

（四）其他支持

剂量减少时，需要给予患者更多的支持包括咨询、互助小组、放松措施。如患者是阿片成瘾，不可同时撤除两种药物。可先维持阿片剂量直至全部撤除苯二氮草类药物。如持续失眠，则可短期给予非苯二氮草类安眠药(扎来普隆、唑吡坦、佐匹克隆)两周。

（五）给药注意事项

① 预期入睡困难时，睡前 5~10 min 服药；② 上床后 30 min 仍不能入睡可即时服药；③ 夜间醒来无法再次入睡，但距离预期起床时间大于 5 h，可即时服药(半衰期短的药物)；④ 慢性失眠患者，应间断服用非苯二氮草类安眠药，即每周选择数晚服药；⑤ 服药期间不宜饮酒，酒精有激发安眠药中毒的可能，酒后服用安眠药，可致反应迟钝、昏睡、甚至昏迷不醒；⑥ 有些安眠药(如咪达唑仑)易与其他药物产生相互作用，可致其他药物疗效下降、安眠药中毒；⑦ 老年患者服药期间应小心活动，避免跌倒摔伤；⑧ 长期服用安眠药可出现肝功能损害。

六、偏头痛的药物治疗

偏头痛是一种反复发作的、一侧或双侧搏动性的剧烈头痛，劳累后加重，疼痛持续 4~72 h，程度较重，且伴随自主神经症状(如恶心、畏光、恐声或闻到异味)，多起病于儿童和青春期，中青年期达发病高峰，男女患病比例约为 1∶3，中国人偏头痛患病率为 9.3%。丛集性头痛可引起非常痛苦的眼眶四周和颞部的疼痛,以及同侧的自主神经症状(如睑下垂、流泪、鼻漏、鼻塞)。

偏头痛的发病机制尚未完全阐明,5-HT在偏头痛发病中发挥了重要作用。目前公认的是三叉神经血管通路假说。当三叉神经节及其纤维受刺激后,可引起降钙素基因相关肽(CGRP)、P物质等多种神经递质的释放,这些递质作用于血管壁,从而引起硬脑膜的神经源性炎症反应及中枢致敏。5-HT可通过结合不同受体发挥不同的痛觉调节作用,结合5-HT$_{1B/1D}$受体抑制疼痛;结合位于硬脑膜血管内皮细胞的5-HT$_{2A/2C}$受体易化疼痛。

偏头痛治疗以5-HT$_{1B}$和5-HT$_{1D}$受体激动剂(曲普坦类)、止吐剂、镇痛剂为主,预防性治疗包括生活方式调整(如睡眠习惯)和药物治疗(β受体阻滞药、阿米替林、丙戊酸钠、托吡酯等)具体见表10-5。

表10-5　偏头痛用药

药物类别	药物品种	剂　　量	备　　注
预防用药			
抗抑郁药	阿米替林	10~100 mg,睡前,口服	小剂量通常有效。有益于失眠患者。有抗胆碱作用,体重增加
β受体阻滞药	阿替洛尔 美托洛尔 纳多洛尔 普萘洛尔 噻吗洛尔	25~100 mg,qd,口服 50~200 mg,qd,口服 20~160 mg,qd,口服 20~160 mg,qd,口服 5~20 mg,qd,口服	使用无内在交感活性的β受体阻滞药,窦缓、低血压或哮喘患者禁用
抗癫痫药	丙戊酸钠 托吡酯	普通片剂 250~500 mg,bid,口服 缓释片剂 500~1 000 mg,qd,口服 50~200 mg,qd,口服	胃肠道不适、肝损、血小板减少、震颤、体重增加;体重减轻、认知副反应(意识错乱、抑郁)
CCB	维拉帕米	240 mg,qd~tid	对基底动脉偏头痛特别有效;低血压、便秘
偏头痛特异性用药			
5-HT$_{1B}$和5-HT$_{1D}$受体激动剂(曲普坦)	阿莫曲坦 依来曲普坦 夫罗曲普坦 那拉曲坦 利扎曲普坦 舒马普坦 佐米曲普坦	12.5 mg,qd,口服 20~40 mg,qd,口服 2.5 mg,qd,口服 2.5 mg,qd,口服 10 mg,qd,口服 100 mg,qd,口服,5~20 mg 鼻吸入 2.5~5 mg,qd,口服,5 mg 鼻吸入	面部发红、感觉异常、胸部或喉咙受压感;如头痛复发可增加剂量至 tid;有冠状动脉疾病或顽固性高血压患者禁用
5-HT$_{2A}$和5-HT$_{2C}$受体阻滞药	双氢麦角胺 麦角胺	0.5~1 mg,皮下注射或 iv,4 mg/mL 鼻吸入 1~2 mg	恶心;有冠状动脉疾病或高血压患者禁用;禁止与曲普坦类合用

大脑血管5-HT$_{1D}$受体功能低下时血管扩张,出现头痛。舒马普坦通过激动5-HT$_{1D}$受体,可收缩颅内血管,是目前治疗急性偏头痛疗效最好的药物。每次服用100 mg,30 min后头痛开始缓解,每日不超过300 mg。抑郁症患者突触间隙5-HT浓度降低,故偏头痛发生率高,抗抑郁药氟西汀能激动5-HT$_{1D}$受体,亦可以治疗偏头痛。

麦角生物碱类按化学结构可分为胺生物碱和肽生物碱,可作用于5-HT受体、α受体和DA受体。美西麦角(二甲基麦角新碱)阻断5-HT$_{2A}$和5-HT$_{2C}$受体,可缓解偏头痛初期的血管强烈收缩,治疗偏头痛。麦角胺能明显收缩血管,减少动脉搏动,可显著缓解偏头痛,用于偏头痛的诊断和治疗,每次发作时口服酒石酸麦角胺 1~2 mg,每次不超过 6 mg(表 10-5)。

七、帕金森病的药物治疗

帕金森病是由于脑内黑质神经核中多巴胺神经元变性坏死导致的疾病。当变性坏死大于 80% 时,由多巴胺神经介质管控区域的脑功能就会发生障碍而出现一系列症状:运动减慢、肌肉紧张、休息时手腿抖动,故亦称为震颤麻痹。

患者早期表现一侧手的轻微颤抖,尤以休息时出现最多。在早期,由于这种手的抖动轻微,在做注意力集中的工作如写字、做饭时尚能控制,随着病情进展,震颤加重,并向同侧腿、脚及对侧发展,拇指和其余四指出现类似搓玉米样动作,颤抖幅度加大。由于面部表情淡漠、面部肌肉强直,眼睛睁着,很少眨眼,表现出一种“面具脸”。在疾病早期,患者的精神、智力、言语均可正常,但到了晚期,患者智力减退、语言表达不能,甚至出现精神症状。由于身体僵硬、长期蜷缩在床上,无人交谈,加速了智力衰退。

帕金森病的病因还不清楚,外部环境毒素的接触是导致黑质纹状体多巴胺神经元死亡的重要因素。并非有手脚震颤就是帕金森病,帕金森病的震颤属于静止性震颤,与姿势性震颤、运动性震颤等不同。

(一)诊断

帕金森病和帕金森综合征的诊断,首先,要依靠医生对病史的仔细询问和临床检查;其次,通过一些神经影像学(颅脑 CT、头部 MRI、PET)确诊或帮助诊断,亦可测定脑脊液 DA 代谢产物高香草酸。PET 对早期诊断帕金森病有帮助,注射给予 $[^{18}F]$ 氟多巴,因其可通过血脑屏障被黑质-纹状体多巴胺神经元摄取,可间接反映黑质多巴胺神经元的数目和疾病的严重程度。帕金森病患者纹状体区的 $[^{18}F]$ 氟多巴集聚显著低于正常人。帕金森病患者脑脊液中 DA 的代谢产物高香草酸减少。

不应混淆帕金森病与帕金森综合征。帕金森综合征是指各种原因引起的类似帕金森病表现的运动障碍,常见的诱因或病因有抗精神病药、脑血管病及中毒。

(二)治疗

帕金森病治疗方法有 2 种:药物治疗和手术治疗。提高脑中 DA 含量,纠正多巴胺能神经与胆碱能神经的不平衡,是药物治疗的出发点。药物治疗应尽早开始,因为在早期只是黑质变性和神经细胞减少,DA 合成下降;晚期则出现 DA 受体萎缩,不能与 DA 结合而致药物疗效下降。药物治疗遵循适量原则(在服用左旋多巴类药物时,提倡从小剂量开始,逐渐增量,直至症状改善,维持有效剂量)、个体化原则(针对不同患者不同的病情,个体化用药)、长期服药原则(药物治疗只能改善症状、不能根除疾病,因此应长期服药,并根据疗效调整剂量)。

常用药物有左旋多巴类(如左旋多巴、美多巴,是目前治疗帕金森病最有效的药物),抗胆碱药(主要有苯海索,是轻度帕金森病患者的首选药物),左旋多巴增强剂(脑外多巴胺脱羧酶抑制剂;如卡比多巴、苄丝肼;DA 受体激动剂,如溴隐亭;其他 DA 增强剂,如金刚烷胺、司米吉兰)。

药物治疗无效或严重药品不良反应者,年龄 70 岁以下,无明显手术禁忌者,可选择手术治疗,如立体定向神经核团毁损术、神经核团慢性电刺激术。

（三）帕金森病"开关现象"治疗

帕金森病是一种原发性的、进展缓慢的中枢神经系统（central nervous system，CNS）变性疾病，以动作迟缓、活动减少、肌强直、静止性震颤和姿势不稳为特征表现。在 65 岁以上的人群中约有 1% 的人患有帕金森病。传统上左旋多巴是首选药。左旋多巴是一种 DA 的代谢前体。然而有观点认为，早期使用左旋多巴会促进药品不良反应的发生和导致药物的无效，倾向于尽可能地不先用左旋多巴，而首先使用抗胆碱能药、金刚烷胺或者 DA 受体激动剂。

大多数帕金森病患者在治疗 2~5 年后会出现左旋多巴反应的波动（"开关现象"）。"开关现象"究竟是对左旋多巴治疗的反应还是潜在的疾病，目前仍然存在争议。患者服药后症状改善的维持时间逐渐缩短，并且出现药物引起的运动障碍（运动不能和不自主的过多运动）。"关"期以肌张力障碍、抑郁、疼痛、睡眠障碍、膀胱功能障碍和吞咽困难等症状为特点。患者可突然、毫无预料地进入"关"期，几乎无迹象可循。

通常要控制这种不稳定的状态，需尽可能使用小剂量左旋多巴，并将服药间隔改为q1~2 h。其他治疗方案还包括辅助使用 DA 受体激动剂，左旋多巴/卡比多巴缓释剂（外周脱羧酶抑制剂）和司来吉兰。可给予阿扑吗啡处理。阿扑吗啡既可以长期使用，也可以作为生命晚期的姑息手段。可在"关"期初始阶段即给予阿扑吗啡，或者最理想化的是在任何预感症状出现时，如脚趾头伸不直或肌无力、小腿抽筋，或突然感觉末日迫近，即给予阿扑吗啡。

1. 阿扑吗啡止吐处理　　至少在给予阿扑吗啡治疗前 2 d 给予多潘立酮（20 mg，tid），可有效控制大约 10% 患者在起始治疗阶段的恶心呕吐。有些患者在开始使用阿扑吗啡后，也可减少或停用多潘立酮。

2. 阿扑吗啡用法　　阿扑吗啡可以采用如下 3 种方式皮下注射：① 标准注射器直接注射；② 1 次性预充笔注射；③ 动力驱动注射器（或注射泵）持续给药。只有患者每日注射需要 10 次以上时才可以考虑持续注射；但也有医生认为每日需要 6~8 次注射的患者也应采取持续注射方法。如采用注射泵给药，阿扑吗啡应采用等体积生理盐水稀释，强度应达到5 mg/mL。未经稀释的阿扑吗啡注射将引起局部炎症反应。注射用水不能用于稀释，可能与结节和溃疡有关。在注射器安装在驱动器上前，给药线应先标记妥当。通常在患者步行期间给予持续注射，除非有严重的夜间情况，一般不建议 24 h 一直输注。每 12 h 更换注射部位。

八、焦虑障碍的药物治疗

每个人都会经历恐惧和焦虑。恐惧是对即刻可识别的外部危险的情感、躯体和行为反应。焦虑是一种令人苦恼的、不愉快的神经过敏和不安的情绪状态。焦虑可在危险发生前预先产生，或在危险消除后持续存在，或在没有任何可识别的危险存在时发生。一定程度的焦虑是可以的，它有助于人们准备、实践和预演，提高功能水平，在潜在的危险环境中保持适当警惕。但超过一定程度的焦虑会引起功能失调和过度应激，成为一种疾病。

焦虑障碍的病因并不完成清楚，已知与精神因素和躯体因素都有关系。许多患者出现焦虑障碍，没有任何可识别的先兆诱因。可能突然发生焦虑，可持续几分钟至几年。其症状从几乎难以察觉的不安到彻底的惊恐发作。焦虑障碍有时非常令人痛苦，结果导致抑郁。焦虑和抑郁可能共存。亦可能是抑郁首先出现，随后出现焦虑的症状和体征。判断焦虑的严重程度是否达到焦虑障碍水平取决于几个方面：医生首先根据病史、体格检查、实验室检查判断焦虑是否由躯体障碍或药物引起，其次要判断焦虑是否由其他精神障碍引起。如果没有发现引起焦虑的原因，而焦虑又给患者带来强烈痛苦体验并影响其社会功能，且持续数日，即可诊断为焦虑障碍。焦虑障碍可分为广泛性焦虑障碍、强迫障碍、惊恐发作与惊恐障碍、恐惧性障碍、应激相关障碍。

广泛性焦虑障碍以长期、过分紧张不安为特点，一般持续 6 个月以上，病程被动，应激情况下会加重。DSM－IV 诊断标准中规定患者必须满足以下项目中的 3 项：坐立不安、异常疲劳感、注意力集中困难、易激惹、肌肉紧张、睡眠困难。日常焦虑对象包括工作责任、金钱、健康、安全、家务杂事等。它常见于酒精滥用、重度抑郁、惊恐障碍患者，女性是男性的两倍，主要起病于儿童或青少年期。治疗一般采用心理治疗、药物治疗或两者结合。

（一）抗抑郁药

选择性 5－HT 再摄取抑制剂（selective serotonin reuptake inhibitor,SSRI）如帕罗西汀起始剂量 20 mg/d；5－HT、NE 再摄取抑制剂（serotonin and norepinephrine reuptake inhibitor,SNRI）如文拉法辛缓释剂起始剂量 37.5 mg/d；三环类抗抑郁药如丙咪嗪起始剂量 10 mg/d。一般需要治疗几周后才起效。

（二）抗焦虑药

小剂量的苯二氮类药非常有效。但长期应用可引起躯体依赖。可与抗抑郁药同时使用，一旦抗抑郁药开始起效，可逐渐停用苯二氮䓬类药（表 10－6）。丁螺环酮起始剂量为5 mg,bid 或 tid，一般服用 2 周后开始起效。

表 10－6　常用苯二氮䓬类抗焦虑药

药　物	起始剂量（口服）	维持剂量（口服）	起始/维持	注　意　事　项
阿普唑仑	0.25 mg,bid 缓释片：0.5 mg/d	1 mg,tid 3 mg/d	间断的/短期的	
氯氮䓬	5 mg,tid	25 mg,tid	间断的/长期的	不推荐老年人使用
氯硝西泮	0.25 mg/d	1 mg,tid	间断的/长期的	碾碎药片口服可快速起效
地西泮	2 mg,tid	5 mg,tid	快速的/长期的	不推荐老年人使用
劳拉西泮	0.5 mg,tid	1 mg,tid	间断的/短期的	
奥沙西泮	10 mg,tid	15 mg,qid	缓慢的/短期的	

强迫障碍是以强迫观念和强迫行为为特征，强迫观念能够激起患者焦虑的思想、表象或冲动，患者通过强迫行为来减轻强迫观念引起的焦虑，如反复洗涤来平衡污秽，反复检查来平衡怀疑，以储藏平衡丧失。可继发抑郁。心理治疗结合药物治疗是最好的选择。氯丙咪嗪（氯米帕明）对强迫症有效，起始剂量 50～100 mg/d，逐渐增加至 200 mg/d，最大剂量250 mg/d，分次口服，或睡前 1 次顿服。

惊恐发作和惊恐障碍给予不同种类的抗抑郁药有一定的疗效。SSRI 和 SNRI 类比其他抗抑郁药副作用更少。初期治疗时可合并使用苯二氮䓬类药物，在抗抑郁药起效后逐渐撤除苯二氮䓬类药物。

恐惧性障碍给予苯二氮䓬类药物(劳拉西泮 0.5~1.0 mg 口服)或 β 受体阻滞药(一般选用普萘洛尔 10~40 mg 口服)短期治疗,偶有疗效。SSRI 治疗有效。

应激相关障碍分急性应激障碍和创伤后应激障碍,给予 SSRI 和情感稳定剂(丙戊酸钠、卡马西平、托吡酯等)药物治疗有效,可减轻激动、噩梦和闪回现象。

九、抑郁障碍的药物治疗

悲伤和喜悦是日常生活的一部分,悲伤是对于挫折、失望和其他令人沮丧的普遍反应。喜悦则是对于成功和其他令人鼓舞的普遍反应。哀伤是对丧失的一种正常情感反应。悲伤或喜悦过于强烈,且持续时间超过预期,则是一种情绪紊乱,即情感障碍。强烈的悲伤被定义为抑郁,强烈的喜悦被定义为躁狂。情感障碍通常分为抑郁障碍、双相情感障碍。抑郁障碍的特征是抑郁,双相障碍的特征则是抑郁和躁狂的不同组合。

抑郁障碍的病因还不清楚,可能涉及遗传、神经递质水平的变化、神经内分泌功能的改变和社会心理因素。特定的药物如皮质醇、某些 β 受体阻滞药、抗精神病药可导致抑郁障碍。滥用酒精、苯丙胺亦会导致抑郁障碍。抑郁障碍可影响正常的社交、生活、工作和学习,患者对于活动的兴趣或是愉快感下降。治疗通常包括药物治疗、心理治疗或同时给予两种治疗。一般抗抑郁药需要 1~4 周后才能改善症状。抑郁症容易复发,需要长期服药。

(一)抑郁障碍的药物治疗

1. 选择性 5-HT 再摄取抑制剂(SSRI) 代表药物有氟西汀(开始剂量 10 mg/d,维持剂量 60 mg/d,半衰期长 36 h,是唯一可以安全用于儿童的抗抑郁药)、帕罗西汀(开始剂量 20 mg/d,维持剂量 50 mg/d)、舍曲林(开始剂量 50 mg/d,维持剂量 200 mg/d,安全系数高)、西酞普兰(开始剂量 20 mg/d,维持剂量 40 mg/d,对 CYP450 影响小,潜在的药物相互作用小)、氟伏沙明(开始剂量 50 mg/d,维持剂量 150 mg,bid,对强迫症有效)。虽然作用机制相同,但各个药物各具特点,因此选择药物很重要。SSRI 治疗窗宽,服药方便,很少需要调整剂量(氟伏沙明除外)。SSRI 选择性作用于 5-HT 系统,对不同的 5-HT 受体没有特异性,故 SSRI 既作用于 5-HT$_1$ 受体,发挥抗抑郁作用,也作用于 5-HT$_2$ 受体,导致焦虑、失眠、性功能障碍,还作用于 5-HT$_3$ 受体,发生恶心、头痛。在开始用药 1 周内或增加剂量时,很多患者似乎更易激惹、抑郁、焦虑,应告知患者及亲属这种可能性,若治疗中症状恶化,应立即就医。在治疗起始的几个月内,存在自杀观念、自杀行为,特别是儿童和青少年,应予以高度的重视和警惕。约超过 1/3 的患者出现性功能障碍。SSRI 还引起体重增加。药物相互作用一般不常见,但氟西汀、帕罗西汀、氟伏沙明能抑制 CYP450 酶,导致一些严重的药物相互作用。禁与单胺氧化酶抑制剂(monoamine oxi-dase inhibitor,MAOI)合用以避免脑内 5-HT 水平显著升高,导致"5-羟色胺综合征"。

2. 5-HT 受体阻滞剂 代表药物有曲唑酮(开始剂量 50 mg,tid,维持剂量 100~200 mg,tid)、米安舍林(开始剂量 30 mg/d,维持剂量 60 mg/d)、米氮平(开始剂量 15 mg/d,维持剂量 45 mg/d),具有抗抑郁和抗焦虑作用,无性功能障碍副作用。曲唑酮阻断 5-HT$_{2A}$ 受体,用于治疗抑郁症,具有较强的镇静作用,同时能阻断 α$_2$ 受体,引起直立性低血压。抗抑郁剂量限制为 200 mg,对于失眠的抑郁症患者,通常睡前口服 50~100 mg。曲唑酮能引起阴茎异常勃起。米安色林既阻断 5-HT$_3$ 受体,又阻断 α$_2$ 受体,疗效与三环类抗抑郁药相当。米氮平抑制 5-HT 再摄取和阻断 α_2-受体、5-HT$_2$ 受体、5-HT$_3$ 受体,抗抑郁效果与阿米替林相当,其抗胆碱样不良反应及 5-HT 样不良反应(恶心、头痛、性功能障碍等)较轻。

3. 5-HT、NE 再摄取抑制剂(SNRI)　　代表药物有文拉法辛(开始剂量 25 mg,tid;维持剂量 125 mg,tid)、度洛西汀(开始剂量 20 mg,bid;维持剂量 30 mg,bid),具有双重的 5-HT 和 NE 作用机制,药理作用与三环类抗抑郁药相当,毒性与 SSRI 相近。在给药起始 2 周恶心是最常见的症状。文拉法辛略优于 SSRI,对于严重抑郁症有较好的疗效,与药物代谢酶几乎无作用,合用无风险。突然停药会导致易怒、焦虑、恶心。度洛西汀可引起轻度的男性排尿不畅。

4. 杂环抗抑郁药　　曾经是最主要的抗抑郁药代表,包括三环类阿米替林(起始剂量 25 mg/d;维持剂量 50 mg,bid)、丙咪嗪(起始剂量 25 mg/d,维持剂量 200 mg/d)、氯米帕明(起始剂量 25 mg/d;维持剂量 75 mg,bid)和四环类抗抑郁药,这些药物增加 NE 的获得,在一定程度上阻断了 5-HT 再摄取。尽管疗效肯定,但因副作用比较大,现已少用。因具有较强的抗胆碱能作用,特别不适用于老年患者、前列腺增生患者、青光眼患者、便秘患者。

5. 单胺氧化酶抑制剂(MAOI)　　代表药物有非选择性的 MAOI 苯乙肼(起始剂量 15 mg,tid;维持剂量 30 mg,tid)、异卡波肼(起始剂量 10 mg,bid;维持剂量 20 mg,tid)、反苯环丙胺(起始剂量 10 mg,bid;维持剂量 30 mg,bid)和选择性的 MAOI 吗氯贝胺(起始剂量 100~200 mg/d,维持剂量 150~600 mg/d),通过抑制 NE、DA 和 5-HT 的脱氨基反应,发挥抗抑郁作用。当其他抗抑郁药无效时(如 SSRI 治疗非典型抑郁症无效时),给予 MAOI 可获得良好效果。MAOI 不可与富含酪胺或 DA 的食物(麦芽啤酒、甜酒、香蕉、蚕豆、葡萄干、酸奶酪、奶酪、酸奶油、黄豆酱、鱼子酱、肉等)一起服用,因联用可致高血压危象。亦应避免同时服用拟交感神经药(如伪麻黄碱)、右美沙芬、哌替啶等。MAOI 一般不作为一线用药,因副作用较多(勃起功能障碍、焦虑、恶心、头昏、失眠、足部水肿、体重增加)。一般不与其他抗抑郁药合用,因合用可能导致恶性神经抑制症状(恶性过热、肌肉断裂、肾功能衰竭、癫痫发作、死亡)。两种药物的使用间隔至少为 2 周(氟西汀因半衰期长,需要 5 周清洗期)。

通常 SSRI 是一线选择药物。如果一种 SSRI 无效,那么可以用另一种 SSRI 代替。但是改用另一类抗抑郁药物可能更有效。SSRI 常见的副作用——失眠,可通过降低药物剂量或加用低剂量的曲唑酮或另一种镇静抗抑郁药处理。若副作用头痛始终不能消除,则只可选择其他类别的抗抑郁药。若服用过程中出现性欲减退、勃起功能障碍或性快感缺失等,应降低药物剂量或改用另一类药物。SSRI 应在早晨服用,因其可兴奋抑郁症患者。MAOI 通常亦在早晨服用。

(二)双相情感障碍的药物治疗

双相情感障碍以躁狂和抑郁交替出现为特点,病因不明,可能涉及遗传、脑神经递质水平的变化及心理因素。治疗以药物治疗为主。大多数的轻躁狂患者可在门诊治疗,急性期发作需入院治疗。给予情绪稳定剂防止躁狂,可选用锂盐、丙戊酸钠、卡马西平、拉莫三嗪等。2/3 的非难治性双相障碍患者对锂盐有反应,碳酸锂口服起始剂量 300 mg,bid 或 tid,在 7~10 d 逐渐加重至血药浓度达到 0.8~1.2 mEq/L。推荐丙戊酸钠负荷剂量 250~500 mg,tid。卡马西平无明确的负荷剂量,需要逐步增加剂量以减少毒性风险。

十、精神分裂症的药物治疗

精神分裂症是一种慢性疾病,表现为精神病(失去与现实的接触)、幻觉(错误的认知)、妄想(错误的信念)、言行紊乱、情感平淡(情感范围受限)、认知损害(推理和解决问题能力受损),以及职业和社会功能障碍。精神分裂症的症状通常始于青春期或成年早期。治疗包括药物治疗、心理治疗和康复治疗。

(一)病因

精神分裂症病因未明。尽管大多数精神分裂症患者没有家族史,但遗传因素有一定的作用,如果有一级亲属为精神分裂患者,那么该个体患病概率为 10%,而普通人群为 1%。多数患者大脑结构发生改变,脑室扩大、前海马和其他脑区容量下降、神经递质特别是 DA 和谷氨酸改变。精神分裂症神经发育的易感性可能由遗传因素导致,或胚胎时期、出生时、出生后并发症所致,或是由中枢神经系统的病毒感染所致。精神分裂症的发作、缓解和复发是易感性和环境应激相互作用的结果。环境应激可以是生化性的(如滥用大麻),也可以是社会性的(如失业、贫困、离家求学、恋爱关系破裂等)。

(二)症状和体征

精神分裂症症状可分为阳性症状、阴性症状。阳性症状的特点是正常功能的过度表现或歪曲,有迫害妄想的患者认为自己在被折磨、欺骗、跟踪;常见幻听,听到有声音在评论他的行为,或批评、辱骂。阴性症状包括情感迟钝、言语贫乏、快感消失和社会退缩。精神分裂症症状一般会影响患者的功能、工作、社会关系和对自己的照顾,导致失业、社会隔离、人际关系恶化和生活质量下降。诊断要根据对病史、症状和前兆进行完整的评估。

(三)治疗

治疗的目的是减少精神病症状的严重程度,预防复发和功能受损,帮助患者功能维持在可能的最好水平。根据药物特定的神经递质受体亲和力与活性可分为传统抗精神病药物和第二代抗神经病药物(second generation antipsychotic,SGA)。SGA 疗效稍微优于传统药物,且不良反应减少。

1. 传统抗精神病药　　通过阻断 D_2 受体发挥药理作用。一般从最低剂量开始,逐步增加,推荐入睡前口服。奋乃静每日剂量范围为 12~64 mg,常规成人剂量 16 mg,入睡前口服,急性期可肌内注射。氟奋乃静每日剂量范围为 0.5~40 mg,常规成人剂量 7.5 mg 入睡前口服,急性期可肌内注射。氟哌啶醇为高效价药物,每日剂量范围为 1~15 mg,常规成人剂量 4 mg,入睡前口服,常见不良反应为静坐不能。氯丙嗪为低效价药物,每日剂量范围为 30~800 mg,常规成人剂量 400 mg,入睡前口服,目前少用。传统的抗精神病药有一些严重的副作用,如镇静、认知活动变得迟钝、肌张力障碍、肌肉僵硬、震颤、催乳素水平升高、体重增加。静坐不能是一种不自主的运动障碍,特点为口、唇的轻微震颤和/或手臂、腿的舞蹈样动作,导致用药依从性差,甚至停药。

服用传统抗精神病药的患者迟发性运动障碍发生率为 5%。有些患者的迟发性运动障碍一直持续,即便是停用药物。此外,还有一种恶性综合征,为很少见、但有潜在致死性的严重不良反应,特点为肌肉强直、发热、自主神经功能不稳定、肌酸磷酸肌酶增高。

2. 第二代抗精神病药　　SGA 能同时阻断 DA 和 5-HT 受体(5-HT-DA 受体阻滞

药),减轻阳性症状,对阴性症状的疗效优于传统抗精神病药。它引起认知功能障碍较轻、锥体外系副反应较少,引发的迟发性运动障碍危险较低;很少或不会引催乳素水平升高。

氯氮平是第一个 SGA,也是唯一被证明的对难治性患者有效的药物。氯氮平减轻阴性症状,很少或不引起运动副反应,引起迟发性运动障碍的风险轻,但有镇静、低血压、心动过速、体重增加、糖尿病的副作用。最严重的副作用是粒细胞缺乏症,需监测白细胞。剂量范围为 150~450 mg,口服,bid;常规剂量 400 mg,睡前口服。

新的 SGA 有疗效类似,拥有氯氮平的优点,但无粒细胞缺乏症的危险,在治疗急性发作和预防复发上比传统抗精神病药更受欢迎。但副作用各异,故选择药物要根据个体的反应及药物特点。奥氮平镇静发生的比例较高,常见副作用为嗜睡、体重增加、眩晕,可用于严重激越或失眠的患者;剂量范围为 10~20 mg,常规剂量为 15 mg,睡前口服。利培酮剂量大于 6 mg 易出现锥体外系反应,升高催乳素水平,有剂量依赖性;剂量范围为 4~10 mg,常规剂量 4 mg,睡前口服,是唯一具有长效针剂的第二代抗精神病药。

(四)抗精神病药物——等效剂量

药师经常会碰到患者或家属询问有关抗精神病药物的剂量等效问题,即如何以适当剂量的一种抗精神病药物替换为另一种抗精神病药物。抗精神病药等效剂量的指南非常有用,但应铭记的是剂量等效问题非常复杂,需要考虑很多影响因素,故应咨询精神卫生中心的专科药师。必须注意:① 文献中提供的等效剂量范围很宽;② 等效剂量指的是类似的抗精神病疗效[与氯丙嗪(每日 100 mg)等效的其他抗精神病药剂量见表 10-7、表 10-8],其他作用比如镇静并不等效;③ 当为患者更换另一种抗精神病药物时,请勿超过《中国国家处方集》(人民军医出版社,2010)最大剂量;④ 药物更换后应及时评估患者疗效,必要时调整剂量;⑤ 更换为非典型抗精神病药时应参考处方集。

表 10-7 与氯丙嗪(每日 100 mg)等效的其他抗精神病药剂量

药 物	给 药 途 径	剂量(mg/d)
氟奋乃静	口 服	2 mg/d
三氟拉嗪	口 服	5 mg/d
氟哌噻吨	口 服	2 mg/d
珠氯噻醇	口 服	25 mg/d
氟哌啶醇	口 服	3 mg/d
氟哌啶醇	肌内注射或静脉注射	1.5 mg/d
舒必利	口 服	200 mg/d
匹莫齐特	口 服	2 mg/d

表 10-8 与氯丙嗪(每日 100 mg)等效的其他抗精神病药剂量(长效药物)

长 效 药 物	给 药 途 径	剂量(mg/w)
氟奋乃静癸酸酯	肌内注射	5~10
哌泊噻嗪棕榈酸酯	肌内注射	10
氟哌噻吨癸酸酯	肌内注射	10
珠氯噻醇癸酸酯	肌内注射	10
氟哌啶醇癸酸酯	肌内注射	10

十一、注意力缺陷多动障碍的药物治疗

注意力缺陷多动障碍,简称多动症,指发生于儿童时期、与患儿年龄不相称的过度活动,以情绪不稳、不停讲话、冲动任性、难以集中精神为主要表现,并伴有认知障碍和学习困难。常起病于 3～6 岁儿童,但在青春期和成人期也有继发。一般分为 3 种类型:注意力涣散型(不能集中精力)、过度活跃-自制力弱型(多动、过多讲话、打断别人讲话)、综合型(包括以上两种症状)。男童患病率高于女童,以过度活跃-自制力弱型多见。

注意力缺陷多动障碍药物治疗中首选中枢兴奋药哌甲酯和非兴奋药托莫西汀。治疗通常要持续到青春期,甚至延续到成年期。托莫西汀对那些不能耐受中枢兴奋药的儿童提供了替代选择。

(一) 哌甲酯

6 岁以下儿童避免使用哌甲酯。癫痫患者慎用。避免突然停药。儿童(6 岁以上)1 次 5 mg,口服,bid,早餐及午餐前服。以后根据疗效调整剂量,每周递增 5～10 mg,但 1 日总量不宜超过 40 mg。若服用哌甲酯控释片,必须整片吞服,不可咀嚼、掰开或压碎服用。

(二) 托莫西汀

癫痫患者慎用。正在服用或在前 14 d 内服用过单胺氧化酶抑制剂(如苯乙肼、苯环丙胺)的患者禁用。口服,青少年体重如在 70 kg 以上,起始剂量 40 mg/d,7 d 后根据疗效调整剂量,1 d 剂量不超过 100 mg;6 岁以上儿童及体重在 70 kg 以下的青少年,起始剂量 0.5 mg/kg·d,7 d 后根据疗效调整剂量。

除了药物治疗以外,对注意力缺陷多动障碍患儿,家长应积极寻求心理学专家或精神病学专家的帮助,通过行为治疗缓解症状。

第三节 其他药物相关问题

一、躯体症状障碍

躯体症状障碍是以一种或多种躯体症状为主要表现,如胃胀、腹泻、腰酸背痛等,有些症状是非特异性的、部位不确定的、性质不明确的,如"胃不舒服,难以形容""体内有股气,窜来窜去"。患者往往对此给予过度关注,投入大量时间和精力求医,表现为持续高水平的焦虑。由于患者对自身感受无法描述清楚,医生听不明白,不明所以,不能用一种疾病来解释诸多症状和表现,导致患者经常就诊一家医院多个诊室,甚至来往于多家医院就诊。

躯体症状障碍的治疗是基于药物和心理干预的一种综合性治疗。药物治疗以抗抑郁药物为主,常用的有文拉法辛(怡诺思)、盐酸氟西汀(百忧解)、帕罗西汀(赛乐特)、舍曲林(左洛复)、西酞普兰(喜普妙)、氟伏沙明(兰释)。心理治疗主要包括精神动力学心理治疗和认知行为治疗,帮助患者找到不愉快的生活事件、工作压力或内心冲突,引导患者学会打开"心结"。此外,一些自我调整的方式如太极、瑜伽、冥想、音乐放松等,都有助于躯体症状的减轻和缓解。

患者的综合治疗方案特别要强调应根据其不同的心理状态、不同的临床特征、不同性别

年龄等因素,统筹考虑后制定。应根据病情选择合适的药物,并随治疗进展(药物疗效和不良反应)调整剂量或用药。有些患者在首次就诊后按照医生处方药物服用,可能因出现不良反应而自行停药;有的人服药后确实有效,但并未完全缓解;有的服药之后症状完全缓解,患者自行停药。这些都可能导致不良后果,如疾病慢性化或病情反复发作。应定期看门诊,药物治疗要达到相应的疗程要求。

躯体症状障碍患者常常反复检查却查不出病因,家人和朋友容易误解为"小题大做"。其实不然。虽然多数检查没有明确的病变,但这类患者所感受的症状和承受的痛苦却是真实存在的。家人和朋友应给予患者最大的信任。躯体症状障碍患者常具有"述情障碍",不擅于情感表达,所以家人和朋友应耐心倾听患者的感受。

二、5-羟色胺综合征

5-HT 又名血清素,是主要由脑桥和延髓中线旁中缝核产生的一种神经递质。色氨酸在色氨酸羟化酶的作用下生成5-羟色氨酸,然后脱羧成为5-HT。5-HT 浓度受神经元内色氨酸的摄取和单胺氧化酶(MAO)活性的影响。5-HT 神经元对睡眠-醒觉周期、心境、情绪、摄食行为和体温调节有影响。

5-羟色胺综合征是指神经系统5-HT 功能亢进所引起的一组症状和体征,表现为认知功能或行为改变、神经肌肉异常、自主神经功能不稳定,即精神、自主性和精神病学障碍"三联征",包括激越、焦虑、轻度躁狂症、意识模糊、昏睡、大汗、腹泻、瞳孔扩大、发热、恶心呕吐、心动过速、共济失调、反射亢进、肌肉强直、肌阵挛、震颤、寒战、静坐不能、牙关紧闭等。

(一) 特征

5-羟色胺综合征是 SSRI、三环类抗抑郁药(tricyclic antidepressant,TCA)、MAOI 和其他5-HT 能药物过度刺激5-HT_{1A}受体的结果。超高剂量使用5-HT 能药物,24 h 内就可以观察到发病。只要出现4个主要症状或3个主要症状加上2个次级症状就可以确诊。

5-羟色胺综合征的3个特征是理解此病的关键:它不是一种特发性药物反应,而是一种可预见的中枢神经系统(CNS)受体和外周5-HT 受体被5-HT 过度激活的结果;是过多5-HT 产生的一系列临床表现;其临床表现范围从几乎不能被察觉一直到致命。

虽然5-羟色胺综合征经常被描述为一种包括精神状态改变、自主神经机能亢进和神经肌肉异常的临床三联征,但并非所有该病患者都同时存在全部3种表现,可以从轻微的震颤和腹泻到威胁生命的谵妄、神经肌肉强直和高热。轻微的症状可能很容易被忽略,而无意中加大致病药物的剂量或增加具有促5-HT 能作用的药物,则可激起严重的临床恶化过程。

5-羟色胺综合征发病率的增加与临床实践中使用的促5-HT 能药物数量增加有关。在接受过量 SSRI 治疗的患者中,5-羟色胺综合征的发病率大概是14%~16%。尽管在各种临床环境下都可发生5-羟色胺综合征,但此综合征表现变化多端,因而可能被漏诊。医师和患者可能会认为一些症状(如伴有腹泻或高血压的震颤)无关紧要或者与治疗药物无关,可能会将焦虑和静坐不能误认为是患者的精神状态所致。

大量药物和药物组合与5-羟色胺综合征相关。这些药物包括 MAOI、TCA、SSRI、阿片类止痛剂、非处方止咳药、抗生素、减肥药、止吐药、抗偏头痛药、成瘾药物及草药;停药也与此综合征相关。一个治疗剂量的 SSRI 就能导致5-羟色胺综合征。此外,在治疗性 SSRI 方案中加入抑制 CYP2D6 和 CYP3A4 的药物也与此综合征相关。一些特殊药物（如不可逆性或非选择性 MAOI 或抑制单胺氧化酶 A 亚型的 MAOI）与5-羟色胺综合征严重病例强烈相关,特别是当这些药与哌替啶、右美沙芬、SSRI 混用时。

（二）发病机制

① 摄入 L-色氨酸可增加 5-HT 生成;② 苯异丙胺和其他药物促进 5-HT 释放;③ MAOI(如异唑肼、司来吉兰)抑制 5-HT 代谢,增加突触前 5-HT 浓度;④ SSRI、TCA、曲唑酮、文拉法辛导致突触间隙的 5-HT 浓度增加;⑤ 直接的5-HT激动剂能刺激突触后 5-HT 受体;⑥ 锂盐能增强突触后受体的反应性。

（三）临床表现

5-羟色胺综合征有一系列临床表现。轻微的患者可能没有发热,但有心动过速,体格检查会发现一些自主神经症状,像寒战、出汗或瞳孔散大。神经检查可能显示间断性震颤或肌阵挛及反射亢进。中等严重程度 5-羟色胺综合征的典型病例有心动过速、高血压和高热等生命体征异常。高达 40℃ 的核心温度在中等程度中毒患者中很常见。体检常见的体征为瞳孔散大、肠鸣音亢进、出汗及正常皮肤颜色。中等严重程度患者中见到的反射亢进和阵挛,可能下肢显著重于上肢;只要轻拍一下,膝腱反射经常就会持续阵挛数秒钟,而肱桡肌反射只有轻微增强。患者可能会有水平眼球阵挛。精神状态的改变包括轻微兴奋、警觉过度及轻微言语急迫。患者可能很容易发生惊跳或采用一种奇特的转头动作,表现为在颈项保持中度伸展的同时反复转头。

重度 5-羟色胺综合征患者可能有严重的高血压和心动过速,可能突然恶化发展为明显休克。这种患者可能有躁动性谵妄及肌肉强直和肌张力亢进。下肢肌张力升高程度也相当大。在危及生命的病例中,肌肉的过度活动可使核心温度超过 41.1℃。在严重病例中发生的实验室检查异常有:代谢性酸中毒、横纹肌溶解、血清氨基转移酶和肌酐升高、抽搐、肾功能衰竭及弥漫性血管内凝血。然而多数这些异常都由高热处理不当所致。

5-羟色胺综合征发作往往很快,经常在换药后或者服药数分钟内就出现临床表现。大约 60% 的 5-羟色胺综合征患者是在初次用药、药物过量或改变用药剂量后 6 h 内出现。表现轻微的患者可能出现亚急性或者慢性症状,但是重度患者可以迅速发展至死亡。要继续使用诱发疾病的药物,5-羟色胺综合征就不会自然消退。

（四）诊断

实验室检查并不能确诊 5-羟色胺综合征。当患者存在震颤、阵挛或者静坐不能而不伴有其他锥体外束体征时,应考虑该诊断,根据患者的病史和体格检查做出推断。在获取病史时,应该了解患者使用处方药和非处方药、违禁药和膳食补充剂的情况,因为所有这些药物都与 5-羟色胺综合征的发生相关。还要对症状的演变及其变化速度进行详细评价。体格检查应该重点评估深腱反射、阵挛和肌肉强直。此外,还要评估瞳孔的大小和反应性、口腔黏膜干燥情况、肠鸣音强度、皮肤颜色及有无出汗。

在诊断 5-羟色胺综合征时,有些规则简单、敏感和特异。自发的、眼球的阵挛是建立 5-羟色胺综合征诊断的最重要表现。高热和肌张力亢进发生于有生命的危险病例,但肌肉强直可能会掩盖阵挛和反射亢进这种很有鉴别意义的表现,并因此模糊了 5-羟色胺综合征的诊断。

鉴别诊断包括抗胆碱能药物中毒、恶性高热和抗精神病药物恶性综合征,这几种疾病每种都可以依据临床背景和用药史而很容易地与5-羟色胺综合征进行鉴别。抗胆碱能综合征患者反射正常,并表现为"中毒症候群":瞳孔散大、躁动性谵妄、口腔黏膜干燥、皮肤发热、干燥、红斑、尿潴留、肠鸣音消失。肠鸣音亢进加上神经肌肉异常、出汗和正常皮肤颜色可以区分5-羟色胺综合征与抗胆碱能中毒症候群。

恶性高热是一种药物遗传学异常,其特征是潮气末二氧化碳浓度升高、张力亢进、高热和代谢性酸中度。该病发生于暴露吸入麻醉剂后数分钟内。体检时,皮肤往往呈现为发绀区与鲜红色斑形成对比的花斑状。恶性高热中观察到的僵尸样骨骼肌强直和反射减弱可以进一步将该病与5-羟色胺综合征进行区别。

抗精神病药物恶性综合征是一种对DA拮抗剂的特发性反应,它缓慢发病、运动徐缓或运动不能、"铅管样"肌肉强直、高热、意识波动和自主神经失调。与5-羟色胺综合征的迅速发作和运动机能亢进形成对比,抗精神病药物恶性综合征的体征和症状通常在数日内进展。了解诱发疾病的药物也有助于区分两种综合征:DA拮抗剂产生运动徐缓,而5-HT激动剂产生运动机能亢进。

(五) 治疗

5-羟色胺综合征的治疗包括去除诱发疾病的药物、提供支持治疗、控制躁动、使用5-HT_{2A}拮抗剂、控制自主神经失调及控制高热。许多5-羟色胺综合征病例通常在开始治疗后和终止5-HT能药物后24 h内消退,但如果患者所接受药物的清除半衰期长,代谢产物有活性或作用时间延长,则症状可能一直持续。由静脉输液和纠正生命体征组成的支持性治疗仍然是主要治疗。然而,接受保守治疗的患者如果病情发生突然恶化,则表明需要做出立即的积极反应。

治疗强度取决于疾病严重性。轻微患者(如反射亢进、震颤但无发热)往往只需支持治疗、去除诱发疾病的药物,加用苯并二氮䓬类治疗。中等严重程度的患者需要积极纠正心肺异常和热量异常,使用5-HT_{2A}拮抗剂可能有益。高热患者(体温超过41.1℃)病情严重,应该接受上述各种治疗,并加用快速镇静、神经肌肉麻痹和经口气管插管。

无论5-羟色胺综合征的严重程度如何,用苯并二氮䓬类药物控制躁动是治疗该综合征的必要措施。束缚身体是不可取的,这样做可通过增强与严重乳酸酸中度和高热相关的等长肌肉收缩而增加死亡率。如果采用了身体束缚,则应立即更换为化学镇静。

药物治疗包括5-HT_{2A}拮抗剂。尽管赛庚啶治疗5-羟色胺综合征的疗效还没严格确立,但它仍被推荐用于治疗该综合征。在治疗成人的5-羟色胺综合征时,需要的剂量可能为24 h中12~32 mg,该剂量可结合85%~95%的5-HT受体。考虑采用的赛庚啶首次剂量为12 mg,若症状持续存在,则每2 h给药2 mg。维持剂量为每6 h使用8 mg。赛庚啶只有口服剂型,但可以将药片碾碎后经鼻饲管给药。有5-HT_{2A}拮抗剂活性的非典型抗精神病药物在治疗5-羟色胺综合征时有用。舌下给予10 mg奥氮平已被成功应用,但其疗效还未被严格确定。希望使用肠道外途径给药的临床医师可以考虑肌内注射50~100 mg氯丙嗪。尽管氯丙嗪是精神病治疗实践中已被新药取代的过时药物,但对于严重病例,该药无疑仍然可以考虑使用。

控制自主神经失调包括稳定波动的脉搏和血压。由MAOI相互作用引起的低血压应当采用小剂量直接作用的拟交感神经胺类(如 NE、去氧肾上腺素和肾上腺素)治疗。发生了高血压和心动过速的患者,无论是升压治疗的结果还是中毒本身所致,都应该使用短效药物(如硝普钠和艾司洛尔)治疗。

高热的控制包括消除过度的肌肉活动。尽管在中等严重程度病例中苯并二氮䓬类有用,但高热(体温超过 41.1℃)的重度患者应该采用非去极化药物(如维库溴铵)迅速诱导肌肉麻痹,随后进行气管插管和机械通气。要避免使用琥珀酰胆碱,因其有与横纹肌溶解症相关的高钾血症所致心律失常的危险。退热药对治疗 5-羟色胺综合征不起作用,体温升高由肌肉活动而不是下丘脑体温调定点改变所致。

如果不能明确做出正确诊断,谨慎的做法是暂不给予拮抗剂治疗,而是提供积极的支持治疗,用苯并二氮䓬类镇静,如有必要,则给予插管和麻痹。考虑到病情衰退的速度,临床医师应该在出现临床指征前预先想到是否需要积极治疗。

使用赛庚啶和氯丙嗪的拮抗剂疗法可能有些意外效果。赛庚啶用于治疗 5-羟色胺综合征的剂量可能引起镇静,该作用也是治疗的目标之一。氯丙嗪可致严重的体位性低血压,而且被认为会加重高热。但那些急需胃肠外给药治疗 5-羟色胺综合征的患者往往有高血压并且卧床,所以体位性低血压的危险很小。在使用抗精神病药物后反应性出现的高热是一种特发性反应,正常的转归是低体温。虽然如此,氯丙嗪不能用于低血压或抗精神病药物恶性综合征的患者,因为该药可能使临床表现恶化。

(六)预防

运用药物基因组学原理,可保护具有潜在 5-羟色胺综合征发病危险的患者不使用 5-HT 能药物。一旦发生毒性反应,应确定是否存在促 5-HT 能药物和药物相互作用,避免多药混用是防止 5-羟色胺综合征的关键。

三、神经阻滞剂恶性综合征

神经阻滞剂恶性综合征(neuroleptic malignant syndrome, NMS)是一种服用抗 DA 能药物(如止吐药和抗精神病药)后产生的少见的却可能致命的严重并发症。口服抗精神病药物引起的 NMS 可在服药后数小时至数月内发生,从轻微症状和体征到急性严重发作,表现有所不同。一旦发生 NMS,症状可在 24~72 h 内迅速进展,若是口服药物停用后,症状会持续 5~10 d,若是口服长效制剂停用后,症状会持续 10~21 d。当治疗帕金森病的 DA 能药物突然停用后也会导致 NMS 的发生。

(一)症状和体征

高热、肌强直、意识改变、自主神经系统失调(如心动过速、出汗、大汗淋漓)、血压不稳定、肌酸激酶升高、白细胞数增加、肝功能异常等。

(二)危险因素

之前发生过 NMS、脑器质性疾病、帕金森病、服用典型高效抗精神病药(如氟哌啶醇)、服用大剂量抗精神病药、抗精神病药物剂量过大或加量过快、脱水、突然停用抗胆碱能药物等。

(三)处置

根据 NMS 严重程度,采取的措施和治疗包括:① 停用抗精神病药物;② 记录患者的体温、脉搏、血压、白细胞数、肌酸激酶和肝功能实验;③ 纠正脱水和高热(静脉注射丹曲洛林可用于治疗高热);④ 必要时可用苯二氮䓬类药缓解紧张;⑤ 可考虑采用电休克疗法治疗精神病。

抗精神病药物可在 NMS 恢复 2 周后再次使用,一般考虑选用不同种类或对 DA 有低亲和力的药物,如喹硫平或氯氮平。禁用长效注射剂。从小剂量开始逐渐增加剂量。记录患者体温、脉搏、血压。

四、锥体外系反应

锥体外系是人体运动系统的组成部分,其主要功能是调节肌张力、肌肉的协调运动与平衡。这种调节功能有赖于其调节中枢的神经递质 DA 和 ACh 的动态平衡,当 DA 减少或 ACh 相对增多时,则可出现胆碱能神经亢进的症状,出现肌张力增高、面容呆板、动作迟缓、肌肉震颤、流涎等帕金森综合征样症状;急性肌张力障碍,出现强迫性张口、伸舌、斜颈、呼吸运动障碍及吞咽困难;静坐不能,出现坐立不安、反复徘徊;迟发性运动障碍,出现口-舌-颊三联征,如吸吮、舐舌、咀嚼等,这就是锥体外系反应。

(一)锥体外系的结构

人体控制运动的神经细胞和传导纤维主要分为锥体系(由大脑皮质运动区的锥体细胞及其发出的皮质脊髓束和皮质脑干束中的传导纤维组成)和锥体外系。

除锥体系外的所有其他运动神经核和运动传导束为锥体外系。锥体外系发自大脑皮层后,它们在下行途中先与纹状体发生联系,然后经过多次换元后才抵达脊髓前角运动神经元。大脑皮层也与小脑皮层之间所形成的大脑、小脑环路,对于调节和影响大脑皮层发动的随意运动十分重要。

锥体系与锥体外系两者不可截然分割,功能是协调一致的。锥体外系结构较复杂,涉及脑内许多结构,包括大脑皮质、纹状体、背侧丘脑、底丘脑、中脑顶盖、红核、黑质、脑桥核、前庭核、小脑和脑干网状结构等,这些运动神经核团之间不但有错综复杂的纤维联系,还接受大脑皮层运动区或抑制区的纤维,经新旧纹状体、丘脑又返回到大脑皮质运动区而形成有去有回的环路。通过复杂的环路对躯体运动进行调节,确保锥体系进行精细的随意运动。

锥体外系的主要生理功能包括:① 为锥体系的随意运动做准备;② 调节肌张力;③ 维持躯体的运动姿势;④ 与随意运动相伴随的不自主运动有关;⑤ 对下运动神经元的反射起控制作用。

由于锥体外系的上述主要功能是调节人体的姿势、肌张力及协调肌肉运动,协助随意运动的完成,当其发生病变时直接或间接影响到随意运动,产生各种临床症状。可概括为肌张力增高-运动减少症候群和肌张力减低-运动增多症候群两大类。而帕金森病及帕金森综合征则属于表现为肌张力增高-运动减少症候群的锥体外系疾病。

(二)药源性锥体外系反应

药源性锥体外系反应在临床上比较常见。有多种常用药具有引起锥体外系反应副作用。这些药物都可在一定程度上产生锥体外系兴奋作用,并可导致中枢神经系统对锥体外系的控制失调,使得椎体外系兴奋性增强,由锥体外系控制的肌力和肌紧张度失控,从而引起一系列与肌力和肌紧张相关的症状和体征。药源性锥体外系反应是完全可以有效预防的,关键在于要遵医嘱用药,不要轻易加大用药剂量,更不要随意买药来服用。如果出现异常就要与医生及时取得联系。

氯丙嗪可阻断脑内其他部位的 DA 能神经通路,对植物神经系统的 α 受体和 M 受体亦有阻断作用,引起不良反应。如阻断黑质-纹状体通路的 D_2 受体,使纹状体中 DA 能神经功能减弱,ACh 的功能增强而引起锥体外系反应,包括帕金森综合征、急性肌张力障碍和静坐不能,可减少用药量或用中枢性抗胆碱药缓解。另一种椎体外系反应-迟发性运动障碍可能与长期用药致使 DA 受体上调有关,抗 DA 药可减轻此反应。

引起椎体外系反应的药物包括:① 抗精神病药,如氯丙嗪、三氟拉嗪、氟奋乃静、氟哌啶醇、奋乃静、碳酸锂、三环类抗抑郁药等。一般而言,本类药物所致的锥体外系反应发生率最高,并且与药物的剂量、疗程和个体有关。② 甲氧氯普胺:与用药剂量和时间有关,如将剂量控制在每日 30 mg 以下,短期使用,发生率可显著减少。③ 心血管系统药物:硝苯地平、桂利嗪、氟桂利嗪、左旋多巴、利血平(大剂量)均可引起锥体外系反应。④ 其他:多潘立酮、西咪替丁、卡马西平、喷托维林、乙胺丁醇等也偶见引起锥体外系反应。

第十一章 感染性疾病用药及药物相关问题

第一节 感染性疾病概述

感染性疾病主要由细菌、真菌、病毒及寄生虫等病原体引起,病原体感染的治疗分经验性治疗与目标性治疗。

一、细菌感染性疾病

细菌感染性疾病是指由细菌引起的感染性疾病。

(一) 致病菌

常见的致病菌有以下4种。① 革兰氏阳性球菌:如金黄色葡萄球菌、表皮葡萄球菌、溶血葡萄球菌、肺炎链球菌、肠球菌等。② 革兰氏阴性球菌:脑膜炎双球菌、淋球菌等。③ 革兰氏阴性杆菌:肺炎克雷伯菌、大肠杆菌、鲍曼不动杆菌、铜绿假单胞菌等。④ 厌氧菌:脆弱拟杆菌、梭形杆菌、消化链球菌等。在正常人体表面与外界相通的腔道如口腔、鼻咽部、肠道、生殖道等存在的微生物,人体免疫功能正常时,对人体无害为正常菌群,当抵抗力减弱时,如衰老、糖尿病、肝硬化、肿瘤、血液病、化疗、放疗、免疫抑制剂使用、激素和抗菌药物应用等因素引起机体免疫功能减退时,正常菌群或致病力很低的细菌侵入其他部位而引起的感染,称为机会致病菌。常见人体机会致病菌见表 11-1。

表 11-1 常见人体机会致病菌

解剖部位	常见机会致病菌
皮 肤	葡萄球菌、JK 群棒状杆菌、痤疮丙酸杆菌等
口 腔	α 型溶血性或非溶血性链球菌、肺炎链球菌、卡他莫拉菌、厌氧菌、拟杆菌属、念珠菌等
鼻咽部	葡萄球菌属、α 型和 β 型溶血链球菌、肺炎链球菌、奈瑟菌属、念珠菌等
肠 道	大肠杆菌、产气肠杆菌、变形杆菌、肠球菌、消化球菌、消化链球菌、拟杆菌、念珠菌等

(二) 临床表现

细菌感染性疾病的临床表现主要有发热、皮疹、毒血症状、单核巨噬细胞系统反应等。

1. **发热**　大多数细菌感染性疾病都会引起发热,根据发热类型分为稽留热、弛张热、间歇热、不规则热等。

2. 皮疹　　某些细菌感染性疾病发热会伴有皮疹,形态可见有斑丘疹、出血疹、疱疹、脓疱等。

3. 毒血症状　　病原菌的代谢产物如细菌毒素,可引起除发热外的多种症状如疲乏、全身不适、头痛、关节疼痛等。

4. 单核巨噬细胞系统反应　　病原菌及其代谢产物的影响下,单核巨噬细胞系统增生,表现为肝脾、淋巴结肿大等。

一种细菌感染可感染不同的部位而引起不同的疾病,不同的细菌又可引起相似的临床表现,不同疾病有其不同的临床特点,不同人群患相同疾病有可能出现不同的临床表现。细菌性疾病的病程和预后与很多因素相关。例如,感染菌的负荷、毒力和致病力,细菌对抗菌药物的敏感性,感染部位,感染人群特点,是否接受及时有效治疗等。

（三）临床诊断原则

综合分析患者的资料,主要包括流行病学资料、临床病史、体格检查与实验室检查等。

1. 临床资料　　需进行详尽的病史询问及体格检查,患者的发病诱因、起病方式、热型及伴随症状对疾病的诊断具有重要意义。

2. 实验室检查

（1）实验室一般检查:血常规、大便常规、尿常规等。

（2）炎性因子的检查:CRP、IL-6、PCT等。

（3）病原学检查:① 显微镜直接检查(初步快速诊断),革兰氏染色、墨汁染色、抗酸染色等;② 细菌分离培养与鉴定;③ 免疫学检查:细菌感染特异抗体检查(IgM、IgG 或补体结合)、抗原检查。

细菌性感染主要通过检出病原菌而明确诊断。病原微生物培养阳性率受留取标本的时间、留取标本前抗菌药物使用情况、留取标本-运送标本-检查时间间隔和标本质量等多种因素影响,多数细菌性疾病患者不能获得病原学依据。

二、真菌感染性疾病

真菌感染性疾病由真菌引起,真菌是广泛存在于自然界的一类真核细胞生物。

侵袭性真菌病(invasive fungal disease,IFD)指不包括真菌寄生和过敏的深部组织真菌感染。目前,侵袭性真菌病发生率逐年上升趋势,主要影响因素为恶性肿瘤、器官移植等免疫缺陷患者的增多及长期使用广谱抗菌药物、免疫抑制剂、糖皮质激素、留置导管时间过长等。最常见的病原菌为念珠菌属、曲霉菌属及新生隐球菌等,念珠菌属中以白念珠菌为主,非白念珠菌呈增加趋势。

（一）危险因素

白细胞计数$<0.5×10^9/L$,中性粒细胞减少或缺乏,持续超过 10 d;体温高于 38℃ 或低于 36℃,并伴有以下情况之一:① 60 d 内出现过持续的中性粒细胞减少;② 30 d 内接受或正在接受免疫抑制剂治疗;③ 患有艾滋病;④ 有慢性基础病;⑤ 持续应用糖皮质激素 3 周以上;⑥ 有侵袭性真菌感染病史;⑦ 创伤、大手术、长期入住 ICU、长时间机械通气、留置导管、全胃肠外营养、长期广谱抗菌药物使用。

（二）临床表现

1. 侵袭性念珠菌病　　呼吸道念珠菌病表现为低热、咳嗽、咳白色黏稠痰、时有痰中带血或咯血,肺部听诊闻及湿啰音。X 线胸片:结节、单侧或双侧肺片状实变影。CT:结节、磨砂玻璃样及片状实变影。泌尿道念珠菌病较常见,有尿频、尿急、排尿困难、血尿等膀胱症状,少数患者出现无症状菌尿,常继发于留置导尿管后。播散性念珠菌病可经血行播散侵犯肾脏,表现为发热、寒战、腰痛、腹痛,尿镜检发现菌丝和芽孢。念珠菌血症指血培养 1 次或数次阳性,可有发热、皮肤黏膜改变或无症状。

2. 侵袭性曲霉病　　常发生于肺部,为急性或慢性进展性损害。表现为发热、咳嗽、血常规提示白细胞增多等,无或少有胸痛。X 线表现为弥散性阴影或单个肿块,常见的改变是支气管肺炎样的变化,有多数浸润性斑片,逐渐向周围扩展。曲霉可侵入血管,引起血管栓塞,局部缺血坏死,亦可有小的带有曲霉栓子随血液播散到全身各处称为播散性曲霉病。

3. 隐球菌病　　中枢神经系统感染最为常见,可表现为脑膜炎、脑膜脑炎、脑脓肿等,以脑膜炎最常见。初期症状不明显,常表现为头痛、伴低热或不发热,以后头痛逐渐加重,可伴有恶心呕吐、烦躁、性格改变等表现,体检发现步态蹒跚、颈项强直等脑膜刺激征阳性。中枢神经系统感染的隐球菌患者,脑部 CT 和 MRI 检查有助于了解病变的大小、部位及脑室系统受扩张情况。肺部感染也多见,常因症状不明显而忽视,可有低热、乏力、体重减轻等慢性消耗症状,咳嗽、黏液痰和胸痛常见,咯血少见。

（三）侵袭性真菌病的病程及预后

大多发生在有严重基础疾病的患者,进展快,预后差,病死率高,不同宿主病程和预后不同,与真菌的特性和数量、宿主的免疫功能状态、不同环境下真菌侵入机体的途径、是否得到及时有效的治疗等因素有关。

（四）临床诊断原则

诊断主要基于 3 个要素,宿主因素、微生物学和临床表现依据。

1. 宿主因素　　无免疫功能抑制的患者,抗菌药物治疗 72~96 h 仍有发热等感染征象,并满足下列条件之一的:① 有基础疾病的老年患者(营养不良、肝硬化、糖尿病、肾功能不全、胰腺炎、严重烧伤/创伤伴皮肤缺损、肠功能减退、肠麻痹);② 念珠菌定植;③ 侵入性操作:机械通气>48 h,留置血管内导管、留置导尿管、气管插管/切开、血液净化治疗等;④ 长时间使用 3 种或以上的抗菌药物、全胃肠外营养、糖皮质激素;⑤ 高危腹部外科手术等。

免疫功能抑制的基础疾病患者,如血液肿瘤、HIV 感染、骨髓移植/干细胞移植等,当体温>38℃或<36℃,并满足下列条件之一的:① 存在中性粒细胞缺乏 10 d 以上,60 d 内出现过中性粒细胞缺乏并超过 10 d,30 d 内接受或正接受免疫抑制剂治疗或放疗,长期使用糖皮质激素;② 实体器官移植者。

2. 微生物检查　　有意义的结果:① 气管内吸入物或合格痰标本直接镜检发现菌丝,或培养连续 2 次以上发现同种真菌;② 支气管肺泡灌洗液镜检发现菌丝,培养阳性;③ 合格痰液或支气管肺泡灌洗液直接镜检或培养发现新生隐球菌;④ 乳胶凝集试验阳性;⑤ G 试验连续 2 次阳性(不能检测结合菌和隐球菌),假阳性见于溶血、血透、多黏菌素及厄他培南使用、输注白蛋白或球蛋白、标本接触纱布等;⑥ GM 试验连续 2 次阳性(主要检测曲霉),假阳性见于新生儿或儿童、异体骨髓移植、半合成青霉素应用等。

3. 临床表现　　临床表现与细菌感染差异不明显。

第二节　感染性疾病用药

一、抗感染性疾病的药物治疗的临床思维要点

① 在疑似患者存在感染时,应寻找和明确感染部位(病灶);② 感染的严重程度;③ 可能的致病病原体是哪些? ④ 了解并明确感染的诱发因素;⑤ 如何采集获得病原体标本和结果;⑥ 怎样解释和利用病原学及药敏报告;⑦ 对疑似或明确的致病病原体,可选择的抗感染药物有哪些种类,具体品种有哪些? ⑧ 并发疾病对抗感染药物治疗有无影响? ⑨ 既往抗感染药物治疗史和抗感染药物过敏史;⑩ 比较可用的抗感染药物的抗菌谱、药理、毒理、药动学、药效学和药物经济学特性,遴选出优势品种;⑪ 进一步比较疗效/风险、效益/成本,决定候选药物;⑫ 了解患者的病理生理和肝肾功能,研究对选用药物的可能影响;⑬ 在确定药物品种后,确定剂量、给药间隔、给药途径、合并用药方案;⑭ 注意所选抗感染药物与正在应用的药物的相互作用;⑮ 对药品不良反应的监察和处理;⑯ 在药物治疗过程中如何观察、判断药物疗效;⑰ 依据病情和药物疗效调整给药方案,制定备用给药方案;⑱ 在疗程结束后,对整个治疗方案进行分析评估。

二、抗菌药

(一) 青霉素类

1. 抗菌作用　　① 作用革兰氏阳性菌的青霉素,如青霉素 G、普鲁卡因青霉素、苄星青霉素等;② 耐青霉素酶青霉素,如苯唑西林、甲氧西林、氯唑西林等;③ 广谱青霉素,包括对部分肠杆菌科细菌有抗菌活性(如氨苄西林、阿莫西林)和对多数革兰氏阴性杆菌如铜绿假单胞菌具抗菌活性(如哌拉西林、阿洛西林)两类。

2. 临床应用

(1) 青霉素:青霉素适用于 A 组溶血性链球菌、肺炎链球菌等革兰氏阳性球菌所致的感染,包括血流感染、脑膜炎、肺炎、咽炎、扁桃体炎、中耳炎、猩红热、丹毒等,也可用于治疗草绿色链球菌和肠球菌心内膜炎,以及破伤风、气性坏疽、炭疽、白喉、流行性脑脊髓膜炎、李斯特菌病、鼠咬热、梅毒、淋病、雅司、回归热、钩端螺旋体病、樊尚咽峡炎、放线菌病等。青霉素尚可用于风湿性心脏病或先天性心脏病患者进行某些操作或手术时,预防心内膜炎发生。普鲁卡因青霉素的抗菌谱与青霉素 G 基本相同,供肌内注射,对敏感细菌的有效浓度可持续24 h。适用于敏感细菌所致的轻症感染。苄星青霉素的抗菌谱与青霉素 G 相仿,为长效制剂,肌内注射 120 万 U 后血中低浓度可维持 4 周。本药用于治疗 A 组溶血性链球菌咽炎及扁桃体炎,预防 A 组溶血性链球菌感染引起的风湿热;本药亦可用于治疗梅毒。

(2) 耐青霉素酶青霉素类:本类药物抗菌谱与青霉素 G 相仿,但抗菌作用较差,对青霉素酶稳定;因产酶而对青霉素耐药的葡萄球菌对本类药物敏感,但甲氧西林耐药葡萄球菌对本类药物耐药。主要适用于产青霉素酶的甲氧西林敏感葡萄球菌感染,如血流感染、心内膜炎、肺炎、脑膜炎、骨髓炎、皮肤及软组织感染等。肺炎链球菌、A 组溶血性链球菌或青霉素敏感葡萄球菌感染则不宜采用。

(3) 广谱青霉素类：氨苄西林与阿莫西林的抗菌谱较青霉素 G 为广,对革兰氏阳性球菌作用与青霉素 G 相仿,对部分革兰氏阴性杆菌亦具抗菌活性。主要适用于敏感细菌所致的呼吸道感染、尿路感染、胆道感染、皮肤及软组织感染、脑膜炎、血流感染、心内膜炎等。氨苄西林为肠球菌、李斯特菌感染的首选用药。哌拉西林、阿洛西林对革兰氏阴性杆菌的抗菌谱较氨苄西林广,抗菌作用也较强。除对部分肠杆菌科细菌外,对铜绿假单胞菌亦有良好抗菌作用,适用于肠杆菌科细菌及铜绿假单胞菌所致的呼吸道感染、尿路感染、胆道感染、腹腔感染、皮肤及软组织感染等。

3. 不良反应　青霉素类毒性低,主要不良反应为过敏反应,轻者出现皮疹、皮肤瘙痒等,重者出现过敏性休克,用前需进行皮试。

（二）头孢菌素类

1. 抗菌作用　根据其抗菌谱、抗菌活性、对 β-内酰胺酶的稳定性及肾毒性的不同,目前分为四代。第一代头孢主要作用于需氧革兰氏阳性球菌,仅对少数革兰氏阴性杆菌有一定抗菌活性;常用的注射剂有头孢唑啉、头孢拉定等,口服制剂有头孢拉定、头孢氨苄和头孢羟氨苄等。第二代头孢对革兰氏阳性球菌的活性与第一代相仿或略差,对部分革兰氏阴性杆菌亦具有抗菌活性;注射剂有头孢呋辛、头孢替安等,口服制剂有头孢克洛、头孢呋辛酯和头孢丙烯等。第三代头孢对肠杆菌科细菌等革兰氏阴性杆菌具有强大抗菌作用,头孢他啶和头孢哌酮除肠杆菌科细菌外,对铜绿假单胞菌亦具较强抗菌活性;注射品种有头孢噻肟、头孢曲松、头孢他啶、头孢哌酮等,口服品种有头孢克肟和头孢泊肟酯等,口服品种对铜绿假单胞菌均无作用。第四代头孢常用的有头孢吡肟,对肠杆菌科细菌的作用与第三代头孢大致相仿,其中对阴沟肠杆菌、产气肠杆菌、柠檬酸菌属等部分菌株作用优于第三代头孢,对铜绿假单胞菌的作用与头孢他啶相仿,对革兰氏阳性球菌的作用较第三代头孢略强。

2. 临床应用

（1）第一代：适用于甲氧西林敏感葡萄球菌、A 组溶血性链球菌和肺炎链球菌等所致的上、下呼吸道感染,尿路感染,血流感染,心内膜炎,骨、关节感染及皮肤和软组织感染等;亦可用于流感嗜血杆菌、奇异变形杆菌、大肠杆菌敏感株所致的尿路感染及肺炎等。头孢唑啉常作为外科手术预防用药。头孢拉定、头孢氨苄等口服制剂主要适用于治疗敏感菌所致的轻症病例。

（2）第二代：用于治疗甲氧西林敏感葡萄球菌、链球菌、肺炎链球菌等革兰氏阳性球菌,以及流感嗜血杆菌、大肠杆菌、奇异变形杆菌等中的敏感株所致呼吸道感染、尿路感染、皮肤及软组织感染、血流感染、骨关节感染和腹腔、盆腔感染。用于腹腔和盆腔感染时需与抗厌氧菌药合用。头孢呋辛也是常用围手术期预防用药物。头孢克洛、头孢呋辛酯、头孢丙烯等口服制剂适用于上述感染中的轻症病例。

（3）第三代：头孢噻肟、头孢曲松、头孢他啶、头孢哌酮。适用于敏感肠杆菌科细菌等革兰氏阴性杆菌所致严重感染,如下呼吸道感染、血流感染、腹腔感染、肾盂肾炎和复杂性尿路感染、盆腔炎性疾病、骨关节感染、复杂性皮肤及软组织感染、中枢神经系统感染等。治疗腹腔、盆腔感染时需与抗厌氧菌药(如甲硝唑)合用。头孢噻肟、头孢曲松尚可用于 A 组溶血性链球菌、草绿色链球菌、肺炎链球菌、甲氧西林敏感葡萄球菌所致的各种感染。头孢他啶、头孢哌酮尚可用于铜绿假单胞菌所致的各种感染。

（4）第四代：抗菌谱和临床适应证与第三代头孢相似，可用于对第三代头孢耐药而对其敏感的产气肠杆菌、阴沟肠杆菌、沙雷菌属等细菌所致感染，亦可用于中性粒细胞缺乏伴发热患者的经验治疗。

3. 不良反应　　不良反应轻而少见，过敏反应和胃肠道不良反应常见。头孢菌素类与青霉素类具有一定的交叉过敏性，对有青霉素类或其他药物过敏史的患者，有明确指征应用时，谨慎使用。

（三）β-内酰胺类/β-内酰胺酶抑制剂

1. 抗菌作用　　主要品种有阿莫西林/克拉维酸、氨苄西林/舒巴坦、头孢哌酮/舒巴坦、替卡西林/克拉维酸和哌拉西林/他唑巴坦。

阿莫西林/克拉维酸、氨苄西林/舒巴坦对甲氧西林敏感葡萄球菌，粪肠球菌，流感嗜血杆菌，卡他莫拉菌，淋病奈瑟菌，脑膜炎奈瑟菌，大肠杆菌、沙门菌等肠杆菌科细菌，脆弱拟杆菌、梭杆菌属等厌氧菌具良好抗菌作用。

头孢哌酮/舒巴坦、替卡西林/克拉维酸和哌拉西林/他唑巴坦对甲氧西林敏感葡萄球菌，流感嗜血杆菌，大肠杆菌、克雷伯菌、肠杆菌等肠杆菌科细菌，铜绿假单胞菌及拟杆菌属等厌氧菌具有良好抗菌活性。

含有舒巴坦制剂的氨苄西林/舒巴坦、头孢哌酮/舒巴坦对不动杆菌具有抗菌活性。头孢哌酮/舒巴坦、替卡西林/克拉维酸对嗜麦芽窄食单胞菌亦具抗菌活性。

2. 临床应用　　① 主要适用因产β-内酰胺酶而对β-内酰胺类药物耐药的细菌感染，不推荐用于非产β-内酰胺酶的耐药菌感染。② 阿莫西林/克拉维酸口服制剂适用于流感嗜血杆菌和卡他莫拉菌所致鼻窦炎、中耳炎和下呼吸道感染；大肠杆菌、克雷伯菌属和肠杆菌属所致的尿路、生殖系统感染；甲氧西林敏感金黄色葡萄球菌、大肠杆菌和克雷伯菌所致皮肤及软组织感染。阿莫西林/克拉维酸和氨苄西林/舒巴坦注射剂除了具有上述适应证的较重病例外，还可用于上述细菌所致腹腔感染、血流感染和骨、关节感染。③ 头孢哌酮/舒巴坦、哌拉西林/他唑巴坦和替卡西林/克拉维酸适用于肠杆菌科细菌、铜绿假单胞菌敏感株和甲氧西林敏感金黄色葡萄球菌所致血流感染、下呼吸道感染、皮肤及软组织感染、尿路感染、腹腔感染、盆腔感染和骨、关节感染。④ 氨苄西林/舒巴坦、头孢哌酮/舒巴坦尚可用于不动杆菌属所致感染。⑤ 舒巴坦可与其他药物联合治疗多重耐药不动杆菌属所致感染。

3. 不良反应　　主要有过敏反应如皮疹、皮肤瘙痒，严重者可出现过敏性休克。头孢哌酮/舒巴坦偶可见维生素K缺乏和出血倾向，必要时补充维生素K，并监测凝血酶原时间，对既往有青霉素类、头孢菌素类药物过敏史的患者，应谨慎使用。

（四）大环内酯类

1. 抗菌作用　　大环内酯类有红霉素、麦迪霉素、醋酸麦迪霉素、螺旋霉素、乙酰螺旋霉素、交沙霉素等大环内酯类和阿奇霉素、克拉霉素、罗红霉素等新大环内酯类。该类药物对革兰氏阳性菌、厌氧菌、支原体及衣原体等具抗菌活性。

2. 临床应用

（1）红霉素（含琥乙红霉素、依托红霉素、乳糖酸红霉素）等大环内酯类作为青霉素过敏患者的替代药物，用于以下感染：A组溶血性链球菌、肺炎链球菌敏感株所致的咽炎、扁桃体炎，鼻窦炎，中耳炎及轻、中度肺炎；敏感溶血性链球菌引起的猩红热及蜂窝织炎；

白喉及白喉带菌者;气性坏疽;梅毒、李斯特菌病;心脏病及风湿热患者预防细菌性心内膜炎和风湿热。另外,还用于军团菌病;衣原体、支原体等所致的呼吸道及泌尿生殖系统感染。

（2）新大环内酯类:除上述适应证外,阿奇霉素、克拉霉素尚可用于流感嗜血杆菌、卡他莫拉菌所致的社区获得性呼吸道感染,与其他抗菌药物联合用于鸟分枝杆菌复合群感染的治疗及预防。

3. 不良反应　　主要不良反应为消化系统反应,可见肝功能异常、药疹、耳鸣、听觉障碍、过敏反应等。也有心脏毒性的报道,心脏毒性表现为心脏复极异常及室性心律,注射后可引起局部刺激,不宜用于肌内注射。静脉滴注速度不宜太快。该类药品可抑制茶碱的代谢,可致茶碱浓度异常升高而引起中毒,需进行茶碱血药浓度的监测。

（五）喹诺酮类

1. 抗菌作用　　临床上常用为氟喹诺酮类,有诺氟沙星、氧氟沙星、环丙沙星、左氧氟沙星、莫西沙星等。其中左氧氟沙星、莫西沙星对肺炎链球菌、A 组溶血性链球菌等革兰氏阳性球菌、衣原体、支原体、军团菌等细胞内病原或厌氧菌的作用强。

2. 临床应用　　① 泌尿生殖系统感染:可用于肠杆菌科细菌和铜绿假单胞菌等所致的尿路感染;细菌性前列腺炎和非淋菌性尿道炎及宫颈炎。② 呼吸道感染:环丙沙星、左氧氟沙星等主要适用于肺炎克雷伯菌、肠杆菌、假单胞菌等革兰氏阴性杆菌所致的下呼吸道感染。左氧氟沙星、莫西沙星等可用于肺炎链球菌和 A 组溶血性链球菌所致的急性咽炎和扁桃体炎、中耳炎和鼻窦炎等,以及肺炎链球菌、支原体、衣原体等所致社区获得性肺炎。③ 伤寒沙门菌感染:在成人患者中本类药物可作为首选。④ 志贺菌、非伤寒沙门菌、副溶血弧菌等所致成人肠道感染。⑤ 腹腔、胆道感染及盆腔感染:需与甲硝唑等抗厌氧菌药物合用。莫西沙星可单药治疗轻症复杂性腹腔感染。⑥ 甲氧西林敏感葡萄球菌感染:抗甲氧西林金黄色葡萄球菌对本类药物耐药率高。⑦ 部分品种可与其他药物联合应用,作为治疗耐药结核分枝杆菌和其他分枝杆菌感染的二线用药。

3. 不良反应　　胃肠道反应最常见,多数表现为食欲缺乏、消化不良、恶心等,中枢神经系统不良反应仅次于胃肠道,表现为失眠、头晕、头痛,停药后可缓解,较为严重的中枢反应如烦躁、焦虑、癫痫样发作和短暂性视力损害。本类药物可引起皮肤光敏反应、关节病变、肌腱炎、肌腱断裂(包括各种给药途径,有的病例可发生在停药后)等,并偶可引起心电图 Q - T 间期延长等,加替沙星可引起血糖波动,用药期间应注意密切观察。喹诺酮类不推荐用于儿童,尤其骨骼生长期的儿童患者。

三、抗真菌药

抗真菌药是可以抑制或杀死真菌生长或繁殖的药物。两性霉素 B 是抗真菌作用活性最强、唯一可以用于治疗深部和浅部真菌感染的多烯类药物,但不良反应较多。酮康唑可作为治疗浅部真菌感染首选药。伊曲康唑、氟康唑和伏立康唑可作为治疗深部真菌感染的首选药,其中侵袭性念珠菌感染以氟康唑为首选,曲霉菌感染以伏立康唑为首选。卡泊芬净临床上主要用于治疗对其他治疗无效或不能耐受的侵袭性曲霉病。特比奈芬口服吸收快速良好,可以外用或口服治疗甲癣和其他一些浅部真菌感染,对深部曲霉菌感染、侧孢感染、假丝酵母菌感染和肺隐球酵母菌菌感染作用有限,但若与唑类抗真菌药或两性霉素 B 合用,可获良好效果。

(一)多烯类抗真菌药

1. 分类　　主要为两性霉素 B 及其含脂制剂,作用机制为通过与敏感真菌细胞膜上的甾醇相结合,引起细胞膜的通透性改变,导致细胞内重要物质渗漏,而使真菌细胞死亡。两性霉素 B 现有品种为两性霉素 B 去氧胆酸盐和 3 种含脂制剂:两性霉素 B 脂质复合体、两性霉素 B 胆固醇复合体和两性霉素 B 脂质体。两性霉素 B 含脂制剂可使与输注相关的不良反应和肾毒性明显减少,在肝、脾、肺等组织中浓度增加,肾组织浓度降低。

2. 临床应用

(1)两性霉素 B 去氧胆酸盐:适用于下列真菌所致侵袭性真菌感染的治疗:隐球菌病、芽生菌病、播散性念珠菌病、球孢子菌病、组织胞浆菌病,由毛霉属、根霉属、犁头霉属、内孢霉属和蛙粪霉属等所致的毛霉病,由申克孢子丝菌引起的孢子丝菌病,曲霉所致的曲霉病、暗色真菌病等。本药尚可作为美洲利什曼原虫病的替代治疗药物。

(2)两性霉素 B 含脂制剂:适用于肾功能不全患者侵袭性曲霉病、不能耐受有效剂量的两性霉素 B 去氧胆酸盐,以及两性霉素 B 去氧胆酸盐治疗无效的侵袭性真菌病患者。两性霉素 B 脂质体还可用于中性粒细胞缺乏伴发热疑为真菌感染患者的经验治疗。

3. 不良反应　　输注治疗后可出现发冷、发热、发抖反应等,少见呼吸喘鸣和低血压,通常于静脉滴注后 1~3 h 发生,持续 1 h 左右,反应程度因人而异。最严重的毒性为肾小管损害,静脉滴注速度过快可引起心律失常、低钾血症、低镁血症和血栓静脉炎等。

(二)氟胞嘧啶

氟胞嘧啶在真菌细胞内代谢为氟尿嘧啶,替代尿嘧啶进入真菌的 RNA,从而抑制 DNA 和 RNA 的合成,导致真菌死亡。对新型隐球菌、念珠菌具有良好抗菌作用,但非白念珠菌对该药的敏感性较白念珠菌差。

1. 临床应用　　适用于敏感新型隐球菌、念珠菌属所致严重感染的治疗。本药单独应用时易引起真菌耐药,通常与两性霉素 B 联合应用。

2. 不良反应　　一般耐受良好,恶心呕吐和腹泻等胃肠道不良反应约占 6%,肝酶升高占 5%。血小板减少、中性粒细胞减少等血液系统障碍患者约 5%。

(三)吡咯类抗真菌药

1. 分类　　吡咯类包括咪唑类和三唑类,具有广谱抗真菌作用,咪唑类药物常用者有酮康唑、咪康唑、克霉唑等,主要为局部用药。三唑类品种有氟康唑、伊曲康唑、伏立康唑和泊沙康唑,主要用于治疗侵袭性真菌病。

2. 临床应用

(1)氟康唑:① 念珠菌病(克柔念珠菌除外),用于治疗口咽部和食管感染;播散性念珠菌病,包括血流感染、腹膜炎、肺炎、尿路感染等;念珠菌外阴阴道炎;还可用于骨髓移植受者接受细胞毒类药物或放射治疗时,预防念珠菌感染的发生。② 新型隐球菌病及隐球菌脑膜炎经两性霉素 B 联合氟胞嘧啶初治后的维持治疗用药。③ 球孢子菌病。④ 作为芽生菌病的可选用药。

(2)酮康唑:念珠菌病、芽生菌病、球孢子菌病、组织胞浆菌病、暗色真菌病和副球孢子菌病。本药难以通过血脑屏障,故不用于上述真菌感染累及中枢神经系统者。由于本药的肝毒性,近年临床应用日趋减少,以皮肤局部应用为主。

(3)伊曲康唑:①静脉注射液适用于中性粒细胞缺乏怀疑真菌感染患者的经验治疗,还适用于肺部及肺外芽生菌病,组织胞浆菌病,以及不能耐受两性霉素 B 或两性霉素 B 治疗无效的曲霉病。②胶囊剂适用于皮肤真菌所致的足趾或/和手指甲癣。因胶囊剂口服吸收差,现较少用于侵袭性真菌病的治疗。③口服制剂可与本品注射剂序贯使用,用于中性粒细胞缺乏怀疑为真菌感染患者的经验治疗,也可用于口咽部和食管念珠菌病的治疗。伊曲康唑注射及口服后,尿液和脑脊液中均无原形药,故不宜用于尿路感染和中枢神经系统感染的治疗。

(4)伏立康唑:侵袭性曲霉病,非粒细胞缺乏患者念珠菌血症及念珠菌属所致播散性皮肤感染、腹部、肾脏、膀胱壁及伤口感染;食管念珠菌病,不能耐受其他药物或经其他药物治疗无效的赛多孢菌属和镰孢霉属所致严重感染。

(5)泊沙康唑:13 岁及以上严重免疫功能缺陷患者(如造血干细胞移植受者发生移植物抗宿主反应,或血液系统恶性肿瘤化疗后长期中性粒细胞缺乏者),预防侵袭性曲霉病和念珠菌病;口咽部念珠菌病的治疗,包括伊曲康唑或氟康唑治疗无效者。此外,本品在体外对毛霉属、根霉属等接合菌具良好抗菌活性。

3. 不良反应 不良反应以胃肠道反应最常见,如恶心呕吐、腹痛、腹泻等。其次为皮肤反应,包括皮疹、荨麻疹等。可出现中枢神经系统不良反应、肝功能异常等。伏立康唑易出现视觉障碍。因可出现严重心律失常,禁止与西沙必利、阿司咪唑、三唑仑类联合应用。伊曲康唑不可用于充血性心力衰竭病史患者。因通过 P450 酶代谢,与华法林、环孢素 A、他克莫司、苯妥英钠、奥美拉唑等联合应用存在相互作用。

(四)棘白菌素类

棘白菌素类抗真菌药物能抑制许多丝状真菌和念珠菌细胞壁成分 $\beta-(1,3)-D-$葡聚糖的合成,使真菌细胞溶解。该类药物对烟曲霉、黄曲霉、土曲霉和黑曲霉具良好抗菌活性,对白念珠菌等多数念珠菌具高度抗真菌活性,但对近平滑念珠菌作用相对较弱。新型隐球菌对本品天然耐药。棘白菌素类抗真菌药有卡泊芬净和米卡芬净。

1. 临床应用

(1)卡泊芬净:①念珠菌血流感染和下列念珠菌感染(腹腔脓肿、腹膜炎和胸腔感染);②食管念珠菌病;③难治性或不能耐受其他抗真菌药治疗(如两性霉素 B 去氧胆酸盐、两性霉素 B 含脂制剂和/或伊曲康唑)的侵袭性曲霉病;④中性粒细胞缺乏伴发热经广谱抗真菌药治疗无效疑为真菌感染患者的经验治疗。

(2)米卡芬净:成人和 4 个月及以上儿童下述感染的治疗与预防:①念珠菌属血流感染、急性播散性念珠菌病、念珠菌腹膜炎和腹腔脓肿;②食管念珠菌病;③造血干细胞移植受者移植前预防念珠菌病;④侵袭性曲霉病(临床资料有限)。

2. 不良反应 不良反应有发热、头痛、腹痛、腹泻、恶心呕吐、肝酶升高、贫血、静脉炎、皮疹、瘙痒等。实验室检查有血白蛋白降低、白细胞减低、中性粒细胞减少、血小板减少、嗜酸性粒细胞增多、凝血酶原时间延长、血尿、蛋白尿等。

第三节　其他药物相关问题

一、多重耐药菌感染的药物治疗

（一）定义

多重耐药菌（multidrug-resistant organism，MDRO）指对通常敏感的常用的 3 类或 3 类以上抗菌药物同时呈现耐药的细菌，多重耐药包括广泛耐药（extensive drug resistance，XDR）和泛耐药（pan-drug resistance，PDR）。XDR 指对常用抗菌药物几乎全部耐药，革兰氏阴性杆菌仅对黏菌素和替加环素敏感，革兰氏阳性球菌仅对糖肽类和利奈唑胺敏感。PDR 指对所有分类的常用抗菌药物全部耐药，革兰氏阴性杆菌对包括黏菌素和替加环素在内的全部抗菌药物耐药，革兰氏阳性球菌对包括糖肽类和利奈唑胺在内的全部抗菌药物耐药。临床常见 MDRO 有耐甲氧西林金黄色葡萄球菌（methicillin resistant Staphylococcus aureus，MRSA）、耐万古霉素肠球菌（vancomycin resistant enterococci，VRE）、产超广谱 β-内酰胺酶（extended spectrum beta-lactamase，ESBL）肠杆菌科细菌（如大肠杆菌和肺炎克雷伯菌）、耐碳青霉烯类肠杆菌科细菌、多重耐药铜绿假单胞菌（multidrug resistant Pseudomonas aeruginosa，MDRPA）、多重耐药鲍曼不动杆菌（multidrug resistant Acinetobacter baumannii，MDRAB）等。

（二）耐药机制

药物作用靶位改变、产生抗菌药物灭活酶（β-内酰胺酶、氨基糖苷修饰酶）、膜孔蛋白通透性改变、外排泵的过度表达等。细菌耐药基因在细菌间传播导致耐药产生，携带多重耐药基因的质粒在肠杆菌科细菌间传播的耐药。

（三）传播机制

MDRO 感染者及携带者是主要生物传播源。被 MDRO 污染的医疗器械、环境等为非生物传播源。接触传播为医院内传播的最重要途径，咳嗽使口咽部、呼吸道的 MDRO 经飞沫传播，空调出风口污染时发生空气传播。

（四）感染危险因素

① 老年患者；② 患者存在免疫功能低下，如糖尿病、慢性阻塞肺性疾病、肝硬化、尿毒症，长期使用免疫抑制剂治疗、接受放疗或化疗的治疗；③ 存在中心静脉置管、机械通气、导尿管等各种侵入性操作；④ 3 个月内接受 3 种及以上抗菌药物治疗；⑤ 既往多次或长期住院；⑥ 既往有 MDRO 定植或感染病史。

（五）治疗方案

针对不同 MDRO 给予的治疗方案见表 11-2。

表 11-2　针对不同 MDRO 给予的治疗方案

病原菌	宜选药物	备选药物	备注
MRSA	万古霉素、去甲万古霉素、替考拉宁	头孢洛林、SMZ/TMP、达托霉素、多西环素、米诺环素、磷霉素、夫西地酸、利奈唑胺、利福平、替加环素	各感染部位药物推荐方案不同，脓肿等需切开引流

病原菌	宜选药物	备选药物	备 注
VRE	可考虑达托霉素	替考拉宁、氨苄西林、庆大霉素、利奈唑胺、红霉素、利福平、多西环素、米诺环素、磷霉素、呋喃妥英	根据药敏结果及抗菌药物在感染组织的聚集浓度制定给药方案
产 ESBL 肠杆菌细菌	碳青霉素类抗菌药物	酶抑制剂复合制剂、头霉素类、氧头孢烯类、多黏菌素、替加环素、磷霉素、呋喃妥英、喹诺酮类、氨基糖苷类	喹诺酮类及氨基糖苷类不适于产 ESBL 的经验性治疗,可用于重症感染的联合治疗。磷霉素可用于治疗非复杂尿路感染。呋喃妥英用于轻症尿路感染或尿路感染的序贯治疗
多重耐药不动杆菌	多黏菌素 B 或 E、替加环素	舒巴坦及舒巴坦复合制剂、四环素类、氨基糖苷类碳青霉素类、喹诺酮类、头孢素类	XDR－AB 感染:① 舒巴坦或含舒巴坦复合制剂联合米诺环素,或联合多黏菌素 E、氨基糖苷类、碳青霉素类其中之一。② 多黏菌素 E+含舒巴坦复合制剂或碳青霉烯类。③ 替加环素+舒巴坦复合制剂,或联合碳青霉烯类、多黏菌素 E、喹诺酮类、氨基糖苷类其中之一。④ 含舒巴坦复合制剂+多西环素+碳青霉烯类
多重耐药铜绿假单胞菌	多黏菌素	抗假单胞菌酶复合制剂、抗假单胞菌碳青霉素类、单环酰胺类、抗假单胞菌喹诺酮类、氨基糖苷类	MDRPA 肺炎治疗联合用药:① 抗假单胞菌 β－内酰胺类+氨基糖苷类;② 抗假单胞菌 β－内酰胺类+抗假单胞菌喹诺酮类;③ 抗假单胞菌喹诺酮类+氨基糖苷类;④ 双 β－内酰胺类治疗,如哌拉西林/他唑巴坦+氨曲南;⑤ PDRPA 肺部感染,推荐上述联合的基础上再加多黏菌素治疗

二、结核病的药物治疗

结核病是由结核分枝杆菌引起的一类传染病。通常由临床医生或专科护士管理结核病患者。药师必须了解结核病治疗过程中可能会出现的问题,并对治疗时药物监测给出建议。

（一）活动性结核病的检查

1. 胸部 X 线平片　　由于结核病的症状通常是非特异性的,因此 X 线胸片结果结合临床表现常可首先怀疑结核。

2. 微生物检验　　培养结核分枝杆菌是诊断结核的金标准。痰样本一旦送至检验科实验室,必须采取以下步骤。① 涂片检查:24 h 之内发出报告,明确患者是否痰涂片阳性(痰中发现结核分枝杆菌)和是否具有强传染性;② 培养和鉴定:对培养出的结核分枝杆菌进行鉴定;③ 药敏试验:对阳性培养样本进行抗结核药敏试验。

3. 皮肤结核菌素菌素试验(TST;Mantoux 或 PPD 试验)　　用于诊断潜伏性结核杆菌感染。对疑似结核的患者试验的标准剂量是结核菌素纯蛋白衍生物(PPD)5 个单位溶解成 0.1 mL,注射于前臂掌侧,注意是皮内注射而非皮下。阳性表现为硬结或红斑(水疱或风团)。需在注射后 48~72 h 内测量直径。需要测量硬结(不是红斑)的直径。必须用透明尺测量并精确到毫米。直径≥10 mm 时,表明已感染结核但处于非活动期;无风险因素者,需直径>15 mm 才考虑阳性。结果有可能出现假阴性,如免疫抑制或骨结核。直到接种活病毒疫苗 4 周后,结核菌素的反应都可能被抑制。

（二）治疗

治疗的目的是根除个体的感染并控制疾病的传播。表 11－3 和表 11－4 为成人无监督下标准 6 个月治疗方案。最好联合用药,除非个体对其中某药产生抵抗或耐受。结核性脑膜炎和耐药性菌感染,应予长期治疗。

表 11 - 3　成人无监督下标准 6 个月治疗方案

时　间	药　物	成　人　剂　量
初始阶段,2 个月	卫非特(利福平、异烟肼和吡嗪酰胺)	体重<40 kg:每日 3 片;体重 40~49 kg:每日 4 片;体重 50~64 kg:每日 5 片;体重>65 kg:6 片每日
	乙胺丁醇	每日 15 mg/kg。如果异烟肼耐药风险低则此药可省略
4 个月持续治疗期	服用卫非特初始治疗之后,卫非宁(利福平和异烟肼)	体重<50 kg:卫非宁 150 每日 3 片;体重≥50 kg:卫非宁 300 每日 2 片

表 11 - 4　无法联合用药下成人无监督下标准 6 个月治疗方案

时　间	药　物	成　人　剂　量
初始阶段,2 个月	乙胺丁醇	每日 15 mg/kg。若低异烟肼耐药风险,可不用此药
	异烟肼	每日 300 mg
	吡嗪酰胺	体重<50 kg:每日 1.5 g;体重≥50 kg:每日 2 g
	利福平	体重<50 kg:每日 450 mg;体重≥50 kg:每日 600 mg
4 个月持续治疗期	异烟肼	每日 300 mg
	利福平	体重<50 kg:每日 450 mg;体重≥50 kg:每日 600 mg

（三）治疗监测

1. 治疗前　在治疗开始之前,需要检查以下事项。① 患者体重:确保处方的剂量合理;② 肝功能:明确治疗前基线;③ 肾功能(尿素和电解质):肾损害的患者需要调整乙胺丁醇和吡嗪酰胺剂量;④ 视觉灵敏度:乙胺丁醇可以造成视神经病变,老年人或肾损害患者更为常见。鼓励患者一旦色觉和视野发生变化就立即报告。

2. 治疗期间　高危患者(如酗酒者)应继续监测肝功能,每周监测 1 次持续 4 周,自此之后每月监测 1 次。

利福平可以导致肝酶短暂性上升,10%~15%的患者通常在治疗开始的最初 8 周内发生;只有不到 1%的患者会发生肝毒性。

吡嗪酰胺可致肝毒性,且与剂量相关。

有 10%~20%的患者在使用异烟肼后会出现无临床症状的肝酶升高,通常发生于治疗开始的最初 8 周内,但只有 0.2%~5%的患者会出现肝毒性。

如果天冬氨酸转氨酶/丙氨酸转氨酶(AST/ALT)的水平超出正常上限(ULN)的 5 倍或胆红素水平升高,那么应停止使用利福平、异烟肼和吡嗪酰胺治疗。

如果患者无不适症状或结核不具有传染性,肝功能恢复正常后可重新服药,方案如下:① 异烟肼每日 50 mg,2~3 d 后每日剂量增加至 300 mg。2~3 d 后若无不良反应,可联用利福平。② 利福平每日 75 mg,2~3 d 后每日剂量增加至 300 mg,然后继续上调至每日 450 mg(患者体重<50 kg)或每日 600 mg(患者体重≥50 kg)。2~3 d 后若无不良反应,可联用吡嗪酰胺。③ 吡嗪酰胺每日 250 mg,2~3 d 后每日剂量增加至 1 g,然后继续上调至每日 1.5 g(患者体重<50 kg)或每日 2 g(患者体重≥50 kg)。

如果有不良反应的话,应撤回该药,并考虑另一种方案。如果患者感觉不适或具有传染性,且 AST/ALT 超过 ULN 的 5 倍,只要无临床禁忌,可以应用链霉素和乙胺丁醇,同时如上进行药物治疗。

3. 治疗结束 痰培养和抗酸杆菌涂片阴性,可以认为是结核治疗成功的标志。

(四)依从性

为了确保结核病被根除,必须遵守治疗。为了有利于增加依从性,应考虑以下几点:① 与患者共同讨论治疗方案并告知可能的副作用,如利福平会致软性隐形眼镜变色,与口服避孕药有相互作用;② 详尽解释长期治疗的意义;③ 采用复方制剂,如卫非宁和卫非特;④ 可间隙性服药,每周 3 次,如果是这种情况,剂量要增加;⑤ 对依从性不良的患者,应直接全面督查用药情况。

(五)多重耐药性结核病(MDR - TB)

一些患者的结核分枝杆菌菌株对标准治疗有抗药性,需要不同的联合用药。在这种情况下必须检查药物敏感性,治疗周期更长。5 类治疗多重耐药性结核病的药物见表 11 - 5:① 对分离的病原菌敏感的一线口服药物;② 二线(替补)治疗药物,如氨基糖苷类;③ 喹诺酮类;④ 其他 2 种二线药物。

表 11 - 5 多重耐药结核感染的二线用药

药　物	儿童剂量	成人剂量	常　见　副　作　用
阿米卡星	15 mg/kg·d	15 mg/kg·d	耳鸣、眩晕、部分可逆性耳聋、皮疹、药物热、头痛
阿奇霉素	—	500 mg/d	恶心呕吐、腹泻、头晕
卷曲霉素	15 mg/kg·d	15 mg/kg·d	耳鸣、眩晕、听觉丧失、肝功能试验和全血细胞计数改变、荨麻疹和皮疹
环丙沙星		750 mg,bid	恶心呕吐、腹泻、腹部疼痛、皮疹、瘙痒、荨麻疹、头痛、焦躁不安
克拉霉素		500 mg,bid	恶心呕吐、消化不良、腹泻、腹部疼痛、感觉异常
氯法齐明		300 mg/d	头痛、腹泻、嗜睡、皮肤变红
环丝氨酸	—	250～500 mg,bid	抽搐、昏睡、嗜睡、头痛、震颤、眩晕、混乱、精神错乱、应激性升高、攻击行为、昏迷
乙硫异烟胺或丙硫异烟胺	15～20 mg/kg·d,分 2～3 次服用	体重<50 kg: 375 mg,bid;体重≥50 kg: 500 mg,bid	胃肠道症状、肝炎、避免怀孕
卡那霉素	15 mg/kg·d	15 mg/kg·d	耳鸣、共济失调、眩晕、肾功能损害
氧氟沙星		400 mg,bid	恶心呕吐、腹泻、腹痛、头痛、头晕、睡眠障碍、焦躁不安
莫西沙星		400 mg/d	腹痛、消化不良、头痛、头晕、恶心呕吐、腹泻、口味反常、肝功能试验异常
对氨基水杨酸钠	300 mg/kg·d	每日清晨 10 g 或 5 g,bid	胃肠道症状、肝炎、发热、皮疹
利福布汀	—	300～450 mg/d	胃肠道症状、白细胞减少、血小板减少、葡萄膜炎可以与药物相互作用、增加利福布汀血药浓度如大环内酯类。经常与利福平交叉耐药
链霉素	15 mg/kg·d	15 mg/kg·d(最大剂量为 1 g/d)	耳鸣、共济失调、眩晕、肾功能损害
氨硫脲	4 mg/kg·d	150 mg/d	胃肠道症状、眩晕、结膜炎、皮疹、避免艾滋病毒阳性(史-约综合征)

(六)其他

1. 妊娠和哺乳期 可以给予标准治疗。多重耐药结核病应避免使用乙硫异烟胺和丙硫异烟胺,因此类药物有致畸作用;同时也不应使用链霉素及其他氨基糖苷类药物,以避免对胎儿的耳毒性。哺乳期亦可进行标准治疗。其他非标准治疗药品应咨询专家。

2. 昏迷患者　可以静脉注射或鼻饲给予利福平和异烟肼;可将吡嗪酰胺药片粉碎溶解于水中然后经鼻饲管给药;可以肌内注射链霉素。

3. 利福平　利福平可以激活 CYP450 酶,增加许多药物的代谢(如口服避孕药、糖皮质激素),同时降低抗人类免疫缺陷病毒蛋白酶抑制剂的作用。口服糖皮质激素时要考虑给予双倍剂量。

4. 异烟肼　异烟肼可致周围神经病,患者会感觉手足麻木或疼痛。对于发生神经病变的高危患者[如酗酒、糖尿病、HIV(+)、慢性肾功能衰竭和营养不良等]可以给予每日 10 mg 的维生素 B_6。

三、抗艾滋病的药物治疗

(一) 抗 HIV 治疗药物

抗 HIV 的药物治疗通常是 3 种不同的药物联合使用。这种方法指的是高效抗反转录病毒疗法(HAART)。这 3 种药物通常由 2 种核苷类反转录酶抑制剂(NRTI)和一种非核苷类反转录酶抑制剂(NRRTI)或者蛋白酶抑制剂(PI)组成。偶尔有的艾滋病患者会用到 4 种药物的处方,这取决于: ① 他们的病情很严重;② 他们的血浆病毒载量较高;③ 他们的 HIV 感染对之前的治疗产生耐受性。

第 4 类药物为融合抑制剂,目前通常只有 1 种药物恩夫韦肽。它作用在病毒细胞膜上(HIV - 1 gp41 位点)并且干扰病毒必需的细胞重排从而阻断病毒与靶细胞膜的融合。这种方式可以阻止 RNA 进入细胞。这种疗法是为以下治疗药物中至少有一类失败的患者准备的: NRTI、NRRTI、PI,或者对之前的治疗方案不能耐受。

(二) 病毒载量和 CD4$^+$T 细胞计数

艾滋病的病情进展,HAART 疗法的效果及患者对治疗的依从性,主要从患者体内的病毒载量和 CD4$^+$T 细胞计数来衡量。病毒载量是指血浆中 HIV 的数量,用 HIV 拷贝数/毫升来表示。拷贝数就是指基因在某一生物的基因组中的个数。未经治疗的患者体内可有超过 100 000 拷贝数/毫升的 HIV 病毒,然而经过 HAART 有效治疗后体内的病毒载量可降至 50 拷贝数/毫升以下。着手治疗后病毒载量低于 50 拷贝数/毫升的患者比那些没有降到这个指标以下的患者表现出更低的耐药风险。

CD4$^+$T 细胞计数指的是血液中的 CD4$^+$T 细胞,用细胞数/毫升来表示。正常范围是 500~1 500/mL。患者的 CD4$^+$T 细胞计数下降,要么是达到基准线的百分比(下降 14% ~15% 比较有代表性),要么是细胞计数少于 350/L,通常是可以开始 HAART 的指示。

(三) 依从性问题

开始 HAART 方案后需要面对许多困难的问题,其中一个就是患者对他们给药方案的依从性。许多抗反转录病毒的药物要求必须要正好每 8~12 h 饭后或空腹服 1 次药,以此来阻止病毒载量的增加或对药物允许的抵抗力上升。为了使 HAART 疗法有效,患者需要有 95% 以上的依从性来维持较好的病毒学和免疫学的应答。

依从性有时指的是坚持。事实上,若 tid 服法的药物 1 周内漏(或者推迟)服药不超过 1 次,bid 服法的药物每月漏(或者推迟)服药不超过 3 次,可视为依从性良好(即达到 95% 以上的依从性）。根据药物治疗方案，某些患者很可能 1 d 要服用超过 20 片的药片或胶囊。因此，坚持规律用药非常困难。艾滋病治疗中心、家庭、朋友、其他 HIV 病毒感染者及当地艾滋病红丝带公益组织可以为患者提供支持、帮助和建议。患者需要找到一种方法来改变生活方式或者将按时服药并入生活方式中。一些患者用日记或者标记清单来提醒自己，用各种各样的定时器、闹钟和手机定几个程序化的闹钟，药盒上也附加的有定时器。如果患者准备出门旅行，应该提前计划怎样才能在非正常生活状态的情况下维持药物治疗。

如果因药物的大小和质地等，某些患者不愿意服用这些特殊的药物，则应考虑其他可供选择的给药方案或药物。

如果有些患者忘记服药，应在想起之后尽早服药，但是不应服用双倍剂量。

意识到这些问题对于 HAART 治疗的持续成功是至关重要的，尤其是住在非专科病房的患者。

表 11－6 总结了现在的抗 HIV 药物的成人剂量并对个体化用药给出了特别的注意事项。对于儿童使用剂量，查询相关的产品特性概要，并在特殊情况下减轻剂量。

表 11－6 抗 HIV 药物的成人剂量及注意事项总结

通用名	类别	商品名	成人剂量	注意事项
阿巴卡韦	NRTI	Ziagen（济尔刚）300 mg 片剂；Ziagen（济尔刚）20 mg/mL 口服液	q12 h，300 mg；口服液提供一支 10 mL 的口腔注射器	饭后或空腹服用。可见过敏反应
阿巴卡韦/拉米夫定	NRTI	Kivexa 600 mg：300 mg 片剂	仅限体重>40 kg 的成人：每日 1 片	饭后或空腹服用。可见过敏反应
阿巴卡韦拉米夫定/齐多夫定	NRTI	Trizivir（三协唯）300 mg：150 mg：300 mg 片剂	q12 h，1 片	饭后或空腹服用。可见过敏反应
安普那韦（也称作膦沙那韦）	PI	Agenerase 50 mg 胶囊；Agenerase 15 mg/mL 口服液	体重>50 kg：1 200 mg，q12h（若合用利托那韦，每 12 h 600 mg）；体重<50 kg：q12 h，20 mg/kg	饭后或空腹服用。口服液的生物利用度是胶囊的86%
Alazanavir	PI	Reyataz 100，150，200 mg 胶囊	每次 300 mg，qd（联合利托那韦，每次 100 mg，qd）	必须与食物同服。空腹状态服用生物利用度将减半。服药期间应避免使用 PPI（如果联合使用，生物利用度将减少到76%）
地拉韦啶	NNRTI	Rescriptor 100，200 mg 片剂	每次 400 mg，tid	饭后或空腹服用。200 mg 浓度的整片吞下。100 mg 浓度的可以预先在 100 mL 水中溶解开
地达诺新（DDI/ddI）	NRTI	Videx（惠妥滋）125，200，250，400 mg 胶囊；Videx（惠妥滋）200，25 mg 咀嚼片	体重>60 kg：每次 400 mg，qd 或每次 200 mg，bid；体重<60 kg：每次 250 mg，qd 或每次 125 mg，bid；体重>60 kg：每次 400 mg，qd 或每次 200 mg，bid；体重<60 kg：每次 250 mg，qd；或每次 125 mg，bid	必须在饭前或饭后至少 2 h 服用（食物可以减少 46%的生物利用度）。胶囊必须整片吞咽，喝至少 100 mL 的水。这种规格优于咀嚼片而被推荐（见下）。这种规格的灵活度最低因为一些剂量在中止 50 mg 或 150 mg 浓度后并不起效。咀嚼片目前只用于需要减少剂量的患者。任何 1 次服用不超过两片。必须至少在进食前 0.5 h 空腹服用。进食情况下服药，生物利用度将减半。大概在至少 30 mL 水中分解，并且在 30 mL 苹果汁中进一步稀释将立即消耗

通用名	类别	商品名	成人剂量	注意事项
依法韦仑	NNRTI	Sustiva 50,100,200 mg 胶囊；Sustiva 600 mg 片剂；Sustiva 30 mg/mL 口服液	体重>40 kg：每次 600 mg,qd；体重>40 kg：每次 600 mg,qd；每次 720 mg（24 mL）,qd（提供口腔注射器）	饭后或空腹服用。食物可以轻度提高生物利用度，但是通常睡前服药以减少头晕、困倦、注意力不集中等现象。口服液要在开启后 1 个月内服用完
恩曲他滨	NRTI	Emtriva 200 mg 胶囊；Emtriva 10 mg/mL 口服液	每次 200 mg,qd；每次 240 mg（24 mL）,qd（30 mL 规格 1 mL 刻度）	饭后或空腹服用。口服液的生物利用度是胶囊的 80%。一般口服液仅用于患者要求的方案中
恩曲他滨联合替诺福韦	NRTI	Truvada 200 mg：136 mg 片剂	每日 1 片	与食物同服。（食物可以使替诺福韦的生物利用度增加到 35%）
恩夫韦地	融合抑制剂	Fuzeon 90 mg/mL,1 mL 小瓶装	每次 90 mg,bid,提供溶剂（用来注射的水）	皮下注射到上臂、大腿前部或腹部
膦沙那韦	PI	Telzir 700 mg 片剂（=600 mg 安瑞那韦）；Telzir 50 mg/mL 悬浮液（=43 mg/mL 安瑞那韦）	每次 700 mg,bid（联合利托那韦每次 100 mg,bid）；每次 700 mg（14 mL）,bid 提供 10 mL 口腔注射器	饭后或空腹服用。必须空腹服用。食物可以减少 25% 的生物利用度。口服液要在开启 28 d 内服用
茚地那韦（IDV）	PI	Crixivan 100,200,333,400 胶囊	q8 h,800 mg。茚地那韦的服用必须按照 8 h 的间隔，并且患者需要建立个人的时间表	饭前 1 h 或饭后 2 h 服用。食物可以降低 80% 的生物利用度。液体摄入量必须达到每日至少 1.5 L
拉米夫定（3TC）	NRTI	Epivir 150,300 mg 片剂；Epivir 50 mg/5 mL 口服液	q12 h,150 mg；或每次 300 mg,qd；每次 150 mg（15 mL）,bid；或每次 300 mg（30 mL）,qd（提供 10 mL 口腔注射器）	—；饭后或空腹服用。低剂量治疗乙型肝炎。如果患者受艾滋病毒和乙肝病毒的双感染，应该用指示的剂量来治疗艾滋病
拉米夫定 150 mg 联合齐多夫定 300 mg	NRTI	Combivir（康比韦）片剂	q12 h,1 片	饭后或空腹服用。这种规格的药物不适合调整剂量，所以如果有需要时再分离药片
洛匹那韦联合利托那韦	PI	Kaletra（克力芝）133.3 mg：33.3 mg 胶囊；Kaletra（克力芝）400 mg：100 mg,5 mL 装口服液	q12 h,3 粒；q12 h,5 mL	与食物同服。食物可增加生物利用度至 130%。冰箱保存，尤其是在天气热的时候（>25℃）。如果放在冰箱外,42 d 后丢弃
奈非那韦	PI	Viracept 250 mg 片剂；Viracept 50 mg/g 内服散剂	每次 1.25 g,bid；或每次 750 mg,tid；每次 1.25 g（5 g 的勺子 5 平勺）,bid；或每次 750 mg（5 g 的勺子 3 平勺）tid。提供 1 g 和 5 g 的勺子	与食物同服。食物可以使生物利用度增加至 3 倍。饭后服用。可以与水、牛奶、豆奶、膳食补充剂或者布丁混合服用。不要与酸性食物或者果汁混合服用
奈韦拉平	NNRTI	Viramune 200 mg 片剂；Viamune 50 mg/5 mL 悬浮液	每次 200 mg,qd,服用 14 d,然后每次 200 mg,bid；每次 200 mg（20 mL）,qd,服用 14 d,然后每次 200 mg（20 mL）,bid（提供 5 mL 口腔注射剂,用后彻底清洗）	饭后或空腹服用。必须坚持服药,特别是 14 d 的引入期,在治疗最初的 18 周密切监测严重的或威胁生命的潜在的皮肤反应（如史-约综合征或者中毒性表皮坏死松解症）或者严重的肝炎/肝功能衰竭。治疗的前六周发病风险最大。女性及 CD4+T 细胞计数高的患者有更高的患肝脏不良事件的风险。如果有一种这样的反应发生,奈韦拉平必须不能再使用

续　表

通用名	类别	商品名	成人剂量	注意事项
利托那韦	PI	Norvir(诺韦) 100 mg 胶囊； Norvir(诺韦) 80 mg/mL 口服液	开始每次 300 mg,bid 服用 3 d,然后从每次 100 mg,bid,增加至每次 600 mg,bid,不超过 2 周。q12 h,服 1 次药。 开始每次 300 mg(3.75 mL),bid,服用 3 d,然后从每次 100 mg(1.25 mL),bid 增加至每次 600 mg(7.5 mL) bid,不超过 2 周。q12 h,服 1 次药。提供刻度测量杯	与食物同服。食物可以增加生物利用度。冰箱保存。如果没有放在冰箱中,应存放在低于 25℃的地方并且在 30 d 后丢弃。如果出现腹泻并且一直持续,由于吸收和效力不足,推荐额外监测。服用口服液,如果摇动后可见沉淀,服用应有的剂量,然后寻找新鲜的供应品
沙奎那韦 (SQV)	PI	Invirase(因弗雷) 200 mg 粉体填充胶囊(硬胶囊)； Fortovase 200 mg 胶体填充胶囊(软胶囊)	每次 1 g,bid(联合利托那韦每次 100 mg,bid)； 每次 1 g,bid(配伍利托那韦每次 100 mg,bid)	必须在大量进食后的两 h 之内服用。食物可以提高 6 倍以上的生物利用度。Invirase 在尺寸上比 Fortovase 要小。必须在大量进食后的两 h 之内服用。不能同服大蒜胶囊,因其可以使生物利用度减少 50%
司他夫定	NRTI	Zerit(赛瑞特) 15,20,30,40 mg 胶囊； Zerit(赛瑞特) 1 mg/mL 口服液	体重<60 kg: q12 h,30 mg； 体重>60 kg: q12 h,40 mg (口服液提供测量杯)	饭后或空腹服用
替诺福韦	NRTI	Viread(韦瑞德) 245 mg 片剂	每次 245 mg,qd	餐时服用(最好有大量脂肪),可能溶解于 100 mL 水,橘子汁或葡萄汁中
替拉那韦	PI	Aptivus 250 mg 胶囊	q12 h,500 mg(联合利托那韦 q12 h,200 mg)	与食物同服(食物可以提高耐受性且可以使生物利用度增加到两倍)
扎西他滨	NRTI	Hivid 375,750 μg 片剂	q8 h,750 μg	饭后或空腹服用。尽管食物可以使生物利用度降低至 14%,仍不被认为是有害的
齐多夫定 (AZT)	NRTI	Retrovir 100,250 mg 胶囊； Retrovir 100 mg/mL 口服液； Retrovir 10 mg/mL 静脉注射(20 mL 每小瓶)	每日 500 mg 或 600 mg 分成两份或三份剂量； 每日 500 mg 或 600 mg 分成两份或 3 份剂量(提供 10 mL 口腔注射器)； q4 h,1～2 mg/kg	饭后或空腹服用。开封后 1 个月丢弃。只能静脉输注。用 5% 葡萄糖溶液稀释为 2～4 mg/mL 的注射液,静脉滴注 60 min 以上

（四）药物相互作用

所有的抗 HIV 病毒药物均可与其他药物(包括其他抗 HIV 药物)产生相互作用。检查相互作用是非常重要的,因为有些具有临床意义。必须调整剂量,做到个体化精准用药。

中药制剂贯叶金丝桃(贯叶连翘)与抗 HIV 药物具有临床意义上的相互作用,所以临床上应该避免合用。

（五）不良反应

如果在治疗过程中,有些患者肝肾功能受损或恶化,可能需要调整剂量。

所有的抗艾滋病病毒药物不但有药物特异性反应,还会普遍出现不良反应。

1. 脂肪代谢功能障碍　　脂肪代谢功能障碍指的是体脂重新分配从而改变了身体的形

状。具有代表性的个体可以看到腰围、胸围的增加,脖子、下巴和上背都增加了一圈的脂肪,脸(特别是脸颊)和臀部的脂肪却被消耗。胳膊和腿上的静脉变得更加明显。脂肪代谢障碍发生的过程并没有被确定。应该考虑到空腹血脂和血糖的测量。患者需要减少消耗的饱和脂肪的数量,保证自己每日摄入 5 份水果或蔬菜,还应该进行有规律的锻炼,吸烟者应该戒烟。

2. 周围神经病　　在服用抗 HIV 药物时可同时出现周围神经病如扎西他滨。症状有麻痹、感觉迟钝、下肢远端剧烈的疼痛,如果不停止治疗,这些症状可能不可逆转。

有些患者具有更高的患周围神经病的风险,包括 $CD4^+T$ 细胞计数少于 $50/L$,合用其他可以导致周围神经病的药物如抗病毒核苷类似物、异烟肼、甲硝唑和苯妥英钠。

3. 胰腺炎　　胰腺炎虽然不是抗艾滋病药物常见的副作用($<1\%$),但是致命的。患者如有胰腺炎既往病史,应进行密切监测。胰腺炎的症状包括血清淀粉酶、三酰甘油和血清钙水平上升。如果怀疑胰腺炎,应停止可疑的药物治疗,直到做出临床诊断,当胰腺炎已经排除才能重新用药。

4. 乳酸酸中毒　　服用核苷酸反转录酶抑制剂的患者可发生乳酸酸中毒,患者患其他病风险增大如(尤其是女性)肝大、肝炎或肝脏脂肪变性,死亡率高。丙型肝炎患者,IFN-α 和利巴韦林治疗更具有特殊风险。所有患者在治疗的前几个月应密切关注发生乳酸酸中毒的迹象。早期高乳酸血症的症状包括恶心呕吐和腹痛、非特异性不适、食欲不振、体重下降、呼吸道症状(快速和/或深呼吸)、神经症状(包括肌无力)。

如果临床诊断证实乳酸酸中毒,含有核苷酸反转录酶抑制剂的治疗应停止。

5. 糖尿病　　抗反转录病毒药物治疗可以导致新发糖尿病、高血糖症,或现有糖尿病的恶化。一些患者的高血糖症恶化与酮症酸中毒有关。此时,应该视情况来决定是先治疗高血糖症/糖尿病,还是重新应用高效抗反转录治疗。

6. 阿巴卡韦过敏反应　　阿巴卡韦过敏反应出现在大约 4% 患者身上。它可以危及生命、导致死亡。许多患者出现发热和/或皮疹、呼吸困难、喉咙痛、咳嗽、恶心呕吐、腹泻和腹痛等,这些症状通常在第 1 次治疗的前 6 周出现。

如果正在服用阿巴卡韦的患者有这些症状,应尽快诊断并排除过敏反应,同时暂停阿巴卡韦治疗。在证实为过敏反应后,不应该再继续使用阿巴卡韦。

在开始治疗前,应告知患者过敏反应的可能性,并告诉患者出现任何症状都应该立即报告给医生。

四、新型冠状病毒肺炎的药物治疗

新型冠状病毒肺炎是指新型冠状病毒感染导致的肺炎,为一种急性呼吸道传染病。新型冠状病毒肺炎患者的临床表现:以发热、乏力、干咳为主要表现。鼻塞、流涕等上呼吸道症状少见。约半数患者多在一周后出现呼吸困难,严重者快速进展为急性呼吸窘迫综合征、脓毒症休克、难以纠正的代谢性酸中毒和出凝血功能障碍。值得注意的是,重症、危重症患者病程中可仅中低热,甚至无明显发热。部分患者起病症状轻微,可无发热,多在 1 周后恢复。多数患者预后良好,少数患者病情危重,甚至死亡。应根据病情确定治疗场所,疑似及确诊病例应在具备有效隔离条件和防护条件的定点医院隔离治疗,疑似病例应单人单间隔离治疗,确诊病例可多人收治在同一病室。危重型病例应尽早收入 ICU 治疗。

（一）一般治疗

（1）卧床休息,加强支持治疗,保证充分热量;注意水、电解质平衡,维持内环境稳定;密切监测生命体征、指氧饱和度等。

（2）根据病情监测血常规、尿常规、CRP、生化指标（肝酶、心肌酶、肾功能等）、凝血功能、胸部影像学及动脉血气分析等。有条件者,可行细胞因子检测。

（3）及时给予有效氧疗措施,包括鼻导管、面罩给氧和经鼻高流量氧疗。

（4）抗病毒治疗:目前没有确认有效的抗病毒治疗方法。可试用 α-干扰素雾化吸入（成人每次 500 万 U 或相当剂量）,加入灭菌注射用水 2 mL,bid;洛匹那韦/利托那韦（200 mg/50 mg,每粒）,每次 2 粒,bid;或可加用利巴韦林静脉注射（成人每次 500 mg,每日 2 次）。可试用磷酸氯喹（18~65 岁成人:体重>50 kg,每次 500 mg、bid,疗程为 7 d;体重<50 kg,第 1、2 日每次 500 mg、bid,第 3~7 日每次 500 mg、qd）、阿比多尔（成人:200 mg、tid,疗程不超过 10 d）。应注意监测上述药物的不良反应、禁忌证及不良的药物相互作用。

（5）抗菌药物治疗:避免盲目或不恰当使用抗菌药物,尤其是联合使用广谱抗菌药物。

（二）重型、危重型病例的治疗

1. 治疗原则　　在对症治疗的基础上,积极防治并发症,治疗基础疾病,预防继发感染,及时进行器官功能支持。

2. 呼吸支持　　① 氧疗:重型患者应接受鼻导管或面罩吸氧,并及时评估呼吸窘迫和（或）低氧血症是否缓解。② 高流量鼻导管氧疗或无创机械通气:当患者接受标准氧疗后呼吸窘迫和（或）低氧血症无法缓解时,可考虑使用高流量鼻导管氧疗或无创通气。若短时间（1~2 h）内病情无改善甚至恶化,应及时进行气管插管和有创机械通气。③ 有创机械通气:采用肺保护性通气策略,即小潮气量（4~8 mL/kg 理想体重）和低吸气压力（平台压<30 cm H$_2$O）进行机械通气,以减少呼吸机相关肺损伤。接受有创机械通气患者应使用镇静、镇痛药物。当患者使用镇静药物后仍存在人机不同步,从而无法控制潮气量,或出现顽固性低氧血症或高碳酸血症时,应及时使用肌肉松弛药。当病情稳定后,应尽快减量并停用肌肉松弛药物。④ 挽救治疗:对于严重 ARDS 患者,建议进行肺复张。在人力资源充足的情况下,每天应进行 12 h 以上的俯卧位通气。俯卧位通气效果不佳者,如条件允许,应尽快考虑体外膜肺氧合（ECMO）。

3. 循环支持　　充分液体复苏的基础上,改善微循环,使用血管活性药物,必要时进行血流动力学监测。

4. 其他治疗措施　　① 可根据患者呼吸困难程度、胸部影像学进展情况,酌情短期内（3~5 天）使用糖皮质激素,建议剂量不超过相当于甲泼尼龙 1~2 mg/kg·d,应当注意较大剂量糖皮质激素由于免疫抑制作用,会延缓对冠状病毒的清除;② 可静脉给予血必净注射液治疗,每次 100 mL,bid;③ 可使用肠道微生态调节剂,维持肠道微生态平衡,预防继发性细菌感染;④ 有条件情况下,对有高炎症反应的危重患者,可以考虑使用体外血液净化技术;⑤ 有条件时可采用恢复期血浆治疗;⑥ 患者常存在焦虑恐惧情绪,应加强心理疏导。

第十二章 恶性肿瘤用药及药物相关问题

第一节 恶性肿瘤概述

肿瘤是机体细胞在各种致癌因素作用下,发生基因水平改变和功能异常,导致细胞异常增生而形成的新生物。良性肿瘤的生长速度较为缓慢,多数有完整的包膜,不侵袭、破坏邻近组织,极少远处转移;而恶性肿瘤往往生长迅速,无包膜,会向周围组织浸润和远处转移。一般根据组织来源命名,来源于上皮组织的统称为"癌",如乳腺癌、肺癌等;来源于间叶组织的称为肉瘤,如平滑肌肉瘤、骨肉瘤等。

恶性肿瘤的诊断方法包括内镜、影像学(包括 X 线检查、CT 检查、MRI 检查、核医学、超声等)、生化、肿瘤标志物、细胞学、病理学等检查。其中,经粗针穿刺、切取或切除肿瘤组织,取其活体组织制片进行的组织病理学诊断,是肿瘤定性诊断的标准方法。

恶性肿瘤确诊后下一步还需要进行分期诊断,以确定治疗方案和评估预后。分期方法主要有临床分期法和 TNM 分期法,临床分期法分为 0、Ⅰ、Ⅱ、Ⅲ 和Ⅳ期;TNM 分期法中 T 代表局部肿瘤,N 代表区域性淋巴结,M 代表有无远处转移,TNM 分期又可分为临床 TNM 分期(cTNM 分期)和病理 TNM 分期(pTNM 分期),后者更具有临床指导意义。

恶性肿瘤的治疗包括非药物和药物治疗。非药物治疗包括手术治疗(是对于大多数早、中期肿瘤的主要治疗手段)、放射治疗、介入治疗等。药物治疗应根据患者年龄、性别、种族,肿瘤的病理类型、分期、耐受性、分子生物学特征,既往治疗情况、个人治疗意愿、经济承受能力等因素综合制订个体化的抗肿瘤药物治疗方案,并随患者病情变化及时调整。充分认识和及时发现可能出现的毒副作用,毒副反应一旦发生,应及时处理。

第二节 恶性肿瘤用药

一、细胞毒类药物

(一) 作用于 DNA 分子结构的药物

本类药物的作用靶部位为细胞 DNA,对多种生长活跃的正常组织和重要器官产生明显毒性。常见不良反应包括骨髓抑制、消化道反应、心脏毒性、皮肤黏膜毒性、脱发、神经毒性、肺毒性及肝肾功能损伤等。在临床应用过程中，应权衡利弊、合理选择，必要时根据药物毒性反应酌情减少药物剂量甚至停药。

1. 烷化剂　主要有氮芥、苯丁酸氮芥、环磷酰胺、异环磷酰胺、美法仑、噻替哌、白消安、六甲蜜胺、亚硝脲类(卡莫司汀、尼莫司汀、司莫司汀)等。

(1) 适应证：对恶性淋巴瘤、白血病、乳腺癌、卵巢癌有效；部分药物对消化道肿瘤、肺癌、睾丸癌、肉瘤有效；少数药物对甲状腺癌、鼻咽癌、膀胱癌、恶性黑色素瘤等有效。亚硝脲类对脑瘤及脑转移瘤有效。

(2) 注意事项：① 药物过敏者、妊娠及哺乳期妇女禁用；② 有肝肾功能损害、骨髓抑制、感染的患者禁用或慎用。有骨髓转移、多程放化疗患者应适当减少剂量；③ 尽量减少与其他烷化剂联合使用或同时接受放射治疗；④ 氮芥可使血及尿中尿酸增加，血浆胆碱酯酶浓度降低，应定期检测血清尿酸水平，有严重呕吐患者应进行血生化检测；⑤ 苯丁酸氮芥、白消安应慎用于有癫痫史、头部外伤或使用其他潜在致癫痫药物的患者；⑥ 使用环磷酰胺、异环磷酰胺时应鼓励患者多饮水，大剂量给药时应水化利尿，给予保护剂美司钠；⑦ 卡莫司汀、司莫司汀可抑制免疫机制，使疫苗接种不能激发身体抗体产生。化疗结束后 3 个月内不宜接种活疫苗。

2. 铂类　主要有顺铂、卡铂、奥沙利铂等。

(1) 适应证：顺铂和卡铂主要用于治疗肺癌、卵巢癌、膀胱癌、头颈部鳞癌和生殖细胞癌；顺铂还可用于治疗骨肉瘤及神经母细胞瘤等；卡铂亦可用于治疗食管癌和间皮瘤等。奥沙利铂主要用于治疗转移性结直肠癌，原发肿瘤完全切除后的Ⅲ期结肠癌。

(2) 注意事项：① 对含铂化合物有过敏史的患者、孕妇及哺乳期妇女、严重肾功能不全者及严重骨髓抑制患者禁用。② 顺铂的主要限制性毒性是肾功能不良，一般剂量每日超过 $90\ mg/m^2$ 即为肾毒性的危险因素，治疗时应特别注意水化。神经损害如听神经损害所致耳鸣、听力下降较常见。避免使用与肾毒性或耳毒性叠加的药物，如氨基糖苷类抗生素、两性霉素 B、头孢噻吩等。几乎所有患者均可发生程度不同的恶心呕吐，应对症治疗。静脉滴注时需注意避光。③ 卡铂的剂量限制性毒性是骨髓抑制，在治疗前后应定期复查血象。出血性肿瘤患者禁用。④ 奥沙利铂的剂量限制性毒性是神经系统毒性反应，治疗停止后，神经系统症状通常可以改善。

3. 抗生素类　主要有丝裂霉素、博来霉素、平阳霉素等。

(1) 适应证：主要用于治疗头颈部肿瘤、消化道肿瘤、皮肤癌、肺癌、乳腺癌、宫颈癌。丝裂霉素对膀胱肿瘤有效；博来霉素对恶性淋巴瘤和神经胶质瘤有效；平阳霉素对恶性淋巴瘤、阴茎癌、外阴癌有效。

(2) 注意事项：① 禁用于对本类药物过敏者，有严重肺、肝、肾功能障碍者，严重心脏疾病者。胸部及其周围接受放疗者，骨髓功能抑制者，合并感染症患者，水痘患者禁用或慎用。② 丝裂霉素有时会引起严重骨髓功能抑制，应定期进行临床检验(血液检查、肝功能及肾功能检查等)。充分注意可能出现的感染、出血倾向。③ 博来霉素或平阳霉素用药过程中出现咳嗽、咳痰、呼吸困难等肺炎样症状，胸部 X 光片出现异常，应停止给药，进行胸部 X 线检查，血气分析、动脉氧分压、一氧化碳扩散度等相关检查。可给予甾体激素和适当的抗生素。

④ 对于肺功能较差患者,60 岁以上高龄患者给予博来霉素的总药量应在 150 mg 以下。
⑤ 平阳霉素给药后如患者出现发热现象,可给予退热药。对出现高热的患者,在以后的治疗中应减少剂量,缩短给药时间,并在给药前后给予解热药或抗过敏剂。

4. 蒽环类 主要有柔红霉素、米托蒽醌、多柔比星、表柔比星、吡柔比星等。骨髓抑制及心脏毒性是最重要的副作用,某些患者甚至发生严重的骨髓再生障碍。

(1) 适应证:主要用于治疗急性白血病、恶性淋巴瘤、肉瘤。多柔比星、表柔比星、吡柔比星还可用于治疗乳腺癌、肺癌、消化道肿瘤、头颈部恶性肿瘤、泌尿生殖系统肿瘤。柔红霉素对神经母细胞瘤有效。表柔比星对黑色素瘤、多发性骨髓瘤有效。

(2) 注意事项:① 禁用于严重器质性心脏病或心功能异常者,对本类药物过敏者,妊娠及哺乳期妇女。② 严重感染患者不提倡使用。过去曾用过足量柔红霉素、表柔比星及多柔比星者不能再用。表柔比星总限量为 $550 \sim 800$ mg/m^2。③ 心脏毒性可表现为心动过缓,室上性心动过缓和心电图改变。心脏毒性与累积剂量相关,用药期间应严密监测心功能,以减少发生心力衰竭的危险。心力衰竭有可能在完全缓解期或停药几周后发生,在累积剂量很高时,心力衰竭可随时发生,而心电图预先无任何改变。④ 柔红霉素、表柔比星可迅速溶解肿瘤细胞而致血中尿素和尿酸升高,必要时给予充足的液体和别嘌醇,以避免尿酸性肾病。⑤ 骨髓抑制及消化道反应明显,脱发常见。应监测血象及肝肾功能。⑥ 本类药物漏出外周血管外可导致局部组织坏死。

(二)影响核酸合成的药物

本类药物又称抗代谢药,是模拟正常代谢物质,如叶酸、嘌呤碱、嘧啶碱等的化学结构所合成的类似物,与有关代谢物质发生特异性的拮抗作用,从而干扰核酸,尤其是 DNA 的生物合成,阻止肿瘤细胞的分裂繁殖。它们是细胞周期特异性药物,主要作用于细胞周期的 S 期。

1. 二氢叶酸还原酶抑制剂 主要有甲氨蝶呤、培美曲塞等。主要不良反应有骨髓抑制,以及皮肤系统、消化系统、泌尿系统、中枢神经系统反应等。

(1) 适应证:甲氨蝶呤主要用于治疗急性白血病,特别是急性淋巴细胞性白血病、恶性葡萄胎、绒毛膜上皮癌、乳腺癌、恶性淋巴瘤、头颈部癌、肺癌、成骨肉瘤等。培美曲塞可联合顺铂用于治疗无法手术的恶性胸膜间皮瘤。

(2) 注意事项:① 甲氨蝶呤禁用于严重营养不良、肝肾功能不全、骨髓抑制、免疫缺陷者及孕妇。对于伴有感染、消化性溃疡、溃疡性结肠炎、体弱、年幼或高龄的患者应慎用。可能发生肺炎,特别是卡氏肺囊虫性肺炎。② 大剂量甲氨蝶呤治疗仅能由专家在有必需设备和人员的医院内使用,同时应采用“亚叶酸钙解救”。要密切监测肾功能和甲氨蝶呤血清水平以发现潜在的毒性,建议碱化尿液及增大尿量。③ 培美曲塞禁用于对本品或该药其他成分有严重过敏史的患者。治疗前需预服皮质类固醇和维生素等药物。

2. 胸腺核苷合成酶抑制剂 主要有氟尿嘧啶、卡培他滨、替加氟、卡莫氟、替吉奥、去氧氟尿苷、氟尿苷等。

(1) 适应证:主要用于治疗消化道肿瘤、乳腺癌。部分药物还可用于肺癌、宫颈癌、卵巢癌、膀胱癌、皮肤癌、鼻咽癌的治疗。氟尿嘧啶较大剂量可治疗绒毛膜上皮癌。替吉奥主要用于治疗晚期胃癌。

(2) 注意事项：① 对本类药物过敏者，孕妇禁用。伴发水痘或带状疱疹患者禁用氟尿嘧啶。正接受抗病毒药索立夫定或其同型物（如溴夫定）治疗患者禁用去氧氟尿苷、替吉奥和卡培他滨。卡培他滨禁用于已知二氢嘧啶脱氢酶缺陷的患者、严重肝肾功能损伤患者。② 高龄、骨髓功能低下、肝肾功能不全、营养不良者慎用。③ 用药期间定期检查白细胞、血小板，若出现骨髓抑制，应酌情减量或停药。卡培他滨心脏毒性与氟尿嘧啶药物类似，包括心肌梗死、心绞痛、心律不齐、心脏停搏、心力衰竭和心电图改变。既往有冠脉疾病史患者中心脏不良事件可能更常见。④ 使用氟尿嘧啶、卡莫氟时不宜饮酒或同用阿司匹林类药物，以减少消化道出血的可能。⑤ 去氧氟尿苷使用时应注意感染症状、出血倾向的发生。⑥ 去氧氟尿苷和卡培他滨可能会引起严重的肠炎与脱水。当发生严重的腹部疼痛、腹泻及其他症状时，立即停药并对症治疗。⑦ 卡培他滨可引起高胆红素血症及手足综合征（手掌-足底感觉迟钝或化疗引起的肢端红斑）。

3. 嘌呤核苷合成酶抑制剂　主要有 6-巯基嘌呤。

(1) 适应证：主要用于治疗绒毛膜上皮癌、恶性葡萄胎、急性淋巴细胞白血病及非淋巴细胞白血病、慢性粒细胞白血病的急变期。

(2) 注意事项：① 骨髓抑制并出现明显的出血现象者，严重感染、肝肾功能损害、胆道疾病患者，有痛风病史、尿酸盐肾结石病史者，4~6 周内已接受过细胞毒性药物或放疗者慎用。② 老年性白血病确须服用本品时，则需加强支持疗法，并严密观察症状、体征及周围血象等动态改变，及时调整剂量。③ 白血病时有大量白血病细胞破坏，在服本品时则破坏更多，血液及尿中尿酸浓度明显增高，严重者可产生尿酸性肾结石。

4. 核苷酸还原酶抑制剂　主要有羟基脲。

(1) 适应证：主要用于治疗慢性粒细胞白血病（包括对白消安耐药的慢性粒细胞白血病）、黑色素瘤、肾癌、头颈部癌、宫颈鳞癌（与放疗联合）。

(2) 注意事项：① 水痘、带状疱疹及各种严重感染者禁用。② 骨髓抑制为剂量限制性毒性。有胃肠道反应，还有致睾丸萎缩、致畸胎和引起药物热的报道。偶有中枢神经系统症状和脱发。③ 用药期间避免接种死或活病毒疫苗。④ 用本品期间应适当增加液体的摄入量，以增加尿量及尿酸的排泄。

5. DNA 多聚酶抑制剂　主要有阿糖胞苷、吉西他滨等。

(1) 适应证：阿糖胞苷主要用于治疗急性非淋巴细胞白血病、急性淋巴细胞白血病、慢性髓细胞白血病（急变期）、儿童非霍奇金淋巴瘤、鞘内应用预防和治疗脑膜白血病。吉西他滨主要用于治疗局部晚期或已转移的非小细胞肺癌、局部晚期或已转移的胰腺癌。

(2) 注意事项：① 对本类药物过敏者禁用。吉西他滨禁与放疗同时应用，严重肾功能不全患者禁止联合使用吉西他滨与顺铂。② 可抑制骨髓，须密切观察骨髓情况。吉西他滨可引起严重的血小板减少，有时需要输注血小板。③ 阿糖胞苷综合征表现为发热、肌痛、骨痛、偶尔胸痛、斑丘疹、结膜炎和全身不适。通常发生于用药后 6~12 h，可给予皮质类固醇预防和治疗。阿糖胞苷可引起继发于肿瘤细胞快速分解的高尿酸血症。④ 阿糖胞苷使用苯甲醇作为溶媒，禁止用于儿童肌内注射。鞘内应用和大剂量治疗，不要使用含苯甲醇的稀释液。鞘内注射后最常见的不良反应是恶心呕吐和发热。⑤ 放疗同时给予 $1\,000\ \text{mg/m}^2$ 的吉西他滨可导致严重的肺或食管病变。由于吉西他滨具有辐射敏化的可能性，吉西他滨化疗与放疗的间隔至少4周。如果患者情况允许可缩短间隔时间。⑥吉西他滨滴注时间延长和用药频率增加可增加其毒性。

（三）作用于核酸转录的药物

本类药物通过影响细胞核酸转录发挥抗肿瘤作用。主要有放线菌素D、克拉霉素等。常见不良反应包括骨髓抑制、胃肠道反应等。

1. 适应证　　放线菌素D主要用于治疗霍奇金病及神经母细胞瘤、无转移的绒癌、睾丸癌、儿童肾母细胞瘤、尤文氏肉瘤、横纹肌肉瘤。克拉霉素主要用于治疗肺癌、乳腺癌、消化道癌。

2. 注意事项　　①放线菌素D禁用于有水痘病史者。有骨髓功能低下、出血倾向者、痛风病史、肝功能损害、感染、尿酸盐性肾结石病史、近期接受过放疗或抗癌药物者慎用。②放线菌素D的剂量限制性毒性为骨髓抑制。③放线菌素D的胃肠道反应多见于每次剂量超过500 μg时，为急性剂量限制性毒性。④当放线菌素D漏出血管外时，应立即用1%普鲁卡因局部封闭，或用50~100 mg氢化可的松局部注射及冷湿敷。

（四）DNA拓扑异构酶抑制剂

本类药物通过抑制拓扑异构酶而发挥细胞毒作用，使DNA不能复制，造成不可逆的DNA链破坏，从而导致肿瘤细胞死亡。主要包括：①拓扑异构酶Ⅰ抑制剂，如伊立替康、托泊替康、羟喜树碱；②拓扑异构酶Ⅱ抑制剂，如依托泊苷、替尼泊苷。常见不良反应有骨髓抑制、胃肠道反应。

1. 适应证　　伊立替康用于治疗晚期结直肠癌。托泊替康用于治疗小细胞肺癌及初始化疗或序贯化疗失败的转移性卵巢癌；羟喜树碱、依托泊苷和替尼泊苷多用于治疗恶性淋巴瘤、白血病、消化道肿瘤、肺癌、膀胱癌，羟喜树碱还可治疗头颈部上皮癌；依托泊苷对恶性生殖细胞瘤、神经母细胞瘤、横纹肌肉瘤、卵巢癌有效；替尼泊苷对颅内恶性肿瘤有效。

2. 注意事项　　①对本类药物过敏者，严重骨髓抑制者，妊娠、哺乳期妇女禁用。②伊立替康禁用于慢性炎性肠病和/或肠梗阻者，血清胆红素超过正常值上限3倍者。③伊立替康的剂量限制性毒性为延迟性腹泻（用药24 h后发生）和中性粒细胞减少。出现严重腹泻的患者，在下个周期用药应减量。单药治疗9%的患者出现急性胆碱综合征，可用阿托品治疗。其他不良反应包括对胃肠道、呼吸系统、免疫系统、肝功能等的影响。④托泊替康和替尼泊苷的剂量限制性毒性是骨髓抑制。⑤依托泊苷不宜静脉推注，静滴时速度过快，易引起低血压、喉痉挛等过敏反应。因含苯甲醇，禁止用于儿童肌内注射。

（五）干扰微管蛋白合成药物

本类药物主要作用于有丝分裂M期以干扰微管蛋白合成，通过干扰有丝分裂中纺锤体的形成，使细胞停止于有丝分裂中期。有紫杉类、长春碱类、鬼臼碱类及高三尖杉酯碱等。

1. 紫杉类　　主要有紫杉醇、多西他赛等。

（1）适应证：主要用于治疗乳腺癌、非小细胞肺癌；紫杉醇还可用于治疗卵巢癌、头颈部癌、食管癌、精原细胞癌、复发非霍奇金淋巴瘤等。

（2）注意事项：①禁用于对紫杉类及赋形剂过敏患者，基线中性粒细胞计数<1 500/mm³的患者，妊娠及哺乳期妇女，肝功能有严重损害的患者。②紫杉醇的剂量限制性毒性是骨髓抑制，具有剂量和时间依赖性，可逆转且不蓄积。为预防紫杉醇发生过敏反应治疗前须预防

给药。③ 紫杉类药物的常见不良反应还可有发热、贫血、感染、低血压、神经毒性、脱发、皮肤反应、指甲改变、肝功能异常、恶心呕吐、腹泻、黏膜炎、脱发、水肿等。④ 多西他赛由于可能发生较严重的过敏反应,应具备相应的急救设施,注射期间密切监测主要功能指标。

2. 长春碱类　　主要有长春碱、长春新碱、长春地辛、长春瑞滨等。

(1)适应证:主要用于治疗肺癌、乳腺癌。长春碱、长春新碱、长春地辛还可用于治疗恶性淋巴瘤、消化道癌、生殖细胞肿瘤、黑色素瘤。长春新碱亦可用于治疗尤文氏肉瘤、肾母细胞瘤、神经母细胞瘤等。

(2)注意事项:① 禁用于妊娠、哺乳期妇女。严重肝功能不全者、骨髓功能低下和严重感染者禁用或慎用。② 骨髓抑制。长春碱、长春地辛最常见的为白细胞降低,并成为剂量限制性因素。长春瑞滨的血液系统毒性表现为粒细胞减少和中度贫血,粒细胞减少属局限性毒性。③ 长春新碱的剂量限制性毒性是神经系统毒性,主要引起外周神经症状,如手指、足趾麻木,腱反射迟钝或消失,外周神经炎;运动神经、感觉神经和脑神经也可受到破坏。④ 长春瑞滨的外周神经毒性一般限于深腱反射消失,感觉异常少见,长期用药可出现下肢无力;植物神经毒性主要表现为小肠麻痹引起的便秘;呼吸道毒性:可引起呼吸困难或支气管痉挛,可在给药后数分钟或数小时内发生。⑤ 有局部组织刺激反应,可引起静脉炎,药液应避免漏出血管外和溅入眼内。长春碱仅用于静脉给药,严禁鞘内注射(可致死)。

3. 高三尖杉酯碱

(1)适应证:用于治疗急性非淋巴细胞白血病、骨髓增生异常综合征、慢性粒细胞白血病、真性红细胞增多症等。

(2)注意事项:① 原有心律失常及各类器质性心血管疾病患者应慎用或不用;骨髓功能抑制或血象呈严重粒细胞减少或血小板减少;肝肾功能损害者、有痛风或尿酸盐肾结石病史患者、孕妇及哺乳期妇女慎用。② 对骨髓各系列的造血细胞均有抑制作用。对粒细胞系列的抑制较重,红细胞系列次之,对巨核细胞系列的抑制较轻。③ 较常见的心脏毒性有窦性心动过速、房性或室性期外收缩、心电图出现 S－T 段变化及 T 波平坦等心肌缺血表现。但高三尖杉酯碱每次剂量达 $3.0\ mg/m^2$ 时,部分患者于给药 4 h 左右会出现血压降低的现象。④ 常见消化系统不良反应。白血病患者有大量白血病细胞破坏,采用本品时破坏会进一步增多,血液及尿中尿酸浓度进一步增高。

(六) 其他细胞毒药物

主要有门冬酰胺酶,通过分解肿瘤细胞增殖所必需的门冬酰胺而起到抗肿瘤作用。

(1)适应证:急性白血病、慢性淋巴细胞白血病、霍奇金病、非霍奇金淋巴瘤、黑色素瘤等。

(2)注意事项:① 禁用于对本品有过敏史或皮试阳性者,有胰腺炎病史或胰腺炎者,以及患水痘、广泛带状疱疹等严重感染者。② 主要不良反应为胃肠道反应,其次还有发热、高氨血症、休克等。③ 给药期间应监测纤维蛋白原、纤维蛋白溶酶原、抗凝血酶-Ⅲ(AT－Ⅲ)、蛋白 C 等。

二、激素类药物

(一) 芳香化酶抑制剂

芳香化酶是雄烯二酮转化为雌激素的限速酶。绝经后女性雌激素合成主要是由外周组织中肾上腺内的雄激素经芳香化酶作用转化而来。芳香化酶抑制剂通过作用于芳香化酶达到阻断雌激素合成的目的。但是对于绝经前的女性,卵巢是产生雌激素的主要器官,因此芳香化酶抑制剂不能完全阻断卵巢产生的雌激素,所以芳香化酶抑制剂仅适用于绝经后乳腺癌患者。

氨鲁米特为第一代芳香化酶抑制剂,第二代代表药物为福美坦,第三代药物有阿那曲唑(瑞宁得)、来曲唑(弗隆)、依西美坦(阿诺新)等。

1. 第一代芳香化酶抑制剂　　氨鲁米特又称氨基导眠能,作为非特异性的芳香化酶抑制剂,可以同时抑制肾上腺的多种内分泌功能,起到"药物性肾上腺切除"作用。氨鲁米特抑制肾上腺分泌肾上腺皮质激素,导致患者出现 Addison 综合征的临床表现。因此,在使用氨鲁米特治疗的同时需要同时使用肾上腺皮质激素(氢化可的松)替代疗法。因为氨鲁米特可增加肝脏对地塞米松的降解能力故不宜用地塞米松代替氢化可的松。氨鲁米特治疗还有其他更多的不良反应,10%以上的患者不得不因毒副反应停止治疗。因其缺乏特异性、低效能和不良反应多,临床应用受到限制。

(1)适应证:① 绝经后晚期乳腺癌,对骨转移者疗效较好。用于晚期乳腺癌的治疗一般用药剂量为 250~500 mg/d,2 周后逐渐加量到 500~1 000 mg/d。② 有类似肾上腺切除作用,用于治疗睾丸切除后雌激素治疗无效或者复发的前列腺癌患者和库欣综合征,与雌激素合用可提高疗效。

(2)注意事项:① 妊娠、哺乳期妇女及儿童禁用;② 用药期间定期复查血象、电解质;③ 给药期间同时给予补充适量的糖皮质激素。

2. 第二代芳香化酶抑制剂　　福美司坦能够高度特异性地与芳香化酶不可逆结合,这种抑制通常被称为"自杀性抑制"。能够延长抑制酶活性的时间,持续时间依赖于新酶合成和抑制剂存在时间。体外实验证明,福美司坦抑制芳香化酶活性强于氨鲁米特 30 倍,因为福美司坦只作用于芳香化酶,对 CYP450 相关的酶无作用,所以不需同时进行糖皮质激素的替代治疗。由于福美司坦明显的不良反应和需要长期注射的用法,限制其临床应用。

(1)适应证:主要用于治疗绝经后晚期乳腺癌。使用方法一般为深部肌内注射,每次250 mg,每 2 周 1 次。

(2)注意事项:① 对福美司坦药物过敏者禁用;绝经前、哺乳期妇女禁用;② 血象和肝功能异常者慎用;③ 妊娠妇女不宜使用,应用福美司坦治疗时应定期检查患者的外周血白细胞计数及分类、电解质、血糖及肝肾功能。

3. 第三代芳香化酶抑制剂　　第三代的芳香化酶抑制剂具有高效、低度、高选择性的优势,又分为甾体类和非甾体类。前者通过与芳香化酶不可逆结合而抑制其功能,后者则通过竞争性抑制机制发挥作用。前者包括来曲唑和阿那曲唑,后者的代表性药物为依西美坦。阿那曲唑与氨鲁米特相比,能够抑制 95%以上芳香化酶活性,同时不影响体内 ACTH 和醛固酮水平。用法为每次 1 mg,qd。来曲唑的体内活性较氨鲁米特强 150~250 倍,体外活性较氨鲁米特强 10 000 倍,且未发现对肾上腺甾体类物质生成有显著影响。使用方法为每次2.5 mg,qd。依西美坦为芳香化酶的灭活剂,可以和内源性配体竞争芳香化酶的活性位点,通过共价键结合,永久性地灭活芳香化酶。推荐用法为 25 mg,口服,qd。

(1)适应证:用于激素受体阳性乳腺癌患者的辅助治疗及晚期乳腺癌的治疗,尤其是三苯氧胺治疗失败后复发转移性乳腺癌的一线用药。

(2) 注意事项：① 用于绝经后乳腺癌患者,用药前需明确患者处于绝经状态;② 中、重度肝肾功能损害患者慎用;③ 由于降低了循环中雌激素的水平,故有可能导致骨密度下降,对伴有骨质疏松或潜在的骨质疏松风险的妇女,应当在治疗开始及其后定期地进行正规的骨密度检查,并在适当的时间开始骨质疏松的治疗或预防,并进行定期监测;④ 运动员慎用。

(二) 雌激素和抗雌激素

1. 雌激素　　雌激素治疗晚期乳腺癌有一定的缓解率,其作用机制并未完全清楚,可能机制为抑制垂体促性腺激素的分泌,使卵巢分泌的雌激素减少进而改变体内的激素平衡,破坏肿瘤细胞赖以生存的条件。用于绝经后晚期乳腺癌患者疗效略优于雄激素。对皮肤及软组织转移的患者疗效较好。目前雌激素仅作为复发转移的绝经后晚期乳腺癌的二、三线内分泌治疗方案应用。同时由于雌激素能够抑制前列腺腺体分泌,使其腺体处于萎缩状态,也可用于前列腺癌的治疗,但应用范围逐渐缩小。临床应用的雌激素主要为己烯雌酚,为人工合成的非甾体雌激素。用法为口服每次 5 mg,tid。

(1) 适应证:前列腺癌、晚期乳腺癌,也可用于肺癌、肾癌等。

(2) 注意事项:① 肝肾功能不良、血栓性静脉炎、肺栓塞患者禁用或慎用;② 绝经前女性乳腺癌等雌激素依赖性肿瘤患者禁用;③ 女性乳腺癌患者使用本药物时应先做阴道涂片,雌激素水平低者才可以使用;④ 停药应逐渐减量,以免引起阴道出血。

2. 他莫昔芬　　他莫昔芬(TAM,三苯氧胺)为非甾体类抗雌激素药物,是雌激素的部分激动剂,具有雌激素样作用,但强度仅为雌二醇的一半。主要通过和体内的雌激素竞争乳腺癌细胞的雌激素受体(ER)而达到抑制肿瘤细胞生长的目的。他莫昔芬进入体内与雌激素竞争结合雌激素受体,形成受体复合物,转位进入细胞核内,阻止雌激素作用的发挥,抑制乳腺癌细胞增殖。此外,他莫昔芬还可通过抑制肿瘤新生血管形成和提高机体细胞免疫水平等机制抑制乳腺癌细胞的生长。耐受性较好,很少患者因毒副反应停药。

(1) 适应证:用于激素受体阳性的各期乳腺癌患者,是乳腺癌治疗应用最为广泛的内分泌药物。

(2) 注意事项:① 用药前检查有视力障碍、肝肾功能不全的患者慎用;② 禁用于孕妇;③ 长期使用可增加子宫内膜癌的罹患风险,使用过程中应定期复查子宫内膜厚度,必要时行子宫内膜诊刮术。

3. 托瑞米芬　　托瑞米芬(法乐通,TOR)是新一代非甾体类三苯乙烯的衍生物,其抗肿瘤作用机制除了和他莫昔芬一样可以竞争性的与乳腺癌细胞内的雌激素受体结合,抑制乳腺癌细胞增殖之外,还能诱导转化具有肿瘤抑制作用的生长因子(如 TGF - β)的产生并诱导肿瘤细胞的凋亡。

适应证类似于他莫昔芬,不良反应较轻,未发现长期服用所致的子宫内膜癌、视网膜改变等不良反应。与他莫昔芬相比,该药在临床应用时间短,病例样本数量小,因此疗效和不良反应有待进一步临床观察。

(三) 雄激素与抗雄激素

1. 雄激素　　雄激素能够抑制垂体前叶分泌 FSH,使得卵巢分泌的雌激素减少并有抗雌激素的作用。其治疗乳腺癌的机制并不完全明确,可能是由于阻断了雌激素的刺激作用所致。同时雄激素具有骨髓刺激作用,可以改善患者血象和一般情况,增加食欲。目前临床应用的雄激素主要为丙酸睾酮(又名丙酸睾丸素)为人工合成的雄激素。

(1)适应证:① 晚期乳腺癌,尤其对有骨转移患者效果较好;对于非骨转移的晚期乳腺癌,雄激素仅作为三、四线内分泌治疗应用。对于伴有骨转移的患者,无论绝经前后,雄激素类药物都可以选用。一般适用于老年妇女,这类患者常伴轻度钠水潴留,故适用于合并心力衰竭的患者。用法为每次 100 mg 深部肌内注射,每周 2~3 次,连用 2~3 个月,总量达 4~6 g。② 子宫肌瘤、卵巢癌、肾癌、多发性骨髓瘤等。与其他抗肿瘤药物联合应用可提高疗效,并对骨髓有一定的保护作用。

(2)注意事项:① 孕妇、前列腺癌患者禁用。② 心、肝、肾功能不良伴有水肿及前列腺肥大者慎用。③ 不宜大量长期用药,用药前及用药期间应常规检查,如有电解质紊乱应及时停药。④ 药物需要密闭、避光、低温保存。

2. 氟他胺　　氟他胺为非甾体类雄激素拮抗剂,可与雄激素竞争雄激素受体,并与之结合成受体复合物,进入细胞核内与核蛋白结合,从而抑制依赖雄激素的肿瘤细胞生长。也可以阻滞细胞对雄激素的摄取,抑制雄激素与靶器官的结合。

(1)适应证:适用于未经治疗或对激素控制疗法无效或失效的晚期前列腺癌患者。剂量为 250 mg,口服,tid,q8h。

(2)注意事项:使用时应注意患者的血转氨酶检测值,高于正常值上限 2 倍者禁用,男性患者应定期查精子计数。有心血管疾患的患者慎用。

(四)孕激素

孕酮类药物主要通过负反馈作用机制抑制卵泡刺激素和黄体激素的分泌,减少卵泡刺激素的产生,通过抑制促肾上腺皮质激素的分泌,减少肾上腺皮质中雌激素的产生。与孕激素受体结合竞争抑制雌二醇与雌激素受体的结合,阻断雌激素对乳腺癌细胞的作用。大剂量孕激素还可用于晚期肿瘤患者改善一般状况,增加患者食欲,保护骨髓造血功能。

常用药物有甲羟孕酮(MPA)和甲地孕酮(MA)。甲羟孕酮用于晚期乳腺癌治疗的推荐用法为 1 000~1 500 mg/d。甲地孕酮又名美可治,为半合成孕激素衍生物,其作用除了与甲羟孕酮相同外,还有直接的细胞毒作用,用于晚期乳腺癌治疗的用量为每次 160 mg,口服,qd。孕激素最常见的不良反应为体重增加,其次为过度出汗。消化道反应较轻,偶有过敏反应、血栓形成及发生糖尿病。

(1)适应证:① 用于对激素敏感的肿瘤,如乳腺癌、子宫内膜癌、前列腺癌和肾癌。② 晚期肿瘤患者的食欲不振和恶液质。③ 与化疗药物联合应用,减轻化疗导致的骨髓抑制。

(2)注意事项:① 合并血栓性静脉炎、血栓栓塞性疾病的患者禁用。② 严重肝功能不良、高钙血症、妊娠或对本药物过敏者禁用。③ 糖尿病、高血压患者慎用。

(五)LH-RH 激动剂/拮抗剂

天然的促黄体激素释放激素(LH-RH)可以促使垂体分泌 LH 和 FSH,二者具有促进卵巢合成雌激素的作用。合成的促黄体激素释放激素类似物(LH-RHa)通过竞争结合垂体

LH－RH 的大部分受体,使得 LH 和 FSH 的生成和释放呈一过性增强,但这种刺激的持续,会导致受体的吞噬、降解增强,受体数目减少,垂体细胞的反应下降,LH 和 FSH 的分泌能力降低,从而抑制卵巢雌激素的生成。大剂量给予后导致垂体促性腺激素耗竭,最后使得血清中雄激素减少。

绝经前患者应用 LH－RH 类似物可使雌激素水平降低到绝经后水平,此过程是可逆的。对于骨质疏松和心血管系统的副反应比卵巢切除轻,所以 LH－RHa 可用作绝经前或围绝经期患者不可逆性卵巢切除的替代疗法。其副作用是卵巢功能抑制导致的各种症状,主要是潮热和性欲减低,偶有头痛、情绪变化和阴道干燥。常用的药物包括戈舍瑞林和亮丙瑞林。戈舍瑞林(若雷德)用于前列腺癌、绝经前激素受体阳性乳腺癌的患者,使用方法为 3.6 mg 皮下注射,每 28 d 使用 1 次。亮丙瑞林(抑那通)用于绝经前乳腺癌患者及前列腺癌患者,用法为皮下注射,每次 3.75 mg,28 d 使用 1 次。

(1) 适应证:① 晚期前列腺癌,绝经前乳腺癌;② 子宫内膜异位症及子宫肌瘤。

(2) 注意事项:用药初期由于高活性的 LH－RH 衍生物对垂体-性腺系统的刺激作用,使得血中睾酮水平一过性增高,可使前列腺癌患者骨转移灶疼痛加剧,排尿困难或出现脊髓压迫。故开始用药时应密切观察,出现症状时采取适当的措施。

三、肿瘤分子靶向和生物治疗药物

(一) 生物反应调节剂

1. IFN IFN 包括 IFN－α、IFN－β、IFN－γ。

(1) 适应证:毛细胞白血病、慢性粒细胞白血病、非霍奇金淋巴瘤、多发性骨髓瘤、肾癌、恶性黑色素瘤、类癌、宫颈上皮内肿瘤、癌性胸水和心包积液。

(2) 注意事项:① 初次用药时,患者常出现流感样症状。症状较轻时可不予治疗,症状重者则须服用镇痛药,如阿司匹林、吲哚美辛等。② 部分患者可出现消化道症状,皮肤过敏样症状或精神症状。③ 部分患者外周血白细胞和血小板减少,注意监测血象。

(3) 禁忌:① 已知对干扰素制品、大肠杆菌来源的制品过敏者;② 有心绞痛、心肌梗死病史及其他严重心血管病史者;③ 严重的肝肾损害者;④ 不能耐受本品或可能有不良反应者;⑤ 癫痫和其他中枢神经系统功能紊乱者;⑥ 妊娠妇女。

2. IL－2

(1) 适应证:肾细胞癌、黑色素瘤、乳腺癌、膀胱癌、肝癌、直肠癌、淋巴癌、肺癌等恶性肿瘤及癌性胸腹水和心包积液。

(2) 注意事项:① 药物过量可引起毛细血管渗透综合征。② 可引起发热、寒战、乏力,给予适当药物(如吲哚美辛、哌替啶、对乙酰基氨酚等)将有效地减轻不良反应。③ 部分患者可出现肝肾功能损害,应注意监测。

3. 胸腺肽 包括胸腺五肽和胸腺肽 α_1。

(1) 适应证:肾细胞癌、黑色素瘤、乳腺癌、膀胱癌、肝癌、结直肠癌、淋巴癌、肺癌等恶性肿瘤,作为肿瘤患者的免疫应答增强剂。

(2) 注意事项:① 部分患者发生发热反应,对症处理即可。② 对于过敏体质者,建议做皮内敏感试验。③ 极少数患者可能发生过敏性休克。

（3）禁忌：① 对胸腺肽成分过敏者禁用；② 正在接受免疫抑制剂治疗的患者如器官移植者禁用；③ 孕妇及哺乳期妇女慎用。

4. TNF

（1）适应证：肾细胞癌、黑色素瘤、乳腺癌、膀胱癌、肝癌、结直肠癌、淋巴癌、肺癌等恶性肿瘤。

（2）注意事项：① 最常见不良反应是注射部位局部反应，包括皮肤出现红斑、搔痒、疼痛和肿胀等；② 近期不良反应主要表现为发热、寒战，发生率在50%左右；③ 其他不良反应包括血压变化、乏力、头晕头痛、关节酸痛、骨骼肌痛、恶心呕吐、白细胞减少、血小板下降、血红蛋白下降、肝功能异常等。

（3）禁忌：① 严重肝肾功能、心肺功能异常者；② 对本品所含成分过敏者禁用。

5. 左旋咪唑

（1）适应证：用作免疫调节剂。

（2）注意事项：服用本品后可诱发粒细胞缺乏症。

（3）禁忌：肝肾功能不良、肝炎活动期、妊娠早期或原有血吸虫病者禁用。

（二）单克隆抗体

1. 利妥昔单抗

（1）适应证：CD20阳性的B细胞型非霍奇金淋巴瘤。

（2）注意事项：① 治疗过程中，可发生暂时性低血压和支气管痉挛；② 对有心脏病病史的患者（如心绞痛、心律不齐或心力衰竭）使用本药时应密切监护；③ 患者在静脉给予蛋白制品治疗时，可发生过敏样或高敏感性反应；④ 治疗期间应注意定期观察全血细胞数，包括血小板计数。

2. 曲妥珠单抗

（1）适应证：Her-2过度表达的乳腺癌。

（2）注意事项：① 心功能不全患者应谨慎使用，并严密检查心功能；② 不推荐本药与蒽环类药（阿霉素或表阿霉素）联合使用，会增加心脏功能减退的风险；③ 第1次输注本药时，约40%患者会出现通常包括寒战和/或发热等症候群。

3. 西妥昔单抗

（1）适应证：结直肠癌和头颈鳞状细胞癌。

（2）注意事项：① 痤疮样丘疹的发生率达88%，常可引起不同程度的皮肤毒性反应，此类患者用药期间应注意避光；② 大约有低于0.5%的患者出现间质性肺病；③ 少数患者，可能发生严重致命性的变态反应；④ $K-ras$基因状态对西妥昔单抗的应用，具有指导意义；⑤ 西妥昔单抗可通过乳汁分泌，故哺乳期妇女慎用。

4. 尼妥珠单抗

（1）适应证：表皮生长因子受体（EGFR）阳性表达的Ⅲ/Ⅳ期鼻咽癌。

（2）注意事项：① 不良反应主要表现为发热、血压下降，使用过程中应该严密观察；② 孕妇或没有采用足够避孕措施的妇女慎用；③ 对该药品或其任一组分过敏者禁止使用。

5. 贝伐珠单抗

（1）适应证：贝伐珠单抗联合以5-氟尿嘧啶为基础的化疗适用于转移性结直肠癌患者的治疗。

（2）注意事项：① 胃肠道穿孔发生率为 0.3%～2.4%，治疗中如果出现腹痛，应考虑胃肠道穿孔的可能；② 皮肤黏膜出血：鼻出血常见，可发生致命的肺出血；③ 高血压：半数患者的舒张压升高；④ 肾病综合征：主要表现为蛋白尿；⑤ 充血性心力衰竭；⑥ 手术和伤口愈合并发症：手术前后 28 d 内不能使用贝伐珠单抗。

（三）细胞分化诱导剂

包括全反式维 A 酸和三氧化二砷。

（1）适应证：急性早幼粒细胞性白血病、骨髓异常增生症、急性早幼粒细胞白血病。

（2）注意事项：① 本品内服可产生头痛、头晕（50 岁以下较老人为多）、口干、皮肤脱屑等副反应，注意控制剂量；② 可引起肝损害，肝、肾功能不全者慎用；③ 请勿与四环素、维生素 A 同时使用；④ 对该药品或其任一组成成分过敏者禁止使用。

（四）细胞凋亡诱导剂

1. 硼替佐米

（1）适应证：本品用于多发性骨髓瘤患者的治疗。

（2）注意事项：① 治疗过程中会导致周围神经病变，主要是感觉神经；② 可导致低血压和心力衰竭，应密切监测；③ 治疗期间应密切监测全血细胞计数；④ 对硼替佐米、硼或者甘露醇过敏的患者禁用。

2. 三氧化二砷

（1）适应证：适用于急性早幼粒细胞性白血病。

（2）注意事项：① 主要不良反应为皮肤干燥、丘疹、红斑或色素沉着，恶心，胃肠胀满，指尖麻木，血清转氨酶升高；② 有肝、肾功能损害者慎用；③ 孕妇及哺乳期妇女禁用。

3. 地西他滨

（1）适应证：骨髓增生异常综合征。

（2）注意事项：① 在治疗过程中，会发生中性粒细胞减少和血小板减少，必须定期进行血常规检查；② 肝肾功能不良患者慎用，在开始治疗前应检测肝脏生化和血清肌酐；③ 孕妇及哺乳期妇女慎用；④ 禁用于已知对地西他滨过敏的患者。

（五）新生血管生成抑制剂

1. 沙利度胺

（1）适应证：可用于多发性骨髓瘤的治疗，亦在肾癌、肉瘤、肺癌、胶质瘤、皮肤癌和乳腺癌等中具有一定的疗效。

（2）注意事项：主要副作用为头昏、倦怠、瞌睡、恶心、腹痛、便秘、面部浮肿、面部红斑、过敏反应及多发性神经炎等。

（3）禁忌：① 孕妇及哺乳期妇女禁用；② 儿童禁用；③ 对本品过敏者禁用；④ 驾驶员、机器操作者禁用。

2. 重组人血管内皮抑制素

（1）适应证：本品联合长春瑞滨和顺铂化疗方案用于治疗初治或复治的 Ⅲ/Ⅳ 期非小细胞肺癌患者。

（2）注意事项：① 过敏体质或对蛋白质类生物制品有过敏史者慎用；② 临床使用过程中需定期监测心电图；③ 禁忌：心、肾功能不全者慎用。

（六）表皮生长因子受体抑制剂

包括吉非替尼和厄洛替尼等。

1. 适应证　用于治疗既往接受过化疗或不适于化疗的局部晚期或转移性非小细胞肺癌。厄洛替尼联合吉西他滨可用于局部晚期、不可切除或转移性胰腺癌的一线治疗。

2. 注意事项　① 最常见的不良反应是皮疹和腹泻；② 偶可发生急性肺间质性病变，部分患者可因此死亡；③ 已观察到无症状性肝转氨酶升高；因此建议定期检测肝功能；④ 服用华法林的患者应定期监测凝血酶原时间或 INR 的改变；⑤ EGFR 突变检测，可指导用药。

3. 禁忌　① 对本品及成分过敏者禁用；② 孕妇及哺乳期妇女禁用。

（七）多靶点小分子抑制剂

1. 甲苯磺酸索拉非尼

（1）适应证：不能手术的晚期肾细胞癌；无法手术或远处转移的原发肝细胞癌。

（2）注意事项：① 手足皮肤反应和皮疹是最常见的不良反应；② 服药后患者高血压的发病率增加，多为轻到中度，应常规监控血压；对于发生心肌缺血和/或心肌梗死的患者应该考虑暂时或长期终止索拉非尼的治疗；③ 对合用华法林的患者应常规检测凝血酶原时间、INR 值并注意临床出血倾向；④ 需要做大手术的患者建议暂停甲苯磺酸索拉非尼。

2. 苹果酸舒尼替尼

（1）适应证：① 甲磺酸伊马替尼治疗失败或不能耐受的胃肠道间质瘤（GIST）；② 不能手术的晚期肾细胞癌（RCC）；③ 晚期胰腺等内分泌肿瘤的治疗。

（2）注意事项：① 最常见不良反应包括疲乏、食欲减退、恶心、腹泻，此外皮疹、手足综合征、皮肤变色、味觉改变也常发生。② 若出现充血性心力衰竭的临床表现，建议停药。心脏射血分数<50%及射血分数低于基线20%的患者应停药和/或减量。③ 本品可延长 Q - T 间期，且呈剂量依赖性。应慎用于已知有 Q - T 间期延长病史的患者、服用抗心律失常药物的患者或有相应基础心脏疾病、心动过缓和电解质紊乱的患者。④ 使用期间如果发生严重高血压，应暂停使用，直至高血压得到控制。⑤ 对本品任何成分过敏者禁用。

第三节　其他药物相关问题

一、恶心呕吐的药物治疗

恶心呕吐是一种复杂的反射活动，可由多种因素引起，同时又是机体的保护反应。参与呕吐反射的中枢部位包括呕吐化学中枢和化学催吐感受区。一些化疗药物、放射病可直接刺激化学催吐感受区，产生呕吐。一些外周刺激如胃及十二指肠等内脏感受神经刺激、咽部迷走神经的感觉神经末梢受刺激、内耳前庭的位置感觉改变等也能通过反射导致呕吐。

止吐药经常被用来治疗各种原因引起的恶心呕吐。应针对不同原因选择不同药物。选择止吐药时应该考虑以下因素：作用机理，确保两种或以上止吐药不会发生拮抗作用，是否会抑制胃酸分泌，副作用，治疗费用。如果需要两种或两种以上的药物，选择对不同受体有亲和力的药物。止吐剂与不同受体的亲和力见表 12 - 1。

表 12－1　止吐剂与不同受体的亲和力

药　物	D_2 受体拮抗剂	H_1 受体拮抗剂	M 受体拮抗剂	5－HT_2 受体拮抗剂	5－HT_3 受体拮抗剂	5－HT_4 受体拮抗剂
苯海拉明		++				
美克洛嗪		++				
阿托品			+++			
东莨菪碱			+++			
赛克力嗪		++	++			
普鲁氯嗪	+	+	+			
氯丙嗪	++	++	+			
甲氧氯普胺	++				+(大剂量)	++
多潘立酮	++					
氟哌利多	+++					
左米丙嗪	++	+++	++	+++		
昂丹司琼					+++	

药理活性：+ 轻；++ 中；+++ 强

（一）姑息治疗的恶心呕吐

姑息治疗中经常选择的一线止吐药是甲氧氯普胺或氟哌利多。如果需要两种或两种以上的药物，选择作用于不同受体的药物。表 12－2 是姑息治疗中使用的止吐药药理分类。

表 12－2　姑息治疗中常用的止吐药

类　　型	举　　例
5－HT_2 受体阻滞药	左米丙嗪
5－HT_3 受体阻滞药	昂丹司琼、格拉司琼、托烷司琼、多拉司琼
5－HT_4 受体阻滞药	甲氧氯普胺
抗组胺、抗毒蕈碱药	赛克力嗪、普鲁氯嗪
抗毒蕈碱药	氢溴酸东莨菪碱
皮质类固醇激素	地塞米松
D_2 受体阻滞药	氯丙嗪、甲氧氯普胺、多潘立酮、氟哌利多、普鲁氯嗪
生长抑素类似物	奥曲肽

（二）术后恶心呕吐

术后 20% 患者有恶心呕吐，后果非常严重，包括：① 意识障碍和咽喉反射抑制致呕吐误吸；② 影响阿片类药物的使用；③ 腹部术后伤口裂开；④ 出血；⑤ 脱水和电解质代谢紊乱；⑥ 营养吸收不良；⑦ 延长术后恢复出院时间；⑧ 增加日间手术护理时间；⑨ 影响术后活动和康复；⑩ 患者不适、抑郁、对以后手术/麻醉产生恐惧。

许多因素导致患者护理时间和住院时间延长。术后恶心呕吐的诱因难以确定，为多因素所致。可以根据患者个性、手术和麻醉进行风险评估。权衡患者预防疗效预期和副作用发生之利弊，决定是否需要预防用药或需要时用药。没有一个单品种用药能百分百有效，且新止吐药物都非常昂贵。对患者风险评估非常重要，尽量避免各种触发因素。

1. 患者风险因素　　术后恶心呕吐患者风险因素包括：① 性别，女性高风险；② 有过术后恶心呕吐；③ 晕动病史或美尼尔病；④ 儿童发生术后恶心呕吐是成人 2 倍。

2. 手术类型　　手术时间延长可增加术后恶心呕吐发生，以下手术的术后恶心呕吐风险增加：① 大型妇产科手术;② 大型胃肠道手术;③ 耳鼻喉手术。

3. 麻醉因素　　麻醉因素包括：① 局麻或全麻方法;② 阿片类药物使用;③ 依托咪酯/氯胺酮;④ 一氧化氮;⑤ 抗胆碱酯酶药;⑥ 术前药物治疗(如阿片类药、癌症化疗药物、前列腺素)。

4. 非药物干预　　① 患者充分水化;② 疼痛控制;③ 遵守术前禁食建议;④ 暗示和催眠;⑤ 针灸,食用或吮吸生姜或薄荷;⑥ 佩戴加压护腕。

5. 药物干预

(1) 赛克利嗪：赛克利嗪是价廉的常用药物,具有抗毒蕈碱和抗组胺双重作用,副作用少(嗜睡、口干),青光眼和心力衰竭患者慎用。每日口服,静脉注射或肌内注射 50 mg,1 d 最多 3 次。赛克利嗪不需要严格遵守每 8 h 用药,如有需要,4~6 h 后亦可用药,但是每日最大剂量不超过 150 mg。

(2) 5－HT_3 受体阻滞药：昂丹司琼、格拉司琼、托烷司琼、多拉司琼是选择性 5－HT_3 受体阻滞药,能够阻滞胃肠道和中枢神经的 5－HT_3 受体,用于治疗和预防术后恶心呕吐,实际上作为赛克利嗪之后的二线用药。每种药物的剂量根据其是用于治疗还是用于预防来决定的,高剂量用来预防。5－HT_3 受体阻滞药有少量副作用,包括头疼、肝功能检查指标短暂升高、肠蠕动减少引起便秘。亚急性肠梗阻患者应严密监测,服用阿片类药物或术后新吻合口形成患者慎用。多拉司琼和托烷司琼可能会使 Q－T 间期延长,与其他药物一起使用时可能会导致心律失常。昂丹司琼和格拉司琼无类似影响。但是对于不稳定心律失常的患者,应慎重考虑止吐药的使用。5－HT_3 受体阻滞药的规定剂量见表 12－3。

表 12－3　5－HT_3 受体阻滞药的规定剂量

5－HT_3 受体阻滞药	预　防　剂　量	治　疗　剂　量
多拉司琼	麻醉诱导前口服 50 mg 或麻醉后口服 12.5 mg	缓慢静脉注射(超过 30 s)或滴注 12.5 mg
格拉司琼	麻醉诱导前缓慢静脉注射 1 mg(用 5 mL 0.9% 氯化钠注射液稀释,超过 30 s)	给药方案同预防剂量(1 d 最多给 2 mg)
昂丹司琼	麻醉前 1 h 口服 16 mg,或者麻醉前 1 h 口服 8 mg,后每 8 h 口服 8 mg,连续 2 次,抑或麻醉诱导时肌内注射或缓慢静脉推注 4 mg	肌内注射或缓慢静脉推注 4 mg(超过 4 mg 疗效变化不大)
托烷司琼	麻醉诱导前缓慢静脉推注 2 mg	麻醉后 2 h 内缓慢静脉注射或滴注 2 mg

(3) 甲氧氯普胺：10 mg 甲氧氯普胺处理术后恶心呕吐疗效一般,可用于促进胃肠道蠕动,经常作为肠外营养患者的促动力药。

(4) 普鲁氯嗪：在术后恶心呕吐的预防和治疗中广泛应用。

(5) 地塞米松：糖皮质醇激素预防术后恶心呕吐非常有效,尽管作用机制不清。与 5－HT_3 受体阻滞药联合使用可增强疗效。地塞米松的剂量为儿童每日 150 $\mu g/kg$,成人 8 mg/d。

(三) 化疗引起恶心呕吐

化疗引起恶心呕吐十分普遍,约 70% 化疗患者会引起恶心呕吐。影响个体发生化疗引起恶心呕吐的因素包括患者和治疗。患者因素包括女性,年龄<50 岁,长期饮酒极少(滴酒不沾的人更易发生),不吸烟,晕动患者,有过化疗引起恶心呕吐史。排除其他引起恶心呕吐

的诱因非常重要,包括放射疗法、感染、代谢/电解质紊乱、便秘、肠梗阻、恶病质、癌症转移和其他致吐药物(阿片类、抗生素等)。

化疗引起恶心呕吐程度可以简单地分为重度、中度、轻度。亦可分为急性(化疗 24 h 内)、延迟(化疗 24 h 后)、预期(化疗数天或数小时前)。另可基于化疗药物致吐作用的不同将呕吐分为五级(表 12 - 4)。当化疗药物联合使用时,以致吐作用最强进行综合评价分类。如果同一级 2 种药物联合使用,它们的致吐作用将升高一级。如 2 个二级药物同时使用将被归为三级。

表 12 - 4　致吐药物分级

分　　级	药　　物	备　　注
一级(<10%的患者呕吐)	博来霉素	—
	白消安	口服
	苯丁酸氮芥	口服
	克拉屈滨	—
	氟达拉滨	—
	羟基脲	—
	美法仑	口服
	甲氨蝶呤	$<50\ mg/m^2$
	利妥昔单抗	—
	硫鸟嘌呤	口服
	噻替派	—
	长春碱	—
	长春新碱	—
	长春瑞滨	—
	长春地辛	—
二级(10%~30%患者呕吐)	IL - 2	—
	安吖啶	—
	卡培他滨	—
	多西他奇	—
	依托泊苷	静脉注射或口服
	5-氟尿嘧啶	—
	吉西他滨	—
	甲氨蝶呤	$50\sim250\ mg/m^2$
	丝裂霉素	$<50\ mg/m^2$
	紫杉醇	—
	替尼泊苷	—
	曲妥单抗	经常伴随输液相关反应
三级(30%~60%患者呕吐)	六甲蜜胺	口服
	天冬酰胺酶	—
	环磷酰胺	$\leqslant750\ mg/m^2$或口服
	多柔比星	$\leqslant60\ mg/m^2$
	表柔比星	$\leqslant90\ mg/m^2$
	去甲氧柔红霉素	静脉注射或口服
	异环磷酰胺	—
	洛莫司汀	口服

续 表

分　级	药　物	备　注
	甲氨蝶呤	$250\sim1\,000\,mg/m^2$
	米托蒽坤	$<15\,mg/m^2$
	雷替曲塞	—
	替莫唑胺	—
	托泊替康	—
四级（60%~90%患者呕吐）	卡铂	—
	卡莫司汀	—
	顺铂	$<50\,mg/m^2$
	环磷酰胺	$750\sim1\,500\,mg/m^2$
	阿糖胞苷	$>1\,000\,mg/m^2$
	放射菌素 D	—
	柔红霉素	—
	多柔比星	$>60\,mg/m^2$
	依立替康	—
	甲氨蝶呤	$>1\,000\,mg/m^2$
	甲基苄肼	口服
五级（>90%患者呕吐）	卡莫司汀	$\geqslant250\,mg/m^2$
	顺铂	$\geqslant50\,mg/m^2$
	环磷酰胺	$>1\,500\,mg/m^2$
	氮烯唑胺	—
	氮芥	—
	链佐星	—

　　化疗引起轻度恶心呕吐，可用常规止吐药或不用药，中度选择糖皮质激素加常规止吐药，重度应用 5 - HT₃ 受体阻滞药加糖皮质激素加常规止吐药。口服、静脉注射、皮下和直肠途径都可使用，最适合个体的方法取决于是否呕吐和血小板计数。当恶心呕吐存在时，应避免口服，因口服吸收差且加剧恶心。当血小板计数较低时，应避免静脉注射、皮下和直肠途径，以减少出血和擦伤。治疗焦虑预期引起的恶心呕吐，在化疗前 1 h 口服 1 mg 氯硝西泮非常有效。对氯硝西泮耐药的患者可以 1 d 服用 4 次，1 次 1~2 mg。左美丙嗪经常给患者使用且不受以上联合用药的限制，每日可以口服或皮下注射 6~25 mg，可以分次给药，每日晚上单次给药疗效好。阿瑞吡坦用于治疗顺铂引起的恶心呕吐，125 mg，qid，连续给药 5 d。同时给予地塞米松的患者，由于与阿瑞吡坦药物相互作用，地塞米松血药浓度增加一倍，故需减少一半剂量。化疗引起恶心呕吐的止吐药种类和剂量见表 12 - 5。

表 12 - 5　化疗引起恶心呕吐时选用止吐药的剂量

药　物	每日注射剂量/直肠给药剂量	每日口服剂量
阿瑞吡坦	—	125 mg，qid
赛克利嗪	皮下注射 50~150 mg	50 mg，tid
地塞米松	静脉注射 10~20 mg（磷酸钠）	8~16 mg
多拉司琼	静脉注射 200 mg	100 mg

续 表

药　　物	每日注射剂量/直肠给药剂量	每日口服剂量
多潘立酮	直肠给药 30~60 mg, qid	20 mg, qid
格拉司琼	静脉注射 1~3 mg	1~2 mg
氟哌啶醇	静脉注射 5~10 mg	3~5 mg, 晚上
左米丙嗪	皮下注射给药 6.25~25 mg	6~25 mg
劳拉西泮	静脉注射 1~2 mg	1~2 mg, tid
甲氧胃复胺	静脉注射 10~20 mg(单剂量)	10~20 mg, qid
昂丹司琼	静脉注射 8~32 mg	8~24 mg, 分次给药
普鲁氯嗪	直肠给药 25 mg, qid 或者 12.5 mg, q4 h, 肌内注射	5~10 mg, qid
托烷司琼	5 mg	5 mg

二、中性粒细胞减少的治疗

恶性肿瘤患者在化疗过程中,中性粒细胞减少是细胞毒类化疗药物主要的剂量限制性毒性,发热性中性粒细胞减少症(febrile neutropenia, FN)通常被定义为中性粒细胞绝对值(absolute neutrophil count, ANC)低于 $0.5×10^9/L$,或 ANC 低于 $1.0×10^9/L$ 且预计在 48 h 内将低于 $0.5×10^9/L$,同时患者单次口内温度 ≥38.3℃,或温度 ≥38.0℃ 且持续 1 h 以上,抑或腋温>38.5℃持续 1 h 以上。患者出现 FN 后可能导致化疗药物剂量降低或治疗延迟从而降低临床疗效,也可出现严重感染,甚至死亡。

重组人粒细胞集落刺激因子(rhG-CSF)是一种人工合成的促进中性粒细胞增殖、分化、激活的细胞因子,主要用于细胞毒类化疗药物治疗后出现的中性粒细胞减少症。口前临床上应用的 rhG-CSF 主要分为每日使用的 rhG-CSF 和每周期化疗仅使用 1 次的聚乙二醇 rhG-CSF。

（一）预防性使用 rhG-CSF

rhG-CSF 不能常规预防性应用于所有肿瘤化疗患者,每周期化疗前应根据患者的具体情况个体化评价 FN 的发生风险。对于接受高发生 FN 风险化疗方案的患者,无论治疗目的是治愈、延长生存期还是改善疾病相关症状,均建议其预防性使用 rhG-CSF。对于接受中等发生 FN 风险化疗方案的患者,需进一步评估患者其他 FN 发生的因素。高龄患者(尤其是年龄>65 岁)、既往化疗或放疗过程中已发生过中性粒细胞减少症、肿瘤分期晚、肿瘤侵及骨髓、营养和体力状态差、肝肾功能不全、存在感染和开放性伤口及人类免疫缺陷病毒(HIV)感染等都被认为是患者发生 FN 的危险因素。

（二）治疗性使用 rhG-CSF

对于未接受预防性使用 rhG-CSF 的患者,如果存在不良因素应考虑使用 rhG-CSF 治疗。不良因素包括:重度中性粒细胞减少(ANC<$1.0×10^9/L$)或持续时间较长的中性粒细胞减少(>10 d)、年龄>65 岁、原发肿瘤控制不佳、肺炎、败血症、侵袭性真菌感染或其他临床感染、治疗期间或既往治疗过程中发生过中性粒细胞减少症等。

（三）给药方法与不良反应

首选皮下给药。通常化疗结束后 24~72 h 开始用药,待 ANC 降到最低点后再次逐渐上升>2.0×10⁹/L 后可停药。聚乙二醇 rhG - CSF 的预防给药方式为皮下注射,每个化疗周期给药 1 次,一般化疗结束后 24 h 用药,或化疗结束后 3~4 d 给药。聚乙二醇 rhG - CSF 适用于 3 周化疗方案和两周化疗方案的患者,不推荐在单周化疗方案中使用。

注意不能在化疗药物给药期间应用 rhG - CSF,因为这样会使受到 rhG - CSF 的药理作用,被激活的骨髓造血功能受到化疗药物的杀伤,非但达不到升高 ANC 的治疗作用,相反还会进一步损伤造血功能。

应用 rhG - CSF 的安全性较高,常见不良反应主要包括注射部位反应、发热、乏力、流感样症状和骨骼肌肉疼痛,一般可自愈。

三、血小板减少症的治疗

肿瘤化疗所致血小板减少症(CIT)是临床常见的化疗药物剂量限制性毒性反应,有可能导致降低化疗药物剂量或延迟化疗时间,甚至终止化疗,由此影响临床疗效和患者生存。

CIT 的治疗包括输注血小板和给予促血小板生长因子,目前被国家食品药品监督管理总局批准用于治疗肿瘤相关的血小板减少症的促血小板生长因子有重组人白细胞介素- 11(rhIL -1)和重组人血小板生成素(rhTPO)。CIT 的治疗流程如图 12 - 1 所示。

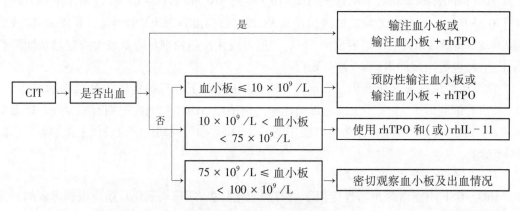

图 12 - 1　CIT 的治疗流程

恶性肿瘤化疗时,预计药物剂量可能引起血小板减少及诱发出血需要升高血小板时,可于给药结束后 6~24 h 皮下注射 rhTPO,剂量为 300 U/kg,qd。

rhIL - 11 的推荐剂量为 25~50 μg/kg,皮下注射,qd。血小板生长因子停药指征:血小板≥100×10⁹/L 或至血小板较用药前升高 50×10⁹/L。需要注意的是,对于既往有体液潴留、充血性心功能衰竭、房性心律不齐或冠状动脉疾病史的患者,尤其是老年患者,不推荐使用 rhIL - 11。

四、肿瘤相关性贫血的治疗

肿瘤相关性贫血(CRA)是恶性肿瘤常见的伴随疾病之一,它的产生可以由多种因素引起,归纳起来主要包括肿瘤方面的因素(如失血、溶血、骨髓受侵犯)或针对肿瘤治疗方面的因素(如化疗的骨髓抑制作用、肿瘤放射治疗等)两个方面。贫血主要表现为外周血中单位容积内红细胞(RBC)数减少或血红蛋白(Hb)浓度减低,致使机体不能对周围组织细胞充分供氧的疾病,表 12 - 6 列出了不同评价标准的贫血诊断分级。

表 12 - 6 肿瘤贫血严重程度分级(g/L)

	血红蛋白[1]	血红蛋白[2]	血红蛋白[3]
0 级(正常)	正常值	≥110	正常值
1 级(轻度)	100~正常值	95~110	90~正常值
2 级(中度)	80~100	80~95	60~90
3 级(重度)	65~80	65~80	30~60
4 级(极重度)	<65	<65	<30

1. 美国国立癌症研究所标准;2. WHO 标准;3. 中国标准。正常值男性为>120 g/L,女性>110 g/L

(一)输血治疗

输注全血或红细胞是治疗的主要方式,表 12 - 7 是红细胞输注治疗 CRA 的优缺点。一般说来,在 CRA 的患者的 Hb 水平明显下降至 70 g/L 或 80 g/L 之前,原则上不应考虑输血治疗。而当 Hb<60 g/L 或临床急需纠正缺氧状态时,或对促红细胞生成素(EPO)治疗无效的慢性症状性贫血及在没有时间和机会接受 EPO 治疗的严重贫血患者可考虑输血治疗。

表 12 - 7 红细胞输注治疗肿瘤相关性贫血

项 目	内 容
优 点	起效快;可用于 EPO 无效的患者
缺 点	过敏的危险性;感染的危险性;免疫抑制;血容量增大(充血性心衰);铁负荷过重;血栓风险

(二)EPO 治疗

EPO 治疗的主要目标是减少输血。很多循证医学资料提示,EPO 治疗贫血能改善生活质量,使输血需求下降,表 12 - 8 为 EPO 治疗 CRA 的优缺点。CSCO CRA 专家委员会认为 EPO 治疗化疗相关性贫血的 Hb 初始值≤100 g/L;EPO 治疗化疗相关性贫血的 Hb 目标值为 110~120 g/L,如果超过 120 g/L,则需要根据患者的个体情况减少 EPO 剂量或者停止使用 EPO。原则上,Hb 低于 80 g/L 时,不建议肿瘤患者进行化疗治疗。

表 12 - 8 EPO 治疗肿瘤相关性贫血

项 目	内 容
优 点	治疗符合正常生理;可显著改善生活质量;可用于门诊患者;耐受性好
缺 点	大约 2/3 患者有效;用药 2~4 周起效;在有些地区,可能成本比输血高;副反应;如果目标值不当,则有血检危险

五、硬化剂治疗恶性胸腔积液

胸膜固定术是消除胸腔组织与胸膜之间的空隙,以避免形成积液的一种治疗方法。采用硬化剂(一种促进胸膜间纤维形成的药物)行化学胸膜固定术可用于治疗恶性胸腔积液。在肋间插管引流胸腔积液,然后胸片确定全肺扩张并确认引流管的位置。在化学胸膜固定术前给予抗焦虑药物,之后通过肋间引流管缓慢给予利多卡因(按 3 mg/kg 体重给药,最大剂量 250 mg)进入胸腔,接着给予硬化剂。关闭引流管 1 h 后开放,引流液体。

目前有两种常用硬化剂：无菌滑石粉和博来霉素。曾经使用过多西环素、四环素和米诺环素。

（一）无菌滑石粉

无菌滑石粉胸膜固定成功率高达 90%。准备 2~5 g 的滑石粉浆与 30 mL 的无菌水在囊状注射器中混合,按如上方法缓慢注入。在这个过程中,患者需要多次改变体位,以便滑石粉均匀散开。常见副作用包括胸痛和发热,罕见副作用有急性呼吸衰竭。

（二）博来霉素

博来霉素是治疗胸腔积液使用最广泛的抗肿瘤药,单剂使用平均成功率 61%。给药方法为 6 万 U 博来霉素与 0.9%氯化钠注射液 100 mL 混合配制。因为博来霉素是细胞毒药物,应由专业药师配制。治疗中不要求患者改变体位。尽管给予的博来霉素 45%都被全身吸收,但很少发生骨髓抑制。博来霉素比无菌滑石粉价格昂贵。常见副作用有发热,胸痛和恶心。

六、副肿瘤综合征与副肿瘤性发热和出汗

（一）副肿瘤综合征

副肿瘤综合征(PNS)是发生在某些恶性肿瘤患者体内,在未出现肿瘤转移的情况下,即已产生影响远隔自身器官,而引起功能障碍的疾病。影响的远隔自身器官如在神经系统,也称之为神经系统副肿瘤综合征,它并不是由肿瘤直接侵犯该组织或器官而产生的一组症状,而是全身性癌肿的远隔效应(remote effects),如肺癌、卵巢癌等可以出现表现为中枢神经系统的灰质炎性和神经退行性变的远隔效应。

神经系统副肿瘤综合征可累及神经系统的任何部位,因此,在临床上会有许多种神经系统副肿瘤综合征的临床表现。它可以累及中枢神经系统产生弥漫性灰质脑病、小脑变性、癌性脊髓病及边缘系统脑炎等;可以累及周围神经系统产生多发性神经病、复合性单神经炎;累及神经肌肉接头而产生重症肌无力、兰伯特-伊顿综合征、神经性肌强直及皮肌炎/多发性肌炎等。

副肿瘤综合征可以仅累及单一神经或肌肉中的某一结构,如小脑的浦肯野细胞、肌肉的胆碱能突触,出现单一的临床表现,前者表现为小脑性共济失调,后者为肌无力综合征。而神经系统副肿瘤综合征所产生的临床症状常常并不是单独出现,而是与其他的神经系统副肿瘤综合征所产生的症状重叠出现。有时临床表现为单独的神经系统损害,但是其病理改变却比较广泛,不过仍以其中一种结构损害的症状为主要突出的表现。

在临床及病理上,本组综合征与常见的肿瘤导致的非转移性病变不同,后者如条件致病菌感染、放疗或化疗引起的副作用、营养障碍及血管性疾病等。由副肿瘤综合征所造成的损害而出现的临床表现,要较肿瘤本身更早,并更为严重。因而,在临床上需要对此综合征有高度的重视,这对恶性肿瘤的早期诊断也具有重要的意义。

（二）副肿瘤性发热和出汗

肿瘤患者通常会发热和出汗,但是这些症状不都是原发肿瘤或转移灶所在部位直接引起的,其可能的原因如下：① 感染;② 激素(如绝经期或睾丸切除术);③ 药物;④ 血液制品;⑤ 移植物抗宿主疾病。

感染是白细胞减少患者发热和出汗的重要病因,发生率高(2/3 患者),具有潜在的致死

风险。导致发热的药物有各种细胞毒药物、生物反应调节剂(如干扰素)、万古霉素和两性霉素。

在癌症患者中,发热的鉴别诊断非常广泛,很难确定其发病因素。从姑息治疗的角度看,建立一个发热特异诊断至关重要,直接影响患者的治疗、舒适和预后。

肿瘤相关的发热具有周期性,发生在 24 h 周期的一个特定时间节点(如晚上),或表现出间歇性、与无热期交替出现,持续数天或数周。

1. 病因学　　副肿瘤性发热在大多数肿瘤中均会发生。过敏反应、热原反应、原发性细胞因子产生和继发性细胞因子产生的肿瘤坏死都有可能是肿瘤性发热的原因。

2. 药物治疗　　副肿瘤性发热的最佳治疗是对潜在性肿瘤进行抗肿瘤药物治疗。除此之外,表 12-9 概括了副肿瘤性发热和出汗的递进式治疗步骤。

表 12-9　副肿瘤性发热和出汗的治疗

步　骤	药　　　　物
第一步	解热镇痛药,如对乙酰氨基酚、NSAID
第二步	抗胆碱药,如阿米替林、丙胺太林,15~30 mg,tid
第三步	β 受体阻滞药,如普萘洛尔
第四步	沙利度胺 100 mg,睡前服用

发热和出汗可导致继发性脱水,增加代谢需求。抵抗力差的肿瘤患者最易受到影响,出现疲劳、肌肉酸痛和寒战等症状。除了以上的这些药物治疗外,发热干预还包括以静脉输液或皮下灌注水合作用、营养支持和一般姑息治疗。临终患者可以决定不接受这些处理。

七、肿瘤性高钙血症和双膦酸盐类药物

(一) 肿瘤性高钙血症

肿瘤性高钙血症多见骨转移,目前用于治疗肿瘤高钙血症的 4 种双膦酸盐类药物,分别是帕米膦酸二钠、伊班膦酸、氯曲膦酸钠、唑来膦酸。尽管它们作用的精准机制尚不明确,它们均可以抑制骨吸收,降低血清钙水平。

所有的双膦酸盐药物在治疗方面具有药理学共性,但各有特点。

1. 处置　　高钙血症可致细胞外液容量减少,降低肾小球滤过率。为缓和这种作用,患者应适当补水,在治疗前或治疗过程中静脉给予 0.9%氯化钠注射液,24 h 可补至 4 L,但切勿过度补水以免心脏负担加重。患者补水后、开始双膦酸盐治疗前,需再次监测血钙浓度。钙浓度纠正、适当补水后,肾功能会有所改善。

2. 监测　　大多数情况下,双膦酸盐对轻中度肾功能衰竭患者可以安全使用,必要时根据患者的肌酐清除率调整剂量。严重肾功能衰竭患者应限制使用,需极其小心。在开具处方前即应仔细权衡考量利害关系。所有用药患者在治疗前、治疗过程中都需监测肾功能,如有恶化应重新评估治疗方案。在治疗过程中应监测血清钙、镁、磷浓度,必要时采取纠正措施。在计算用药剂量时,应特别注意检查是否需要纠正血清钙。

3. 用法　　双膦酸盐应静脉滴注给药,切勿静脉推注。应尽可能选择大静脉插管,减少

局部静脉炎反应。静脉滴液可以选择 0.9%氯化钠注射液或 5%葡萄糖注射液。切勿使用含钙输液比如复方乳酸钠注射液。有的双膦酸盐可口服,但无论口服还是静脉给予,均不可与任何能损害肾功能的药物(包括 NSAID 和氨基糖苷类)合并使用。

4. 副作用　　最常见的副作用是发热、流感样症状,可持续数小时到 2 d。双膦酸盐降低肿瘤性高钙血症的血钙浓度的作用不是永久的,复发时间因各药而异。

（二）双膦酸盐类药物

1. 帕米膦酸二钠　　基于未校正血钙浓度值时的剂量推荐见表 12 - 10。配置浓度最大为 1 mg/mL、最大给药速度为 1 mg/min,缓慢输注,即 60 mg 帕米膦酸二钠配置在至少 60 mL 0.9%氯化钠注射液中。实际使用时一般为 250 mL 0.9%氯化钠注射液,输注给药时间至少 60 min。已明确肾功能衰竭或疑似肾损害的患者推荐最大输注速度不超过 20 mg/h。如果在治疗过程中肾功能恶化,肌酐清除率低于 30 mL/min,则应立即停药,至肌酐清除率恢复至基线 10%范围内后,可再用药。帕米膦酸二钠可 1 次单剂量给予(最为便捷的方法),或连续 2~4 d 分剂量输注,最大总量不超过 90 mg。血钙水平在用药后 24~48 h 内应下降,降低幅度在 3~7 d 内可达最大。如果没有达标,可以给予新 1 个疗程。只要高钙血症发生,就可以重复用药。但有观察发现多处给药后帕米膦酸二钠疗效降低。

表 12 - 10　基于未校正血钙浓度值时的帕米膦酸二钠剂量

起始未校正血钙浓度(mmol/L)	推荐剂量(mg)
<3	15~30
3.0~3.5	30~60
3.5~4.0	60~90
>4.0	90

2. 伊班膦酸　　伊班膦酸可口服,亦可静脉给药。剂量推荐见表 12 - 11。用 500 mL 0.9%氯化钠注射液或 5%葡萄糖注射液配置,2 h 以上输注。一般 7 d 内血钙即可回到正常范围,18~19 d 可出现复发。轻度肾损害患者无须减少剂量,只要其肌酐清除率不低于 30 mL/min。若低于这个水平,则 2 mg 输注 1 h 以上,每 3~4 周重复 1 次。

表 12 - 11　基于校正血钙浓度的伊班膦酸剂量

起始校正血钙浓度(mmol/L)	推荐剂量(mg)
3	2
>3	4

3. 氯膦酸二钠　　氯膦酸二钠可口服,亦可静脉给药。其剂量无须根据校正血钙浓度改变。既可单剂量输注,也有数日内分次给予。肾损害患者,应分次给予,不可单剂量用药。肌酐清除率在 50~80 mL/min 患者减少 25%剂量;肌酐清除率在 10~50 mL/min 患者减少 25%~50%剂量;肌酐清除率<10 mL/min 患者不可使用氯膦酸二钠。

单剂量用药时,1 500 mg 浓缩溶液(5 个安瓿)稀释于 500 mL 0.9%氯化钠注射液或 5%葡萄糖注射液,4 h 以上滴完。分次用药时,300 mg/5 mL 的 1 个安瓿配置到输液中,2 h 以上滴完。每日重复用药,直至血钙浓度恢复到正常,最长疗程为 7 d。通常 5 d 内即可达到正常血钙浓度,如果没有达标,可重复用药。

4. 唑来膦酸　　治疗肿瘤性高钙血症的唑来膦酸剂量是 4 mg。4 mg 浓缩液(1 个安瓿)稀释于 100 mL 0.9%氯化钠注射液或 5%葡萄糖注射液。输注时间至少 15 min。通常 4 d 内即可达到正常血钙浓度,但 30~40 d 后可能再复发。肾损害患者必须减少剂量。如果肌酐清除率低于 30 mL/min,则不推荐使用唑来膦酸。基于肌酐清除率的唑来膦酸剂量见表 12 - 12。应在治疗前、治疗过程中监测肾功能。若有恶化,则立即撤药,待肾功能恢复正常值 10%范围内,可以再次用药。

表 12 - 12　基于肌酐清除率的唑来膦酸剂量

肌酐清除率基线(mL/min)	推荐剂量(mg)
>60	4.0
50~60	3.5
40~49	3.3
30~39	3.0

八、患者自控镇痛

患者自控镇痛是由患者自己或照护者进行的通过智能注射泵给予静脉注射阿片类药物的镇痛给药方法,其特点是允许患者自我管理,是一种选择性干预,需要在术前对患者进行用药教育。

患者通过手持按钮可推注预先设定的阿片类药物。这个装置设有锁定间隔时间,在这期间内即使再按动按钮,也不会重复给予药物注入。

患者自控镇痛是一个安全有效的镇痛方法。它有如下的优点:① 允许患者根据个体需要选择剂量;② 给予患者自己进行疼痛管理的控制权;③ 患者对于疼痛的缓解更加满意;④ 它能减少护士的劳动强度;⑤ 患者自控镇痛的总阿片类药物剂量比"按需给药"要少。

自控镇痛可在手术后即刻使用,可持续治疗直到不再需要任何途径的肠外阿片类给药。大多数患者需要使用自控镇痛 2~3 d,在终止自控镇痛之前需口服镇痛药。

(一) 药物

自控镇痛普遍使用吗啡。对于不能耐受吗啡的患者,可使用哌替啶、羟考酮、曲马朵等。硫酸吗啡的使用强度是 1 mg,将其加入 0.9%氯化钠注射液 1 mL 中溶解使用。有现成的注射器、输液袋、注射安瓿,50 mg 硫酸吗啡 50 mL。肾功能不全的患者需减少剂量,降低对肾脏的毒副作用。标准的推注剂量是 1 mg,之后 5 min 锁定以防过量。即使患者在锁定时间内再次按压按钮,也无药物注入。给药前需检查患者之前是否因慢性疼痛经常服用大剂量阿片类药物。偶尔因镇痛需要,可增加注射剂量。如果需要大剂量注射,患者则必须在高级看护下,以防发生呼吸抑制的危险。

(二) 替代方案

① 自控镇痛哌替啶注射液为 500 mg/50 mL,通常推注 5 mg 或 10 mg,锁定时间 5 min。

② 自控镇痛曲马多注射液为 500 mg/50 mL,通常推注 5 mg,锁定时间 5 min,它常替代哌替

啶,用于吗啡不耐受的患者。③ 自控镇痛芬太尼注射液,推注 25 ~ 50 μg,锁定时间 5 min,用于不能耐受吗啡或严重肾损害的患者。④ 自控镇痛羟考酮注射液为 1 mg/mL,推注剂量 0.03 mg/kg,推荐最少锁定时间为 5 min。

（三）监测

对于所有的自控镇痛注射,注射器或输液袋均持续使用超过 24 h,所以对于确定在这段时间内自控镇痛装置使用正常十分重要。

应定时监测自控镇痛的患者,主要监测观察如下：① 疼痛评分(确保自控镇痛效果)；② 呼吸频率；③ 恶心呕吐发生情况；④ 镇静评分；⑤ 观察输液部位。后 4 项监测的是不良反应,应详细记载在术后常规记录中。注射泵记录全部给药量、患者按动按钮的需要用药次数和满足需求的给药次数。如果实际满足需求的给药次数被患者按动按钮的需要用药次数超过,表明患者并没有完全理解怎样使用注射泵或患者的疼痛没有得到很好的控制,应重新评估疼痛分值。

查房时应该注意检查以下项目。① 自控镇痛装置：注射器或输液袋应锁在注射泵里,且正确标记；② 处方：用处方图记录自控镇痛过程；③ 监测患者：如有异常表现,详细记录及随访；④ 同时服用其他镇痛药。

（四）可联合使用的其他药物

患者自控镇痛的同时常另外开具止吐药。止吐药是否可以与自控镇痛混合使用存在很多争议。吗啡与赛克利嗪可以相容配伍。一般来说,不会普遍进行混合药物使用,患者不可能单独调整止吐药剂量,也就得不到最佳的止吐效果。

在自控镇痛的同时,患者可以给予其他止痛药(如对乙酰氨基酚和 NSAID),减少对阿片类药物的需求,可以口服、直肠给药、肠外给药。在自控镇痛的同时,不能使用其他阿片类药物,避免不良反应加剧。在自控镇痛患者用药过程中,应备有纳洛酮。

（五）停用自控镇痛

患者自控镇痛不需要逐渐减药,因为在患者不需要镇痛时,不会按按钮。当停用之后,必要时可口服吗啡或弱阿片类药物预防突发性疼痛。之后的 24 h 内仍可口服吗啡。必要时可使用其他止痛药。

九、美司钠

美司钠是化疗辅助用药,用于预防保护患者泌尿道上皮细胞免受氧氮磷环类药物(环磷酰胺、异环磷酰胺)的泌尿道毒性作用。美司钠用药时间从开始使用氧氮磷环类药物直至代谢为无毒水平。

美司钠口服剂量是氧氮磷环类剂量的 40%,剂量取整。美司钠每片剂量是 400 mg。美司钠注射液规格有 2 mL：200 mg、4 mL：400 mg。根据化学疗法中的方案的不同而不同。

美司钠可以静脉推注(超过 3 min),也可以缓慢静脉注射(15 ~ 30 min)或持续静脉滴注。缓慢静脉注射或静脉滴注时,可用 0.9%氯化钠注射液或 5%葡萄糖注射液稀释。持续静脉滴注时推荐稀释浓度为 20 mg/mL 美司钠,在 24 h 内保持稳定,可与异环磷酰胺配伍。

不同化疗方案美司钠用法用量如下：

1. 氧氮磷环类间断疗法时美司钠剂量　　在注射氧氮磷环类药物前 2 h、注射后 2 h 和

6 h 给予其剂量 40% 的美司钠口服。或在注射氧氮磷环类时同时给予其剂量 20% 的美司钠注射、注射后 2 h 和 6 h 给予其剂量 40% 的美司钠口服(表 12-13)。

表 12-13　氧氮磷环类间断疗法时美司钠用法用量

	注射前 2 h	0 h	注射后 2 h	注射后 6 h
环磷酰胺/异环磷酰胺		静脉注射 1 g		
美司钠处方 1		口服,400 mg	口服,400 mg	口服,400 mg
美司钠处方 2		静脉推注,200 mg	口服,400 mg	口服,400 mg

2. 连续 24 h 输注异环磷酰胺时美司钠剂量　在注射异环磷酰胺前静脉推注 $1\ g/m^2$ 美司钠。静脉滴注异环磷酰胺时同时输注 $5\ g/m^2$ 美司钠。注射后 0 h、2 h、6 h 继续口服 $2\ g/m^2$ 美司钠(表 12-14)。

表 12-14　24 h 输入异环磷酰胺时美司钠用法用量

	0 h	0~24 h	24 h	26 h	30 h
异环磷酰胺		注射 $5\ g/m^2$			
美司钠	静脉推注 $1\ g/m^2$	连续静脉滴注 $5\ g/m^2$	口服,$2\ g/m^2$	口服,$2\ g/m^2$	口服,$2\ g/m^2$

3. 长时间输注异环磷酰胺时美司钠剂量　在注射异环磷酰胺前,静脉推注 $0.4\ g/m^2$ 美司钠。注射异环磷酰胺时同时连续静脉滴注 $2\ g/m^2$ 美司钠。输注后,继续口服 $0.8\ g/m^2$ 美司钠(表 12-15)。

表 12-15　长期输注异环磷酰胺时美司钠用法用量

	第 1 天		第 2 天	第 3 天		第 4 天		
	0 h	0~24 h	0~24 h	0~24 h	24 h	26 h	30 h	
异环磷酰胺		注射 $2\ g/m^2$	注射 $2\ g/m^2$	注射 $2\ g/m^2$				
美司钠	静脉推注 $0.4\ g/m^2$	连续静脉滴注 $2\ g/m^2$	连续静脉滴注 $2\ g/m^2$	连续静脉滴注 $2\ g/m^2$	口服 $0.8\ g/m^2$	口服 $0.8\ g/m^2$	口服 $0.8\ g/m^2$	

第三篇

临床药学实践

第十三章 药物监测

第一节 呼吸系统疾病药物监测

呼吸系统疾病药物监测的主要药物是茶碱。故本节仅对茶碱进行阐述。

茶碱主要通过舒张支气管平滑肌发挥平喘作用,通常用于支气管哮喘和稳定期慢性阻塞性肺疾病(chronic obstructive pulmonary disease,COPD)的治疗。目前随着吸入糖皮质激素、β受体激动药和白三烯调节药的应用,茶碱的应用明显减少,已将其归入三线或四线药物,用于难以控制的哮喘。

（一）药物代谢动力学

茶碱经肝脏代谢转化,疾病、药物、日常饮食偏好等均可影响其消除速率。使用茶碱时应充分考虑这些影响因素,因为茶碱治疗窗较窄,其中毒剂量与治疗剂量相当接近,易产生失眠、恶心呕吐等常见不良反应,严重者可出现躁动、抽搐等中枢神经兴奋症状,以及多种心律失常及严重呕吐等毒性反应,尤其是当引入或撤出与茶碱药物相互作用的药物时,需要特别小心监测茶碱血浆浓度。茶碱血浆浓度变异较大,尤其是在吸烟人群、肝功能损伤及心力衰竭患者中。心力衰竭、肝硬化、病毒感染、老年人和服用抑制茶碱代谢的药物时,可增加茶碱的血浆浓度。吸烟、慢性乙醇中毒、诱导肝代谢药物,可降低茶碱血浆浓度。

在大部分人群中,茶碱血浆浓度为 10~20 mg/L 可获得满意的支气管扩张效应(新生儿为 5~10 mg/L)。当然,茶碱浓度为 10 mg/L 可能也有治疗作用,低于 20 mg/L 可能也会发生不良反应。但如果浓度高于 20 mg/L,则茶碱不良反应发生的频率和程度明显增加。

空腹服用茶碱非缓释片时,吸收完全,1~2 h 达血药浓度峰值水平。饭后用药则延迟达到血药浓度峰值。如果服用茶碱缓释片,生物利用度可能会减少 20%,血药浓度峰值延迟。不同品牌的缓释片生物利用度不同,患者应保持服用其常用品牌。

茶碱的注射剂型是氨茶碱,是茶碱与乙二胺的复合物。必须非常缓慢地静脉注射。监测茶碱血药浓度非常有用,尤其是对于已经给予氨茶碱治疗的患者,当需要再次注射氨茶碱时,必须监测血药浓度。因为氨茶碱严重的不良反应,如惊厥和心律失常可以先于其他不良反应的发生。

（二）治疗监测

应该考虑在每个人之间的药物代谢动力学的多变性,监测血浆浓度可避免中毒和确保疗效(表 13 - 1)。茶碱在低血浆浓度时有扩张支气管的作用。

表 13 - 1 茶碱治疗的药物监测项目

项 目	内 容
半衰期	成人:6 h(吸烟者 4 h);儿童(1~12 岁):3.5 h;婴儿(4~52 周):3~14 h
预先检查及了解资料	肝功能试验,吸烟状况,体重
治疗范围	10~20 mg/L(55~110 μmol/L)
取样时间	① 在开始治疗后、任何剂量的改变、添加或移除一个相互影响的药物后,检查血浆药物浓度至少有 5 个半衰期;② 静脉注射(氨茶碱):注射前(如果患者已经口服茶碱)和开始后 30 min;③ 口服:用药后 4~6 h

(三) 剂量

成人使用茶碱缓释片的开始剂量为每次 0.2~0.4 g,qd,晚间服用。3 岁以上儿童可以从 0.1 g 开始治疗,日剂量不应超过 10 mg/kg。根据临床反应和血浆浓度水平,适当地增减剂量。表 13 - 2 提供了以血浆茶碱浓度为基础的治疗响应方案。

表 13 - 2 以血浆茶碱浓度为基础的治疗响应方案

血浆水平(mg/L)	结 果	响 应
<10	偏低	剂量增加 25%
10~20	正常	保持剂量
20~25	偏高	剂量减少 10%
25~30	偏高	跳过下一个剂量,随后剂量减少 25%
30	偏高	跳过下两个剂量,随后剂量减少 50%

计算茶碱能达到稳态血浆浓度的负荷剂量和维持剂量。① 计算理想体重(IBW):IBW(kg) = [身高(cm) - 100] × 0.9;② 根据 IBW,以经验公式,计算分布容积(V_d):V_d = 0.48 L/kg × IBW;③ 负荷剂量(LD):LD = V_d × C_{ss}(C_{ss} 通常设定为 10 mg/L)(若为氨茶碱,负荷剂量应除以 0.8);④ 计算茶碱清除率(Cl):Cl = 0.04 L/(h·kg) × IBW,茶碱清除率以经验公式推算。确定疾病状态或个体要求,给予校正(表 13 - 3);⑤ 计算维持剂量(maintain dos);MD = C_{ss} × Cl(若为氨茶碱,维持剂量应除以 0.8);⑥ 计算半衰期($t_{1/2}$) = 0.693V_d/Cl,根据半衰期,决定维持剂量分为 tid 或 bid 给予。

表 13 - 3 计算茶碱清除率的校正因子

疾病状态或个体情况	校 正 因 子
吸烟史	1.6
慢性充血性心力衰竭	0.4
急性肺水肿	0.5
急性病毒感染	0.5
肝硬化	0.5
严重阻塞性肺疾病	0.8
肥胖	表观分布容积以理想体重计算
合用苯妥英钠	1.5
合用西咪替丁	0.6

（四）注射氨茶碱的管理

静脉注射氨茶碱可以控制急性严重哮喘。如果患者从未口服茶碱治疗，可以给予满剂量 250~500 mg（5 mg/kg）氨茶碱。缓慢静脉注射至少 20 min。

口服过茶碱的患者不需要满剂量，可以静脉注射氨茶碱 500 μg/h。500 mg 氨茶碱可加入 500 mL 5% 葡萄糖注射液或 0.9% 氯化钠注射液混合配置。静脉滴注速度或静脉注射速度可以根据血浆茶碱浓度和/临床反应调整。

茶碱过量常见的副反应，如反胃、呕吐和心悸，甚至血浆浓度在正常范围内也会发生。较高的血浆浓度会观察到更严重的副反应，如颤抖、心律失常、低血钾。合用其他降低血钾的药物可进一步恶化。治疗应寻找特殊的方案。通过灌胃、呕吐来排空胃。必要时给予活性炭增加茶碱清除。监测心电图和保持血液平衡。每 4 h 检查 1 次血浆茶碱浓度。

（五）药物相互作用

1. 增加血浆茶碱浓度的药物　　别嘌呤醇、西咪替丁、环丙沙星、皮质类固醇、地尔硫䓬、红霉素、呋塞米、口服避孕药、维拉帕米。当合用环丙沙星或红霉素时，茶碱剂量应减半。茶碱缓释片如剂型不能掰开减半服用，则跳过早或晚剂量。记住当药物相互作用的相关因素撤除时，应恢复原茶碱剂量。避免茶碱和氟伏沙明同时使用。如果不能避免，那么茶碱的剂量应该减半。

2. 降低血浆茶碱浓度的药物　　巴比妥酸盐类、卡马西平、锂盐、苯妥英钠、利福平、圣约翰草和磺吡酮。

第二节　神经精神疾病药物监测

一、苯妥英钠

苯妥英钠是常用的抗癫痫药物，可用于治疗除失神性发作外的各种局灶性发作和强直-阵挛性发作。

（一）药物代谢动力学

苯妥英钠口服吸收缓慢而不规则，尽管生物利用度常超过 90%。餐时服用可改善吸收。一旦吸收后很快分布于全身各组织。苯妥英钠与血浆蛋白（主要是白蛋白）有较高的结合率，但很容易被其他药物（如丙戊酸钠）从血浆蛋白中置换出来。新生儿、低蛋白血症、尿毒症患者其游离的（具有活性）苯妥英钠浓度明显增加。苯妥英钠主要经肝药酶代谢为无活性代谢产物，再与葡萄糖醛酸结合排出。苯妥英钠治疗窗狭窄，其剂量和血药浓度呈非线性关系。苯妥英钠血药浓度低于 10 μg/mL 时属一级动力学消除，血药浓度增高时转为零级动力学消除，半衰期延长。在血药浓度接近饱和状态时，小幅度增加剂量，其代谢能力也会轻微改变。静脉注射后能很快通过血脑屏障用于治疗癫痫持续状态。

（二）治疗监测

苯妥英钠治疗药物监测适用于开始治疗时、癫痫持续状态的静脉注射用药期间、癫痫发作失去控制时、须监测药物相互作用时、怀疑有毒副作用产生时。苯妥英钠治疗药物监测项目见表 13-4。

表 13 - 4　苯妥英钠治疗的药物监测项目

项　　目	内　　　容
半衰期	血药浓度<10 μg/mL: 6~24 h 血药浓度>10 μg/mL: 20~60 h
治疗前检查	全血细胞计数,肝功能
有效血药浓度范围	40~80 μmol/L (10~20 μg/mL)
采样时间	给药间隔中点。苯妥英钠给药达到稳态需要 7~10 d
其他检查	偶尔发生巨幼红细胞性贫血和恶血质,应定期检查全血细胞计数。每6个月检查1次肝功能和叶酸

（三）剂量

成年人口服治疗的开始剂量是每日 3~4 mg/kg。若有必要,则在每日 25 mg 增量的基础上增加剂量,剂量改变的最小间隔是 7~10 d,直到获得疗效或毒性作用显著。给药剂量必须个体化,因为同一剂量的苯妥英钠血药浓度在不同患者中个体差异很大。成年人癫痫持续状态时,应缓慢静脉注射苯妥英钠 10~15 mg/kg,速度不超过 50 mg/min。后每 6~8 h 口服或静脉注射 100 mg 维持,并监测血浆浓度。

（四）给药方式

苯妥英钠可以通过静脉推注或静脉滴注给药,优先选择静脉推注。无论使用哪种方式给药,都必须要监测心电图和血压,观察患者有无任何呼吸抑制的迹象。肌内注射苯妥英钠可能会在肌肉组织内形成结晶,吸收慢且不规则,不宜采用。

（五）肠内营养—苯妥英钠相互作用

持续肠内营养会减少苯妥英钠的吸收,为了防止其发生,在苯妥英钠给药前 2 h 停止提供营养,给药后 2 h 提供营养。当患者癫痫得到控制、给药剂量稳定时,可每日单剂量给药,便于营养管理。由于苯妥英钠非线性动力学特点,因此漏服或药物吸收细微改变即可能导致血药浓度的显著变化。

（六）药物过量

开始表现为眼球震颤、共济失调及构音障碍。其他表现为战栗、反射亢进、嗜睡、恶心呕吐。患者可能昏迷、低血压,最终因呼吸和循环衰竭而死亡。过量时应立即寻求专家建议,采取支持性治疗。

（七）药物相互作用

1. 可增加苯妥英钠血药浓度的药物　　胺碘酮、抗真菌药物(如两性霉素 B、氟康唑、酮康唑、咪康唑、伊曲康唑)、氯霉素、氯氮䓬、地西泮、地尔硫草、戒酒硫、氟西汀、H₂ 受体阻滞药、氟烷、异烟肼、哌甲酯、硝苯地平、雌激素、奥美拉唑、吩噻嗪类、水杨酸、磺胺类、甲苯磺丁脲、曲唑酮。

2. 可降低苯妥英钠血药浓度的药物　　叶酸、利福平、金丝桃、硫糖铝、茶碱、氨己烯酸。

3. 既能增加又能降低苯妥英钠血药浓度的药物　　抗肿瘤药、卡马西平、环丙沙星、苯巴比妥、丙戊酸钠。

4. 影响不确定的药物　　苯妥英钠对卡马西平、苯巴比妥、丙戊酸钠的血浆浓度的影响不可预知。

5. 酒　　急性酒精摄入可能会提高苯妥英钠血药浓度,而慢性酒精中毒可能会降低它的水平。

6. 三环类抗抑郁药和吩噻嗪类　两类药物都可能诱发易感患者癫痫发作,因此需要调整苯妥英钠剂量。

7. 苯妥英钠可影响药物作用的药物　抗真菌药物、抗肿瘤药物、CCB、环孢素 A、氯氮平、糖皮质激素、地高辛、多西环素、呋塞米、拉莫三嗪、美沙酮、神经肌肉阻滞剂、雌激素、口服避孕药、帕罗西汀、奎尼丁、利福平、茶碱、维生素 D。

8. 华法林　苯妥英钠对华法林的作用是可变的,因此要密切监测患者的国际标准化比值(INR)。

二、卡马西平

卡马西平主要用于治疗三叉神经痛、癫痫、对锂盐治疗无效的躁狂症、抑郁症、双向情感障碍。

（一）药物代谢动力学

卡马西平口服吸收缓慢且不规则,2~4 h 血浆浓度达高峰。卡马西平主要在肝脏代谢。卡马西平在缓慢吸收过程中可诱导其自身的代谢,半衰期显著缩短。治疗首月,卡马西平血浆浓度下降约 25%,可能需要增加剂量来维持抗癫痫作用。因此,应从低剂量开始用药,并在接下来的 1 个月以上逐渐增加至最佳剂量。卡马西平治疗的药物监测项目见表 13-5。

表 13-5　卡马西平治疗的药物监测项目

项 目	内 容
半衰期	25~45 h(单剂量) 8~24 h(长期给药)
治疗前检查	全血细胞计数、尿素和电解质、肝功能检查
治疗范围	4~10 mg/L 治疗双向情感障碍,谷浓度>7 mg/L(与治疗反应相关)
采样时间	应给药前采集血样。一般在开始治疗后 2~4 周、血药浓度达到稳态浓度后,采样。调整剂量 4 d 后可以采样

（二）监测依据

在下列情况下应监测卡马西平血药浓度:① 癫痫控制不佳时;② 当怀疑发生毒性反应时;③ 当怀疑依从性不好时;④ 监测药物相互作用的影响。

（三）生物等效性

口服和直肠给药生物利用度不同,在转换药物剂型时必须调整剂量。不同口服制剂在生物等效性上可能会有不同,其剂型生物等效性见表 13-6,为了防止药效的降低和产生副作用,患者应维持使用相同的制剂。

表 13-6　卡马西平剂型生物等效性

片 剂	液 体	栓 剂
100 mg	100 mg	125 mg

（四）药物过量

卡马西平毒性症状和体征包括共济失调、视力模糊、恶心呕吐、呼吸抑制、头晕、低血压或高血压、心律失常、抽搐和低钠血症。应立即寻求专家意见。无特定的解毒剂,根据患者的具体情况进行处置。

(五)与其他抗癫痫药的相互作用

卡马西平经 CYP3A4 代谢,因此抑制该酶活性的药物会导致卡马西平血药浓度升高;诱导该酶的药物会导致卡马西平血药浓度降低,停止这些药物后,卡马西平血药浓度会有反弹变化。

抗癫痫药苯妥英钠、苯巴比妥、扑米酮为肝药酶诱导,可降低卡马西平血药浓度。氯硝西泮和奥卡西平也可有类似作用。

卡马西平可诱导肝药酶,增强其他药物的代谢速率,降低以下抗癫痫药血药浓度:苯妥英钠、氯巴占、氯硝西泮、乙琥胺、扑米酮、丙戊酸钠、拉莫三嗪、硫加宾、托吡酯和奥卡西平。

三、其他抗癫痫药

在下列情况下,应对抗癫痫药进行血药浓度监测:① 检查患者用药依从性;② 怀疑有毒性;③ 核查潜在的/可能的药物相互作用的影响;④ 治疗失败;⑤ 在剂量改变后。

(一)采样时间

一般认为应该在血药浓度的谷值水平采集血样,即通常在下 1 次给药前取样。在所有情况下,除了怀疑中毒,应在每次剂量改变至少 5 个半衰期的时间(一般 1~2 周)达到稳态后方可采集血样。

(二)药物相互作用

抗癫痫药物之间的相互作用错综复杂,多数药物可通过各种机制影响其他药物的血药浓度。在一个给药方案中增加或移除另一个药,影响很大,因为它会大大影响其他药物的血药浓度,导致毒性发生或药效降低、癫痫发作增加。治疗药物浓度监测可以帮助医生或药师较好地管理癫痫患者。常见抗癫痫治疗的药物监测项目见表 13 - 7~表 13 - 17。

表 13 - 7　乙琥胺治疗的药物监测项目

项　目	内　容
半衰期	40~60 h(成人),30 h(儿童)
治疗前的检查	全血细胞计数、尿素和电解质、肝功能实验
治疗血药浓度范围	300~700 μmol/L(40~100 mg/L)
其他检查	定期地检查全血细胞计数、尿素和电解质、肝功能实验
与其他抗癫痫药的相互作用	乙琥胺血药浓度受其他抗癫痫药影响:① 与丙戊酸钠合用浓度升高;② 与卡马西平合用浓度降低,乙琥胺能影响其他抗癫痫药血药浓度,升高苯妥英钠的血药浓度

表 13 - 8　加巴喷丁治疗的药物监测项目

项　目	内　容
半衰期	5~7 h
治疗前的检查	尿素和电解质
治疗血药浓度范围	患者之间有很大的变化性,尚未充分地建立血浆浓度-治疗反应关系。一个推定的范围是 12~120 μmol/L(2~20 mg/L)
与其他抗癫痫药的相互作用	未见临床上值得注意的与其他抗癫痫药相互作用的报道

表 13 - 9 拉莫三嗪治疗的药物监测项目

项　目	内　容
半衰期	在 24~35 h 内(平均 29 h);如果存在酶诱导剂,则缩短至 14 h;如果合用丙戊酸钠,则延长至 70 h
治疗前的检查	肝功能试验
治疗血药浓度范围	剂量通常基于临床反应调整而不是基于血药浓度,尚未充分地建立血药浓度—治疗反应关系。在试验中得到的范围是 8~16 μmol/L(2~4 mg/L)
与其他抗癫痫药的相互作用	拉莫三嗪血药浓度受其他抗癫痫药影响:① 与丙戊酸钠合用浓度升高;② 与苯妥英钠、卡马西平、苯巴比妥和扑米酮合用浓度降低

表 13 - 10 左乙拉西坦治疗的药物监测项目

项　目	内　容
半衰期	7 h(老年人:10~11 h)
治疗前的检查	尿素和电解质,肝功能实验
治疗血药浓度范围	尚未充分地建立血药浓度-治疗反应关系。一个推定的范围是 35~110 μmol/L(6~19 mg/L)
与其他抗癫痫药的相互作用	未见临床上值得注意的药物相互作用报道

表 13 - 11 奥卡西平治疗的药物监测项目

项　目	内　容
半衰期	2 h(活性代谢产物为 10 -单羟基奥卡西平)
治疗前的检查	尿素和电解质
治疗血药浓度范围	尚未充分地建立血浆浓度-治疗反应关系。10 -单羟基奥卡西平的推定范围是 50~110 μmol/L(12~27 mg/L)。在浓度为 138~158 μmol/L(35~40 mg/L)时,可出现毒性反应
其他检查	肾功能不全的患者需要在开始用药后 2 周检查尿素和电解质,之后的 3 个月每周检查尿素和电解质
与其他抗癫痫药的相互作用	奥卡西平血药浓度受其他抗癫痫药影响:与卡马西平、苯巴比妥、苯妥英钠、丙戊酸钠合用浓度降低。 奥卡西平能影响其他抗癫痫药血药浓度:① 升高苯妥英钠和苯巴比妥的血药浓度;② 降低卡马西平的血药浓度

表 13 - 12 苯巴比妥治疗的药物监测项目

项　目	内　容
半衰期	在 50~150 h 内 平均 100 h
治疗前的检查	全血细胞计数、尿素和电解质
治疗血药浓度范围	60~180 μmol/L(10~50 mg/L)
取样时间	取样时间并不关键;需要 3 周时间方可获得稳态水平
其他检查	偶尔发生巨幼红细胞性贫血和血质不调时需要定期地检查全血细胞计数
与其他抗癫痫药的相互作用	苯巴比妥血药浓度受其他抗癫痫药影响:① 与丙戊酸钠合用浓度升高;② 与苯妥英钠合用浓度升高或降低。苯巴比妥能影响其他抗癫痫药血药浓度:① 降低卡马西平、苯妥英钠和丙戊酸钠的血药浓度;② 另外两个重要的相互作用,与酒精和香豆素类抗凝剂;③ 酒精加强了巴比妥类药物对中枢神经系统的抑制作用;④ 苯巴比妥促进香豆素类抗凝剂的新陈代谢,而且因为苯巴比妥有很长的半衰期,在撤药后,肝药酶需要花 14~21 d 的时间才能恢复到正常水平。这意味着有必要在这期间对抗凝药进行严密的检测以预防出血

表 13‑13 扑米酮治疗的药物监测项目

项　　目	内　　容
半衰期	4~22 h(平均 10 h);扑米酮的主要代谢产物是苯巴比妥,所以作用可以持续更长时间(见上文)
治疗前的检查	全血细胞计数;尿素和电解质;肝功能实验
治疗血药浓度范围	23~55 μmol/L (5~12 mg/L)
其他检查	偶尔发生巨幼红细胞性贫血和血质不调时需要定期地检查全血细胞计数
与其他抗癫痫药的相互作用	见上文的苯巴比妥;此外,卡马西平和苯妥英钠可以促进扑米酮转变成苯巴比妥

表 13‑14 噻加宾治疗的药物监测项目

项　　目	内　　容
半衰期	7~9 h 如果发生酶诱导作用,则缩短至 2~3 h
治疗前的检查	肝功能试验
治疗血药浓度范围	尚未充分地建立血药浓度—治疗反应关系。一个推定的范围是 200~1 100 μmol/L(82~453 mg/L)
与其他抗癫痫药的相互作用	噻加宾血药浓度受其他抗癫痫药影响:与卡马西平和苯妥英钠或与苯巴比妥、扑米酮合用浓度降低

表 13‑15 托吡酯治疗的药物监测项目

项　　目	内　　容
半衰期	21 h
治疗前的检查	肝功能实验,尿素和电解质
治疗血药浓度范围	尚未充分地建立血药浓度—治疗反应关系,一个推定的范围是 6~74 μmol/L (2~19 mg/L)。
其他检查	如果患者表现出代谢性酸中毒的症状(虽然这个副反应很罕见),需要监测碳酸氢盐的水平
与其他抗癫痫药的相互作用	托吡酯血药浓度受其他抗癫痫药影响:与苯妥英钠和卡马西平合用浓度降低; 托吡酯能影响其他抗癫痫药血药浓度:有时能升高苯妥英钠的血药浓度,所以如果托吡酯的用量增加,对苯妥英钠进行 TDM 是合适的

表 13‑16 丙戊酸钠治疗的药物监测项目

项　　目	内　　容
半衰期	8~20 h(平均 12 h)
治疗前的检查	肝功能实验,尿素和电解质
治疗血药浓度范围	278~694 μmol/L (40~100 mg/L); 当浓度>700 μmol/L (>100 mg/L)可观察到毒性效应
其他检查	前 3 个月每月检查肝功能试验,之后 1 年 1 次
与其他抗癫痫药的相互作用	丙戊酸钠血药浓度受其他抗癫痫药影响:与卡马西平、苯妥英钠和苯巴比妥合用浓度降低。 丙戊酸钠能影响其他抗癫痫药血药浓度:① 升高拉莫三嗪、苯巴比妥和去氧苯巴比妥的血药浓度;② 降低苯妥英钠的血药浓度,但是升高游离苯妥英钠的数量,因此如果监测苯妥英钠,要测量游离形式的苯妥英钠而不是全部的苯妥英钠

表 13‑17 氨己烯酸治疗的药物监测项目

项　　目	内　　容
半衰期	在 5~8 h 内
治疗前的检查	全血细胞计数、尿素和电解质;需要进行一项眼科的检查,因氨己烯酸可能导致视野缺损

项　目	内　容
治疗血药浓度范围	尚未充分地建立血药浓度-治疗反应关系。一个推定的范围是 6~278 μmol/L(0.8~36 mg/L)
其他检查	定期地检查全血细胞计数和尿素和电解质,和实行眼科的检查
与其他抗癫痫药的相互作用	氨己烯酸能影响其他抗癫痫药血药浓度:降低苯妥英钠的血药浓度,并且可能降低苯巴比妥和扑米酮的水平

四、锂盐

锂盐用于预防和治疗躁狂症、双相情感障碍和复发性抑郁症。首次处方锂盐应由专家开具,治疗过程应密切观察。临床常用的是碳酸锂、枸橼酸锂。

锂盐作为一种情绪稳定剂其作用的确切机制尚未完全清楚。一般认为主要是锂离子发挥药理作用,其治疗剂量对正常人的精神行为没有明显的影响。

锂盐对躁狂症患者有显著疗效,特别是对急性躁狂和轻度躁狂疗效显著。主要用于躁狂症,对抑郁症也有效,所以称为情绪稳定剂。碳酸锂还可用于治疗躁狂抑郁症。长期用药不仅可以减少躁狂症复发,对预防抑郁症复发也有效。但对抑郁症的作用不如躁狂症显著。

（一）药物动力学

锂盐口服吸收很快,在肠道内完全吸收大约需 8 h,服药 2~4 h 后达峰浓度。锂离子先分布于细胞外液,然后逐渐蓄积于细胞内,不与血浆蛋白结合,半衰期为 18~36 h。锂盐虽然吸收快,但通过血脑屏障进入脑组织和神经细胞需要一定时间,因此显效较慢。碳酸锂主要经肾脏排泄,约 80% 由肾小球滤过的锂在近曲小管与 Na^+ 竞争重吸收,故增加钠摄入可促进其排泄。而缺钠或肾小球滤过减少时,可导致体内锂潴留,引起中毒。

应根据血锂浓度调整剂量,一般于晚间服用碳酸锂缓释片,次日早晨药物监测。当患者口服锂盐时,bid,应在早晨用药前采集血样进行血药浓度监测。

不同品牌的锂盐制剂可能因生物利用度不同而千差万别,因此改变制剂时要有相应的调整措施。柠檬酸锂液 5.4 mmol/5 mL 相当于碳酸锂 200 mg,bid。

（二）治疗监测

锂的治疗浓度范围狭窄,过量会产生毒性。因此确保锂的血药浓度在正常范围内很重要,在下列情况下应进行治疗药物监测:① 初始用药 5 d 后或改变剂量;② 治疗无反应(考虑非依从性);③ 发生毒性症状时(如震颤、共济失调、构音障碍、眼球震颤、肾功能损害或抽搐);④ 若有可疑的药物相互作用;⑤ 每 3 个月常规监测 1 次(表 13-18)。

表 13-18　锂治疗的药物监测项目

项　目	内　容
半衰期	18~36 h
治疗前监测	尿素、电解质和甲状腺功能检查
治疗范围	0.4~1 mmol/L(维持治疗和老年患者,浓度要低)
取样时间	服药后 12 h(bid,在早晨服药前取样),血样应置于棕色塞样品管中
其他监测	每 6 月监测 1 次甲状腺功能;每 6~12 个月监测全血细胞计数、尿素、电解质、钙、镁

（三）其他监测

1. 甲状腺　　少数长期锂盐治疗的患者会出现甲状腺功能减退或亢进。应检查甲状腺功能并在锂治疗之前用复方甲状腺制剂。一旦开始锂盐治疗,每6个月就要进行1次甲状腺功能检查。

2. 肾功能　　治疗前须进行肾功能评估,如肾功能在正常范围内可启动锂治疗。轻至中度肾功能损害患者须谨慎使用锂。一旦开始锂盐治疗,在检查锂的血药浓度时须对患者肾功能进行检测,确保没有恶化导致锂中毒。

3. 心功能　　锂盐的心血管副作用非常罕见,但仍须在治疗前检查患者心脏功能。在临床实践中,要检查患者的血压及对心脏异常患者进行心电图检查。一旦开始锂盐治疗,出现任何的异常信号如心律失常,都应深入探查。

（四）用药过量

从低剂量开始,血清钾浓度达到 $0.4 \sim 1$ mmol/L 开始个体化剂量。过量用药时,应及时寻求专家建议。没有锂中毒的解毒剂。患者应立即停用锂盐并需适当水合(脱水导致血清锂浓度升高)。若近期服用过锂可进行胃灌洗。在某些情况下可能需要腹膜透析或血液透析以消除锂。

（五）相互作用

增加血清锂浓度的药物包括:ACEI、ARB、NSAID、利尿剂和甲基多巴。应特别注意排钠利尿剂如噻嗪类,因为钠消耗会增加锂毒性。选择性 5-HT 再摄取抑制剂类抗抑郁药会增加中枢神经系统副作用。锂与氯氮平、氟哌啶醇或噻嗪类一起使用会增加锥体外系副作用。地尔硫䓬、维拉帕米、卡马西平、苯妥英钠与锂合用可引起神经毒性。甲硝唑会增加锂毒性。茶碱和氯化钠增加锂排泄,降低血清锂浓度。

（六）用药登记卡

所有患者均应建立锂盐用药登记卡,并随身携带。患者要记录他们常用锂的品牌及锂盐血药浓度测量结果。锂盐用药登记卡上应有咨询关键点如下:① 如果你错过了1次剂量,下一次剂量不用加倍服用。如果你已错过了好几剂,尽快重新开始你常用的剂量并告知你的医生。② 每次饮酒不要超过2杯葡萄酒或 500 mL 啤酒。③ 在服用其他采用任何药物之前须咨询药师或医生。④ 在服用锂盐的同时可以同服对乙酰氨基酚,但不能同服布洛芬。⑤ 如果出现严重腹泻,感到昏昏欲睡、视力模糊、肌肉无力或眩晕,提示血中锂浓度过高,应立即停药并告知你的医生。⑥ 首次治疗时可能会产生一些副作用(如胃肠道不适、发抖、遗尿或口渴),但如果血药浓度监测正常,这些症状会消失。请与你的医生讨论这些问题。若发现体重上升的情况要咨询你的医生或药师。⑦ 如果突然停用锂盐,初始症状可能会复发。如果医生决定停用锂盐,则剂量一般要逐渐减量,至少4周。⑧ 如果已怀孕或计划怀孕要告知医生。

五、氯氮平

氯氮平为第二代抗精神病药(非典型抗精神病药),除拮抗 D_2 受体外,还具有较强的 5-HT$_2$ 受体拮抗作用,因此也称 DA、5-HT 受体阻滞药,对中脑边缘系统的作用比对纹状体系统作用更具有选择性。氯氮平适用于治疗急性和慢性精神分裂症的各亚型,对幻觉妄想型、青春型效果好,也可减轻与精神分裂症有关的情感症状。亦用于治疗躁狂症和其他精神病性障碍的兴奋躁动和幻觉妄想。

氯氮平对精神分裂症的疗效与第一代抗精神病药氯丙嗪相当,但起效迅速,多在 1 周内见效。其特别的优点是几乎无锥体外系反应。主要用于其他抗精神病药物无效或锥体外系反应过强的患者。

粒细胞减少症是氯氮平最常见的不良反应。粒细胞减少症可为致死性,故一般氯氮平不宜作为首选。给药前必须监测血液,确定基线并定期监测血白细胞计数和分类,判定患者的用药危险程度。

在开始氯氮平治疗后,需要监测白细胞、中性粒细胞、嗜酸性粒细胞和血小板。用药第 1~18 周每周监测 1 次,用药第 18~34 周每 2 周监测 1 次,此后至少每 4 周监测 1 次。监测应贯穿整个治疗过程直至停药 4 周后,血液学指标恢复正常。当发生任何种类的感染如发热、咽喉痛或发生其他流感样症状时,应该立即提醒医生。若有任何感染症状或预兆发生,必须立刻进行血球计数。

应定期监测患者肝功能、心电图和血糖。用药前 2 个月出现持续心动过速时,须注意监测心肌炎或心肌病的有关指标。老年患者可能对氯氮平的抗胆碱作用特别敏感,易发生尿潴留、便秘等不良反应。

如果一个服用氯氮平的患者收治入院,需要确认以下信息:① 该患者服用氯氮平的品牌;② 联系其处方医生,了解该患者既往就诊情况;③ 该患者有无携带自己的氯氮平入院?如果没有,其照顾者或亲属应按要求将药品带到病房,保持与血检同步。

第三节 心血管系统疾病药物监测

一、地高辛

地高辛是最常用的一种植物来源的强心苷,具有选择性加强心肌收缩性和影响心肌电生理特性的作用。但强心苷不仅具有正性肌力作用,还可通过降低神经内分泌系统的活性,对心力衰竭起到一定的治疗作用。

地高辛适用于下列情况:① 室上性心律失常,包括慢性心房扑动和颤动;② 由于心肌收缩功能不全导致的心力衰竭;③ 心力衰竭伴心房颤。

(一)药物代谢动力学

地高辛片剂口服后主要经小肠吸收,吸收程度的个体差异较大,生物利用度为 40%~90%。约 10% 的人群肠内存在可将地高辛分解为无活性代谢物的特殊菌群,这些个体若按常规剂量使用地高辛,往往临床疗效不足,需及时调整剂量。

地高辛由血液向组织分布缓慢,口服后 6~8 h,血浆和组织的药物分布趋向平衡,此时心肌地高辛浓度为血浆浓度的 10~30 倍,而骨骼肌的地高辛浓度仅为心肌浓度一半。但体内骨骼肌容量大,故地高辛大部分在骨骼肌中存储。地高辛表观分布容积为 2.5~11.5 L/kg,分布甚广。地高辛在体内不与脂肪组织结合,因此在计算给药剂量时即使是肥胖患者(>20% IBW),仍然用理想体重(IBW)。

地高辛以原形的形式从肾脏排出,每日排泄量约为体内药量的1/3。仅少量地高辛经肝脏代谢失活,肝功能不良患者仍可使用常规剂量地高辛。地高辛消除半衰期为36~48 h,排泄速度受肾功能影响较大,当肾功能受损、肌酐清除率下降时,地高辛清除率亦降低,消除半衰期则相应延长。应根据肾功能调整剂量。

低钾会增加组织对地高辛的反应性从而产生毒性。当血钾浓度降低至3.0~3.5 mmol/L时,地高辛敏感性增加50%,此时即使地高辛浓度在治疗范围内,仍然有发生中毒的危险。所以用药时必须同时监测血钾浓度和地高辛浓度,伴低钾血症者先纠正低血钾。

妊娠期间只有在用药对母体的治疗利益大于对胎儿的潜在危险时才可以用药。如治疗胎儿心律失常,当大剂量母体给药时,应密切监测血药浓度。

地高辛有片剂、溶液和注射液3种剂型。每种剂型给药的生物利用度不同(片剂63%,溶液75%,注射液100%),因此剂量因剂型而异。表13-19总结了地高辛常用固定剂量。

表13-19 地高辛常用固定剂量

片剂(μg)	溶液(μg)	注射剂(μg)
62.5	50	50
125	100	75
250	200	150

(二)治疗药物监测

地高辛治疗范围窄,下列情况需要监测血药浓度:① 怀疑或已经用药过量;② 患者出现中毒迹象;③ 患者肾功能不全;④ 增加或停用影响地高辛浓度或血钾浓度的药物。治疗的药物监测的理想浓度见表13-20。低浓度时即可产生正性肌力作用,可治疗心力衰竭;负性心率作用可治疗心房颤动。

表13-20 地高辛治疗的药物监测项目

项 目	内 容
半衰期	36~48 h(肾损伤时可达100 h)
预检查项目	尿素和电解质(特别是钾)、肌酸、体重、年龄(肥胖者记录其身高);甲状腺功能:甲状腺功能低下时,地高辛敏感性增加;甲状腺功能亢进时,存在相关地高辛抵抗,需加大剂量
治疗浓度	心力衰竭:0.9~1.5 μg/L(1.2~1.9 nmol/L); 心房颤动:1.5~2.0 μg/L(1.9~2.6 nmol/L); 超过2.5 μg/L(3.2 nmol/L)时出现毒性反应
取样时间	至少给药后6 h;最好晚上给药,第2天早上取样;调整剂量(7~10 d半衰期)后可采样监测,用棕色管塞试管保存血样
其他监测	尿素、电解质、偶尔监测肾功能、定期检查甲状腺功能(甲亢好转后减少地高辛剂量)

(三)给药剂量

1. 负荷剂量　　强心苷的传统用法分为两个步骤,即先于短期内使用足量强心苷,以基本控制慢性充血性心力衰竭临床症状,即"洋地黄化"过程,继用维持量使血药浓度温定于有效治疗浓度范围,以保持巩固疗效。

对近2周内没有使用任何强心苷类药物的患者,通常有3种地高辛负荷方式:紧急情况下胃肠外给药、快速口服负荷和缓慢口服负荷,根据患者的年龄、去脂体重及肾功能的综合评估决定负荷剂量。

(1)紧急胃肠外给药:通常剂量是 0.5~1 mg,首剂剂量为总药量的一半,剩下的每 4~8 h 给药 1 次。每次额外给药后需评估临床反应,并决定是否继续给药。地高辛输液时浓度要小,稀释至少 4 倍,可以溶解于 50 mL 或 100 mL 的 0.9%氯化钠注射液或 5%葡萄糖注射液中,静脉滴注时间至少 2 h。地高辛禁用于静脉注射,因会导致心脏传导阻滞、心律失常甚至死亡。

(2)快速口服负荷:单次给药剂量 0.75~1 mg,如果不是特别紧急情况或者患者有中毒可能(老年人、肾功能不全者),可分剂量,每 6 h 给药 1 次。根据临床反应评估决定是否继续给药。

(3)缓慢口服负荷:第 1 周每日给药剂量为 0.25~0.5 mg,之后根据病情给予适当的维持剂量。

2. 维持剂量　医生通常是根据自己的经验决定给药剂量。

(四)药物相互作用

合用胺碘酮可以导致地高辛浓度加倍,作用明显且持续时间长。由于胺碘酮半衰期长,即使停用,两药的相互作用还可持续数月。同时服用胺碘酮和地高辛时,地高辛剂量减半。

同时服用维拉帕米时地高辛浓度增加 40%,因此同时服用维拉帕米时,应减少地高辛剂量,并监测地高辛血药浓度。

螺内酯使地高辛浓度增加 25%,并且螺内酯及其代谢产物可以干扰地高辛测量,影响监测地高辛血药浓度。

排钾利尿药可以增加地高辛毒性,为避免发生毒性反应,患者应同服补钾的药物或使用保钾利尿药。

大环内酯类抗生素(红霉素、阿奇霉素、克拉霉素)可使地高辛浓度增加 2~3 倍,10%的患者病情会进一步恶化。因此,需监测患者地高辛中毒迹象,必要时减少地高辛用量(阿奇霉素半衰期达 60 h,所以抗生素疗程结束后,药物相互作用仍会持续一段时间)。

(五)药物过量

1. 临床表现　最严重的毒性反应包括各种心律失常和传导紊乱,典型表现为房性心动过速伴不同程度的房室传导阻滞,此时脉搏不一定快。若患者伴低血钾,通过口服或肠道外途径给药予以纠正。

2. 治疗　高度怀疑地高辛或洋地黄中毒时,立即停用洋地黄糖苷类药物并纠正电解质异常,如有必要则使用地高辛抗体。地高辛抗体是地高辛特异性的抗体片段。1 瓶 38 mg 的地高辛抗体可以中和 0.5 mg 的地高辛或洋地黄。

地高辛抗体需求量可参考下列计算方法:使用地高辛抗体瓶数 = 患者的体重(kg)×地高辛浓度(μg/L)/100(所用剂量是瓶数的整倍数,所以计算结果取整数)。

实验室测量地高辛浓度通常以 nmol/L 为单位,转换为 μg/L = 0.78×nmol/L。在无法知道地高辛摄入量和地高辛血药浓度或洋地黄中毒的紧急情况下,推荐使用 20 瓶地高辛抗体。每瓶地高辛抗体应溶解在 4 mL 的水中,也可以溶解在 0.9%氯化钠注射液中(如

100 mL)，用 0.22 μm 的滤过装置输液（滤过不溶解的聚合物），输液时间至少 30 min。若心脏停搏，可立即静脉推注地高辛抗体。地高辛抗体使用过程中及使用后应监测患者心电图至少 24 h。

患者解毒成功后，如需要继续用地高辛治疗，可改用非强心苷类药物如多巴胺和多巴酚丁胺，但注意此类药物可以加重强心苷引起的心律失常，需谨慎用药。

二、华法林

华法林是应用最广泛的口服抗凝血药物，是维生素 K 的拮抗剂，干扰依赖维生素 K 的凝血因子 Ⅱ、Ⅶ、Ⅸ和 Ⅹ 在肝中的合成，从而发挥抗凝作用。华法林监测主要是一个药效学方法而非药物代谢动力学方法。

（一）出血和国际标准化比值（INR）

华法林无法避免的治疗风险是不可控制的出血。为了达到特定的抗凝效果和目标，同时获得一个可以接受的出血风险，必须确定华法林的剂量使用范围。用药者必须监测凝血酶原时间（PT）。PT 用国际标准化比值（INR）形式来报告，INR 是患者的 PT 与实验室对照PT 的比值。不同实验室均有不同的对照 PT 值，所有不同的实验室均有自己的 PT 正常参考值。INR 值越高，出血风险越大。理想 INR 的应维持在 2~3（表 13-21）。

表 13-21 华法林适应证和 INR 目标范围

适　　应　　证	INR 目标范围
高风险患者预防静脉血栓	2.5(2.0~3.0)
深静脉血栓和肺栓塞治疗（包括抗磷脂综合征有关的血栓，尽管华法林禁用于妊娠妇女）	2.5(2.0~3.0)
股静脉移植	2.5(2.0~3.0)
预防心脏的血栓	
房颤	2.5(2.0~3.0)
心脏瓣膜病、心力衰竭、心肌病	2.5(2.0~3.0)
第一代机械性心脏瓣膜	3.5(3.0~4.5)
第二代机械性心脏瓣膜	3.0(2.5~3.5)
生物心脏瓣膜	2.5(2.0~3.0)
心脏复律（3 周之前、4 周之后）	2.5(≤3)

（二）华法林的疗程

在第 1 次血栓之后，推荐疗程至少 3 个月，可延长至 6 个月。对于下肢静脉血栓，应治疗 6 周或者更长时间。对于有机械性心脏瓣膜和多次血栓（如多次近端深静脉血栓、多次肺栓塞）的患者，口服华法林预防血栓，可能需终身用药。

房颤患者（通常在大于 65 岁的患者）口服华法林进行预防治疗一直到 75 岁，届时应重新被评估出血风险和抗凝益处。大于 75 岁患者在开始抗凝治疗时，推荐使用阿司匹林，每日 75~300 mg。

（三）华法林和阿司匹林的联合治疗

华法林的效能一般来说大于阿司匹林的效能，但是两者联合使用在动脉系统疾病中更有效,因为两者在动脉血栓中有更强的抑制血小板作用。因此在有动脉血栓风险的患者中,可以同时处方小剂量阿司匹林和华法林联合使用。

（四）抗凝服务

通常由专科医生负责患者的抗凝治疗,全科医生也有负责。临床药师应熟悉本地区医疗机构抗凝服务的运营模式,参与抗凝服务的管理与运营。

（五）患者宣教

在开始口服华法林抗凝治疗之前,患者必须详细了解华法林的禁忌证、风险和口服抗凝药的益处。一个接收了良好告知的患者,可以接受规律复诊、血液检测、遵守其他的各种注意事项。

给患者建立抗凝手册,该手册包括 INR 结果记录、剂量安排、临床复诊日期和有关华法林使用安全的注意点等。

在与患者的交流中应该包括以下注意点:① 向患者解释华法林如何拮抗维生素 K 发挥抗凝作用,治疗益处和疗程。② 区分不同规格的华法林钠片:1 mg,2.5 mg,3 mg,5 mg。③ 向患者说明为了及时调整剂量,选择不同规格华法林钠片组合的必要性。确保患者能够组合使用不同规格的药片,以满足调整剂量的要求。④ 在每日的同一时间服药,最好在下午 6:00 左右,以避免干扰 INR 的测定,确保所测得的抗凝强度即 INR 具有代表性。⑤ 向患者解释为什么每个人口服药物的剂量不同,可能要进行的血液检查(开始治疗时,PT 监测,每日或间隔 1 d 进行。病情稳定后,逐渐减少到每几周、直到每 8 周或每 12 周监测 1 次)。⑥ 向患者说明华法林钠片会增加出血和淤血的风险。如出现严重出血(如不可控的鼻出血、血尿、结膜出血和阴道出血),必须立即告知医生。⑦ 在任何侵入性操作和牙科治疗之前,患者必须让医生知道自己正在进行抗凝治疗。⑧ 患者必须要让开处方者和临床药师知道他们正在使用华法林纳片,在服用任何非处方药物治疗之前必须寻求专业意见。⑨ 维持一个适度、规律的日常饮食是必要的。如果按日常进食量,大多数正常饮食来源的维生素 K(如菠菜、莴苣、卷心菜)不会对 INR 值有显著影响。蔓越莓饮料和华法林之间有相互作用(升高 INR 值),所以华法林用药期间应该避免饮用蔓越莓饮料。银杏提取物食品也有可能增加出血的风险。金丝桃、人参和大蒜会减少华法林在血液中的浓度。⑩ 根据推荐的日常安全范围,饮酒一定要适量。⑪ 向妊娠期妇女解释采取避孕措施的必要性。

（六）用药剂量

1. 负荷剂量　　华法林负荷用药的快和慢取决于适应证的紧急程度。需要快速负荷用药的适应证包括 DVT、PE 和心脏人工瓣膜置换。使用肝素治疗至少 4~5 d 可达目标 INR 值。华法林需要 48~72 h 方可充分发挥抗凝作用。房颤患者开始使用华法林时无须快速抗凝和使用肝素。推荐使用了华法林负荷用药剂量范围如下:

（1）快速负荷:① 第 1 天,10 mg;② 第 2 天,10 mg;③ 第 3 天,5 mg;④ 第 4 天,根据 INR 值确定剂量。对于大于 60 岁、肝病或心力衰竭、出血风险高的患者抗凝治疗应该从 5 mg 或 10 mg 华法林开始,之后第 2、3 天用药剂量为 5 mg。表 13-22 是血栓患者华法林用药方案范例。

表 13–22 活动性血栓形成患者华法林诱导用药方案范例

天　数	INR(在上午 9~11 点取样)	华法林剂量(mg)(在下午 5~7 点给药)
1	<1.4	10
2	<1.8	10
	1.8	1
	>1.8	0.5
3	<2.0	10
	2.0~2.1	5
	2.2~2.3	4.5
	2.4~2.5	4
	2.6~2.7	3.5
	2.8~2.9	3
	3.0~3.1	2.5
	3.2~3.3	2
	3.4	1.5
	3.5	1
	3.6~4.0	0.5
	>4.0	0
	预测的维持剂量	
4	<1.4	>8
	1.4	8
	1.5	7.5
	1.6~1.7	7
	1.8	6.5
	1.9	6
	2.0~2.1	5.5
	2.2~2.3	5
	2.4~2.6	4.5
	2.7~3.0	4
	3.1~3.5	3.5
	3.6~4.0	3
	4.1~4.5	间隔 1 d 给药,然后给药 2 mg
	>4.5	间隔 2 d 给药,然后给药 1 mg

（2）缓慢负荷：① 男性：每日 5 mg,在第 3 或 4 天监测 INR;② 女性：每日 3 mg,在第 3 或 4 天监测 INR。

2. 维持剂量　每日华法林剂量可以在 1~15 mg,维持 INR 值在正常范围内,视情况有所调整。对华法林敏感性在不同个体间差异较大。即使在同一个个体,由于年龄、饮食、疾病和药物等不同,敏感性也会有所改变。流感等并发症会导致 INR 值的巨大改变,这就要求及时调整剂量。

目前可应用计算机软件预测华法林剂量。这些软件是基于原来治疗反应的基础上设计而来,实践工作中应结合可靠的临床判断和治疗经验安全应用。

（七）抗凝作用的反转

在过度抗凝(INR>4)但没有出血的情况下,少服 1 次到数次用药就足以反转。口服 1 mg 小剂量维生素 K_1 可以比较快速地反转抗凝作用和减少大出血的发生。

当出现极高的 INR 值(>8.0)或其他导致出血的危险因素(如消化道溃疡史),可以给予一个较大剂量的维生素 K_1（0.5 mg 静脉注射或者 5 mg 口服）。使用较大剂量维生素 K_1 时要极度谨慎，因为若要再次抗凝，可能会需要较长时间才能达到预期抗凝效果。

维生素 K_1 应该在 55 mL 5% 葡萄糖注射液中缓慢静脉滴注给药，20~30 min 滴完。给药过快可能导致面部潮红、胸闷、发绀和低血压。由于有血肿形成的风险，维生素 K_1 不应该肌内注射。

如果需要永久反转抗凝作用，可口服 10 mg 维生素 K_1，但是应注意口服维生素 K_1 的生物利用度有很大个体差异。

严重出血发生时，可以静脉给予凝血因子 IX 复合物，它起效比维生素 K_1 快。

（八）药物相互作用

口服华法林抗凝治疗时，必须监测处方药物的相互作用。药物治疗管理不善可导致严重的出血。抗凝患者经良好告知，可规律使用可能与华法林有相互作用的药物。应郑重地警告患者合并使用这些药物（如止痛药）的出血风险。

（九）孕妇和哺乳

妊娠期禁止使用华法林，因为存在致畸性。妊娠期间若需治疗和预防 DVT/PE，可以皮下使用低分子量肝素。哺乳期使用华法林是安全的，因为药物不能通过乳汁代谢。

（十）终止治疗

如果不需要继续使用华法林，可以停药而不会引起反弹性高凝状态。停药后发生的血栓栓塞可能是由于血凝块的作用而不是华法林停用本身。

第四节　抗菌药物监测

一、氯霉素

氯霉素通过干扰细菌蛋白质合成起作用，是一个对抗许多革兰氏阳性菌和革兰氏阴性菌的广谱抗生素，对厌氧菌、立克次体、螺旋体和衣原体独有作用。氯霉素可致严重骨髓抑制，导致粒细胞缺乏症、血小板减少性紫癜和再生障碍性贫血。因此，一般在致命性感染时才使用氯霉素，如伤寒、流感嗜血杆菌和任何仅对其敏感的感染如立克次体感染。氯霉素有 2 种剂型，氯霉素胶囊和琥珀酸钠氯霉素注射液。药物代谢动力学因剂型不同而有所差异，且血药浓度采样时间也必须作相应的调整。

（一）药物代谢动力学

氯霉素口服后吸收迅速且完全，可吸收给药量的 80%~90%，广泛分布于全身组织和体液中，易透过血脑屏障进入脑脊液中，也可透过胎盘进入胎儿循环。成人单次口服剂量 12.5 mg/kg，C_{max} 为 11.2~18.4 mg/L；儿童单次口服或静脉给药 25 mg/kg，C_{max} 为 19~28 mg/L。口服后氯霉素在肝脏与葡萄糖醛酸结合为无活性的氯霉素单葡萄糖醛酸酯，在 24 h 内 5%~10% 以原型由肾小球滤过排出，80% 以无活性代谢物由肾小管分泌排出。透析对氯霉素清除无影响。

（二）治疗监测

氯霉素治疗窗窄，在以下情况要监测其水平：① 在治疗开始时，应确保达到治疗血药浓度，然后每 2~3 d 监测 1 次；② 当有剂量调整时；③ 所有 4 岁以下儿童；④ 当肝或肾功能出现异常时;⑤ 当合并使用可影响氯霉素血药浓度药物时。需要药物监测的项目见表 13 - 23。

表 13 - 23　氯霉素治疗的药物监测项目

项　　目	内　　　　容
半衰期	平均 5.1 h(1.7~12 h)
治疗前检查	全血细胞计数、尿素、电解质和肝功能检查
治疗范围	峰值:15~25 mg/L(45~75 μmol/L)
	谷值:<15 mg/L(<45 μmol/L)
采样时间	谷值:给药前 0~30 min
	峰值:静脉输液 60 min 后
	口服:口服 60~120 min 后

（三）剂量

成人口服和静脉给药剂量是 50 mg/kg,qid。在特殊情况,如败血症和脑膜炎,剂量可能需要增加至 100 mg/kg,qid(允许最大剂量 4 g/d),但一旦临床出现反应马上减量。儿童口服每日 25~50 mg/kg,分 4 次服用。新生儿每日剂量不超过 25 mg/kg,分 4 次服用,需监测血药浓度。儿童静脉滴注每日剂量 30~50 mg/kg,分 2 次。

为了避免再度恶化,立克次体感染患者的治疗要持续到体温恢复到正常 4 d 后;伤寒、败血症和脑膜炎患者的治疗要持续到体温恢复到正常 8~10 d 后。脑脓肿和类鼻疽病(通过皮损而获得类鼻疽假单胞菌的一种严重感染)患者治疗要持续 4 周。

（四）给药方式

口服或静脉给药,不建议肌内注射,因为肌内注射吸收慢且不稳定。注射剂是含有 1.377 g 琥珀酸钠氯霉素(相当于 1 g 氯霉素)的粉末。用 0.9%氯化钠注射液或 5%葡萄糖注射液配制而成,溶剂的量要与剂量相匹配(配制方法见表 13 - 24)。口服需要空腹服用,且需饮用足量的水。

表 13 - 24　氯霉素注射液的配制方法

要求的溶液浓度(mg/mL)	添加的溶剂体积(mL)	稀释后的总体积(mL)
400	1.7	2.5
250	3.2	4.0
200	4.2	5.0
100	9.2	10

把所需的剂量从混合的瓶子中抽取出来,可以进行 1 次静脉注射,注射时间至少超过 1 min,或者也可以用 0.9%氯化钠注射液或 5%葡萄糖注射液或 5%葡萄糖/0.9%氯化钠注射液,进一步稀释到适当的体积(如 100 mL),静脉滴注,滴注时间至少超过 10 min。

（五）药物过量

氯霉素过量的症状包括腹胀、呕吐、呼吸困难、发绀型皮肤苍白、低血压和代谢性酸中毒致心血管性虚脱。在婴儿,这些症状统称为灰婴综合征,灰婴综合征发生的主要原因是无法与药物结合排出。应立即寻求专家意见。氯霉素过量并无特定的解毒剂。停止治疗,同时推荐一般支持性治疗,比如血流动力学支持和炭血灌注法。

（六）药物相互作用

氯霉素会增强香豆素抗凝剂、甲苯磺丁脲、苯妥英钠的作用，这些药物可能需要调整剂量。苯巴比妥和利福平会诱导酶，降低氯霉素血药浓度。苯妥英钠可能会干扰氯霉素的代谢，造成中毒血药浓度，应调整剂量。

二、庆大霉素

庆大霉素是最常用的氨基糖苷类抗生素，从小单胞菌培养液中分离获得。庆大霉素的抗菌机制主要是与细菌核糖体30S亚基结合，阻断细菌蛋白质合成，同时破坏细菌胞质膜的完整性，导致细菌死亡。庆大霉素对多种革兰氏阴性菌和革兰氏阳性菌都有抑菌和杀菌作用，对铜绿假单胞菌、产气杆菌、肺炎克雷伯菌、沙门菌属、大肠杆菌及变形杆菌等革兰氏阴性菌和金黄色葡萄球菌等作用较强。用于铜绿假单胞菌或葡萄球菌属所致的严重中枢神经系统感染时，可以同时用庆大霉素鞘内注射作为辅助治疗。小剂量庆大霉素与青霉素或其他抗生素合用，协同治疗严重的肺炎球菌、大肠杆菌、克雷伯菌、变形杆菌、铜绿假单胞菌、葡萄球菌、肠杆菌等感染。

（一）药物代谢动力学

口服后吸收很少，所以选择胃肠道外途径给药较多，如肌内注射、静脉注射或静脉滴注。肌内注射后吸收迅速而完全，局部冲洗或局部应用后可经皮肤吸收一定的量。成人每次静脉滴注 80 mg，C_{max} 可达 $4 \sim 6$ mg/L。成人 $t_{1/2}$ 为 $2 \sim 3$ h，肾功能不全者为 $40 \sim 50$ h，小儿为 $5 \sim 11.5$ h。药物吸收后主要分布于细胞外液，其中 $5\% \sim 15\%$ 再分布到组织中。尿液中药物浓度高。庆大霉素 $40\% \sim 65\%$ 以原型由肾脏排泄，任何引起肾功能损害的药物都可能延缓庆大霉素肾清除，产生毒副作用，肾功能减退时，用庆大霉素一定要非常谨慎。

庆大霉素治疗范围小，两个最严重的不良反应耳毒性和肾毒性都与剂量密切相关。传统用法为 q8 h 或 q12 h，剂量、途径各异，根据血药浓度监测结果调整给药方案。

目前为止，虽没有发现庆大霉素对孕妇有危害，但临床上只在有致命危险且用药益处远远大于可能发生的风险时才用。哺乳期用药是安全的。一般人用庆大霉素后 3 h 后就可给婴儿喂奶。如果肾功能不全者就要等 2 d 后再给婴儿喂奶。

（二）治疗监测

为确保庆大霉素的剂量水平能达到抗菌效应而又不致毒性反应，在下列情况下必须进行庆大霉素血药浓度监测：① 开始治疗时监测，之后每 $2 \sim 3$ d 监测 1 次。如果患者有发生毒性反应的风险，则需每日监测；② 调整剂量时；③ 合并可能影响庆大霉素血药浓度的药物。

庆大霉素给药前 30 min 为谷值水平，口服给药后 15 min、静脉注射后即刻、静脉滴注后 1 h 为峰值水平。峰值浓度为 $5 \sim 10$ mg/L。用药前应检查尿素、电解质、肌酐清除率，用药开始后应每日监测上述指标。

（三）成人剂量

剂量大小取决于给药频率，无论怎么用药，应根据患者肾功能情况和理想体重来计算开始剂量。

（四）分次给药

肾功能正常的成年患者，分次给药，每次 80 mg，根据感染严重程度而定，可逐渐将剂量调整到每次 160 mg。肾功能受损患者则按照表 13-25 给药。临床上,肾功能减退的患者应减少给药次数,或者医生可以考虑给患者换用肾毒性较小的抗生素。给药方案设计中重要的是限定用药时间,在规定时间采取血样,有利于监测和调整剂量。

表 13-25 按肾功能和体重情况庆大霉素每日分次剂量给药方案(mg)

肌酐清除率(mL/min)	>70	30~70	10~30	5~10	<5
体重>60 kg	80,tid	80,bid	80,qd	80,qod	80,biw
体重<60 kg	60,tid	60,bid	60,qd	60,qod	60,biw

（五）用法

庆大霉素常用方法为加入 100 mL 的 0.9%氯化钠注射液或 5%葡萄糖注射液或葡萄糖氯化钠注射液静脉滴注,20~30 min 滴完,也可以静脉缓慢推注,时间不少于 3 min,但会引起神经肌肉接头阻滞。不建议 qd 给药。

（六）药物过量

主要的两个副作用是耳毒性导致耳聋(常为不可逆改变)和肾毒性(常为可逆性),也可发生神经肌肉接头阻滞。庆大霉素过量应寻求专业帮助,无特异性解毒剂,应立即停药,进行常规支持治疗如透析,静脉注射钙盐对抗神经肌肉接头阻滞。是否用支持疗法取决于临床症状的严重程度。血液透析与腹膜透析可以从血液中清除一定的药物。应给患者补充足够水分,以减少肾小管损害。

（七）药物相互作用

某些有耳毒性的药物如呋塞米能增加庆大霉素的耳毒性。两性霉素、头孢菌素、顺铂、环孢素 A、NSAID 能增加庆大霉素的肾毒性,在麻醉时应用神经肌肉阻断药如琥珀胆碱会增加神经肌肉阻滞,即使停用,也会导致呼吸肌持续麻痹。

三、妥布霉素

氨基糖苷类抗生素妥布霉素为静止期杀菌药,作用于细菌体内的 30S 和 50S 核糖体亚单位,影响肽链的合成,造成遗传密码错读,合成异常蛋白质。异常蛋白质进入细菌细胞膜,导致细胞渗漏、细菌死亡。妥布霉素适用于敏感铜绿假单胞菌、变形杆菌、大肠杆菌、克雷伯菌、肠杆菌、沙雷菌、柠檬酸杆菌等革兰氏阴性菌所导致的严重感染。妥布霉素对铜绿假单胞菌、肠杆菌、变形杆菌的抗菌活性比庆大霉素强 2~4 倍,对其他革兰氏阴性菌的抗菌活性低于庆大霉素。

（一）药物代谢动力学

妥布霉素口服吸收不好,主要分布于细胞外液,其中 5%~15%再分布到组织中,在肾皮质细胞中蓄积,可穿过胎盘。$t_{1/2}$ 为 1.9~2.2 h,妥布霉素在体内不代谢,主要经肾小球滤过由尿中排出,24 h 内排出药量的 85%~93%。任何损害肾功能的药物都能延长妥布霉素的消除并且产生毒性作用。因此在肾功能损伤时必须谨慎使用妥布霉素。妊娠期禁用。哺乳期应避免使用。妥布霉素可经血液透析或腹膜透析清除。

（二）治疗监测

与其他氨基糖苷类抗生素一样,妥布霉素的大多数副作用与剂量相关,因此对处方剂量进行核查并监测其治疗至关重要,妥布霉素治疗的药物监测项目见表 13-26。

表 13－26 妥布霉素治疗的药物监测项目

项 目	内 容
半衰期	2~3 h(肾损害时 5~7 h)
治疗前监测	尿素、电解质、体重
治疗范围	峰值：<10 mg/L(<21 μmol/L) 谷值：<2 mg/L(<4.3 μmol/L)
采样时间	峰值：静脉注射 30 min 后；肌内注射 60 min 后 谷值：给药前血样应装在带紫色盖(EDTA 抗凝)的试管
其他监测	每日监测尿素和电解质，如果肾功能衰退则调整给药剂量和频次

（三）剂量

肾功能正常的成年患者每日 3 mg/kg。以下情况可增加剂量：① 危及生命的疾病：每日 5 mg/kg；② 囊性纤维变性：每日 8~10 mg/kg。为确定给药剂量，需使用理想体重。为评估患者的肾功能，需计算肌酐清除率。妥布霉素每 6~8 h 给予 1 次，或每日单次给药。

肾功能受损的成年患者通常首次给药 1 mg/kg，但之后每 8 h 进行调整或减少给药剂量（剂量调整见表 13－27），或延长给药间隔（给药频次调整见表 13－28）。监测血浆峰谷浓度以确保给予合适的药物剂量。

表 13－27 肾功能损害时妥布霉素的给药剂量调整

肌酐清除率(mL/min)	每 8 h 调整剂量	
	IBM：50~60 kg	IBM：60~80 kg
>70	60 mg	80 mg
40~69	30~60 mg	50~80 mg
20~39	20~25 mg	30~45 mg
10~19	10~18 mg	15~24 mg
5~9	5~9 mg	7~12 mg
<4	2.5~4.5 mg	3.5~6 mg

表 13－28 肾功能损害时妥布霉素的给药频次调整

肌酐清除率(mL/min)	延长间隔下的正常剂量 IBM：50~60 kg：60 mg；IBM：60~80 kg：80 mg
>70	每 8 h
40~69	每 12 h
20~39	每 18 h
10~19	每 24 h
5~9	每 36 h
<4	q48 h(不透析时)

妥布霉素可以经静脉滴注、静脉推注和肌内注射。如给予输液，妥布霉素应经 50~100 mL 0.9%氯化钠注射液或 5%葡萄糖注射液稀释，静脉滴注 20~60 min。

（四）药物过量

肾毒性、耳毒性和前庭障碍是最主要的副作用，神经肌肉阻滞也有可能发生。血液透析是清除妥布霉素的首选方式,也可采用腹膜透析。静脉注射钙盐可以抵抗神经肌肉阻滞。

（五）药物相互作用

使用其他耳毒性药物会增加妥布霉素的耳毒性,如呋塞米。使用其他肾毒性药物会增加妥布霉素的肾毒性,如两性霉素 B、头孢菌素、顺氨氯铂和环孢素 A。在麻醉期间使用神经肌肉阻滞药如琥珀胆碱会增加潜在的神经肌肉阻滞风险,在停用阻滞药物后会造成持续呼吸道麻痹。

四、万古霉素

万古霉素是糖肽类抗生素,作用机制是抑制细菌细胞壁肽聚糖的合成,导致细菌细胞溶解;也可改变细菌细胞膜渗透性,并选择性抑制 RNA 的合成。不与青霉素竞争结合部位。万古霉素对各种需氧、厌氧的革兰氏阳性球菌(包括葡萄球菌、链球菌和肠球菌)和部分革兰氏阴性杆菌(如白喉杆菌、梭状芽孢杆菌)均具强大的杀菌作用,适用于耐药革兰氏阳性菌所致的严重感染。肠球菌主要包括粪肠球菌与屎肠球菌,梭状芽孢杆菌中的艰难梭状芽孢杆菌对万古霉素敏感。

（一）药物代谢动力学

万古霉素经静脉注射给药。1 次静脉给药 0.5 g 及 1 g 以后,C_{max} 分别为 10~30 mg/L 及 25~50 mg/L,有效血药浓度可维持 6 h。万古霉素经静脉给药后迅速分布于全身大多数组织和体液,在血浆、胸膜、心包、腹膜、腹水、滑膜液中可达到较高的药物浓度,尿中浓度高,少量经胆汁中排泄,但很少能通过血脑屏障进入脑脊液中,但脑膜有炎症时渗入脑脊液中的药物浓度可达 3.5~5 mg/L。成人 $t_{1/2}$ 为 6 h(4~11 h),儿童为 2~3 h。约 90% 药物在 24 h 内由肾小球滤过经肾脏以原型随尿液排出体外。肾功能不全者 $t_{1/2}$ 明显延长,血液透析或腹膜透析不能有效清除。万古霉素口服给药时吸收差,口服万古霉素只用于经甲硝唑治疗无效的艰难梭菌引起的与使用抗生素有关的抗生素相关性假膜性肠炎。万古霉素注射液可以调配为口服液使用。

（二）治疗监测

万古霉素的治疗范围狭窄,高血药浓度与毒性作用有关,但个体差异非常大。应进行万古霉素的治疗药物监测,特别在下列情况下:① 所有肾功能不全的患者,首剂用药后应监测其谷值浓度。② 肾功能正常的患者于用药治疗 4~5 d 后监测其浓度。③ 若同时服用其他肾毒性药物的患者应在开始治疗 2 d 后监测其浓度。万古霉素治疗的药物监测项目见表 13 - 29。

表 13 - 29　万古霉素治疗的药物监测项目

项　　目	内　　容
半衰期	4~6 h
治疗前测定指标	尿素和电解质,60 岁以上患者听力功能
治疗范围	峰值：25~50 mg/L 谷值：5~10 mg/L
采样时间	谷值：下一次给药前 30 min 内(大多数医院仅测量谷值) 峰值：输注完毕 2 h 后 血样采集用一般试管(不含抗凝剂)

（三）剂量

① 静脉注射：成人 0.5 g(q6h)或 1 g(q12h)；② 口服：成人 75 mg(q6 h)或每日 500 mg 分次服用,连用 7~10 d,严重感染可调整剂量至每日 2 g；③ 每日总剂量不超过 2 g。

（四）给药

安瓿瓶中药物首先与注射用水重配,然后 0.5 g 药物加入至少 100 mL 0.9%氯化钠注射液或 5%葡萄糖注射液进一步稀释后才能进行静脉注射,1 g 药物至少需 200 mL 溶液稀释。输液的速度应不大于 10 mg/min。应注意监测肾功能,及时减少药物剂量以防出现中毒的血清浓度(肾功能不全时万古霉素剂量调整见表 13-30)。

表 13-30 肾功能不全时万古霉素剂量调整

肌酐清除率(mL/min)	万古霉素剂量
20~50	500 mg,q12h
10~20	500 mg,q24~48 h
<10	500 mg,q48~96 h

（五）不良反应

低纯度万古霉素最常出现的不良反应是"红人综合征",患者面、颊、上半身及上肢皮肤潮红,系万古霉素引起组胺释放所致。因此,静脉滴注速度不宜过快。5%~7%的患者单独使用万古霉素时会产生肾毒性。大剂量可致耳毒性。

（六）药物过量

推荐支持治疗。血液透析不能清除万古霉素。

（七）药物相互作用

① 万古霉素与其他神经毒性或肾毒性药物同时使用时应谨慎监测,这些药物有两性霉素 B、链霉素、新霉素、庆大霉素、卡那霉素、丁胺卡那霉素、妥布霉素、杆菌肽、多黏菌素 B、多黏菌素 E 和顺铂；② 万古霉素不宜与抗组胺药合用,后者可掩盖耳鸣、头晕、眩晕等耳毒性症状；③ 万古霉素与髓袢利尿剂(呋塞米、依他尼酸、布美他尼、托拉塞米)合用会增加耳毒性风险；④ 万古霉素和麻醉剂合用时会引起超敏反应；⑤ 万古霉素与二甲双胍合用可增加其血药浓度；⑥ 万古霉素与华法林合用可增加患者的出血风险；⑦ 万古霉素与碱性溶液有配伍禁忌,与重金属可发生沉淀。

五、伏立康唑

伏立康唑是第二代三唑类抗真菌药物,具有广谱的抗真菌作用。对黄曲霉、烟曲霉、土曲霉、黑曲霉和构巢曲霉等曲霉菌属具有杀菌作用；对白念珠菌、光滑念珠菌、克柔念珠菌、近平滑念珠菌、热带念珠菌及部分都柏林念珠菌等念珠菌属具有抗菌活性；对足放线病菌属、镰刀菌属、新型隐球菌、皮炎芽生菌、粗球孢子菌、足菌肿马杜拉菌、淡紫拟青霉和丝孢酵母属等真菌也具有临床疗效。

其作用机制是抑制真菌中由 CYP450 介导的 14α-甾醇去甲基化,从而抑制麦角甾醇的生物合成。临床主要用于侵袭性曲霉病、非中性粒细胞减少患者中的念珠菌血症、对氟康唑耐药的念珠菌引起的严重侵袭性感染(包括克柔念珠菌)、由足放线病菌属和镰刀菌属引起的严重感染及进展性、可能威胁生命的真菌感染患者的治疗。

（一）药物代谢动力学

口服本品吸收迅速而完全,给药后 1~2 h 达血药峰浓度。口服后绝对生物利用度约为96%。当多剂量给药,且与高脂肪餐同时服用时,伏立康唑的血药峰浓度和给药间期的药-时曲线下面积分别减少 34% 和 24%。肠内营养剂同样会使吸收减少,应分开使用,但胃液 pH 改变对本品吸收无影响。

伏立康唑的人血浆蛋白结合率约为 58%。稳态浓度下伏立康唑的分布容积为 4.6 L/kg,提示本品在组织中广泛分布,具有良好的组织穿透性,在心脏、脾脏、肾脏、肺组织甚至脑脊液中均有较好的分布。

伏立康唑通过 CYP2C19、CYP2C9 和 CYP3A4 代谢,药物代谢动力学个体间差异很大。体内研究表明 CYP2C19 在本品的代谢中有重要作用,这种酶具有基因多态性,且体内代谢具有可饱和性,暴露药量增加的比例远大于剂量增加的比例。伏立康唑的终末半衰期与剂量有关,在肾功能不全者中其半衰期明显延长。在多次静脉滴注给药者和多剂量口服给药者中分别约有 80% 和 83% 的代谢产物在尿中回收,但仅有少于 2% 的药物以原形经尿排出。

（二）治疗监测

伏立康唑体内代谢呈非线性药物代谢动力学特征,并且其主要代谢酶 CYP2C19 具有基因多态性,容易发生药物间相互作用,导致不同基因型患者服用相同剂量伏立康唑后血药浓度出现差异,可能引起药品不良反应或疗效不佳。因此,伏立康唑的血药浓度监测具有重要的临床价值。推荐对肝功能不全者、联合使用影响伏立康唑药物代谢的患者、*CYP2C19* 基因突变者、发生伏立康唑不良事件或疗效欠佳患者和重症真菌感染危及生命患者进行伏立康唑血药浓度监测。伏立康唑需要监测的项目见表 13-31。

表 13-31　伏立康唑治疗的药物监测信息

项　　目	内　　容
半衰期	与药物剂量相关
治疗前测定指标	谷丙转氨酶、谷草转氨酶、碱性磷酸酶、谷氨酰转肽酶和总胆红素等肝功能指标;肌酐、尿素氮等肾功能指标;电解质
治疗范围	推荐谷浓度:1~5.5 mg/L
采样时间	在患者血药浓度达稳态(首次服药 4~7 d,调整剂量 2 d)后。
注意事项	EDTA-K2 抗凝管采集静脉血约 2 mL,记录患者末次服药时间及采血时间,并详细记录患者的临床表现、治疗疗效和不良反应(尤其是头昏、幻觉等神经毒性)等情况

（三）给药剂量

本品静脉制剂应静脉滴注给药,不可静脉推注。成人及儿童无论是静脉滴注或是口服给药,第 1 天均应给予负荷剂量,使其血浓度尽快达稳态浓度。由于口服片剂的生物利用度很高(96%),所以可根据临床需要口服和静脉滴注两种给药方法相互切换。老年人应用本品时无须调整剂量。伏立康唑的给药剂量及方法见表 13-32 和 13-33。

表 13-32 成人及青少年(12~14 岁且体重≥50 kg;15~17 岁者)推荐剂量

	静 脉 滴 注	口 服	
		体重≥40 kg	体重<40 kg
负荷剂量(适用于第 1 个 24 h)	6 mg/kg,q12 h	400 mg,q12 h	200 mg,q12 h
维持剂量(开始用药 24 h 以后)	4 mg/kg,bid	200 mg,bid	100 mg,bid

表 13-33 2~12 岁儿童和轻体重青少年(12~14 岁且体重<50 kg)的推荐剂量

	静 脉	口 服
负荷剂量(适用于第 1 个 24 h)	9 mg/kg,q12 h	未建议
维持治疗(开始用药 24 h 以后)	8 mg/kg,bid	9 mg/kg,bid(最大剂量 350 mg,bid)

肝功能试验中 ALT、AST 升高的急性肝损害者无须调整剂量,轻、中度肝硬化者负荷剂量不变,但维持剂量减半。轻度到严重肾功能减退(肌酐清除率<50 mL/min)的患者应用本品时可出现赋形剂磺丁倍他环糊精钠的蓄积。

(四)给药方式

口服片剂应在餐前或餐后 1 h 服用。静脉制剂应静脉滴注给药,不可静脉推注,每次静脉滴注≤3 mg/kg 剂量的时间应为 1~2 h,滴注速度不可超过每小时 3 mg/kg。

(五)不良反应

常见的不良反应为视力障碍、发热、皮疹、恶心呕吐、腹泻、头痛、周围性水肿和腹痛。这些不良反应通常为轻度到中度。导致停药的相关不良事件为肝功能异常、皮疹和视力障碍。

(六)孕妇和哺乳

本品属妊娠期用药 D 类。孕妇应用本品可引起胎儿损害。动物实验显示,本品有生殖毒性。孕妇不宜应用。如确有指征应用,应仔细权衡利弊后决定是否应用。伏立康唑在乳汁中的分泌尚未经过研究,因此哺乳期妇女开始应用本品时必须停止哺乳。

(七)药物过量

目前尚无已知的伏立康唑的解毒剂。伏立康唑已知的血液透析的清除率为 121 mL/min,赋形剂磺丁倍他环糊精钠的血液透析清除率为 55 mL/min。所以当药物过量时血液透析有助于将伏立康唑和磺丁倍他环糊精钠从体内清除。

(八)药物相互作用

1. 伏立康唑对其他药物代谢动力学的影响

(1)环孢素 A:本品可使环孢素 A 的 AUC 显著增加,对 C_{max} 作用不显著。应用环孢素 A 治疗的患者开始使用本品时,建议其环孢素 A 的剂量减半,并严密监测环孢素 A 的血浓度。环孢素 A 浓度的增高与肾毒性有关。当停用本品时,仍需严密监测环孢素 A 的浓度,必要时增加环孢素 A 的剂量。

(2)他克莫司、苯妥英钠、奥美拉唑、非核苷类逆转录酶抑制剂(NNRTI)、苯二氮䓬类、他汀类、双氢吡啶钙通道阻滞剂、磺脲类口服降糖药、长春新碱:本品可使上述药物的 C_{max} 和 AUC 显著增加。合用时应密切监测上述药物相关的不良事件和毒性反应,必要时调整上述药物的剂量,并监测他克莫司、苯妥英钠的血药浓度。

（3）华法林：本品可使凝血酶原时间显著延长。因此当两者合用时，需严密监测凝血酶原时间，共用时可能需要调整华法林的剂量。

2. 其他药物对伏立康唑的药物代谢动力学影响

（1）苯妥英钠：苯妥英钠可使伏立康唑的 C_{max} 和 AUC 显著降低。合用时可能需要调整伏立康唑的维持剂量。

（2）HIV 蛋白酶抑制剂：体内研究显示茚地那韦对本品的 C_{max} 和 AUC 无显著影响。体外试验显示抑制本品的代谢，使本品 C_{max} 和 AUC 增加。本品与茚地那韦合用时不需调整剂量，但应监测与本品相关的不良事件和毒性反应。

（3）非核苷类逆转录酶抑制剂（NNRTI）：体外研究显示抑制本品的代谢，使本品 C_{max} 和 AUC 增加。本品与 NNRTI 合用时，应注意监测与本品相关的不良事件和毒性反应。

第五节　免疫抑制药物监测

一、环孢素 A

环孢素 A 是一种强效的免疫抑制剂，用于治疗和预防移植排斥反应。它也可用于严重的牛皮癣和湿疹（仅口服给药）、类风湿性关节炎和肾病综合征。其免疫抑制特性也用于治疗溃疡性结肠炎（超说明书用药）。

（一）药物代谢动力学

环孢素 A 主要在肝脏代谢，自胆汁排出。有明显的肠-肝循环，体内过程个体差异显著。口服吸收慢而不完全，3~4 h 达高峰值。在血液中约一半被红细胞摄取，30% 与血红蛋白结合，4%~9% 结合于淋巴细胞，血浆中游离药物仅 5%。肝脏损伤患者应慎用环孢素 A，并且根据全血药物浓度来调整剂量。

（二）治疗药物监测

环孢素 A 最常见的不良反应为肾毒性，治疗窗狭窄。一般在下列情况下需要监测环孢素 A 血药浓度：① 治疗开始时；② 当怀疑有毒性反应或依从性不好时；③ 当肝功能恶化或出现胃肠道紊乱时；④ 当使用已知具有相互作用的药物时，如红霉素；⑤ 当剂量调整时；⑥ 更换不同品牌药物时。

环孢素 A 的目标治疗范围根据适应证而有不同。环孢素 A 血药浓度与临床疗效/毒性作用之间的关系并不明确。在自身免疫疾病中，并无证据证明某个特定浓度与预期效果之间的关联性。尽管如此临床监测环孢素 A 血药浓度谷值水平非常有用。谷值浓度一般在 100~200 ng/mL 可产生免疫抑制作用又不引起严重不良反应。环孢素 A 治疗的药物监测项目见表 13-34。

表 13-34　环孢素 A 治疗的药物监测项目

项　目	内　容
半衰期	6~24 h
治疗前检查	全血细胞计数、肝功能检查、尿素和电解质、血清肌酐、血压、血脂

项　　目	内　　　容
治疗范围	移植：因患者术后时间而异,一般谷值为 100~200 ng/mL; 溃疡性结肠炎：150~350 ng/mL(124~290 nmol/L)
采样时间	用药前采血,监测其谷值水平

（三）剂量

（1）对肾脏移植,下列剂量范围仅作参考,对大部分病例,推荐口服给药。成人：起始剂量每日 6~11 mg/kg,根据血药浓度调整剂量。每 2 周减量,每日减量 0.5~1 mg/kg,维持剂量每日 2~6 mg/kg,分 2 次口服。在整个治疗过程中,必须在有免疫抑制治疗经验的医生指导下进行。儿童用药按每千克体重计算稍大于成人剂量。

（2）对狼疮性肾炎、难治性肾病综合征,初始剂量每日 4~5 mg/kg,分 2~3 次口服,出现明显疗效后缓慢减量至每日 2~3 mg/kg,疗程 3~6 个月以上。

（3）对顽固难治、皮损广泛的寻常型银屑病及脓包病型、关节病型和红皮病型银屑病,口服,每日 3~5 mg/kg,达到最大疗效后逐渐减量。

（4）对难治性或重症自身免疫性结缔组织病、类风湿关节炎等,口服初始剂量每日 3~5 mg/kg,分 2 次口服,出现明显疗效后缓慢减至每日 2~3 mg/kg,疗程 3~6 个月。

（5）用于难治性特发性血小板减少性紫癜,口服每日 2.5~5 mg/kg,分 2 次,至少用药 3 个月。

（6）对溃疡性结肠炎,静脉滴注,每日 2~4 mg/kg。

（四）用药管理

1. 静脉滴注　　静脉滴注环孢素 A 规格为 50 mg/mL。静脉滴注需要用 0.9%氯化钠注射液或 5%葡萄糖注射液稀释 1∶20~1∶100,然后静脉滴注 2~6 h。因为静脉输液成分中有月桂蓖麻油,可引起过敏反应,故应在开始输液后 30 min 密切观察患者有无过敏反应,此后定期观察直至输液完成。并定期监测血压。选择物理相容的输液袋和给药装置,以免某些聚氯乙烯（PVC）产品不相容。

2. 口服　　口服环孢素 A 目前有胶囊和口服液两种剂型,每日分 2 次服用。口服液在服用前,要用水、橙汁或果汁饮料快速稀释。应避免用柚子或柚子汁稀释。因为柚子会影响 P450 酶系统,导致环孢素 A 血清浓度升高。胶囊应整体吞服。若 1 d 总用量不能等分为早晚各一份时,可早晚不同剂量或选用口服液。

（五）其他监测

必须每 3 个月进行全血细胞计数、肝功能监测和胆红素监测。环孢素 A 会导致高钙血症和肾功能损伤。对于银屑病,在开始治疗前进行肾功能监测,在治疗前 3 个月每 2 周进行肾功能监测,之后每月进行 1 次。环孢素 A 会导致高血压,因此在剂量稳定后的前 3 个月,每 2 周必须监测血压,之后每个月监测血压。每 6 个月监测血脂。

（六）药物过量

用药过量应立即咨询专家意见。环孢素 A 的不良反应常常呈剂量依赖性。不良反应包括有肾毒性、肝功能障碍、胃肠道反应、抽搐、头疼、感觉异常、高血压和高脂血症。一般采取对症治疗和一般支持措施处理。

（七）药物相互作用

很多药物与环孢素 A 有相互作用,具有临床意义的药物有：① 使环孢素 A 血药浓度降低的药物,如苯巴比妥、苯妥英钠、卡马西平、利福平、奥曲肽、奥利司他、圣约翰草、噻氯匹定；② 使环孢素 A 血药浓度升高的药物,如别嘌呤醇、胺碘酮、达那唑、地尔硫䓬、氟康唑、伊曲康唑、酮康唑、大环内酯类抗生素、甲泼尼龙（高剂量）、甲氧氯普胺、尼卡地平、口服避孕药、蛋白酶抑制剂、熊去氧胆酸和维拉帕米；③ 当下列药物与环孢素 A 同时使用时应注意,因为它们可能都有增加肾毒性风险,如氨基糖苷类抗生素、两性霉素、环丙沙星、美法仑、NSAID、甲氧苄啶和万古霉素；④ 疫苗效果可能会因为迟钝的免疫反应而效果不好,应避免使用活减毒疫苗,因为会增加感染的风险；⑤ 环孢素 A 也可能会影响地高辛血药浓度,导致地高辛中毒,亦可升高泼尼松龙血药浓度。

二、他克莫司

他克莫司是一种从霉菌发酵物中提取的大环内酯类新型免疫抑制剂,它通过抑制 T 细胞活化与增殖发挥免疫抑制作用,其作用强度是环孢素 A 的 10～100 倍。用于预防肝脏或肾脏移植术后的移植物排斥反应,也可用于特应性皮炎、红斑狼疮、狼疮肾等疾病（超说明书用药）。

（一）药物代谢动力学

他克莫司口服在整个胃肠道内均可吸收,1～3 h 他克莫司血药浓度达峰值,与血浆蛋白高度结合,平均口服生物利用度为 20%～25%,在体内分布广泛,以全血浓度计算约为47.6 L。饮食可降低他克莫司的吸收速率和程度,食用高脂肪食物后这种作用最为明显。稳态时,AUC 与全血谷浓度具有良好的相关性,因此监测全血谷浓度能够很好地预测全身暴露。

他克莫司是低清除率药物,以全血浓度估算,健康受试者平均总机体清除率（TBC）为2.25 L/h。成人肝、肾和心脏移植患者中,平均总机体消除率分别为 4.1 L/h、6.7 L/h 和3.9 L/h。儿童肝移植患者总机体消除率约为成人肝移植患者的两倍。低血细胞比容和低蛋白水平导致的游离他克莫司增加或激素诱导的代谢增加,都是导致移植后他克莫司清除率较高的原因。

他克莫司半衰期长,个体差异大。健康受试者全血平均半衰期约为 43 h。成人和儿童肝移植患者,平均半衰期分别为 11.7 h 和 12.4 h,而成人肾移植患者为 15.6 h。在移植患者中观察到的半衰期缩短的原因在于清除率增加。

他克莫司普遍在肝脏中代谢,也有相当一部分在肠壁代谢。主要经 CYP3A5、CYP3A4 酶代谢。他克莫司有几种确定的代谢物,其中只有一种代谢物在体外显现出了与他克莫司相似的免疫抑制活性。其他代谢物只有微弱或没有免疫抑制活性。只有一种无活性代谢物在全身循环中以低浓度存在。因此,代谢物对他克莫司的药理活性没有影响。

他克莫司主要经粪便排泄,少量经尿液排泄。不到 1% 的他克莫司原型药物在尿和粪便中检出,表明他克莫司在消除前几乎完全被代谢,胆汁是其主要的消除途径。

（二）治疗药物监测

他克莫司治疗窗较窄,血药浓度易受各种因素如患者生理因素、药物之间的相互作用、制剂、饮食等的影响。因此,需要密切监测其血药浓度,目标治疗窗根据适应证、患者年龄、移植术后时间等而异,他克莫司治疗的药物监测项目见表 13－35。在下列情况建议监测他克莫司血药浓度：① 治疗开始时；② 当怀疑有毒性反应或排斥反应征兆时；③ 当患者生理状态出现变化时；④ 与能潜在改变 CYP3A5、CYP3A4 酶代谢的药物合用时,如伏立康唑；⑤ 与已知和他克莫司存在相互作用的药物合用时；⑥ 当需要调整剂量时；⑦ 药物品牌、剂型发生变化时。

表 13－35　他克莫司治疗的药物监测项目

项　目	内　　　容
半衰期	健康人群：平均约 43 h；成人肝移植患者平均半衰期约为 11.7 h；儿童肝移植患者平均半衰期约为 12.4 h；成人肾移植患者平均半衰期约为 15.6 h
治疗前检查	血压、心电图、神经和视力状态、空腹血糖、电解质（特别是血钾）、血生化、肝肾功能、血液学参数、凝血值等,必要时完善 *CYP3A5、CYP3A4* 基因检测
治疗范围	肝移植：推荐目标谷浓度为术后 1 个月内 10~15 μg/L,2~3 个月 7~11 μg/L,3 个月以后 5~8 μg/L 并维持。 原发病为肝癌的肝移植：推荐目标谷浓度为,1 个月内 8~10 μg/L,2~3 个月 6~8 μg/L,3 个月以后为 5~6 μg/L 并维持。 原发病为自身免疫性肝病的肝移植：目标血药浓度可维持在 5 μg/L 左右。 肾移植：推荐目标谷浓度为术后 1 个月内 10~15 μg/L,2~3 个月 8~15 μg/L,3~12 个月 5~12 μg/L,1 年以上 5~10 μg/L 并维持治疗。 心脏移植：推荐目标谷浓度为,术后早期 10~20 μg/L,维持剂量 5~15 μg/L。 狼疮肾炎：初始治疗推荐目标谷浓度 6~10 μg/L,维持剂量推荐目标谷浓度 3~6 μg/L
采样时间	监测稳态血药浓度的谷浓度,给药后 12 h（下次给药前 30 min 内）

准确的检测结果对指导临床鉴别器官移植术后排异与中毒反应及个体化给药具有重要意义。目前用于测定全血中他克莫司浓度的方法主要有高效液相色谱法、化学发光微粒子免疫分析法（CMIA）、微粒子捕捉酶免疫发光技术（MEIA）、酶联吸附免疫分析技术（ELISA）、液质联用（LC－MS）和酶放大免疫分析技术（EMIT）等。各种监测方法各具优缺点,其中以 CMIA 法和 LC－MS 法应用最为广泛。研究显示,各种检测方法的结果存在一定的差异。因此,建议移植术后的患者应选择相对固定的医院和检测方法监测他克莫司血药浓度。

（三）剂量

他克莫司可通过静脉或口服给药,在术后早期他克莫司通常与其他免疫抑制剂联合应用,剂量依所选免疫抑制方案的不同而改变。为抑制排斥反应,患者需长期服用免疫抑制剂,因此本品口服给药期限不能设定。

1. 肝移植　　口服初始剂量应为 0.1~2 mg/kg·d（临床推荐 0.075~0.15 mg/kg·d）,分两次口服,术后 6 h 开始用药。如果患者的临床状况不适于口服给药,则应该给予连续 24 h 的静脉输注。成人起始静脉输注剂量为 0.01~0.05 mg/kg·d,儿童通常需要成人建议剂量的 1.5~2 倍,才能达到相同的治疗药物浓度。

2. 肾移植　　口服初始剂量应为 0.15~0.3 mg/kg·d(临床推荐剂量为 0.05~0.25 mg/kg·d),分两次口服,术后 24 h 内开始用药。如果患者的临床状况不适于口服给药,则应该给予连续 24 h 的静脉输注。成人起始静脉输注剂量为 0.05~0.1 mg/kg·d,儿童通常需要成人建议剂量的 1.5~2 倍,才能达到相同的治疗药物浓度。

3. 心脏移植　　术后 5 d 内,推荐剂量为 0.075 mg/kg·d。无其他器官功能异常的患者也可采用另一种方法,移植术后 12 h 内,给予他克莫司,每日口服的初始剂量为 2~4 mg,合用霉酚酸酯和皮质激素,或合用西罗莫司和皮质激素。如果患者的临床状况不适于口服给药,则应该给予连续 24 h 的静脉输注,成人起始静脉输注剂量为 0.01~0.02 mg/kg·d,儿童用药按每公斤体重计算稍大于成人剂量。

4. 狼疮肾炎　　口服起始剂量为 2~3 mg/d(体重 ≥60 kg,3 mg/d;体重 <60 kg,2 mg/d 或 0.05 mg/kg·d,可根据临床实际情况逐渐增大剂量至 0.1 mg/kg·d),维持剂量为 2~3 mg/d。

5. 特应性皮炎　　成人可采用 0.03% 或 1% 他克莫司软膏,儿童只可采用 0.03% 他克莫司软膏。在患处皮肤上一薄层本品,轻轻擦匀,并完全覆盖,bid。当特应性皮炎的症状和体征消失时应停止使用。

(四) 用药管理

1. 静脉给药　　他克莫司只能用 5% 葡萄糖注射液和 0.9% 氯化钠注射液稀释后方可用于静脉输注,稀释时本品不能与其他药品混合,稀释后溶液的浓度应在 0.004~0.100 mg/mL,24 h 总输液量应在 20~250 mL 范围内能吸附他克莫司,用于他克莫司配制和给药的导管,注射器和其他设备都不能含有 PVC,应在聚乙烯、聚丙烯或玻璃瓶中稀释本品。使用的溶液应无色透明,安瓿中未用完的本品或未用完的稀释后溶液应立即处理,避免污染。他克莫司在碱性条件下不稳定,碱性药物(如阿昔洛韦和更昔洛韦)应避免与本品合用。另外,只要患者情况允许,应尽早从静脉给药转为口服给药,静脉给药治疗时间不能超过 7 d。

2. 口服　　他克莫司口服剂型有片剂、普通胶囊剂和缓释胶囊剂等剂型。优先推荐口服给药,每日服药两次,早晚各 1 次。饮食可降低他克莫司的吸收速率和程度,食用高脂肪食物后这种作用最为明显,含高碳水化合物的食物产生的影响较轻。建议空腹或餐前 1 h 或餐后 2~3 h 服用,以使药物最大吸收。

(五) 其他监测

他克莫司会导致高血糖、高血脂等代谢异常,发生率可达 20%~50%。因此,在服用他克莫司期间,应定期监测血糖、血脂水平。他克莫司可引起急性或慢性肾毒性,尤其是高剂量使用时,应密切监测肾功能。他克莫司能导致高钾血症,应监测血钾水平。他克莫司谷浓度高的患者可能会导致心肌肥厚,对于使用他克莫司治疗时出现肾功能衰竭或临床表现心室功能障碍的患者,应考虑超声心动评估。

(六) 药物过量

当发生用药过量时应及时就医。他克莫司的不良反应常常是剂量依赖性,症状包括震颤、头痛、恶心呕吐、感染、风疹、昏睡、血尿素氮升高、血清肌酐浓度升高和丙氨酸转氨酶升高等。他克莫司尚无特定的解毒剂。若发生药物过量,应采取一般支持疗法和对症治疗。由于他克莫司的分子量较大,水溶性较差,且与红细胞和血浆蛋白广泛结合,他克莫司不能经透析除去。对于个别血浆浓度极高的患者,血液过滤或渗滤能有效降低药物浓度;对于口服中毒者,在服药后短时间内可采用洗胃和使用吸附剂(如活性炭)。

（七）药物相互作用

1. 药物代谢相互作用　　肝药酶 CYP3A5、CYP3A4 是他克莫司在肝中进行脱甲基代谢的主要酶类,其血药浓度与人体代谢酶的活性高度相关。其中 *CYP3A5* 基因多态性存在显著的种族差异,*CYP3A5 * 3* 在中国汉族人群的突变率高达 72.17%。*CYP3A5* 慢代谢型患者推荐使用标准剂量的他克莫司,快代谢型和中代谢型患者推荐的起始剂量应增加至标准剂量的 1.5~2.0 倍,并通过治疗药物监测调整给药剂量。*CYP3A4 * 1B*、*CYP3A4 * 18B*、*CYP3A4 * 1G* 的多态性与 CYP3A4 酶活性也存在一定的相关性,但其对他克莫司血药浓度的影响尚无明确结论。

（1）下列药物可能增加他克莫司血药浓度(代谢抑制剂):唑类抗真菌药物(如伏立康唑、氟康唑、酮康唑、咪康唑、伊曲康唑等)、大环内酯类药物(如红霉素、克拉霉素、罗红霉等)、PPI(如兰索拉唑、奥美拉唑、雷贝拉唑、泮托拉唑等)、CCB(如地尔硫草、维拉帕米、非洛地平、氨氯地平、尼卡地平、硝苯地平等)、其他药物(如达那唑、炔雌醇、萘法唑酮、溴隐亭、可的松、氨苯砜、麦角胺、孕二烯酮、利多卡因、咪达唑仑、炔诺酮、奎尼定、他莫昔芬、醋竹桃霉素、氨苯砜、麦角胺、甲硝唑、氯霉素、西沙必利、西咪替丁等)。

（2）下列药物可能降低他克莫司血药浓度(代谢诱导剂):利福平、苯妥英钠、利福布汀、异烟肼、苯巴比妥、卡马西平、安乃静、卡泊芬净等药物。

2. 其他相互作用　　他克莫司与已知有肾毒性或神经毒性的药物同时服用,会增加这些毒性作用(如氨基糖苷类、旋转酶抑制剂、万古霉素、复方新诺明、NSAID、更昔洛韦、阿昔洛韦等);环孢素 A、两性霉素 B、布洛芬与他克莫司合用可增加肾毒性;他克莫司能抑制可的松和睾酮的代谢,降低口服避孕药的效果;他克莫司能增加苯妥英钠的血药浓度,应注意苯妥英钠中毒;他克莫司治疗可能引起血钾升高,因此治疗期间应避免高钾摄入或使用保钾利尿剂(如阿米洛利、氨苯蝶啶、螺内酯等);免疫抑制剂可影响对疫苗的应答,他克莫司治疗期间接种疫苗可能是无效的,因此应避免使用减毒活疫苗。

三、其他免疫抑制剂

免疫抑制剂常常需要在低剂量发生移植物排斥和高剂量产生毒性反应之间取得平衡。其他新一代免疫抑制剂如西罗莫司、霉酚酸酯等,由于其治疗窗窄,与其他药物存在一定的相互作用,其药物代谢动力学存在明显的个体差异,且具有较强的毒性,因此也需要密切监测药物浓度,以确保血药浓度处于安全有效的治疗范围。西罗莫司和霉酚酸酯治疗的药物监测项目见表 13-36、表 13-37。

表 13-36　西罗莫司治疗的药物监测项目

项　　目	内　　容
半衰期	肝功能正常人群半衰期为 79±12 h,肝功能损伤人群为 113±41 h
治疗前检查	血常规、血生化、肾功能、肝功能、血糖、血脂等,必要时完善 *CYP3A5*、*CYP3A4* 基因检测
治疗范围	推荐目标谷浓度为术后早期(通常为 6 个月内)10~15 μg/L,维持剂量 4~8 μg/L

续 表

项　目	内　容
采样时间	监测稳态血药浓度的谷浓度,给药后 24 h(下次给药前 30 min 内)。 一旦西罗莫司的维持剂量被调整,患者至少应在新的维持剂量下坚持服用 7~14 d,然后再监测谷浓度。 服用负荷剂量的西罗莫司后,应在 3~4 d 后再监测谷浓度。 大部分患者,剂量调整可以依据简单比例计算:新的西罗莫司剂量=当前的剂量×(目标血药浓度/当前血药浓度)。 当需要大幅度提高西罗莫司的谷浓度时,可考虑在新的维持剂量基础上给予一剂负荷剂量:西罗莫司负荷剂量=3×(新的维持剂量−当前维持剂量)

表 13 - 37　霉酚酸酯治疗的药物监测项目

项　目	内　容
半衰期	半衰期约为 16~17 h
治疗前检查	血常规、血生化、肝肾功能等
治疗范围	推荐 AUC 的目标范围为 30~60 μg·h/mL。 药物代谢动力学分析显示在以环孢素 A 为基础的抗排斥方案中要获得 $AUC_{0-12h} > 30$ mg·h/L 最低 C_0 值为 1.3 mg/L;而在以他克莫司为基础的治疗中要达到目标浓度推荐霉酚酸酯 C_0 为 1.9 mg/L
采样时间	通常采用有限取样法(3 点法),采样时间点分别为服用霉酚酸酯前、服药后 0.5 h 和服药后 2 h

第六节　抗肿瘤药物监测

一、甲氨蝶呤

甲氨蝶呤的化学结构与叶酸相似,对二氢叶酸还原酶具有强大而持久的抑制作用,它与该酶的结合力比叶酸大 106 倍,呈竞争性抑制作用。

甲氨蝶呤具有广谱抗肿瘤活性,适用于各型急性白血病,特别是急性淋巴细胞白血病、恶性淋巴瘤、非霍奇金淋巴瘤、多发性骨髓病,以及头颈部癌、肺癌、各种软组织肉瘤、银屑病、乳腺癌、卵巢癌、宫颈癌、恶性葡萄胎、绒毛膜上皮癌、睾丸癌。

(一) 药物代谢动力学

口服给药用量小于 30 mg/m² 时,口服吸收良好,1~5 h 血药浓度达最高峰。部分经肝细胞代谢转化为谷氨酸盐,另有部分通过胃肠道细菌代谢。在胃肠外注射后 0.25~2.0 h 内达血浆峰浓度,约 50% 吸收的甲氨蝶呤可逆地与血清蛋白结合,但是仍然容易与体液进行交换并分布到人体组织细胞。

甲氨蝶呤广泛分布于体内各组织,也可分布如腹水或胸腔积液之类的第三间隙积蓄的体液中。甲氨蝶呤在某些组织中可滞留较长时间,如在肾脏可滞留数周,在肝脏中可滞留数月。当口服或肠道外给予治疗剂量的甲氨蝶呤时,它不能通过血脑屏障。有必要时可以鞘内注射直接给予高浓度的药物。甲氨蝶呤清除符合三相模式,第一相为分布于组织器官,第二相为肾脏排泄,第三相是肠肝循环。主要是通过肾脏排泄。大约 41% 在第 1 个 6 h 内以原型通过尿液排泄,24 h 内为 90%。少部分可经胆道,最后由粪便排出。重复每日剂量(导致血清浓度更持久)可引起药物在组织中的蓄积。用药周期延长甚至单次治疗剂量的药物都可以使肝脏细胞内保留一定量的药物。肾功能损伤时甲氨蝶呤的排泄会减少,在这种情况下血清和组织细胞中的药物可能会迅速增多。

(二)治疗监测

适时监测甲氨蝶呤血浆水平、调整剂量和开展解救措施可显著减少毒性和死亡率。出现胸腔积液、腹水、消化道梗阻、接受过顺铂治疗及出现脱水、酸尿症或肾功能损伤的患者容易出现甲氨蝶呤水平升高或持续时间延长,因此这类患者应常规监测甲氨蝶呤。不存在这些情况时也可能出现甲氨蝶呤清除延迟。在 42 h 内发现患者的甲氨蝶呤水平升高至关重要,此时给予亚叶酸解救治疗可避免不可逆的甲氨蝶呤毒性。

甲氨蝶呤体内正常清除后,其浓度为第 24 h ≤ 10 μmol/L,第 48 h ≤ 1 μmol/L 和第 72 h ≤ 0.2 μmol/L;若第 24 h > 50 μmol/L 或第 48 h > 5 μmol/L 为早期排泄延迟;第 72 h > 0.2 μmol/L 或第 96 h > 0.05 μmol/L 为排泄延迟。在应用大剂量甲氨蝶呤后需进行亚叶酸钙解救,直至甲氨蝶呤血药浓度 < 0.05 μmol/L。

因此,监测内容应包括在第 24、48、72 或 96 h 测定甲氨蝶呤水平及评估甲氨蝶呤浓度下降的速度(以决定亚叶酸解钙救治疗继续多长时间)。甲氨蝶呤给药后的治疗监测及亚叶酸钙解救用药指导剂量可见表 13-38。

表 13-38　甲氨蝶呤治疗的药物监测及亚叶酸钙解救用药指导剂量

临 床 情 况	实 验 室 检 查	亚叶酸钙剂量和疗程
甲氨蝶呤常规消除	给药后 24 h,血清甲氨蝶呤水平大约为 10 μmol/L,第 48 h > 1 μmol/L,第 72 h 后 < 0.2 μmol/L	60 h 内,口服、肌内注射、静脉注射 15 mg,q6 h(在使用甲氨蝶呤第 24 h 后开始,共给药 10 次)
甲氨蝶呤早期延迟消除和/或急性肾损伤	血清甲氨蝶呤水平在给药后第 24 h ≥ 50 μmol/L,或第 48 h ≥ 5 μmol/L 或使用甲氨蝶呤后,血肌酐在第 24 h 增加 100% 以上	每 3 h 静脉注射 150 mg,直到甲氨蝶呤水平 < 1 μmol/L,然后每 3 h 静脉注射 15 mg,直到甲氨蝶呤水平 < 0.05 μmol/L
甲氨蝶呤晚期延迟消除	给药后 72 h,血清甲氨蝶呤水平 > 0.2 μmol/L,并在用药 96 h 仍 > 0.05 μmol/L	继续口服、肌内注射、静脉注射 15 mg,q6 h,直到甲氨蝶呤水平 < 0.05 μmol/L

(三)其他监测

准备接受或正在接受甲氨蝶呤治疗的患者,推荐以下的实验室检查作为必要的临床评估的一部分和合适的监测方法,包括全血细胞计数(采用分类计数和血小板计数)检查、血细胞比容检查、尿检验、肾功能检查、乙型和丙型肝炎感染检查、肝功能检查和胸部 X 光检查。应该在治疗前、治疗的适当时期和末次治疗后接受上述检查。在起始或改变剂量时,或在甲氨蝶呤血药浓度升高的风险增加时(如脱水),推荐给予更频繁的监测。

(四)剂量

1. 口服　成人 1 次 5~10 mg,qd,每周 1~2 次,1 个疗程安全量为 50~100 mg。用于急性淋巴细胞白血病维持治疗,1 次 15~20 mg/m²,每周 1 次。

2. 肌内或静脉注射　① 成人 1 次 10~50 mg,每周 1~2 次;儿童每日 20~30 mg/m²,每周 1 次,或视骨髓情况而定。② 用于急性白血病:肌内或静脉注射,每次 10~30 mg,每次 1~2 次。③ 用于绒毛膜上皮癌或恶性葡萄胎:每日 10~20 mg,亦可溶于 5% 或 10% 的葡萄糖注射液 500 mL 中静脉滴注,qd,5~10 次为 1 个疗程,总量为 80~100 mg。④ 用于实体瘤,静脉滴注一般每次 20 mg/m²,亦可介入治疗。⑤ 甲氨蝶呤大剂量疗法:每次 1~5 g/m²,

4~6 h 滴完,自用药前 1 日开始至用药后 1~2 d 每日补液 3 000 mL,并用碳酸氢钠碱化尿液,每日尿量不少于 2 000 mL。开始用药后第 24 h 起每 6 h 给予亚叶酸钙 15 mg(10 mg/m^2),共用 10 次或直至甲氨蝶呤血药浓度降至 $5×10^{-8}$ mol/L 以下(14-39)。

3. 鞘内注射　　1 次 10~15 mg,每 3~7 日 1 次,注射速度宜缓慢,注入溶液量不能超过抽出脑脊液量。用于脑膜白血病:鞘内注射甲氨蝶呤一般每次 6 mg/m^2,成人常用 5~12 mg,最大量不能超过 12 mg,qd,5 d 为 1 个疗程。用于预防脑膜白血病时,每日 10~15 mg,qd,每隔 6~8 周 1 次。

4. 腔内注射　　1 次 30~40 mg,每周 1 次,抽出胸腔积液量少于 500 mL 时酌减。

5. 联合化疗　　CMF(环磷酰胺、甲氨蝶呤和氟尿嘧啶),主要用于乳腺癌;CMC(洛莫司汀、甲氨蝶呤和环磷酰胺)主要用于支气管肺癌;COMP(环磷酰胺、长春新碱、甲氨蝶呤和泼尼松)及 CAMP(环磷酰胺、阿霉素、甲氨蝶呤和泼尼松或甲基苄肼)主要用于恶性淋巴瘤等。具体联合化疗方案应由临床医生制定推荐,请遵医嘱。

（五）药物过量

亚叶酸钙可有效中和甲氨蝶呤毒性。致命的毒性症状有厌食、进行性体重减轻、血性腹泻、白细胞减少、抑郁和昏迷。

甲氨蝶呤不慎过量后,要尽快给予亚叶酸钙,且最好在甲氨蝶呤给药后 1 h 内给药。因为随着甲氨蝶呤与亚叶酸钙的给药间隔增加,亚叶酸钙的解毒效力会随之降低。在确定亚叶酸最佳剂量及治疗持续时间时,血清甲氨蝶呤浓度的监测至关重要。

亚叶酸钙每 6 h 给予 10 mg/m^2 静脉或肌内注射给药直到血清甲氨蝶呤浓度<$5×10^{-8}$ mol。如果存在胃潴留或梗阻,应该通过胃肠外途径给予亚叶酸钙。同时进行水化(3 L/d)并且用碳酸氢钠碱化尿液。调整碳酸氢钠的剂量使尿 pH≥7。应该间隔 24 h 分析血清样本中肌酐和甲氨蝶呤的水平。如果 24 h 血清肌酐水平在基线上增长了 50% 或者 24 h 甲氨蝶呤水平>$5×10^{-6}$ mol 或第 48 h 甲氨蝶呤水平 ≥$9×10^{-7}$ mol,那么亚叶酸钙的剂量应该增加到 100 mg/m^2,每 3 h 静脉注射直到甲氨蝶呤水平<$5×10^{-8}$ mol。亚叶酸钙输注的速度不能超过 16.0 mL/min(160 mg 亚叶酸钙)。有明显第 3 间隙蓄积的患者具有高风险,不论他们 24 h 血清甲氨蝶呤水平如何都要密切监测直到血清甲氨蝶呤水平<$5×10^{-8}$ mol。

以上所提到的亚叶酸钙的剂量并不适用于大剂量甲氨蝶呤治疗中。在不同的研究和发表的文献中亚叶酸钙的剂量有所不同,建议参考发表的有关大剂量甲氨蝶呤用药的文献。大量药物过量的病例须进行水化治疗和碱化尿液,以预防甲氨蝶呤和/或其代谢物在肾小管内的沉积。无论是标准的血液透析或者腹膜透析都不能明显改善甲氨蝶呤的清除。如果患者完全无尿,那么通过血液透析可能会清除部分甲氨蝶呤,此外也没有其他可以选择的治疗手段。有报道使用高通量透析器进行急性间断性血液透析对甲氨蝶呤的清除是有效的。意外的鞘内用药过量需加强全身支持治疗、大剂量全身性(静脉)亚叶酸钙治疗、碱性利尿和快速脑脊液引流及脑室腰椎灌注。

（六）药物相互作用

① 乙醇和其他对肝脏有损害药物,如与本品同用,可增加肝脏的毒性;② 由于用本品后可引起血液中尿酸的水平增多,对于痛风或高尿酸血症患者应相应增加别嘌呤醇等药剂量;③ 本品可增加抗凝血作用,甚至引起肝脏凝血因子的减少或(和)血小板减少症,因此与其

他抗凝药同用时应谨慎;④ 与保泰松和磺胺类药物同用后,因与蛋白质结合的竞争,可能会引起本品血清浓度的增高而导致毒性反应的出现;⑤ 口服卡那霉素可增加口服本品的吸收,而口服新霉素钠可减少其吸收;⑥ 与弱有机酸和水杨酸盐等同用,可抑制本品的肾排泄而导致血药浓度增高,增加毒性,应酌情减少用量;⑦ 氨苯蝶啶、乙胺嘧啶等药物均有抗叶酸作用,如与本品同用可增加其毒副作用;⑧ 与氟尿嘧啶同用,或先用氟尿嘧啶后用本品,均可产生拮抗作用,但如先用本品,4~6 h 后再用氟尿嘧啶则可产生协同作用;⑨ 本品与左旋门冬酰胺酶合用可导致减效,如用后者 10 d 后用本品,或于本品用药后 24 h 内给左旋门冬酰胺酶,则可增效而减少对胃肠道和骨髓的毒副作用;⑩ 在用本品前 24 h 或 10 min 后用阿糖胞苷,可增加本品的抗癌活性;⑪ 本品与放疗或其他骨髓抑制药同用时宜谨慎。

二、5-氟尿嘧啶

5-氟尿嘧啶(5-fluorouracil,5-FU)是尿嘧啶 5 位上的氢被氟取代的衍生物。在肝和肿瘤组织中浓度较高,主要在肝代谢灭活,变为 CO_2 和尿素,分别由呼气和尿排出。对消化系统癌(食管癌、胃癌、肠癌、胰腺癌、肝癌)和乳腺癌疗效较好,对宫颈癌、卵巢癌、绒毛膜上皮癌、膀胱癌、头颈部肿瘤也有效。5-FU 对骨髓和消化道毒性较大,出血性腹泻应立即停药。5-FU 易产生耐药性,其机制包括活化 5-FU 所需酶活性的丧失或减弱;胸苷酸合成酶扩增且发生改变,不能被 F-dUMP 抑制。

(一)药物代谢动力学

5-FU 为非胃肠道途径给药,因其口服吸收不规则且不完全。许多组织,尤其是肝脏,可将其代谢灭活。5-FU 经嘧啶环的还原而失活,此反应是由存在于肝脏、小肠黏膜、肿瘤细胞及其他组织的二氢嘧啶脱氢酶催化来完成的。先天性缺乏此酶,对该药的敏感性则显著升高。完全缺乏此酶的个体较少见,它们在使用常规剂量时即可表现出较重的毒性反应。二氢嘧啶脱氢酶缺乏可通过酶分析法或外周血白细胞检测,以及测定血浆中 5-FU 与其代谢产物 5-氟-5,6 二氢尿嘧啶的比值来确定。

5-FU 快速静脉注射,血浆浓度达 0.1~0.5 mmol/L,且可很快从血浆中消除(半衰期为 10~20 min)。5-FU 单次静脉注射后,24 h 内仅从尿中排出给药量的 5%~10%。虽然肝脏中含有高浓度二氢嘧啶脱氢酶,但肝功能不全患者的用量却无须改变,这可能是因为药物在肝外组织也可发生降解。连续 24~120 h 静脉输注给药,5-FU 的血浆浓度可达 0.5~0.8 μmol/L。该药少量进入脑脊液中。

(二)治疗监测

5-FU 给药剂量调整对肿瘤患者的治疗有着重要的临床意义,不但可延迟化疗毒性反应的出现时间、有效降低化疗毒性反应的发生率,还有助于提高临床疗效、改善患者预后。5-氟尿嘧啶治疗的药物监测项目见表 13-39。

表 13-39 5-氟尿嘧啶治疗的药物监测项目

项 目	内 容
半衰期	静脉给药 15~20 min
治疗前检查	全血细胞计数、肝功能检查

项　目	内　　容
有效血药浓度范围	AUC 为 20~25 mg/L·h
采样时间	5-FU 静脉滴注开始后 18~30 h,且需同时准确记录静脉滴注开始、采血及滴注结束的时间
其他检查	化疗前各项常规检查正常,双氢嘧啶脱氢酶代谢无异常;化疗前未合并胃肠道疾病

(三) 剂量

1. 单药　　单药使用时,氟尿嘧啶的静脉注射或静脉滴注所用剂量相差甚大。

① 静脉注射:剂量一般为按体重 10~20 mg/kg·d,连用 5~10 d,每疗程 5~7 g(甚至 10 g)。② 静脉滴注:通常按体表面积 300~500 mg/m²·d,连用 3~5 d,每次静脉滴注时间不得少于 6~8 h;静脉滴注时可用输液泵连续给药维持 24 h。③ 连续动脉静注:剂量为每日 5~7.5 mg/kg(局域性输注),用于原发性或转移性肝癌。④ 腹腔内注射:按体表面积 1 次 500~600 mg/m²,每周 1 次,2~4 次为 1 个疗程。⑤ 口服:虽然一般首选胃肠外给药,但也使用 15 mg/kg,最大剂量不超过 1 g/d,每周 1 次,维持治疗。

2. 联合亚叶酸钙使用的推荐方案　　① 亚叶酸钙 200 mg/m²,缓慢静脉注射,随后立即快速注射 5-FU,370 mg/m²,qd,连用 5 d,每 4~5 周重复。② 每日给予较低剂量亚叶酸钙(20 mg/m²),随后 5-FU 425 mg/m²,连用 5 d,每 4~5 周重复。③ 亚叶酸初始剂量 200 mg/m²,随后 5-FU 初始剂量 400 mg/m² 快速静脉注射,然后 600 mg/m² 持续静脉输注。连续给药 2 d,每 2 周 1 次。

(四) 药物过量

治疗过程中最早发生的不良反应是食欲减退和恶心,继而会出现口腔炎和腹泻,这是药物已用足量的可靠警示。黏膜溃疡遍及整个胃肠道,可引起暴发性腹泻、休克甚至死亡,尤其是二氢嘧啶脱氢酶缺乏的患者。对那些持续静脉输注 5-FU 或 5-FU 与亚叶酸钙联合应用的患者尤易发生。

大剂量使用 5-FU 产生的毒性作用主要为骨髓抑制,白细胞减少往往发生于首次注射药物后 9~14 d 最为严重,也可发生血小板减少症和贫血。还可出现脱发,偶可全部脱光,以及指甲改变、皮炎、皮肤色素沉着和皮肤萎缩等。急性胸痛,同时心电图显示心肌缺血,这是由于 5-FU 静脉注射后不久或注射过程中冠状动脉血管痉挛导致。鞘内注射骨髓抑制、黏膜反应与腹泻比大剂量疗法发生率低,但手-足综合征的发生率却更高。

(五) 药物相互作用

1. 与甲氨蝶呤相互作用　　5-FU 用药在先,甲氨蝶呤用药在后可产生拮抗;反之,先用甲氨蝶呤,4~6 h 后再用 5-FU 则产生抗肿瘤协同作用。

2. 与西咪替丁相互作用　　会升高 5-FU 血药浓度,毒性增加(严重)。

3. 与亚叶酸钙相互作用　　先给予亚叶酸钙静脉滴注,继用本品可加强疗效。

4. 与奥沙利铂相互作用　　配伍禁忌,混合或通过同一条静脉同时给药会产生严重不良反应。

5. 5-FU 还可影响如下药物的作用　　华法林、双嘧达莫、表柔比星、多柔表星、甲酰四氢叶酸、顺铂、新霉素、别嘌醇、索布佐山、羟基脲等。

三、其他抗肿瘤药

在下列情况下,应对抗肿瘤药进行血药浓度监测:① 抗肿瘤药物使用周期长;② 采用联合用药,难以对其中某种药物单独进行药物代谢动力学和药效动力学评价。

1. 采样时间　　由于受到治疗方案和联合用药等因素的影响,因此需要根据不同人群、不同给药方案,采用不同的给药时间,制定特定的个体化用药。尤其是对于儿童、老年人、孕妇等特殊人群更加需要个体化用药。

2. 药物相互作用　　抗肿瘤药物之间的相互作用错综复杂,多数药物联合用药,可通过各种机制影响其他药物的血药浓度。在一个给药方案中增加或移除另一个药,影响很大,因为它会严重影响其他药物的血药浓度,如紫杉醇、多西他赛、伊马替尼。紫杉醇、多西他赛、伊马替尼的监测项目见表 13 - 40 ~ 表 13 - 42)。

表 13 - 40　紫杉醇治疗的药物监测项目

项　　目	内　　容
半衰期	消除半衰期: 5.3~14.7 h
治疗前的检查	全血细胞计数、肝肾功能、心电图
治疗前预防用药	为了防止放生严重的过敏反应,接受本品治疗的所有患者应事先进行预防用药,通常在用本品治疗之前 12 h 及 6 h 左右给予地塞米松 20 mg 口服,或在用本品之前 30~60 min 静脉滴注地塞米松 20 mg;苯海拉明(或其同类药)50 mg,在用本品之前 30~60 min 静脉注射或深部肌内注射,以及在注射本品之前 30~60 min 给予静脉滴注西咪替丁(300 mg)或雷尼替丁(50 mg)
血药浓度范围	<0.05 μmol/L(约 42.7 μg/L)
临床意义评价	降低血液毒性和神经毒性
其他检查	全血细胞计数、肝肾功能、心电图;化疗后每周进行全血细胞计数检查,监测有无骨髓抑制
与其他药的相互作用	① 使用紫杉醇递增剂量(110~200 mg/m²)和顺铂(50 mg/m² 或 75 mg/m²)作序贯静脉滴注,当紫杉醇在顺铂之后给予时,与紫杉醇在顺铂之前给予相比较,前者的骨髓抑制更为严重;当在先用顺铂之后再给予紫杉醇时,紫杉醇的清除率大约降低 33%;② 细胞色素 P450 同功酶 CYP2C8 和 CYP3A4 可促进紫杉醇的代谢。紫杉醇与 CYP2C8 和 CYP3A4 的已知底物诱导剂(如利福平、卡马西平、苯妥英钠、依法韦仑、奈韦拉平)或抑制剂(如红霉素、氟西汀、吉非罗齐)合用时,紫杉醇的药物代谢动力学也会发生改变,应当慎重;③ 许多药物(如酮康唑、维拉帕米、地西泮、奎尼丁、地塞米松、环孢菌素、替尼帕苷、足叶乙苷、长春新碱)在体外可以抑制紫杉醇代谢为 6α-羟基紫杉醇,但是使用的浓度要超出体内正常的治疗剂量;④ 睾酮、17α-炔雌二醇、视黄酸及 CYP2C8 特异性抑制剂,在体外也能够抑制 6α-羟基紫杉醇的生成

表 13 - 41　多西他赛治疗的药物监测项目

项　　目	内　　容
半衰期	本品的药代特点符合三室药物代谢动力学模型,α、β、γ 半衰期分别为 4 min、36 min 及 11.1 h
治疗前的检查	化疗前检测血常规、肝肾功能、心电图
治疗前预防用药	口服糖皮质激素类药物,如地塞米松。在多西他赛静脉滴注 1 d 前服用,每日 16 mg,持续至少 3 d,以预防过敏反应和体液潴留
血药浓度范围	AUC 范围为 1.2~3.8 mg/L·h
临床意义评价	降低毒性
其他检查	定期地检测血常规、肝肾功能、心电图;化疗后每周检测血常规,监测有无骨髓抑制
与其他药的相互作用	① 与酮康唑合用时,多西他赛的 $CYP3A4$ 基因被抑制,从而减慢了多西他赛的代谢;② 与索拉非尼相互作用,导致多西他赛的 AUC 增加,C_{max} 提高;③ 与阿霉素联合用药时,多西他赛清除率增加;④ 与顺铂相互作用,多西他赛清除率降低,骨髓毒性较为严重

表 13–42　伊马替尼治疗的药物监测项目

半衰期	伊马替尼消除半衰期：18 h；活性代谢产物半衰期：40 h
治疗前的检查	全血细胞计数、肝功能
血药浓度范围	$C_{min} \geqslant 1\,100\ \mu g/L$
临床意义评价	增加无进展生存期
其他检查	全血细胞计数，肝功能；甲状腺切除患者用左甲状腺素治疗时，应监测其 TSH 水平
与其他药的相互作用	① 与 CYP3A4 抑制剂同服时，如酮康唑，可增加伊马替尼的血药浓度；② 与 CYP3A4 诱导剂同服时，如利福平、苯妥英钠、卡马西平、奥卡西平、苯巴比妥等，可降低伊马替尼的血药浓度

第十四章 不同药物剂型的用法和注意事项

第一节 缓释、控释制剂

缓释制剂系指用药后能在较长时间内持续释放药物以达到长效作用的制剂,其药物释放主要是一级速率过程。控释制剂系指药物能在预定的时间内自动以预定速度释放,使血药浓度长时间恒定维持在有效浓度范围之内的制剂,其药物释放主要是在预定的时间内以零级或接近零级速率释放。

（一）缓释、控释制剂的特点

1. 减少服药次数　　对半衰期短的或需要频繁给药的药物,制成缓释制剂或控释制剂,可以提高患者用药的依从性,尤其是需要长期用药的慢性疾病患者。

2. 血药浓度"峰谷"波动小　　血药浓度平稳,可避免超过治疗血药浓度范围的毒副作用,又能保持在有效浓度范围(治疗窗)之内以维持疗效。

3. 减少用药的总剂量　　可用最小剂量达到最大药效。

（二）口服缓释、控释制剂分类

缓释、控释制剂主要有骨架型和贮库型两种。药物以分子或微晶、微粒的形式均匀分散在各种载体材料中,形成骨架型缓释、控释制剂;药物被包裹在高分子聚合物膜内,形成贮库型缓释、控释制剂。

1. 骨架型缓释、控释制剂

（1）不溶型骨架片:此类骨架片不会在胃肠道中发生崩解,但消化液可穿透骨架间隙,当骨架孔隙渗满消化液时,其骨架沟槽就会不断将溶解的药物缓慢地扩散出来。此类骨架片药物释放后整体随粪便排出。

（2）溶蚀型骨架片:骨架片由水不溶但可溶蚀的蜡质材料制成,通过孔道扩散与蚀解方式控制药物释放。

（3）凝胶型骨架片:骨架片遇水形成凝胶,水溶性药物的释放速度取决于药物通过凝胶层的扩散速度,而水中溶解度小的药物,释放速度主要由凝胶层的逐步溶蚀速度所决定。凝胶骨架最后完全溶解,药物全部释放,生物利用度高。

2. 膜控型缓释、控释制剂　　膜控型缓释、控释制剂主要是将含药核芯,用适宜的包衣液采用一定的工艺制成均一的包衣膜,达到缓释、控释目的。

（1）微孔膜包衣片：微孔膜包衣片与胃肠液接触时，致孔剂遇水部分溶解或脱落，在包衣膜上形成无数微孔或弯曲小道，使包衣膜具有通透性。胃肠道中的液体通过这些微孔渗入膜内，片芯内的药物溶解产生一定渗透压，由于膜内外浓度差的存在，药物分子便通过这些微孔向膜外扩散释放，释放速度为零级或接近零级速率。包衣膜在胃肠内不被破坏，最后排出体内。

（2）膜控释小片：膜控释小片是将药物与辅料按常规方法制粒，压制成小片，用缓释膜包衣后装入硬胶囊使用，同一胶囊内的小片可包上不同缓释作用的衣膜或不同厚度的衣膜。膜控释小片可获得恒定的释药速率。

（3）肠溶膜控释片：肠溶膜控释片是将药物片芯外包肠溶衣，再包上含药的糖衣层。含药糖衣层在胃液中释药，当肠溶衣片芯进入肠道后，衣膜溶解，片芯中的药物释出，因而延长了释药时间。

3. 渗透泵片　　渗透泵片由药物、半透膜材料、渗透压活性物质和推进剂等组成。

（1）单室渗透泵片：单室泵片在进入人体后其包衣内的水分可被片芯吸收，在缓控释片中形成高渗透压，使药物的混悬液缓慢挤出泵片外膜的释药小孔。

（2）多室渗透泵片：与单室泵片不同的是，多室泵片在进入人体后其内部聚合物的体积可发生较大的变化，有效推动及控制活性物质表面药物进行释放。

（三）缓释、控释制剂注意事项

口服缓释、控释制剂一般要求患者完整吞服，不能嚼碎或溶于水中服用。缓释片掰开后表面缓释膜或缓释骨架被破坏，药物释放特性即被改变，药物会从断口处迅速释放出来，这样不但达不到缓释的目的，还会因体内药物浓度骤然升高，造成药物中毒。同样口服缓释胶囊不能被拆分使用。

只有少数品种采用特殊缓释技术使其可掰开服用，但不能研碎或咀嚼，其目的是方便患者调整用药剂量。可以掰开服用的缓释制剂有：盐酸曲马朵缓释片（奇曼丁）、单硝酸异山梨酯缓释片（欣康）、琥珀酸美托洛尔缓释片（倍他乐克）、丙戊酸钠缓释片（德巴金）、盐酸奥昔布宁缓释片（依静）、卡左双多巴控释片（息宁）。

第二节　片　　剂

片剂是药物与适宜辅料均匀混合压制而成的圆片状或异形片状的固体制剂。根据应用目的和制备方法，可以改变其大小、形状、片重、硬度、厚度、崩解和溶出特性及其他特性。绝大部分片剂用于口服，也有用于舌下、口腔黏膜或阴道黏膜。片剂具有剂量准确，质量稳定，服用、携带、运输方便等优点。

用法与注意事项：

1. 普通片　　服药时宜采取坐姿或站姿，用温开水送服，服药后站立或静坐 5~10 min。卧床的患者服药后应适当增加饮水，以保证药物进入胃部，避免刺激食道。普通片剂切勿干吞或服药后立即躺下，防止药片黏附着在食道壁上，造成食道损伤甚至溃疡等不良反应且影响药效。包有肠溶衣的片剂不宜掰开或嚼服，如阿司匹林肠溶片。有些片剂因自身性质不宜嚼服。例如,普罗帕酮片,其有局麻作用且味苦;米曲菌胰酶片嚼碎后药粉残留在口腔易引起严重的口腔溃疡。

2. 泡腾片 泡腾片指含有碳酸氢钠和有机酸,遇水可产生气体而呈泡腾状的片剂。常见的有阿司匹林、维生素 C 泡腾片等。

(1) 用法:取凉开水或温开水 100~150 mL 加入药片浸泡,待气泡消失,药物溶解后,摇匀服用。

(2) 注意事项:① 使用时应注意区分泡腾片是外用还是内服;② 含有易氧化药物的泡腾片应现泡现喝;③ 请勿让儿童自行服用;④ 内服泡腾片严禁直接吞服或含服,因泡腾片在口腔及胃肠道中会释放大量气体造成胀气甚至窒息;⑤ 泡服时发现产生不溶物、沉淀、絮状物等不宜服用。

3. 分散片 分散片可以直接温水送服,也可将药片溶于温水中服用。

4. 舌下片 舌下片是指置于舌下能迅速溶化,药物通过黏膜快速吸收从而发挥全身作用的片剂,可防止胃肠环境对药物的不良影响,并可避免肝首过效应。如硝酸甘油片应置于舌下,勿要吞服,服药后 10 min 内禁止饮水或饮食。

5. 咀嚼片 咀嚼片宜嚼碎后服用,以利于药物溶出或吸收,特别是一些抗酸药、胃黏膜保护药,因为此类药嚼碎后能够充分的覆盖在消化道黏膜上形成保护膜,用于中和胃酸时宜饭后服用。酵母片因其含有黏性物质,嚼碎后可避免其在胃内形成团块,影响药效。

6. 含片 含片的主要目的是发挥局部治疗作用,可将其夹在舌底、龈颊沟或者近患处,待其自然溶化。儿童最好使用圈内中空的含片避免呛入喉部引起梗阻。

7. 多层片 多层片必须整片吞服,不能掰开,因为其通过改变各层所含药物或者辅料,以制成复方制剂、达到长效目的等。如多酶片为双层糖衣片,外层为胃蛋白酶,在胃内释放出来发挥作用,内层为胰酶在肠内释放出来,在肠道碱性条件下表现出强的活性,嚼碎会影响胰酶活性。

第三节 胶囊剂

胶囊剂是指将药物填充于空心硬质胶囊中或密封于弹性的软质胶囊中而制成的制剂。胶囊剂可以分为硬胶囊和软胶囊,一般供口服,也可用于其他部位如直肠、阴道等。胶囊剂能够掩盖药物的不良嗅味,提高药物的稳定性。服用后在胃肠道分散、溶出,吸收快,生物利用度较高。通过一定的制剂技术,能够起到缓释、控释、定位的作用。

1. 用法 胶囊剂服用时采取站姿或坐姿用温开水送服,为保证药物送达胃部,水量一般在 100~200 mL。服药后不宜立即躺下,如咽部有异物感,可继续用水将其送下。

2. 注意事项 ① 胶囊送服的水温过热会导致胶囊壳溶化、黏性增加而贴在咽喉部或者食道;胶囊剂也不宜直接吞服,避免吸附在食道上,造成局部药物浓度过高。② 胶囊剂一般不应拆开服用如肠溶胶囊、缓控释胶囊等,胶囊壳可以起到掩盖药物不良嗅味和避免对口腔、胃黏膜产生刺激的作用,一些在胃酸中不稳定的药物做成肠溶胶囊,使药物在肠道被吸收。③ 穆斯林具有严格的清真饮食文化习惯,他们禁戒很多食物。胶囊的主要原材料为明胶,明胶为动物的皮、骨、腱与韧带中的胶原蛋白经适度水解后的制品或为上述不同明胶制品的混合物。对穆斯林患者需询问禁忌事项,宜选择非明胶胶囊外壳(如淀粉、羟丙甲基纤维素类)为材料的胶囊剂或使用其他可替代剂型。

第四节　颗　粒　剂

颗粒剂是将药物与适宜的辅料混合而制成的具有一定粒度的干燥颗粒状制剂。按照颗粒剂在水中的溶解情况可分为可溶性颗粒剂、混悬性颗粒剂及泡腾性颗粒剂。颗粒剂溶解或混悬于水中,具有吸收快、作用迅速的特点。

1. 用法　不同类型的颗粒剂服用方法有所区别。可溶型、混悬型和泡腾型颗粒剂宜用温开水冲服。服用混悬型颗粒剂时,如有部分药物不溶解,也应一并服用。泡腾型颗粒剂只能加水溶解后服用,切忌放入口中直接冲服。肠溶颗粒、缓释颗粒、控释颗粒应吞服,不能嚼服。

2. 注意事项　含挥发性、热不稳定性药物的颗粒剂对冲服的水温具有一定要求。如含挥发油的中药颗粒冲服时水温应控制在 40~60℃;消化酶类药如胃蛋白酶受热易凝固变性,建议凉水或温水送服;活菌药如双歧杆菌、枯草杆菌颗粒不耐高温,宜选用低于40℃的温水或凉开水冲服;阿莫西林颗粒中阿莫西林遇热会形成高分子聚合物,引发过敏,宜选用低于40℃的温水或凉开水冲服。

有的颗粒剂应避免用水直接冲服。例如,L-谷氨酰胺哌仑酸钠颗粒直接口服,避免用水冲服。孟鲁司特钠颗粒应直接服用或与一勺室温或冷的软性食物混合服用,或溶解于一勺室温或冷的婴儿配方奶粉或母乳服用,不得溶于除此之外的液体,但服用后可以饮水。

中药颗粒剂盛装的容器不宜用铁制、铝制等器皿盛装,宜用搪瓷、玻璃等器皿。不宜加糖以掩盖其苦味,有的中药是利用苦味或者异味来刺激消化道发挥作用,加糖会影响药物的疗效。

第五节　散　　剂

散剂指药物与适宜的辅料均匀混合制成的粉末状制剂,分为内服散剂和外用散剂。散剂具有制法简便、剂量可随意调整、运输携带方便、容易分散和起效迅速的特点。散剂尤其适合于婴幼儿及吞咽困难的患者服用。

1. 用法　口服散剂通常的使用方法为用温水溶解摇匀后服用,服药后 30 min 内勿进食,以免影响服药效果。不同的药物溶解时用水量不同。不同作用其服用量也有所区别,如聚乙二醇电解质散剂在治疗功能性便秘和术前肠道清洁时服用量及方法有所不同。

外用散一般将药粉直接撒布于患处,再用消毒纱布或外贴膏固定,也可先撒于纱布上再敷贴,如珍珠散;或用茶、黄酒、香油等液体将药粉调成或研成糊状敷于患处,如九分散;外用散剂还可吹鼻、吹喉、擦牙、纳阴使用等。

2. 注意事项　①不溶性散剂服用量较大时,可少量多次服用,以免引起呛咳、吞咽困难。②引起呛咳时可使患者取坐位,仰头含少量温水,轻拍背部,排出吸入的少量药粉。③服药后不宜过多饮水,避免药物过度稀释影响疗效。④使用活菌散剂如双歧杆菌活菌散剂、酪酸梭菌活菌散剂时冲服水温不宜超过40℃。

第六节　口服液体制剂

　　口服液体制剂是指药物以分子、离子状态分散在溶剂中形成的均相或以分子聚集体形式分散于液体分散介质中的非均相供口服的液体制剂。通常可以分为溶液剂、混悬剂、乳剂。口服液体制剂中药物的分散程度大,吸收迅速而显效快,服用方便,尤其适用于吞咽困难患者如老年人、婴幼儿等。

　　1. 用法　　为保证服用剂量准确,无量杯时应按刻度服用,口服混悬剂服用前应摇匀,保证药物分布均匀,服用时切忌用嘴直接接触瓶口,以免污染制剂,服用结束后应旋紧瓶盖。

　　2. 注意事项　　口服液体制剂在使用过程中容易被微生物污染及受到空气影响,使用时应注意观察是否发生霉变,若为溶液剂,应注意是否有沉淀产生。

　　糖浆剂不宜在饭前服用,因糖分可抑制消化液的分泌,饭前服用会降低食欲,胃部产生饱胀感。睡前服用后应注意清洁口腔,避免影响牙齿健康。服用止咳糖浆时不宜用水稀释和立即饮水,因为这样会降低黏附在黏膜上的糖浆而降低药效。糖尿病患者及患有化脓性感染者应慎用糖浆剂。

　　部分合剂如复方甘草口服液、藿香正气水含有乙醇,对乙醇过敏、驾驶机动车等患者需注意,同时也应避免与头孢类或易产生双硫仑反应的药物合用。

第七节　滴 鼻 剂

　　滴鼻剂系药物用适宜的溶剂制成的供滴入鼻腔用的液体制剂,按剂型可分为溶液型、混悬型和乳浊型3种,有滴剂、喷雾剂、注入剂及洗净剂等。一般配成等渗或略微高渗,pH为4.5~6.5。向鼻腔里滴药是治疗鼻炎、鼻窦炎等疾病的主要给药方法。患者使用滴鼻剂时,药师应提供关键的咨询建议。

　　1. 用法

　　(1)洗手,要将鼻腔内的分泌物擤净。如果鼻腔内有干痂,则应先用温盐水清洗浸泡,待干痂变软取出后再滴药。

　　(2)使用滴鼻剂时可用两种姿势:一种是仰卧向后垂头式,即患者在滴药时仰卧于床上,肩部垫一软枕,使头部尽量向后仰,使鼻腔低于口咽部。滴药时,滴鼻剂应距鼻孔1~2 cm。每次滴药3~4滴。让药液顺着鼻孔一侧慢慢流下,让鼻腔侧壁对药液起到缓冲作用,以免使药液直接流入咽部,苦味难忍。滴完药后,用手指轻按几下鼻翼,使药液布满鼻腔。然后,保持滴药姿势3~5 min,再坐起。鼻黏膜,蝶窦炎、筛窦炎、额窦炎的患者,采用此法较好。二是侧卧侧下垂头式,即让患者侧卧,让头部偏向需要用药的鼻腔那侧,头部向肩部下垂,使头部低于肩部,然后滴药。滴药的方法同上。如果双侧鼻腔都需滴药,则在一侧鼻腔滴药 5 min 后,把身体和头偏向另一侧,再滴药。上额窦炎的患者采用此种方法较好。

(3)如果需同时使用两种以上的滴鼻剂时,使用两药的时间应间隔 3 min 以上,以免降低药物的疗效或引起不良反应。如同时使用能使鼻黏膜血管收缩的滴鼻剂和消炎的滴鼻剂,则应先用前者,后用后者。

(4)拧上瓶盖。

2. 注意事项

(1)长期使用滴鼻剂,会产生许多副作用。因此,使用滴鼻剂一般不可超过 2 周。婴幼儿应尽量不用滴鼻剂,以免影响其鼻黏膜的发育。高血压患者应慎用能使鼻黏膜血管收缩的滴鼻剂,以防用药后加速血压升高。

(2)向鼻内滴药时,滴管头应悬空,不要触及鼻部,以免污染药液。

(3)滴药后将头部略向两侧轻轻转动,以使药液均匀分布。

(4)不可长期依靠滴鼻液来改善鼻腔疾病,当使用效果越来越差时,应停使用,及时查找原因并请专科医生诊治,以免丧失治疗时机。

第八节　滴　耳　剂

滴耳剂是指滴入耳道内的液体药物制剂,一般以水、乙醇、甘油、丙二醇、聚乙二醇等为溶剂,对耳道起清洁、消炎、收敛等作用。滴耳剂主要用于耳道感染或疾患。如果耳聋或耳道不通,不宜应用。耳膜穿孔者也不要使用滴耳剂。患者使用滴耳剂时,药师应提供关键的咨询建议。

1. 用法　①洗手,患者采用侧仰卧位或坐位头后仰侧倾,患耳向上;②用消毒棉签清除耳道内分泌物,或滴入双氧水冲洗;③拧开瓶盖,避免手、物接触到瓶口;④将滴耳剂瓶口对准耳道,同时将耳垂拉向后上方,使耳道变直;⑤滴入药液;⑥拧上瓶盖。

2. 注意事项

(1)若滴耳剂为混悬液,需摇匀后使用。

(2)若病情需要同时使用几种滴耳剂,每种滴耳剂需间隔一定时间(5 min)滴入。

(3)滴入药液后,用食指和拇指夹持耳垂上下轻摇,促使药液流入耳内。同时保持头位 3~5 min,轻按耳屏(耳前方突出部位),防止药液溢出耳外,让药液与耳道充分接触。

(4)滴药时不要让滴耳剂瓶口或滴管接触到耳朵,尤其不要接触到病灶部位,以免污染滴耳液。

(5)滴耳剂一经打开,需在一定时间内使用(一般 28 d)。打开放置过久,滴耳液容易变质。

(6)不要随意使用他人的滴耳剂,或不要将本人的滴耳剂给他人使用。避免传播细菌、耽误病情、引发耳部新的感染。

(7)若双耳均需用药,则一耳滴入后稍事休息 5 min,更换另耳。

（8）滴耳后可用少许药棉塞住耳道。

（9）注意观察滴耳后是否有刺痛或烧灼感，若连续用药 3 d 患耳仍然疼痛，应停止用药，及时去医院就诊。

第九节　滴 眼 剂

滴眼剂系指由药物与适宜辅料制成的无菌水性或油性澄明溶液、混悬液或乳状液，供滴入的眼用液体制剂。也可将药物以粉末、颗粒、块状或片状形式包装，另备溶剂，在临用前配成澄明溶液或混悬液。滴眼剂同其他制剂一样，是在临床实践中，不断总结、完善、发展起来的。滴眼剂系局部用药，对眼部具有杀菌、消炎、扩瞳、缩瞳、麻醉等作用。随着眼部用药的快速发展，滴眼剂已不能涵盖临床应用的实际剂型和使用状况，现多将"滴眼剂"改为"眼用制剂"，"滴眼剂"只是眼用液体制剂中的一种。滴眼给药是治疗学上一个重要途径，患者易于接受，容易配方和生产，所以应用十分广泛。患者使用滴眼剂时，药师应提供关键的咨询建议。

1. 用法　　① 洗净双手后，用前摇匀，拧开盖子，露出滴眼剂滴口；② 不要凑近滴口呼吸；③ 头后仰，眼睛向上看；④ 用手指下拉下眼睑形成眼袋，于眼内角或眼外角部位将药液滴入下眼睑与眼球的交界处，注意不要让滴口触碰到眼球，每次1滴；⑤ 眼睑复原，闭上眼睛30 s，转动眼球数次，使药液在眼眶中分布均匀，擦去外溢液体，待药液在眼中充分弥散后再睁开眼睛；⑥ 拧紧瓶盖。

2. 注意事项

（1）使用过程中避免滴眼剂被污染。

（2）记下首次打开滴眼剂的时间，打开4周后不能继续使用。若在医院病房内使用由于污染风险高，保质期更短，只有1~2周。

（3）禁止他人共用。

（4）用滴眼剂或眼药膏期间，不要戴隐形眼镜。

（5）请于阴凉干燥处储存，儿童接触不到的地方。

（6）若都要用滴眼剂和眼药膏，先用滴眼剂，5 min 之后再涂药膏。

（7）如需用几种不同的滴眼剂，使用间隔时间为 5 min。

（8）常见的用药错误是滴几滴药水，滴满整个眼球。实际上，每只眼只能容纳一滴药水，多了就会溢出。1 mL 滴眼剂约相当于 15 滴。有些患者对滴眼剂过敏，这通常与其所含的防腐剂有关，而非药物成分。医生可给过敏的患者更换一种滴眼剂，保证所含防腐剂适合患者的体质，或者给以 1 次性滴眼剂，虽然价格会贵一点。如果患者双眼都需用药，1 次性滴眼剂应用较普遍，因为它对眼睛不会造成感染。长期使用滴眼剂的患者，任何一种由防腐剂引起的过敏反应，眼科医生都要能给予准确的判断。

（9）眼科手术后治疗：眼科手术后皮质激素滴眼剂应保持每日滴4次，疗程应根据术后病情决定。病情不复杂的患者4~6周。不同效价激素的选择取决于外科医生对术后炎症发生的预判。

第十节　眼药膏与眼用凝胶剂

相比于滴眼剂,眼药膏与眼用凝胶剂的一大优点是药效较持久,无须频繁使用,同时能维持局部有效药物浓度。眼药膏与眼用凝胶剂还有一个优点是可以减少临床护理次数。氯霉素眼膏在临床上应用最广泛。缺点是有些患者涂抹时有难度,需要他人帮助,而且刚用过后几分钟内视野变得模糊。

1. 用法　①洗手,拧开盖子(头端剪去0.5 cm);②轻轻地下翻下眼睑,暴露用药部位,在下眼睑内面挤上一段约0.5 cm长的药膏;③管口尽量不要碰到眼睛和睫毛;④闭上眼过数分钟;⑤拧紧盖子。

2. 注意事项

(1) 用药后几分钟,可能会视野模糊,这段时间内不要开车或者操作机器。

(2) 使用时不要让药膏受到污染。

(3) 记下首次打开眼药膏的时间,4周后不能继续使用,若在医院病区内使用,由于污染风险高,保质期更短,只有1~2周。

(4) 禁止他人共用。

(5) 用眼药膏与眼用凝胶剂期间,不要戴隐形眼镜。

(6) 若滴眼剂和眼药膏、眼用凝胶剂都要用,先用滴眼剂,5 min之后再涂眼药膏、眼用凝胶剂。

(7) 请储存于阴凉干燥处,儿童不能触及的地方储存。

第十一节　栓　　剂

栓剂是指药物与适宜基质制成的具有一定形状的供人体腔道内给药的固体制剂。栓剂在常温下为固体,塞入腔道后,在体温下能迅速软化熔融或溶解于分泌液,逐渐释放药物而产生局部或全身作用。

栓剂按给药途径不同分为直肠用、阴道用、尿道用栓剂等,最常用的是肛门栓和阴道栓。肛门栓通过直肠吸收药物发挥全身作用,还可避免肝脏的首过效应,有圆锥形、圆柱形、鱼雷形等形状。阴道栓有球形、卵形、鸭嘴形等形状。

肛门栓圆柱形圆端比圆柱形尖端更容易进入肛门括约肌。但尖端栓剂因与直肠的内部形状更匹配,有利于在直肠内停留。但如果栓剂温和融化较快,那么这些明显的益处将会变得毫无意义。事实上,只要保留足够的融合长度,栓剂以圆端或尖端塞入直肠可能不会产生太大的差异。患者自己给药用圆端可能更简单些。

1. 阴道栓

(1) 用法:①洗净双手及会阴部,可以用冲洗液清洗阴道内外分泌物。使用前应检查栓剂是否发生软化,若栓剂已经软化,则应将其带着外包装放在冰箱或冰水中冷却片刻,待其变硬,然后除去外封物。② 患者仰卧床上,双膝屈起并分开,可利用置入器或戴手套的手,将栓剂尖端部向阴道口塞入,并用手以向下、向前的方向轻轻推入阴道深处。置入栓剂后患者应并拢双腿,保持仰卧姿势约 20 min。

(2) 注意事项:① 在给药后 1~2 h 内尽量不排尿,以免影响药效。② 宜在临睡前使用,以便药物充分吸收,并可防止药栓遇热融化后外流。③ 月经期停用,有过敏史者慎用。

2. 直肠栓

(1) 用法:① 用药前先排便并清洗肛门内外,然后清洗双手,使用前应检查栓剂是否发生软化,若软化宜将其置入冰水或冰箱中待其变硬。② 剥去栓剂外包装,可在栓剂的顶端蘸少许液状石蜡、凡士林、植物油或润滑油。③ 塞入时患者取侧卧位,小腿伸直,大腿向前屈曲,贴着腹部;儿童可趴伏在大人的腿上;放松肛门,把栓剂的顶端插入肛门,并用手指缓缓推进,若需要发挥全身治疗作用,推入深度应约在 2 cm 处最佳,这样药物可通过直肠中、下静脉绕过肝进入体循环,合拢双腿并保持侧卧姿势 15 min,以防栓剂被压出,因为栓剂在直肠停留时间越长,吸收越完全。

(2) 注意事项:① 用药后 1~2 h 内尽量不解大便(刺激性泻药除外)。② 有条件可在肛门外塞一点脱脂棉或纸巾,以防基质融化漏出污染衣被。

3. 尿道栓

(1) 用法:尿道栓用法与阴道栓类似。

(2) 注意事项:因尿道栓可引起轻微的尿道损伤和出血,故接受抗凝治疗的患者慎用。

第十二节　贴　膏　剂

贴膏剂系指将原料药与适宜基质制成膏状物、涂布于被衬材料上供皮肤贴敷、可产生全身或局部作用的一类薄片状制剂。其主要由被衬层、药物层、保护层三部分组成。根据含药层的基质不同将其分为橡胶贴膏和凝胶贴膏。凝胶贴膏又称为巴布剂或巴布膏剂。

1. 用法　橡胶硬膏(如伤湿止痛膏)、巴布膏(如氟比洛芬巴布膏)使用比较简便,取合适体位,暴露贴药部位,将膏药贴上即可。

2. 注意事项

(1) 贴膏部位尽量避开有毛发的部位,防止粘贴不牢,皮肤不能完全被膏药覆盖影响药物吸收,而且避免揭膏药时牵扯带来疼痛,如果在这些部位需要使用应剃毛。

(2) 贴前注意干燥和清洁。皮肤表面如果有破损、溃烂时不要贴膏药,易导致感染;贴之前要将被贴部位的皮肤用温水擦洗干净,彻底晾干。

(3) 根据病情在不同时间用药,一般在伤后 12~24 h 使用为宜。

(4) 肌肉或关节韧带扭伤、挫伤时,不可用伤湿止痛膏、麝香跌打风湿膏等贴于受伤部位。因这类膏药具有活血散瘀的作用,会加重损伤部位的组织充血、肿胀,伤后即贴不能达到消肿、止痛的作用,应先冷敷,2~3 d 后再热敷,然后贴膏药,骨折患者在使用跌打伤痛贴前需复位。

(5) 面部近眼、口鼻处等不宜贴,因为膏药中所含的挥发性成分会刺激眼睛和呼吸道。

（6）过敏体质不能贴。如果贴上膏药后，10 min 左右感到被贴部位的皮肤出现皮疹、发痒、灼热、刺痛时，说明患者对膏药过敏，应立即揭掉膏药。

（7）一般贴膏药时间不应超过 12 h，根据说明书要求及时更换，因为膏药贴敷时间过长会加重皮肤负担，妨碍毛孔的通透，阻止汗液排出，甚至引起局部皮炎。

（8）揭下膏药换药时要注意清洗患处，保持皮肤清洁，让皮肤适当休息一下，再贴下一贴。

（9）贴膏药时不能只关注痛点，要注意正确的敷贴部位。如因颈椎病引起的疼痛，应在颈椎上找到压痛点，不能只贴胳膊、肩部等酸痛点。膝关节疼痛的患者，如果是关节内病变，关节的肌肉会形成保护性挛缩。在这种情况下，在关节前后都要贴膏药，两面夹击才能使炎症尽快消失。

（10）揭膏药之前先用温水润湿膏药表面，然后再揭，患者不会感到疼痛。膏药为 1 次性使用，不可一贴膏药反复多次应用，以免局部感染或达不到所期望疗效。

第十三节　贴　　剂

贴剂系指原料药物与适宜的材料制成的供粘贴在皮肤上的可产生全身性或局部作用的一种薄片状制剂。贴剂有背衬层、药物贮库、粘贴层及临用前需除去的保护层。贴剂可用于完整皮肤表面，也可用于有疾患或不完整的皮肤表面。其中用于完整皮肤表面能将药物输送透过皮肤进入血液循环系统起全身作用的贴剂称为透皮贴剂。

1. 用法

（1）皮肤应当清洁、干燥、几乎无毛发，敷贴部位不油腻，油性皮肤会影响黏性。

（2）不宜用手触碰粘贴层，该层可能会贴有药物。敷贴时应按照说明书上注明的部位粘贴，可用手掌紧压贴剂于皮肤，使其粘贴均匀一致。

2. 注意事项

（1）当淋浴、游泳时通常应当撕去贴剂。

（2）如果对贴剂过敏、不能耐受或有较强的皮肤刺激时应暂时中断使用，并咨询医师或药师。

（3）贮库型贴剂不可切割使用。

（4）透皮贴剂从包装中取出时应小心，避免撕破或割破单位剂量，应根据产品说明书所推荐的时间使用，使用结束后应立即去除。

（5）使用缓控释透皮贴剂时避免将贴敷部位与热源接触，如电热毯、蒸汽浴等，以免引起药物突然释放，使用芬太尼透皮贴剂时尤其应注意。

（6）用过的、失效的、不需要的贴剂应将黏面折叠起来防止误用。

第十四节　软膏剂与乳膏剂

软膏剂系指药物与油脂性或水溶性基质混合制成的均匀半固体外用制剂。乳膏剂系指药物溶解或分散于乳状液型基质中形成的均匀的半固体外用制剂。软膏剂根据药物在基质中的分散状态不同可以分为溶液型、混悬型,乳膏剂按基质不同可以分为水包油型和油包水型。多数软膏剂和乳膏剂主要通过药物作用于表皮或渗入皮下组织起局部治疗作用,但部分是药物通过皮肤进入体循环,产生全身治疗作用。

1. 用法

(1) 涂敷前先对皮肤进行清洁。

(2) 涂敷后轻轻按摩可提高疗效。

2. 注意事项

(1) 对有破损、溃烂、渗出的部位一般不要涂敷。如急性湿疹,在渗出期采用湿敷方法可收到显著的疗效,若用软膏反可使炎症加剧、渗出增加。对急性无渗出性糜烂则宜用粉剂或软膏剂。

(2) 涂布部位有烧灼或瘙痒、发红、肿胀、出疹等反应,应立即停药,并将局部药物洗净。

(3) 部分药物,如尿素,涂后采用封包(即用塑料膜等包裹皮肤)可显著地提高角质层的含水量,封包条件下的角层含水量可由 15% 增至 50%,增加药物的吸收,亦可提高疗效。

(4) 不宜涂敷于眼睛、口鼻等部位。

(5) 软膏剂和乳膏剂的贮存应包装于密封性好的容器中并存在阴凉干燥处。贮存的温度不宜过高或过低,以免基质分层及药物降解。

第十五节　吸　入　剂

临床常用的吸入剂主要是治疗哮喘的沙美特罗替卡松粉吸入剂、噻托溴铵粉吸入剂、布地奈德粉吸入剂、复方异丙托溴铵气雾剂等。使用粉雾、气雾剂吸入治疗是治疗哮喘的有效方法,吸入治疗的效果与吸入装置及正确的使用方法有关。药师应该确保患者掌握使用方法,安全有效地使用吸入剂。

一、压力定量气雾吸入器

由药物、抛射剂、表面活性物质或润滑剂 3 种成分组成。使用此种吸入装置的气雾剂有硫酸沙丁胺醇气雾剂(万托林)、硫酸特布他林气雾剂(喘康速)、异丙托溴铵气雾剂(爱全乐)、丙酸倍氯米松气雾剂(必可酮)、丙酸氟替卡松吸入气雾剂(辅舒酮)、布地奈德气雾剂(普米克)等。

1. 用法　移去套口的盖,使用前轻摇贮药罐使之混匀;头略后仰并缓慢地呼气,尽可能呼出肺内空气;将吸入器吸口紧紧含在口中,并屏住呼吸,以食指和拇指紧按吸入器,使药物释出,并同时做与喷药同步的缓慢深吸气,最好大于 5 s(有的装置带笛声,没有听到笛声则表示未将药物吸入);尽量屏住呼吸 5~10 s,使药物充分分布到下气道,以达到良好的治疗效果;将盖子套回喷口上;用清水漱口,去除上咽部残留的药物。

2. 注意事项　气雾剂含抛射剂,容器有一定内压,储存时请注意避光、热、冷冻及撞击,以免发生爆炸。

二、干粉吸入器

使用者主动吸入空气的动能分散药物微粒,干粉雾颗粒的流速与使用者的吸气流速相吻合。常用的干粉吸入器有两种:储存剂量型涡流式干粉吸入器,如布地奈德粉吸入剂(普米克都保)、富马酸福莫特罗粉吸入剂(奥克斯都保);另一种为准纳器,如沙美特罗替卡松粉吸入剂(舒利迭)。

1. 储存剂量型涡流式干粉吸入器

(1)用法:旋转并移去瓶盖。检查剂量指示窗,检查是否还有足够剂量的药物;一手拿储存剂量型涡流式干粉吸入器,另一手握住底盖,先向右转到底再向左转到底,听到"咔"一声,即完成1次剂量的充填;吸入之前,先轻轻地呼出一口气(勿对吸嘴吹气),将吸嘴含于口中,并深深地吸口气,即完成1次吸入动作。吸药后屏气5~10 s;用完后将瓶盖盖紧。

(2)注意事项:10 min后漱口;储存剂量型涡流式干粉吸入器内的药物由患者吸入而到达肺中,指导患者通过吸嘴用力深度吸气非常重要。

2. 准纳器

(1)用法:一手握住准纳器外壳,另一手拇指向外推动准纳器的滑动杆直至发出咔嗒声,表明准纳器已做好吸药的准备;握住准纳器并使远离嘴,在保证平稳呼吸的前提下,尽量呼气;将吸嘴放入口中,深深地平稳地吸气,将药物吸入口中,屏气约10 s;拿出准纳器,缓慢恢复呼气,关闭准纳器(听到咔嗒声表示关闭)。

(2)注意事项:吸完药后漱口,保持口腔清洁;保持准纳器干燥;不用时,关闭准纳器;使用时不可对准纳器呼气;仅在准备吸药时才可推动滑动杆,避免药物浪费。

3. 噻托溴铵粉吸入剂(思力华)

(1)用法:临用前,取胶囊1粒放入专用吸入器的刺孔槽内,用手指撳压按钮,胶囊两端分别被细针刺孔,然后将口吸器放入口腔深部,用力吸气,胶囊随着气流产生快速旋转,胶囊中的药粉即喷出囊壳,并随气流进入呼吸道。

(2)注意事项:成人,1次1粒,qd。对老年患者、肝功能不全和肾功能不全患者无须调整剂量,但对中重度肾功能不全患者(CrCL<50 mL/min)必须进行密切监控。

三、儿童雾化

在儿科门诊,雾化吸入是喘息性呼吸道疾病的主要治疗方式。雾化治疗可直接作用于病灶、局部组织药物浓度高、给药剂量相对小、副作用相对少、疗效快速显著、使用方便等优点。

1. 用法　①雾化前清除儿童口鼻腔分泌物,避免雾化时发生误食、误吸等意外,同时保证雾化的顺利进行。②雾化吸入时,选择半坐位或坐位为宜,药师、护士应示范儿童深长缓慢呼吸,以增加胸廓活动度,提高肺活量。③起始雾化时气量不宜过大,可先给予较小雾量,2 min后增加雾量,为取得儿童的配合,雾化时间不宜过长,以10~15 min为宜。④雾化后及时擦净口鼻部残留的药液,并用温开水漱口。⑤雾化后可轻轻拍打患儿背部,以利于痰液咳出。

2. 注意事项　①雾化过程中,若因各种原因无法取得儿童配合时,应暂停雾化,或选择睡眠后雾化。②雾化时,若出现儿童有频繁刺激性咳嗽、呼吸困难等不适症状,应暂停雾化。③防止药物雾气喷向儿童眼部。

第十五章　临床药学技能

第一节　药历采集

药历是临床药师在为患者提供药学服务过程中以合理用药为目的通过采集临床资料综合分析整理归纳而书写形成的完整技术档案,是药师客观记录患者用药历史,为患者提供个体化服务的重要依据和必备资料。

在入院时,获得患者准确的用药史是非常重要的。原因在于它提供了一个合理的出发点来评估患者目前药物治疗的疗效,有助于确认药物的不良反应和过敏史、确认用药依从性问题,有助于患者出院后全科医师清楚了解住院期间的用药变化。

临床药师采集的关于患者处方药和非处方药的使用情况,应比医疗团队的其他成员提供更多的信息数据,特别注重收集患者当前治疗的有用信息,用药及剂量信息均应准确无误。

（一）用药整合

临床药师应注意整合患者近期未经过正规专业咨询就使用的药物清单,包括使用的日期,明确患者最近有无服用某些药物,是否因为副作用或疗效不好自行停药,或全科医生建议停药。这样,药师在患者入院一开始就全面了解药物的使用情况。

临床药师可以通过检查患者提供的药品,观察其标签和容器内容物是否匹配,判定患者是否具备自我管理用药的能力。若缺乏自我管理意识,则有可能造成药物浪费,此时应建议陪护人员协助管理,增强患者的用药依从性。

（二）会谈技巧

良好的沟通技巧和有序的方法有助于得到详细的用药史。在交谈期间得到的回答都应该被充分记录,不管是在专门的表格或患者的住院笔记上。

1. 自我介绍　　① 向患者介绍自己,面带微笑并做一些眼神交流;② 陈述此次来访的目的;③ 询问现在是否有时间交谈。

2. 询问技巧　　① 提开放性问题;② 避免专业术语;③ 带有感情地聆听并表示理解。

（三）现药史

① 询问患者现在服用的所有药物,如果可以的话,把患者的药物做一个备忘录。除此之外,询问患者不以为是药物的物品也很有用。比如,避孕药、滴眼剂、乳膏、营养补充剂、草药、非处方药。② 记录开始用药的日期、剂量和用药频率,如医生开的抗生素日期,还要询问患者是否按处方用药,检查依从性。

（四）既往用药

患者是否已经停用了一些药物，如果有，为什么？可能的回答有药物的副作用或药物没有疗效。药瓶上的日期或重复使用可以诱发一些特殊药物问题。

（五）过敏药物

① 患者是否有过敏药物？如果有，记录时间和发生情况。② 患者是否又重新服用了这种药物？

第二节　药历书写

书写药历是临床药师进行规范化药学服务的具体体现。是客观记录患者用药史和保证患者用药安全、有效、经济所采取的措施，是以药物治疗为中心，发现、分析和解决药物相关问题的技术档案，也是开展个体化药物治疗的重要依据。药历要客观真实地记录药师实际工作的具体内容，咨询的重点及相关因素。还应注意的是，药历的内容应该完整、清晰、易懂，不用判断性的语句。

（一）主要内容

药历是药师参与药物治疗和实施药学服务、为患者建立的用药档案，其源于病历，但又有别于病历。药历由药师填写，作为动态、连续、客观、全程掌握用药情况的记录，内容包括其监护患者在用药过程中的用药方案、用药经过、用药指导、药学监护计划、药效表现、不良反应、治疗药物监测、各种实验室检查数据、对药物治疗的建设性意见和对患者的健康教育忠告。

（二）格式

国外有多种药历格式。SOAP 药历格式是指患者主诉（subjective）信息，体检（objective）信息，评价（assessment）和提出治疗方案（plan）模式；TITRS 药历格式指主题（title），诊疗的介绍（introduction），正文部分（text），提出建议（recommendation）和签字（signature）模式。

中国药学会医院药学专业委员会结合国外药历格式，发布了国内药历的书写原则与推荐格式，具体如下。① 基本情况：患者姓名、性别、年龄、出生年月、职业、体重或体重指数、婚姻状况、病案号或病区病床号、医疗保险和费用情况、生活习惯和联系方式；② 病历摘要：既往病史、体格检查、临床诊断、非药物治疗情况、既往用药史、药物过敏史、主要实验室检查数据、出院或转归；③ 用药记录：药品名称、规格、剂量、给药途径、起始时间、停药时间、联合用药、不良反应或药品短缺品种记录；④ 用药评价：用药问题与指导、药学监护计划、药学干预内容、TDM 数据、对药物治疗的建设性意见、结果评价。

总之，药历不是病历的复制品。作为患者用药的凭据及临床教学科研资料，临床药师应对患者的病情、治疗方案、临床药师建议等详尽描述，并对治疗结果做出分析，评价在用药方面哪些合理、哪些值得商榷，尽可能进行不同治疗方案的药物经济学评价。药历应从药师首次接触患者时就开始独立建立，记录药师专业的药学诊断、治疗评估等判断，体现临床药师的观点和认识，结合医院具体的实际情况和临床医生对具体用药的认识书写。临床用药观点与既往认识不符合时，不急于否定，先去查找证据，经过分析，肯定自己的观点或肯定医生的判断,把证据写入药历。如此经过长期累计,形成自己的知识体系。药历不是通过对医生和护士的病历进行再加工而成,它应是病历的一个组成部分,就其内容而言,用药、分析、讨论、建议及建议采纳后的反馈、不良反应的告知、总结等,都可以成为药历的有机组成。切忌内容繁多复杂。有则长之,无则短之。

第三节 药品不良反应监测与报告

药品不良反应(adverse drug reaction,ADR)定义为正常剂量的药物用于人体作为预防、诊断、治疗疾病,或调节生理功能用途时,出现的有害的和与用药目的无关的反应。该定义排除有意的或意外的中毒、过量用药及用药不当引起的反应。不过,临床药师总是会碰到过量用药的患者,因此,无论是哪一种情形,对药物的毒性有所了解是非常重要的。"不良作用(adverse effect)"和"不良反应(adverse reaction)"两个术语可以交替使用,在日常实践中,从药物的角度用"作用(effect)"这个词描述问题,从患者的角度用"反应(reaction)"这个词描述问题。但是,"不良事件(adverse events)"不一定与药物治疗有关,而是在药物治疗期间所发生的任何不利的医学事件。例如,患者在医院散步滑倒致髋关节骨折,这就是一个不良事件。

(一)药品不良反应分类
传统的 ADR 分为两类。

1.A型反应　A 型反应是由于药物的药理作用增强所致,其特点是可以预测,与用药剂量相关,停药或减量后症状减轻或消失,一般发生率高、死亡率低。通常包括副作用、毒性反应、后遗效应、首剂效应、继发反应、停药综合征等。例如,β 受体阻滞药与心动过缓,磺脲类与低血糖,抗胆碱能药物与口干,苯二氮䓬类与嗜睡。在某些情况下,一旦机体适应了药物的作用,患者对这类药品不良反应将逐渐耐受,如加巴喷丁引起的嗜睡反应可能就非常短暂。那些可以增加血中药物浓度的因素,如肝肾功能受损、药物-药物相互作用、药物剂型改变等,可招致 A 型反应。衰老对药物代谢与排泄有重大影响,可增加受体对药物的敏感性、改变体内平衡,引起 A 型反应。

2.B型反应　B 型反应是指与药物本身药理作用无关的异常反应,其特点是与用药剂量无关,一般难以预测,常规药理学筛选不能发现,发生率低、死亡率高,时间关系明确。B型反应似乎更可能影响到过敏性体质的个体,过敏反应、特异质反应属于此类,上市后有可能导致药物撤市。青霉素引起的过敏反应、柳氮磺胺吡啶引起的肝毒性、麻醉药引起的恶性高热,都是 B 型反应的例子。药物的剂型因素也会引起 B 型反应。辅料可招致 B 型反应。

(二)药品不良反应影响公众对药品的信任
在过去的几十年里,不少药物的不良反应俨然跃升为世界性新闻头条,如 2004 年默克公司环氧化酶-2(COX-2)抑制剂罗非昔布(万络)事件。其他一些轰动一时的药品不良反应还有西立伐他汀致横纹肌溶解、特非那定心脏不良反应、西地那非相关死亡,以及麻疹-腮腺炎-风疹(MMR)联合疫苗争论等,这些都持续对公共卫生产生了深远的影响。

（三）药品不良反应的资讯来源

很多数据库都可作为药品不良反应的资讯来源,但要深究一个药品不良反应的可能性还需要更多的资料。第一选择可以是《药品特性概要(SPC)》,包含有药物的不良作用、可发生性、发生概率等。国家食品药品管理总局(SFDA)定期分布《药品不良反应信息通报》和《国家药品不良反应监测年度报告》为专业人士提供有用的药品不良反应的最新资讯。其他常用的参考资料来源还有: ①《马丁代尔药物大典》(*Martindale*);②《美国医院处方服务》(*American Hospital Formulary Service*);③《药品不良反应集》(*Adverse Drug Reactions*);④《梅勒药物副作用》(*Meyler's Side Effects of Drugs*);⑤《达维斯药品不良反应教程》(*Davies's Textbook of Adverse Drug Reactions*);⑥《英国国家处方集》(*British National Formulary*);⑦《陈新谦新编药物学》。

（四）不良的药物-药物相互作用资讯来源

对具有潜在临床意义的不良药物-药物相互作用给予警戒是药师的重要职责。最常用的专业参考资料是《斯托克利药物相互作用》(*Stockley's Drug Interactions*)和 Hansten 与 Horn 主编的《如何处理临床重要的药物相互作用:事实与比较》(*Managing Clinically Important Drug Interactions, Facts and Comparisons*)。

（五）不良的药物-食品相互作用

临床常见不良的药物-食品相互作用,诸如与葡萄柚汁相关的各种问题。药师应嘱咐正在服用华法林的患者避免食用蔓越橘类制品,因为蔓越橘能够增强华法林的药理作用。药师应嘱咐正在服用 MAOI 的患者避免食用富含酪胺的食品如乳酪、酵母制品,因为 MAOI 可以强化酪胺的升压效应,导致血压危险性增高。

（六）补充医学药物的不良反应

有些患者服用草药或顺势疗法药物。这些药物与注册药品在管控上有区别,较少有关于其质量保证、安全性、有效性的资讯。补充医学药物在制剂的效价、活性成分及赋形剂方面变化较大,多含有重金属、激素及其他掺杂剂。草药与注册药品存在着显著的相互作用,如圣约翰草与地高辛、环孢素 A、选择性 5 – HT 再摄取抑制剂均有相互作用。其他有意义的相互作用还有银杏叶、生姜与华法林相互作用等。

由于大部分不良反应没有得到报告,或缺乏规范的临床试验收集资料,或患者在看医生时有意或无意不透露是否使用补充医学药物,因此很难确定补充医学药品不良反应的临床意义和发生率。

（七）药品不良反应的确认

1. 时机　　不是所有的药品不良反应都是用药后即刻就发生的,比如 ACEI 可以在用药过程中发生血管水肿或在不长的用药间隔里再发,苯妥英钠长期用药后可致牙龈增生,药源性帕金森神经功能障碍往往也是在用药数个月之后才出现。而服用甲氧氯普胺后可立即发生眼动反应,环丙沙星亦可快速诱发癫痫。

有些药品不良反应可能会在停药后出现,因此对"罪魁祸首"的追踪认定就不应限制在患者正在使用的药物。一个经典的例子是氟氯西林引起的迟发性胆汁淤积性黄疸和肝炎,这个不良反应可能在药物治疗完成几周后才出现。有些药物生物半衰期非常长,如胺碘酮和来氟米特,即使停药之后血浆浓度一直可以维持一个很长的时间。

2. 剂量　　对疑似引起不良反应药物的药理学要有清晰认识,这对区分 A 型不良反应、B 型不良反应至关重要。若属于 A 型反应,则减少剂量可能会降低不良反应发生。特别要关注治疗窗窄的药物,如庆大霉素、地高辛、茶碱、锂盐、苯妥英钠、环孢素 A,很窄的药物浓度水平就可以分为无效、有效、中毒。老年患者由于对药物的代谢排泄能力减弱,导致药物蓄积,因此尤应注意预防 A 型反应的发生。对 B 型反应来说,药物的剂量大小影响不大,发生 B 型反应后一般需要停药。

3. 去激发(de-challenge)和再激发(re-challenge)　　如果患者撤药或减少剂量后药品不良反应消失或减轻,则表明该药与其不良反应有因果关系。药物再激发可以确认或否认药物与不良反应的关联性。显然,在任何情况下再激发都不安全,应在患者再次用药暴露后相关风险与确认药品不良反应真实性之间仔细权衡。

4. 其他医疗情形　　在力图追究一个新不良反应发生的原因时,考虑其他的非药物因素的可能性,特别是患者的并发疾病状况。安慰剂效应对药品不良反应有显著的影响。若比较活性药物与安慰剂的临床试验数据,可以发现安慰剂组的不良反应与活性药物组的不良反应通常类似。

（八）药品不良反应的记录与交流

患者出现药品不良反应后,有关药物和在该患者身上出现的特定反应需记录在病历资料中并及时通报至全科医生,以防止患者无意地再次暴露用药。此外,当患者是对药物不能耐受而不是发生严重不良反应时,更要全面记录。例如,很多患者自以为对青霉素过敏,而事实上他们仅仅是表现出对药物的不耐受。

（九）药品不良反应发生的高危患者

1. 老年患者　　老年患者是最容易发生药品不良反应的人群之一。由于衰老过程的复杂影响,老年患者药物代谢和排泄过程发生改变,机体对药物如苯二氮䓬类的敏感性亦发生改变。老年患者容易并发多种疾病,经常要服用多种药物,这就显著增加了药物-药物或药物-疾病相互作用的发生风险。

由于老年患者功能及维持内环境平衡的能力减弱,对药物如抗高血压药的反应更加易感。避免或减少此类问题的一个办法是先服用一个小的初始剂量然后逐渐增加剂量。

2. 新生儿和婴儿　　新生儿和婴儿由于代谢系统尚未发育成熟而成为药品不良反应的高危人群。新生儿和婴儿尤其不能给予氯霉素。氯霉素极易且不可预见地达到中毒浓度,导致新生儿心血管性虚脱,即"灰婴综合征"。

3. 遗传　　尚存在药品不良反应发生的遗传风险:细胞色素同工酶多态性、卟啉病、琥珀胆碱敏感性、恶性高热易感性都有显著的遗传因素作用。种族影响到一些药品不良反应的风险。例如,地中海裔常见对奎宁的不良反应。很少药物的剂量根据性别调整,但是酒精中毒、甲氟喹神经精神副作用、ACEI 引起的咳嗽在女性中发生率较高。

4. 疾病状态　　具有药品不良反应史或过敏史的患者进一步发生药品不良反应的风险较高。肝功能异常、甲状腺功能异常、肾功能异常都会改变药物代谢动力学,应注意监测药物蓄积或血药浓度增加的风险。

（十）药品不良反应的预防与处置

基本原则如下:① 患者的药物治疗是否合适? ② 治疗的获益是否超过可能的风险?

③ 有更加安全的替代药物吗? ④ 是否存在可能的药物-药物相互作用? ⑤ 患者是否特别脆弱? ⑥ 药物的治疗窗是否狭窄? ⑦ 患者是否给予最低的有效剂量?

可以采取一些策略预防或处理药品不良反应,以左旋多巴引起的恶心不良反应为例:① 建议患者进食时或进食后服用左旋多巴;② 给患者开具缓释剂型以减少左旋多巴的峰浓度;③ 给患者开具无椎体外系副作用的止吐药物,可首选多潘立酮(吗丁啉);④ 给患者开具替代药物,如 DA 受体激动剂。

(十一) 药品不良反应的附带好处

在一些情况下药品不良反应并不必然总是一个坏消息,其附带益处参见表 15 - 1。

表 15 - 1 药品不良反应的附带益处

药 物	药品不良反应	附 带 益 处
可待因	引起便秘	有时作为超说明书用药治疗腹泻
红霉素	刺激肠道胃动素受体,致腹泻	在重症监护室,患者在长期的静脉营养后肠道蠕动功能严重受损,静脉给予红霉素可以刺激肠胃蠕动
东莨菪碱	引起口干	流涎患者给予东莨菪碱可以使口腔的分泌变干起来
米诺地尔	作为抗高血压药可致患者体毛增多	已作为非处方药上市,治疗男性型秃发
硝苯地平	其舒张血管作用可致体位性低血压	用于缓解雷诺氏现象症状
苯妥英钠	引起牙龈增生	正在研究是否对伤口愈合有益
西地那非	原先作为心血管疾病药物,然而出现了有趣的副作用	用于治疗勃起功能障碍

在实践中积极主动地寻找药品不良反应:让医生和护士知道你的兴趣所在。患者及其看护者是一个庞大的未被充分利用的药物信息资源,应积极与他们交流。密切监测威胁到患者健康的高危药物。即使是“预期”药品不良反应也必须报告。

教育是监测不良反应的关键因素,患者和药师均意识到正在服用药物的不良反应至关重要。最终如果我们想要学习、不断学习有关药品不良反应,那就反复报告。

(十二) 药品不良反应和相关药物

表 15 - 2 列出了一些药品不良反应及其诱发药物。

表 15 - 2 药品不良反应及其诱发药物

药品不良反应	诱发不良反应的药物
中枢神经系统异常	
焦虑不安、激动兴奋、烦躁易怒	抗组胺药、咖啡因、奥美拉唑、SSRI、茶碱、氨己烯酸
神志不清	抗毒蕈碱药、苯二氮䓬类、西咪替丁、左旋多巴、喹诺酮类抗菌药、曲马朵、三环类抗抑郁药
嗜睡	抗惊厥药、抗组胺药、MAOI、阿片类、三环类抗抑郁药
头痛	GTN/硝酸盐、硝苯地平、PPI、尼可地尔、曲马朵、白三烯受体阻滞药、COX - 2 选择性抑制剂
失眠	咖啡因、茶碱、氟哌噻吨、麻黄碱、尼古丁贴片、左旋多巴、安非他酮、他汀类药物、糖皮质激素类
睡眠障碍	β 受体阻滞药、尼古丁贴片、左旋多巴
心境障碍	异维 A 酸、安非他酮、COX - 2 选择性抑制剂、ACEI、雌孕激素
惊厥	两性霉素、巴氯芬、布比卡因、氯氮平、环孢素 A、氟西汀、膦甲酸、更昔洛韦、β -内酰胺类抗生素、甲氟喹、哌甲酯、米安色林、阿片类、茶碱

药品不良反应	诱发不良反应的药物
眼部异常	
白内障	糖皮质激素类
视网膜疾病	羟氯喹
视力障碍	三环类抗抑郁药、地高辛、氨己烯酸
鼻部异常	
嗅觉障碍	硝苯地平、地尔硫䓬
口喉部异常	
口干	三环类抗抑郁药、东莨菪碱、抗精神病药物、阿片类药物、α受体阻滞药、SSRI、奥西布宁
牙龈增生	苯妥英钠、CCB、环孢素A、乙琥胺
口腔鹅口疮	抗生素、吸入类固醇激素
味觉障碍	甲硝唑、ACEI、青霉胺、特比萘芬、喹诺酮类抗菌药物、别嘌呤醇
喉咙痛/口腔溃疡	NSAID、卡比马唑、尼可地尔、ACEI、甲氨蝶呤
咳嗽	ACEI、加巴喷丁、霉酚酸、呋喃妥因
听力障碍	
眩晕	安非他酮、阿片类药物、苯二氮䓬类、胺碘酮
耳聋	氨基糖苷类、呋塞米、大环内酯类抗生素
耳鸣	NSAID、甲氟喹、COX-2选择性抑制剂、氨基糖苷类
心脏疾患	
高血压	环孢素A、糖皮质激素、促红素、氟氢可的松、MAOI、NSAID、七氟醚、曲马朵
低血压	β受体阻滞药、胺碘酮、巴氯芬、苯二氮䓬类、CCB、大麻、去氨加压素、双异丙吡胺、利尿剂、依诺昔酮、氟卡尼、伊洛前列素、白介素、利多卡因、MAOI、阿片类、苯妥英钠、普鲁卡因胺、奎尼丁、西地那非、替考拉宁、三环类抗抑郁药、血管扩张剂
心动过缓	胺碘酮、β受体阻滞药、地高辛、阿片类、舒马普坦
心动过速	β受体阻滞药、地高辛、三环类抗抑郁药、茶碱
心律不齐	特非那定、胺碘酮、地高辛、奎宁、SSRI、甲氟喹、阿片类、CCB
肌肉与关节异常	
关节疾病	β受体阻滞药、喹诺酮类抗菌药物、SSRI、奥美拉唑、头孢菌素类
肢冷	β受体阻滞药
肌肉痉挛/疼痛	β_2受体激动剂、ACEI、降血脂药物、特非那定、糖皮质激素、喹诺酮类抗菌药物
肌腱损伤	喹诺酮类抗菌药物、糖皮质激素
肢体水肿	NSAID、CCB、糖皮质激素
呼吸异常	
呼吸急促/哮喘加重	β受体阻滞药(含眼药水)、NSAID、ACEI、曲马朵、奥美拉唑、胺碘酮、甲氨蝶呤
皮肤疾病	
脱发	细胞毒类药物、锂盐、抗惊厥药、PPI、来氟米特、氨己烯酸、甲氟喹、ACEI
面部或头发过度生长	达那唑、苯妥英钠、替勃龙、糖皮质激素、米诺地尔
脸红	硝酸盐类、CCB、尼可地尔、万古霉素、阿片类药物、ACEI
水肿	糖皮质激素、NSAID
色素沉着/变色	口服避孕药、抗疟药、米诺环素、胺碘酮、吩噻嗪类精神药物
痤疮样皮疹	类固醇激素、达那唑、异烟肼、雌孕激素、苯妥英钠
光敏性	氯丙嗪、四环素、胺碘酮、PPI、NSAID、喹诺酮类抗菌药物

续　表

药品不良反应	诱发不良反应的药物
银屑病发作	β 受体阻滞药、NSAID、抗疟药、锂盐
荨麻疹	阿司匹林、阿片类药物、青霉素类
胃肠道系统反应	
厌食症/体重降低	三环类抗抑郁药、地高辛、柳氮磺胺吡啶、甲硝唑、SSRI、环丙沙星、来氟米特、盐酸多奈哌齐
体重增加	加巴喷丁、达那唑、非那雄胺、米氮平、三环类抗抑郁药、雌激素/孕激素、糖皮质激素
胃灼热/消化不良	NSAID、ACEI、糖皮质激素、阿仑膦酸钠、利塞膦酸钠、SSRI
恶心呕吐	抗生素、左旋多巴、甲氨蝶呤、阿片类药物、SSRI
胀气	乳果糖、阿卡波糖、他汀类药物、疏甲丙脯酸、容积性泻药
胃肠道不适	NSAID、强的松龙、SSRI
腹痛	氯贝丁酯(胆囊结石)、大环内酯类抗生素、头孢菌素类、甲氟喹、刺激性泻药
便秘	含铝抗酸药、抗精神病药物、铁盐、阿片类药物、三环类抗抑郁药、维拉帕米
腹泻	阿卡波糖、抗生素、白三烯受体阻滞药、含镁抗酸药、米索前列醇、甲氟喹
黄疸/肝功能异常	他汀类药物、SSRI、抗精神病药物、三环类抗抑郁药、环丙孕酮、甲氨蝶呤、克拉维酸、氟氯西林
激素调节紊乱	
男子乳房发育	雌激素、螺内酯、H_2 受体阻滞药、三环类抗抑郁药、CCB
月经不调	口服避孕药、达那唑、甲羟孕酮、螺内酯、他莫昔芬、抗精神病药物
泌尿道异常	
勃起功能障碍	β 受体阻滞药、抗惊厥药、西咪替丁、螺内酯、ACEI
尿潴留	三环类抗抑郁药、苯海索、抗组胺药物、苯二氮䓬类药物
尿频	利尿剂、左旋多巴、α 受体阻滞药、锂盐
尿变色	米托蒽醌、左旋多巴、番泻叶、利福平、亚胺培南、柳氮磺胺吡啶
膀胱炎	噻洛芬酸、环磷酰胺
生化指标异常	
高钙血症	钙泊三醇、钙剂、环孢素 A、达那唑、利尿剂、雌激素、锂盐、他莫昔芬、维生素 D
高钾血症	环孢素 A、肝素、氟康唑、吲哚美辛、青霉素类、保钾利尿剂
低钙血症	抗惊厥药、糖皮质激素
低钾血症	两性霉素、β-内酰胺类抗生素、利尿剂、左旋多巴
低钠血症	阿米洛利、抗惊厥药、抗抑郁药、顺铂、环磷酰胺、利尿剂
血液异常	
粒细胞缺乏症	阿司匹林和 NSAID、别嘌醇、β-内酰胺类抗生素、头孢菌素、可卡因、秋水仙碱、复方新诺明、氨苯砜、氟康唑、甲硝唑、米安色林、呋喃妥因、青霉胺、雷尼替丁、利福平、舍曲林、柳氮磺胺吡啶、噻嗪类利尿剂、三环类抗抑郁药
贫血	两性霉素、金诺芬、硫唑嘌呤、顺铂、复方新诺明、环磷酰胺、氟胞嘧啶、更昔洛韦、糖皮质激素、NSAID、拉米夫定、左旋多巴、氯沙坦、青霉胺、苯茚酮、磺胺类药物
白细胞减少症	别嘌醇、两性霉素、抗惊厥药、硫唑嘌呤、β-内酰胺类抗生素、卡马西平、西咪替丁、氯霉素、秋水仙碱、复方新诺明、氟胞嘧啶、金盐、灰黄霉素、美沙拉嗪、甲氨蝶呤、米安色林、霉酚酸酯、苯乙肼、喹诺酮类抗菌药物、利福平、他莫昔芬
血小板减少症	阿昔单抗、阿司匹林和 NSAID、氨茶碱、抗惊厥药、硫唑嘌呤、β-内酰胺类抗生素、氯霉素、复方新诺明、乙胺丁醇、更昔洛韦、金盐、肝素、美沙拉嗪、甲氨蝶呤、米安色林、呋喃妥因、奥美拉唑、奎尼丁、奎宁、利福平、磺胺类药物、替考拉宁、特非那定、甲氧苄氨嘧啶、丙戊酸钠

SSRI,选择性 5-HT 再摄取抑制剂；MAOI,单胺氧化酶抑制剂；GTN,三酰甘油酯；COX-2,环氧化酶；ACEI,血管紧张素转化酶抑制剂；NSAID,非甾体抗炎药

（十三）国家药品不良反应监测机构

在国家药品监督管理部门的领导下,负责全国药品不良反应报告和监测的技术工作。承担国家药品不良反应报告和监测资料的收集、评价、反馈和上报;组织开展严重药品不良反应的调查和评价,协助药品监督管理部门和卫生行政部门开展药品群体不良反应的调查;制定药品不良反应报告和监测的技术标准和规范,对地方各级药品不良反应监测机构进行技术指导。

1. 省（区、市）药品不良反应监测机构　　在省（区、市）药品监督管理部门领导和国家药品不良反应监测机构的业务指导下,负责本行政区域内药品不良反应报告和监测的技术工作。

2. 设区的市级及县级药品不良反应监测机构　　在同级药品监督管理部门领导和上级药品不良反应监测机构的业务指导下,负责本行政区域内药品不良反应报告和监测的技术工作。

（十四）我国药品不良反应报告程序

1. 个例药品不良反应　　医疗机构应主动收集药品不良反应,获知或发现药品不良反应后应当详细记录、分析和处理,填写《药品不良反应/事件报告表》并报告。新的、严重的药品不良反应应当在 15 d 内报告,其中死亡病例须立即报告;其他药品不良反应应当在 30 d 内报告。有随访信息的,应当及时报告。

2. 药品群体不良事件　　医疗机构一旦监测到药品群体不良事件,应当立即通过电话或者传真等方式报所在地的县级药品监督管理部门、卫生行政部门和药品不良反应监测机构,必要时可以越级报告;同时填写《药品群体不良事件基本信息表》,对每一病例还应当填写《药品不良反应/事件报告表》,通过国家药品不良反应监测信息网络报告。

第四节　药 物 重 整

在患者入院、转科、转院的过程中,每一个环节都可能有医生开具新的医嘱或者重开已有的医嘱药物。某些慢性病患者在家中可能长期服用某些药物,或某些保健品,当他们因急症收治入院,主管医生可能没有全面地了解、掌握患者正在服用的所有药物,就开具医嘱,这可能造成药物治疗偏差,即患者服用的药物（品种、规格、服用途径、时间、剂量、疗程等）与医生的处方医嘱存在重复或潜在的不良药物相互作用。

为了减少药物治疗偏差,保证用药安全,需要对入院患者进行药物重整服务。药物重整是临床药师药学服务中的重要工作,一般来说是在患者收治入院时,比较患者目前正在服用的所有药物与医生给予的用药医嘱是否一致,旨在避免重复用药、漏服药物、剂量错误和不良药物相互作用。所有药物包括处方药、非处方药、保健品、天然药物等。通过药物重整,药师详尽地记录患者的每一种药物的使用情况。对所有药物的准确记录、患者用药清单及给医护人员的建议和备忘点,可随病案流转,避免患者在进入下一阶段治疗时发生用药相关问题。

药物重整其实不是一个新的工作。既往医生在问诊时也会咨询患者药物治疗史、药物过敏史。但是由于新药不断上市,临床专科进一步细分,医生对本专科之外的药物辨识、药物相互作用方面知识不足,导致药物重整效率低下。药师作为药品调配、处方和医嘱审核的专业人士,可以很好地完成药物重整的工作。

（一）药物重整的流程和内容

药物重整的时间节点一般为患者入院、转科和出院时,即患者可能有新医嘱生成或医嘱更改。药师首先需要提前了解患者的病案资料,如住院病历首页、既往疾病史、药物过敏史,同时准备设计好的书面记录表格;与患者沟通时要准确收集用药史;将收集整理的用药清单与入院或转科时的医嘱或出院医嘱进行比对,同时与主管医生沟通解决任何可能的用药问题。

药物比对是药物重整的主要内容。在入院环节,药师将通过询问获取的患者用药史与患者病历医生记录的用药史进行对照,特别关注患者在住院期间仍在服用的自带药品与医生新开具的用药医嘱有无冲突。在转科环节,药师需要将患者入院用药清单、转科前用药医嘱与转科后新开具的用药医嘱进行比对。在出院环节,主要比对患者入院用药清单、目前用药医嘱与出院医嘱,特别关注有无重复的同类药品,有无潜在的不良药物相互作用。

（二）药物重整发现的常见问题

重复用药是指患者同时使用两种或多种同类作用药物,通常发生在患者就诊于多个专科医生或住院转科。一些常用的非处方药很容易重复用药。由于临床药师有时对患者的临床情况和治疗目标不是十分了解,基于药理学理论的重复用药判定,应作为临床医生的治疗参考。药师和医生要结合最新的临床治疗指南,进行充分的沟通、交流、讨论,药师既要告知医生可能的潜在用药风险,又不轻易否定医生的药物治疗方案,确保患者的用药安全和临床疗效。

患者转科治疗有时还会发生用药遗漏。如患者在转科前的某一专科疾病用药医嘱,在转入另一专科后,该专科的主管医生忽视前一专科病史和医嘱而未予及时补充用药医嘱。

第五节　患者用药教育

患者用药教育是指医务人员通过直接与患者及其家属交流,解答其用药疑问,介绍药物和疾病知识,提供用药咨询服务。重视患者用药教育工作已成为临床药学的重要组成部分。

（一）目的

患者用药教育和管理是疾病防治工作的重要组成部分。通过患者用药教育,一方面可提高患者的用药依从性,增强患者治疗的信心,另一方面可显著提高患者对疾病、药物的认识,帮助患者正确、安全使用药物。最大限度地保证发挥药物治疗作用,最大限度降低药物对患者的伤害。

（二）内容

患者用药教育涉及药物与药物治疗的所有信息,涉及医师、药师、护师及患者等多个环节。

1. 药品的基本知识　　药师应向患者提供药物使用的基本知识,增加患者对疾病及药物知识的了解,包括药物的名称(通用名、商品名、别名)、治疗类别、作用机制、临床效果、药物的使用方法及预期作用、剂型特点及药物的有效期、包装及储藏保管方法等。还应教育患者在用药后及时评估药物疗效、掌握药物治疗的预期效果及未出现预期效果时的处理方法。

2. 特殊人群的药物选择及用药教育　　① 孕妇、哺乳期妇女用药教育:某些药物可通过胎盘屏障,影响胎儿的生长发育,引起胎儿畸形,妊娠期用药首先应使用疗效肯定、副作用小、体内代谢过程清楚的药物,并在尽可能短的时间内给予小剂量。哺乳期妇女应选择下 1 次服药前哺乳,或在服药后间隔尽可能长的时间后给婴儿哺乳。② **小儿用药教育**:应选择最简单的治疗方案,依据年龄、体重、体表面积选择剂量,并注意用药依从性。③ **老年患者用药教育**:老年人因罹患多种疾病应用多种药物,老年患者用药应选择最少种类药物的方案;给予最低有效剂量;注意老年人治疗效应和毒性效应的个体差异;尽量避免长期用药;治疗方案应简单,使患者易于接受、执行;药瓶易于开启。

3. **药物的使用方法** 在选择合适药物后,需选择适当的用药方法,其核心内容是根据患者个体差异,指导患者以适当剂量,按适当给药途径、给药频率和时间使用药物,给予适当的疗程,最终达到合理治疗目标。在用药教育中应使患者明确以下内容。① **个体差异**:不同个体对药物的敏感程度常常出现很大的差异,相同用量的药物对不同人可能产生不同的疗效,因此必须实行个体化用药。② **用药方案**:全面考虑可能影响药物作用的因素,制订具体用药方案。在实行过程中,还应根据观察或监测结果,进行方案的适时修订与完善。老年人、婴幼儿、孕妇、哺乳期妇女,以及机体、器官功能异常的患者应遵循特殊的给药方案。③ **给药剂量**:根据患者的年龄、性别、身高、体重及肝肾功能状况,选择初始剂量、维持剂量,采取最小有效剂量获得可能的最大疗效。④ **给药途径**:根据病情缓急、用药目的及药物本身的性质选择给药途径,如病情危重患者宜采用静脉给药,治疗胃肠道慢性疾病宜采取口服给药。⑤ **给药时间**:根据药物的代谢过程和药理作用特点,把握最佳给药时机。⑥ **给药疗程**:制订合理的治疗疗程,不能随意延长药物治疗周期,也不能为节省医疗费用缩短药物治疗时间。

4. **药物的安全使用** 药师应让患者清楚地知道如何安全用药,提醒患者服药前应注意的事项,可能出现的过敏反应、是否具有成瘾性等,让患者有知情权和心理准备。告诉患者服药后可能出现的不良反应,以及如何发现或判断,并且一旦发生,应采取何种措施。服药期间的注意事项:如药物是在进餐时、餐前还是餐后服用,服药期间是否可以吸烟、饮酒、喝茶,对特殊饮食是否有禁忌等。服药后对驾驶员、高空作业人员或特殊机械操作人员有无影响。

患者还应了解如何贮存药物。药物贮存不当会影响药效,甚至可能发生严重的毒副作用。所有药物都应保存在原始包装中,不要将药瓶外的标签撕掉,标签上有药物名称、服用方法、生产批号等重要信息。多数药物在室温、避免阳光直射的条件下可以安全保存,即使有些药物保存在棕色瓶中也应避免阳光直射;注意药物存放有冷冻($-18℃$以下)和冷藏($5℃$左右)之分,不能误认为是同样的贮存方式,药物冷冻后在解冻时片剂的包衣会变脆,液体胶囊包裹的乳化剂内容物会分层或变浑浊;特别注意的是,任何药物都必须放在儿童不易接触到的地方。

5. **提高患者的依从性** 在用药教育过程中,临床药师要向患者解释患病原因和药物治疗目的,鼓励患者与医护人员建立伙伴关系,提高患者信任度,改善患者用药依从性。用药教育应当形式多样,讲求实效,注意教育个体化,按照循序渐进原则,多次强化,逐渐深入。

患者用药教育是临床药师开展药学服务的一项重要工作。在临床治疗过程中,若患者对药物治疗的重要性认识不足,治疗依从性差,则很可能不能获得满意的预期疗效。对患者进行合理用药指导,为患者普及合理用药知识,可有效地减少用药相关问题或用药错误、预防并降低药品不良反应发生、提高患者用药依从性、改善患者的预后。

(三)形式

患者用药教育的对象可分为门诊患者用药教育、住院患者用药教育,广义地可以拓展到社区公众用药教育。

1. 门诊用药咨询　　主要针对药物的疗效、作用和毒副作用等进行一对一的用药教育,包括药物的规格、储藏保管、有效期、用法、用量、用药时间等,以及饮食对药物的影响。对同时合用多种药物的患者,要介绍可能的药物相互作用,以及如何通过间隔用药避免可能的不良药物相互作用。

2. 专题用药讲座　　在门诊大厅或社区开展的有针对性的用药教育,如妊娠期和哺乳期安全用药,慢性病药物治疗管理。

3. 书面教育　　编撰合理用药科普小册子、宣传单页等,以公众喜闻乐见、通俗易懂的形式,宣传常见病、多发病的药物治疗知识。

4. 多种媒体推送　　通过电台、电视、报纸等传统媒体和互联网、微信、公众号或 APP 等新媒体途径推送合理用药知识,包括安全用药理念、特殊剂型药物的使用须知。

5. 情景剧表演　　深入社区、养老院、敬老院、幼儿园和学校,为老人和儿童等特殊人群表演宣传合理用药知识的情景剧,提高合理用药宣教的可接受度。

第六节　药物治疗管理

美国药师经过长期探索与发展,提出协同药物治疗管理(collaborative drug therapy management by pharmacists,简称 CDTM),并逐渐发展成药物治疗管理(medication therapy management,MTM)。2003 年,美国卫生与公众服务部(Department of Health and Human Services,简称 HHS)认同 MTM 的价值,为控制医疗费用中药品支出,通过了《医疗保险处方药改进与现代化法案》(*The Medicare Prescription Drug*, *Improvement and Modernization Act* of 2003),法案第 423 条 D 项计划要求医疗保险的提供者对被纳入 *Medicare Part D* 且患有多种慢性疾病或需同时服用多种药品的患者提供 MTM 服务。2004 年 7 月,包括美国在内的 11 个国家的药学组织正式共同提出 MTM 概念。MTM 已在美国实行了十几年的时间,其效果与价值逐渐被证实。

(一)基本概念

MTM 是指药师对患者提供用药教育、咨询指导等一系列专业化服务,提高用药依从性、预防患者用药错误,培训患者进行自我用药管理,提高疗效。MTM 服务是向患者提供可衡量结果的服务项目,是优化患者个体治疗效果的独特服务组合,与提供药品工作各自独立,互相配合。MTM 包括但又不限于以下内容:① 评估患者健康状况;② 制订药物治疗计划;③ 选择、启动、修改或管理药物治疗;④ 监测和评估患者对治疗的反应,包括安全性和有效性;⑤ 执行全面的药物审核,确定、解决和预防药物相关问题,包括药品不良事件;⑥ 记录所提供的监护并将重要信息传达给患者的诊疗团队成员;⑦ 提供口头教育和培训,加强患者的理解，促进合理用药；⑧ 提供信息、支持服务和资源，增强患者对治疗方案的依从性；⑨ 在更广泛的医疗管理服务内协调和集成 MTM 服务。

（二）核心要素

在 2005 年和 2008 年，美国药师协会（The American Pharmacists Association，APhA）和全国连锁药店基金协会（The National Association of Chain Drug Stores Foundation，NACDS）先后共同发布了两版（1.0 和 2.0 版）MTM 服务模式的核心要素，包括：药物治疗回顾（medication therapy review，MTR）、个人用药记录（personal medication record，PMR）、药物治疗计划（medication-related action plan，MAP）、干预和/或转诊（intervention and/or referral）、文档记录和随访（documentation and follow-up）五大要素。各要素的执行顺序可根据患者的需要进行调整。其中，MTR 可以是全面的或有针对性的，这取决于患者的需要；2.0 版本中的 PMR 和 MAP 在专业健康顾问的帮助下进行了重新设计，体现出"患者友好型"的特点，使其能更有效地用于患者的药物自我管理；干预和/或转诊则体现了医务工作者共同合作以达到优化药物治疗效果的目的；文档记录需要用统一的格式；随访则是基于患者的需要安排或在患者从一家护理机构转诊到其他机构时进行。MTM 的核心要素适用于所有照护环境中的患者，患者或其照护者可以积极地参与管理他们的药物治疗，药师充分利用作为"药物治疗专家"的身份优势，服务于患者。

（三）药师在 MTM 中的服务要点

1. 提供 MTR　　MTR 是系统收集患者信息的过程，评价药物治疗，确定药物相关问题，列出之前所用药品目录，建立解决问题计划。MTR 是在药师与患者之间的互动，药师提供的 MTR 可给各级医疗机构提供咨询，减少医师和急诊的问诊时间、住院天数和整个医疗费用。药师可以从患者那得到正确、有效的药物相关信息。患者在 MTR 设计中提高对药物的认识，有利于自我管理药物和自身健康状况。

2. 建立 PMR　　PMR 是患者药物治疗的综合记录，包括：处方药、非处方药、中草药和其他膳食补充剂。在药师助理或药师的协助下完成，也可以在患者已存记录的基础上更新。理想的情况是形成电子记录。但不论是电子或手写记录都应通俗易懂。电子记录应包括：患者的姓名、出生日期、电话号码；紧急联系人、家庭医师、药师的姓名和电话；患者的过敏史（什么过敏，过敏症状是什么？）；其他药物相关的问题（服用的什么药物？引起的问题是什么？）；潜在的药物相关问题（当患者使用新药时最关心的问题是什么？）；记录的更新日期；患者最后 1 次看医师或药师的日期；患者签字；记录人签字；重点包括药物名称、适应证、用法用量、开始服用日期、停用服用日期、处方信息、特殊说明。应鼓励和教育患者永久保存记录，每次看病携带好记录，以便医师能了解目前患者的用药情况。每次更改药物或用药方案，患者还应及时更新记录。药师通过 PMR 与医疗人员沟通，以确保优化治疗结果。

3. 制定 MAP　　MAP 是以患者为中心的列表文件，便于追踪患者情况和患者自我管理。MAP 已成为医疗计划文件中重要的组成部分，是患者与药师合作共同完成的成果。MAP 包含的项目仅限于患者可以执行、药师实践范围内或经过医疗人员同意的内容。MAP 包括患者姓名、医师（姓名、电话）、药师信息（姓名、电话）、MPA 建立的日期、患者需要实施计划的步骤、患者记录（我做了什么？什么时候做的？）、预约药师随访信息。

4. 干预和/或转诊　　药师提供咨询服务和干预意见以解决药物治疗相关问题；必要时

药师可向患者推荐医师和其他医疗人员,并与他们进行适当交流,包括药物选择的咨询、给出解决药物治疗问题的建议和要求随访,这些是 MTM 模式完整的干预组成部分。一些患者疾病具有特殊性和复杂性,需要增加 MTM 的范围,药师需要提供额外的服务包括专家咨询、患者指定医师、其他药师或其他医疗人员的意见。例如,在 MTR 过程中出现严重问题,需要重新评估和诊断;患者需要疾病管理教育(如糖尿病患者);患者需要检测高危险药物。干预的目的是优化药物的使用,增强治疗的连续性,鼓励患者自我管理,预防将要发生的不良反应。

5. 文档记录与随访　　文档记录与随访是基于患者药物治疗的相关需求或患者转诊的要求形成统一方式的记录以便患者 MTM 随访。文档是 MTM 模式的重要组成部分,其目的就是促进药师与其他医疗人员的交流,提高患者的疗效,促进患者治疗的连续性,承诺保存患者记录的法律化和制度化,维护医疗人员权益(未来可作为药师干预药物治疗进程付费的凭据)。患者记录文件的组成要素不仅局限于表中所列内容,可根据具体情况适当调整。

（四）我国 MTM 发展情况

我国目前 MTM 服务的发展正处于起步阶段。2015 年北京药师协会与美国药师协会建立合作关系,利用美国药师协会的网站教程和师资,为北京地区联合培养了符合美国 MTM 执业标准的 60 名药师和 20 名师资,并为通过考核的人员颁发了美国 MTM 药师及师资证书。2017 年为了加快 MTM 人才的培养和积极促进 MTM 的本土化,北京市医院管理中心和北京药师协会编写了我国首部本土化的 MTM 药师培训教材,为市属 22 家医院实施本土化 MTM 药师培训。广东药学会 MTM 联合培训项目也于 2016 年 8 月启动。由此可见,我国 MTM 药师队伍不断扩大。

我国与 MTM 相关的文献研究在近几年呈上升趋势,但大多为综述,主要介绍美国 MTM,包括其实施背景、概念、要素、应用现状等;另外,主要强调 MTM 对我国的借鉴意义及对 MTM 在我国实施的展望等。总体来说,我国 MTM 模式仍处于探索实践阶段,药学服务的形式多样,但目前还未形成 MTM 的标准化模式,同时国内对 MTM 的实证研究空缺,MTM 相关研究形式以实践案例论述为主。

MTM 从提出至今已有十几年的时间,在美国已是纳入医保范围内成熟的药学服务。实施效果已经过实践检验和相关研究证实,在临床、经济及人文方面效果显著。我国现处于深化医疗卫生体制改革的重要阶段,对于药学人员来说既是挑战也是机遇,药学服务应该从以药品为中心转移到以患者为中心。MTM 服务模式应充分考虑患者的需要,优化患者的治疗结果。我国目前已在此方面建立一定的工作基础,下一步应该积极地开展相关服务项目,借鉴国外 MTM 的经验,结合我国自身情况,建立中国化的 MTM 模式,并对其效果进行评价。

第七节　疼　痛　管　理

疼痛给人带来痛苦并让人感到无能为力。明确引起疼痛的可能因素、疼痛的类型和其严重程度,对有效的控制疼痛非常重要。慢性疼痛管理需要由一个经验丰富的医生领导的多学科团队联合诊疗,包括心理治疗和物理疗法。

引起疼痛的原因很多,大致可分为两类,手术后或严重损伤等引起的急性疼痛、癌症或关节炎等导致的慢性疼痛。药物的选择取决于疼痛原因、类型和严重程度。疼痛的严重程度决定选用镇痛药的强度,疼痛的类型。例如,躯体性、神经性疼痛和疼痛原因将会影响镇痛药的选择。既往镇痛药物使用经历也会影响镇痛药的选择。

疼痛的严重程度通常由一组临床症状如面部表情、呻吟、活动能力、疼痛时间、疼痛部位数和患者对疼痛的自我感觉所决定。有很多方法判断患者对疼痛的自我感觉能力。

（一）疼痛评定量表

有多种疼痛程度的评定量表,包括语言评价量表法(疼痛主诉分析法,VRS),患者被要求用下列词语来评价他们的疼痛:无痛、轻微、中度、重度、极重度;数值评定量表法(NRS),患者用数值 0~10 评价他们的疼痛,0 表示没有疼痛,10 表示能想象到的最严重疼痛;视觉模拟量表法(VAS),在一张画有 10 cm 线条的纸上,让患者根据自己的疼痛标记出相应的位置,线的一端表示没有疼痛,另一端表示能想象到的最严重疼痛;专供儿童使用的疼痛评定量表。

在初始疼痛程度评定后,使用镇痛药后对疼痛变化程度的定期再评价也十分重要。如果疼痛持续且经常复发,则需要按规定的间隔时间服用镇痛药而不是在疼痛时才服用(无论疼痛是否严重)。

应确保患者疼痛控制期望,达到如下目标:患者在晚间疼痛得到缓解,可以入睡;患者在白天静息时间里无疼痛;患者在活动时无疼痛。

（二）镇痛的阶梯治疗

根据疼痛的严重程度,选择合适的镇痛药达到使患者无疼痛的目的。WHO 镇痛阶梯用于提高癌症患者的疼痛控制,其原则可用于其他类型的疼痛控制。世界麻醉师学会联合会(WFSA)的镇痛阶梯用于急性疼痛的治疗,特别是围手术期的止痛。

1. WHO 镇痛阶梯　　分为简单的三阶梯,指导镇痛药最初的选择和用量,以有效的控制疼痛。疼痛的严重程度决定从哪一级阶梯开始。轻度疼痛从第一级阶梯开始,轻度到中度疼痛从第二级阶梯开始,中度到重度疼痛从第三级阶梯开始。如果第一级阶梯不能为患者提供满意的疼痛缓解效果,那将直接从下一级阶梯开始(图 15 - 1)。

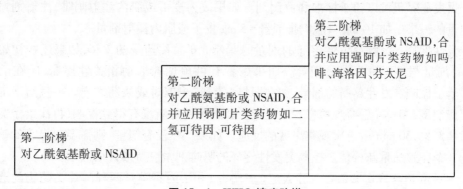

图 15 - 1　WHO 镇痛阶梯

如果患者需要服用 NSAID,老年人或胃溃疡患者就有发生胃肠道副作用的风险,因此在他们的处方中应加入胃保护剂,如 PPI。水溶性镇痛药含钠量较高,服用这类药物的高血压患者应限制钠摄入。

2. WFSA 镇痛阶梯　急性疼痛的三阶梯降级治疗,从注射强阿片类药物结合局部麻醉开始。随着手术后疼痛降低,可选择口服给药,不再需要强阿片类药,可选择应用弱的对乙酰氨基酚和 NSAID。应用对乙酰氨基酚时可联合或不联合 NSAID(图 15 - 2)。

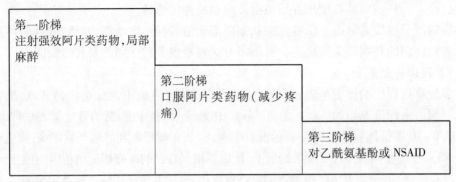

第一阶梯
注射强效阿片类药物,局部麻醉

第二阶梯
口服阿片类药物(减少疼痛)

第三阶梯
对乙酰氨基酚或 NSAID

图 15 - 2　WFSA 镇痛阶梯

(三) 镇痛药

1. 复方镇痛药　对乙酰氨基酚联合小剂量的弱阿片类药不会比单用对乙酰氨基酚控制疼痛更加有效(尽管患者的感知觉不同)。只有与大剂量的弱阿片类药联用才产生强于单用对乙酰氨基酚的镇痛效果。

2. 曲马朵　曲马朵通常在第二阶梯使用。曲马朵是阿片受体激动剂,亦可通过增加 5 - HT 释放和抑制 NE 再摄取产生镇痛效果。曲马朵很少引起便秘和呼吸抑制,但可引起抽搐和严重的精神反应,并诱发 5 -羟色胺综合征。

3. 吗啡　口服吗啡(第三阶梯)起始剂量通常是 5~10 mg(q4 h)标准释放制剂。睡前给予双倍剂量,满足整晚的最小剂量需求和提高睡眠质量。在剂量滴定到能控制疼痛的最小有效剂量后,之前 24 h 内吗啡的总药量应该改为 qd 或 bid 的改良释放剂型,且均在同一时间给予。使用改良释放剂型后,需要 5 h 才能达到稳态,不适用于"按需给药"。

在改为 qd 或 bid 改良释放剂型给药方案之前,患者应该按照滴定的用药剂量,有效控制疼痛。爆发痛时仍可以给予标准释放制剂。如果改为皮下或肌内注射吗啡,注射剂量则为口服剂量的一半。如 10 mg 口服吗啡剂量=5 mg 皮下或肌内注射剂量。

突发性疼痛:缓解突发性疼痛的剂量是吗啡 1 d 总用药量的 1/6,如果还在初始滴定期,它的剂量与 4 h 的总剂量相等。如果患者有可预见的活动相关性疼痛,应在活动前 30 min 给予控制突发性疼痛的剂量,如在即将"轮到"患者时或换药之前。一旦给予突发性疼痛镇痛剂量,30 min 后要观察患者的反应。如果患者疼痛没有得到控制,再次给予突发性疼痛镇痛剂量,30 min 后再次观察患者的反应。如果仍然没有缓解,则需要对患者的镇痛剂量进行一个完整的重新评估。控制突发性疼痛的吗啡剂量应持续评估效果。

4. 阿片类药物透皮贴剂　芬太尼(多瑞吉)和丁丙诺啡是两种阿片类药物的透皮贴剂,用于不能耐受口服给药的患者。贴剂一般贴在躯干或上臂无毛发、未受刺激和未受辐照的平整皮肤表面,避免瘢痕组织。如果需要贴在有毛发部位,为了避免刺激和脱皮,应用剪刀剪去毛发而不是用剃刀刮。如果贴用部位需要清洗,应该用清水(避免肥皂水、浴液,或其他的液体,这些均可能刺激皮肤或影响贴剂的粘连性)。在贴药之前应保持皮肤干爽。

贴剂应在开封后立即使用。除去塑料贴膜,用手掌用力按压在要贴的部位 30 s,确保贴剂与皮肤完全接触。贴剂可持续贴用 72 h。在更换贴剂时,新的贴剂必须贴在不同的地方,之前贴过的地方在至少 6 d 内不能再贴。

患者不能把有贴剂的地方暴露在过热的环境中,如热灯、热垫、热水瓶、电热毯、桑拿或热水泡澡,以及可能存在升温风险的地方,防止药物从贴剂中释放速度加快。应监测发热患者阿片类药物的副反应,因为机体体温的升高会有潜在增加药物释放的风险。

(1)芬太尼贴剂:芬太尼贴剂初始剂量应依据使用近期短效阿片类药物剂量转换决定。未使用阿片类药物的患者应以芬太尼透皮贴剂的最低剂量 25 μg 为起始剂量,并根据疼痛缓解程度进行剂量调整,调整幅度为 25 μg/h,以达到最低的合适剂量。使用过阿片类药物的患者,依据表 15 – 3 转换本品。

表 15 – 3　口服吗啡/芬太尼贴剂的等效剂量

口服 24 h 吗啡(mg/d)	芬太尼贴剂(μg/h)
<135	25
135～224	50
225～314	75
315～404	100
405～494	125
495～584	150
585～674	175
675～764	200
765～854	225
855～944	250
945～1 034	275
1 035～1 124	300

初次应用芬太尼贴剂应在 24 h 内达到完全镇痛的效果,因此之前的镇痛治疗方案应该在这段时间内逐步结束。例如,从硫酸吗啡改良释放制剂转变为芬太尼贴剂,在最后 1 次服用硫酸吗啡缓释片时应开始使用芬太尼贴剂。因此,芬太尼贴剂的镇痛效果需在 24 h 后开始评估。芬太尼贴剂的最大推荐剂量是 300 μg/h,如果使用最大剂量仍不能控制疼痛,应考虑更换或联合其他的镇痛药。

当发生难以想象的突发性疼痛,患者仍需要给予其他镇痛药。在这种情况下,吗啡的总需要量(其他等效的阿片类药物)应按如下方法计算。25 μg/h 芬太尼贴剂相当于口服吗啡 90 mg/d。例如,一个需要 100 μg/h 芬太尼贴剂的患者,大概需要口服等效吗啡 360 mg/d,根据日剂量的 1/6 来治疗突发性疼痛,即口服 60 mg 吗啡。

贴剂不能随意剪裁、切割,这会使芬太尼不能控制释放。任何破损均会导致贴剂不能再使用。复诊时将用过的贴剂对折放入原包装袋,交回医疗机构作为医疗废品安全处理。

(2)丁丙诺啡贴剂:丁丙诺啡是 μ 型阿片受体部分激动剂和 κ 型阿片受体的拮抗剂,用作 WHO 第二阶梯镇痛治疗。由于它的 κ 型阿片受体拮抗作用,丁丙诺啡不能和其他阿片类药物合用。如果患者未使用过阿片类药物,初始贴剂的剂量选择是 35 μg/h。如果患者是由其他阿片类药物改为使用丁丙诺啡,可根据表 15 – 4 选择合适的剂量。

表 15-4　丁丙诺啡贴剂初次使用的强度

阿片类药物	丁丙诺啡贴剂强度			
	35 μg/h	52.5 μg/h	70 μg/h	2×70 μg/h
二氢可待因口服	120~240 mg/d	—	—	—
曲马朵肠外给药	100~200 mg/d	300 mg/d	400 mg/d	—
曲马朵口服	150~300 mg/d	400 mg/d	—	—
丁丙诺啡肠外给药	0.3~0.6 mg/d	0.9 mg/d	1.2 mg/d	2.4 mg/d
丁丙诺啡舌下含服	0.4~0.8 mg/d	1.2 mg/d	1.6 mg/d	3.2 mg/d
吗啡口服	30~60 mg/d	90 mg/d	120 mg/d	240 mg/d

在第 1 次贴用 24 h 后才能达到完全镇痛效果,所以应该在 24 h 后评价药效。如果患者需要联合其他镇痛药物治疗突发性疼痛,可舌下含服丁丙诺啡 0.2 mg,24 h 内服用 1 次或 2 次。如果这些仍不能控制疼痛,应使用下一强度的贴剂。最大贴剂量是两片。如果需要比 2×70 μg/h 贴剂更有效的镇痛药,可考虑其他疗法。如果在停用丁丙诺啡后开始使用其他阿片类药物,那么间隔 24 h。一定要让丁丙诺啡在体内完全消除,否则会抑制其他阿片类药物的作用。

（四）阿片类药物的转换

表 15-5 显示了阿片类口服镇痛药物的等效转换。由于患者存在个体差异,在转换阿片类药物时应密切观察他们的反应,必要时调整剂量。

表 15-5　与口服阿片类药物等效

阿片类药物	等效口服剂量
可待因	120 mg
二氢可待因	100 mg
哌替啶	80 mg
曲马朵	40 mg
吗啡	10 mg
美沙酮	3 mg
氢吗啡酮	1.5 mg
丁丙诺啡	400 μg

（五）阿片类药物的副作用

所有阿片类药物都能引起恶心呕吐、便秘和嗜睡。必要时可给予适当药物来减轻这些症状。甲氧氯普胺(10 mg,tid)或氟哌啶醇(1.5 mg,睡前服用)对控制恶心和呕吐非常有效。经过一段时间这些症状通常会消失。

应定期预防性服用轻泻药,最好同时服用刺激剂和软化轻泻药。在治疗初期,最普遍和显著的副反应是镇静状态,也可能与同时服用的其他药物(如抗组胺药赛克利嗪)有关。这种联合用药应仔细评估,以最小化不必要的镇静作用。

（六）神经性疼痛的辅助镇痛药

慢性疼痛是一个与心理因素有关的复杂神经生理学现象,可采用镇痛药、刺激(经皮电刺激神经疗法、针灸、超声、按摩和硬膜外刺激）、神经阻滞和神经外科消融技术（如交感神经切除术或脊髓切断术）治疗。强阿片类药物可轻微缓解神经性疼痛，需要同时使用许多其他药物。联合用药十分必要，但随之产生药物的不良相互作用和副反应等问题。NSAID 是有效的，针对皮质醇类炎性成分，能缓解周围神经水肿。三环类抗抑郁药亦用作镇痛药治疗神经性疼痛。阿米替林对慢性疼痛、良性疼痛、疱疹后神经痛和多神经病有镇痛效果。每日剂量范围为 25~150 mg。拉莫三嗪对多发性硬化相关的疼痛、神经性疼痛、手术后疼痛、脑卒中后的疼痛和坐骨神经痛有效。剂量每周翻倍直到达到每日最大剂量 400 mg，分两次服用。奥卡西平可用于治疗三叉神经痛。初始剂量是 300 mg，bid；然后每周增加直到 300 mg，qid，或完全实现镇痛。最大剂量是每日 2 400 mg。

第八节　脑中风管理

脑中风可由大脑部分缺血性梗死或脑部出血引起，在开始发生症状 24 h 内通过脑部影像如 CT 扫描明确中风类型并确定合适的治疗方案非常重要。

（一）急性缺血性中风的管理

1. 急性抗血栓治疗　　一旦诊断排除出血、患者无阿司匹林禁忌，应立刻给予阿司匹林 300 mg。如果不能口服，则直肠给药（300 mg 阿司匹林栓），或阿司匹林溶于水，通过螺旋形鼻腔营养管给药（给药前后管道冲洗）。

2. 其他药物　　整合患者现用药物，排出任何药物相关问题。如患者不能口服或吞咽困难，给予替换途径给药，如肠内营养途径。调整用药，如停用 NSAID 和抗凝剂。避免抑制中枢神经系统功能的药物，如苯二氮䓬类和镇静药。在脑中风急性期一般对高血压不作处理，因为降低血压可能会损伤脑组织灌注。

（二）出血性脑中风

常规治疗是外科介入方法。

（三）脑中风的二级预防

曾发生过脑中风的患者有再发生脑中风、心肌梗死和其他类似心血管事件的高危风险。应积极制定个体化的二级预防计划。

1. 血压　　所有患者经监测血压，高血压超过 2 周以上均应该接受治疗。治疗目标非糖尿病患者收缩压<140 mmHg，舒张压<85 mmHg；糖尿病患者收缩压<130 mmHg，舒张压<80 mmHg。若患者无禁忌证，可选用噻嗪类利尿剂（如吲达帕胺或苄氟噻嗪）或 ACEI（如培多普利和雷米普利）或两者联合。

2. 抗血栓治疗　　所有经历过缺血性脑中风，或短暂性脑缺血发作且未接受抗凝治疗的患者应该接受抗血小板治疗。发作开始，推荐联合使用双嘧达莫缓释剂和阿司匹林，两年后改为标准预防治疗（长期低剂量阿司匹林治疗），或单独使用氯吡格雷（在允许的范围之内）治疗阿司匹林过敏者。抗凝剂应该在大脑影像排除出血和在缺血性发作开始的 14 d 后开始使用。

3. 降脂类药物　　他汀类药物可用于治疗缺血性发作和短暂性缺血发作及血清总胆固

醇超过 3.5 mmol/L 的患者,有禁忌证者除外。

4. 康复　　脑中风之后常见焦虑和抑郁,患者应该接受检查并且接受合理治疗。严重损伤和残疾可引起神经性疼痛,三环抗抑郁药和抗痉挛药有一定疗效。30% 的脑中风患者常见肩痛,非药物措施(如用泡沫架)可缓解疼痛。可选用镇痛药如 NSAID 治疗。如果疗效不佳,可给予高强度的经皮电神经刺激物理治疗。在生活方式方面,建议戒烟(尼古丁替代疗法)、规律运动、节食并达到满意体重、减少盐摄入、避免酗酒等。

第九节　哮喘管理

哮喘治疗应遵循多步骤慢性哮喘和严重急性哮喘管理原则。β_2 受体激动剂和糖皮质激素吸入给药具有直接肺部释药、更小全身剂量和更少副作用等诸多好处。选择吸入给药对患者的可接受性和依从性至关重要。必须提供适当的用药教育以确保患者正确使用吸入装置。理想化的状态是由一个多学科团队(multiple disciplinary team,MDT)提供照顾服务。

(一) 自我管理计划

患者或照护者了解疾病的进程和治疗对取得一致且有效的治疗结局非常关键。每个患者最好都有一个书面的个性化管理计划,包括长期治疗方案说明,峰值流量日志及支气管扩张药给药剂量的日期和次数,疾病加重时的治疗选择和治疗降级,呼吸疾病 MDT 成员联系方式。自我管理计划是由患者持有的医疗记录,对健康照顾团队的其他成员都有用处。成人及 5 岁以上儿童慢性哮喘处理见表 15-6。

表 15-6　成人及 5 岁以上儿童慢性哮喘处理

处理步骤	治疗分类	推荐治疗
1	按需求缓解	吸入性 β_2 受体激动剂[a]
2	按需求缓解+标准剂量预防药	吸入性 β_2 受体激动剂[a]+吸入性标准剂量糖皮质激素
3	按需求缓解+大剂量预防药 或按需求缓解+标准剂量预防药+控制药 或白三烯受体阻滞药	吸入性 β_2 受体激动剂[a]+吸入性大剂量糖皮质激素(经大容量间隔装置) 吸入性 β_2 受体激动剂[a]+吸入性标准剂量糖皮质激素+长效 β_2 受体激动剂 考虑增加白三烯受体阻滞药
4	按需求缓解+大剂量吸入预防药 +序贯控制药治疗	吸入性 β_2 受体激动剂[a]+吸入性大剂量糖皮质激素(经大容量间隔装置) 长效 β_2 受体激动剂[b]/白三烯受体阻滞药/口服茶碱或口服 β_2 受体激动剂/肥大细胞稳定剂
5	口服糖皮质激素	在现有治疗基础上增加口服泼尼松,qd

　　a:沙丁胺醇或特布他林。b:长效吸入性 β_2 受体激动剂(以刻度吸入器给药)= 每日沙美特罗 100 μg;或福莫特罗 6~12 μg,qd 或 bid

(二) 最大呼气流速(PEFR)与 1 s 用力呼气量(FEV1)

最大呼气流速(PEFR)与 1 s 用力呼气量(FEV_1)均为哮喘管理测量气道口径的有用指标。在读取流速仪上的读数时患者应进行 3 次最大用力呼气,记录 3 次结果中的最佳值。

PEFR 的趋势可用来预测疾病的进程和治疗结果。在急性哮喘发作时,PEFR 是用来测定发作严重程度的指标之一。

部分患者可采用 PEFR 指标作为自我管理的组成部分,如 PEFR 下降一定程度(如<80%),需要给予口服激素治疗。

(三)哮喘的药学服务

哮喘治疗的最佳结局是患者自我感觉良好、无明显疾病症状。社区或医院药师可有效地加强关键信息的传递,改善患者的用药依从性和哮喘管理计划的结局。基础药学服务应在以下方面对患者进行宣教:规范化吸入糖皮质激素的重要性;症状缓解、预防和控制用药的不同之处;将副作用减少到最少的措施,包括吸入激素后漱口或刷牙。

1. 对治疗的评估　①药历采集;②治疗选择及其是否适合指南;③吸入装置的适宜性;④患者正确使用吸入装置教育的可接受度;⑤治疗副作用的筛查。

2. 进一步的教育要点　①患者的健康观念;②加强健康宣教,如戒烟;③避免接触过敏原的健康信息;④接受大剂量吸入糖皮质激素的患者应给予激素警示卡。成人吸入的激素的标准剂量和大剂量见表 15 - 7。

表 15 - 7　成人吸入激素的标准剂量和大剂量

药　品	标　准　剂　量	大　剂　量
倍氯米松(MDI)	100~400 μg,bid	400 μg~1 mg,bid
倍氯米松(Qvar)(MDI)	50~200 μg,bid	200~500 μg,bid
布地奈德(MDI)	100~400 μg,bid	400 μg~1 mg,bid
氟替卡松(MDI)	50~200 μg,bid	200~500 μg,bid
莫米他松(干粉装置)	200 μg,bid	至多 400 μg,bid

注:MDI,刻度计量吸入器

(四)哮喘治疗监测

患者无论是吸入还是口服糖皮质激素都应监测药物副作用。局部的副作用包括口腔鹅口疮、声音嘶哑和发音障碍,大剂量下也可能出现全身性的不良反应。患者口服糖皮质激素治疗超过 21 d 者因肾上腺抑制应逐步减少剂量。短时间服用激素可以停药,只要患者的临床表现没有加重。患者接受 β_2 受体激动剂雾化治疗应监测血钾,尤其在合并服用具有类似副作用的其他药物时。患者之前没有眼部疾病时,给予异丙托溴铵雾化吸入会诱发青光眼。因此,在雾化用药时应恰当佩戴面罩以避免雾化药物与眼睛接触。已有青光眼的患者,可采用吹口装置替代面罩。

(五)其他药学服务问题

接受规范大剂量吸入激素和/或口服强的松的患者,应考虑预防骨质疏松。茶碱不良反应发生率比较高,治疗范围狭窄。与抗生素、抗心律失常药、抗心血管疾病药物(包括CCB)、西咪替丁合用时应慎重,因为合用药物可影响茶碱的血药浓度。吸烟习惯改变可影响茶碱代谢。患者最好服用同一品牌的茶碱,避免不同品牌茶碱可能的生物利用度差异。避免服用可能含有茶碱成分的 OTC 药物。自主服用这些 OTC 药物可能会引起茶碱毒性。家用雾化设备应定期检查(至少每年 1 次),必要时更换零部件。每 3~6 个月对治疗进行评估,适当情况下治疗降级。

第十节 外科药学

住院手术患者的多学科综合治疗,需要外科临床药师参与提供药学服务。切勿低估外科临床药师的作用,外科临床药师涉及的主要工作内容有:① 围手术期长期药物治疗管理;② 术后恶心呕吐的预防与治疗;③ 疼痛控制;④ 血栓预防;⑤ 抗菌药物管理。

外科临床药师应积极参加多学科治疗团队,为医生、护士和其他人员准备或提供书面的最新药物使用指南或专家共识。这些指南或专家共识应在病房和临床实践中得到进一步的验证和强化。对于准备在外科病房工作的药师来说,熟悉不同的外科手术操作流程、知悉理解一些术语的使用原理至关重要。例如,腹腔镜胆囊切除术、经内镜逆行性胰胆管造影术(endoscopic retrograde cholangiopancreatography,ERCP)。外科临床药师应能准确理解患者正在接受的外科操作,以及任何一个随之而来的用药变化。如经尿道前列腺切除术后不再使用 α 受体阻断剂治疗。

(一)准确采集药历并进行用药重整

外科临床药师应对患者入院的全程用药负责,在术前应该准确整合患者用药史。整合用药史的最佳时间地点是收治入院前的诊室,或在患者进手术室之前,药师应有充足时间建议患者停用和调整一些长期服用的药物。

在用药重整时,应尽可能明确药物的名称、剂型、规格、剂量、次数,及适应证,包括一些日常服用的药物如非处方药、中草药等。可能的话对一些非法用药也应记录在案。找出最近停用或改变的任何用药。如长期的激素用药是否术前不久停用。如果收治入院前已重整用药史,那么应明确在入院后没有任何改变。只有所有的这些信息获得之后,才可以建立围手术期药物管理计划。

(二)血栓预防

患者外科手术会增加静脉血栓形成(VTE)的风险。常规预防性用药可以减少深静脉血栓(DVT)和肺栓塞,在外科手术中使用抗凝剂并不会导致临床出血风险增加。NSAID 和预防性肝素是外科患者常见的合并用药,但应该考虑患者出血风险和肾功能不全。

手术小组应具有临床可行的血栓预防方案,并应考虑如下几个因素:① 急性和慢性临床风险;② 既往血栓栓塞事件;③ 与外科手术相关的风险。

术后静脉血栓的主要风险如下。① 年龄(40 岁以下且为小手术者:推荐对肢体进行活动;40~60 岁:有中度风险,建议常规预防依诺肝素 20 mg;60 岁以上:高危患者,推荐剂量依诺肝素 40 mmg);② 长时间大手术:尤其是妇科和胃肠道或结直肠大手术;③ 恶性肿瘤可使 VTE 风险增加 7 倍;④ 骨盆/髋关节/腿骨折:骨科大手术后无血栓预防措施下近端深静脉血栓形成风险在 10%~30%,如果患者在髋关节或膝关节置换后已有深静脉血栓形成,需要再次置换(对侧),应考虑为高风险患者给予长期的治疗;⑤ 不活动(原先即不活动/术后不活动);⑥ 高凝状态:包括所有易栓症、活化蛋白 C 抵抗(凝血因子 V 莱顿)、高凝因子(凝血因子 Ⅰ、Ⅱ、Ⅷ、Ⅸ、Ⅺ)、抗磷脂酶综合征或高半胱氨酸,应与血液病医生讨论,为所有这些高凝状态患者确定术前预防血栓方案;⑦ 肥胖:体质指数超过 30 kg/m²,则 VTE 风险增加3倍;⑧ 妊娠:产后或怀孕过程的VTE风险增加10倍;⑨ 激素治疗:使用复方口服避孕药,激素替代疗法,雷诺昔芬或他莫昔芬增加VTE风险,可以考虑与患者讨论停止使用复方口服避孕药,考虑改用较少风险的避孕药,没有证据能证明低剂量孕激素类能增加风险,术前无须停药;⑩ 合并疾病(心力衰竭、心肌梗死、脓毒症):这些患者即使没有接受外科手术也有DVT风险,所以对于这些患者增加血栓预防的水平非常重要。

1. 非药物预防　　尽可能尽早对肢体进行活动,可减少VTE的风险。如果患者穿戴适当的加压弹力袜能够减少50%的风险。间歇气压疗法和足底静脉泵也用于增加静脉流出,减少腿部静脉内的瘀滞。这些均是有益的辅助预防手段。

2. 药物预防

(1) 阿司匹林:阿司匹林小剂量预防血栓形成,但有值得注意的出血风险,尤其是与其他抗血栓药联合使用时。推荐阿司匹林预防骨科大手术后血栓形成。

(2) 低分子量肝素:低分子量肝素在外科患者可预防VTE。应该考虑给药时间节点,尤其是在脊髓或硬膜外麻醉下手术的患者,可能会有椎管内血肿的风险。应在外科手术或插入硬膜外导管前1d晚上给药,以避免上述风险。给予低分子量肝素10~12 h后再移除硬膜外导管。用药时间因人而异。大部分患者使用低分子量肝素直到出院回家。但实际情况是,有的患者回家后基本没有什么肢体活动,有的则恢复到正常的活动。

(3) 磺达肝癸钠:磺达肝癸钠是一种合成的戊糖,抑制凝血因子X。用于下肢重大骨科手术患者的静脉血栓预防。它价格比低分子量肝素昂贵,与依诺肝素效果相当。

(三) 抗菌药物管理

推荐和审查预防性使用抗菌药物的要点如下:① 患者评估;② 手术部位感染风险;③ 药品不良反应(艰难梭菌感染);④ 滥用抗生素导致耐药性增加的风险;⑤ 胸腔、泌尿系统及伤口感染术后最常见。

术后感染的危险因素包括:① 患者整体健康状况(呼吸道并发症能增加胸部感染风险,所以应强调患者的术后物理治疗);② 老年患者;③ 手术部位的血供减少(如截肢后糖尿病患者);④ 伤口异物;⑤ 伴随着药物治疗(长期使用抗生素和糖皮质激素治疗);⑥ 手术和环境因素(包括外科医生的技能和手术室的清洁度)。

手术可分为"Ⅰ类清洁切口"(择期,手术范围不涉及感染、创伤或存在急性炎症的部位,不进入呼吸道、消化道、泌尿生殖道及口咽部等与外界相通的器官)、"Ⅱ类清洁-污染手术"(手术切口部位有沾染的可能,如手术中必须切开或离断与体表相通连并有沾染可能的空腔器官的手术切口)、"Ⅲ类污染手术"(临近感染区域组织及直接暴露于感染物的切口,如各个系统或部位的脓肿切开引流、化脓性腹膜炎等手术)和"Ⅳ类污秽感染手术"(有临床感染或脏器穿孔的手术,可能包括胃肠道内容物溢出和急性创伤)。一般情况下,外科Ⅰ类切口手术不需预防应用抗菌药物。通常对"Ⅱ类清洁-污染"手术患者给予抗生素预防,对"污染"或"污秽感染"手术加大剂量。

抗生素的选择取决于切口部位最可能的细菌感染。一般采用广谱抗生素如第一代头孢唑啉与甲硝唑合用预防下消化道手术厌氧菌感染。

抗生素给药时间对于确保到达切口时的药物浓度水平至关重要。一般选择静脉注射给药以获得合适的血清药物浓度。对经内镜逆行胰胆管造影术前可给予口服环丙沙星。预防治疗,并不意味着不再需要术后治疗。

(四)疼痛管理

在术后疼痛管理中,首先使用强阿片类药物,且随着患者疼痛程度的改善采用降阶梯疗法,必要时加以辅助治疗。最初即给予常规镇痛,比急性疼痛爆发时再给药要好,因为急性疼痛发生往往很难及时控制。

通常在手后立即采用硬脑膜外阿片类药物镇痛或患者自控镇痛方法。这两个方法都有很好的患者依从性,能减少住院天数,改善治疗转归。

口服类镇痛药物不能用于围手术期,因此可选用对乙酰氨基酚或双氯芬酸栓剂。当患者作结直肠吻合口手术(两段肠子之间的手术)时,应小心使用栓剂。可选择非肠道给药途径。COX－2抑制剂帕瑞昔布钠静脉给药可以治疗术后疼痛,但对于肾功能不全和存在心脑血管风险因素的患者应该小心使用。

只要患者能耐受口服类药物,硬膜外给药或患者自控镇痛都可以改为口服药物如吗啡或鸦片类药物,继之使用 NSAID 和对乙酰氨基酚。

第十一节　特殊人群的用药指导原则

(一)肾功能损害患者用药指导原则

患者在肾功能下降的情况下用药会导致许多问题,主要原因有:药物或其代谢产物的肾排泄能力降低导致毒性作用;对某些药品的敏感性增加;对不良反应的耐受性下降。

肾功能随年龄增大而降低。许多老年患者存在一定的肾功能衰减,但由于肌肉量的减少,其血清肌酐并不会升高。因此,在给老年患者用药时可假定其有肾功能的轻度损害。

肾功能低于何种水平时药品剂量需减低,主要看药物在肾脏消除排泄的比例及药物毒性大小。

对于安全范围窄而毒性较大的药品,需根据肾小球滤过率来确定给药方案。如果药物的疗效和毒性都与血浆浓度密切相关,那么推荐的给药方案只在治疗的初期作为参考,后续的剂量则必须根据用药效果和血浆药品浓度来调整。

用药时,可通过减少单次给药剂量或延长给药间隔来减少药品每日总的维持剂量。对于某些药品,虽然需要降低维持剂量,但若想快速起效则需给予一个负荷剂量。因常规药物剂量要经过大约 5 个半衰期才能达到稳态血浆浓度。在肾功能衰竭的情况下,经肾排泄的药物其血浆半衰期会延长,药品减量使用后需要很久才能在患者体内达到有效血药浓度。需要指出的是负荷剂量一般与肾功能正常人的初始剂量相同。

对于有肾脏疾病的患者,应尽量避免使用有肾毒性的药品。严重肾病患者用药应保持在最低剂量。

肾功能损害患者的药物推荐剂量主要依据是肾功能损害的严重程度。肾功能可用肾小球滤过率(glomerular filtration rate,GFR)来衡量,该指标是由肾脏疾病饮食修订公式(即包含血清肌酐、年龄、性别和种族等因素的 MDRD 公式)计算得来;肾功能也可用肌酐清除率来表示[最好根据 24 h 尿量(L/24 h)来计算,但也常根据包括血清肌酐、体重、性别和年龄的公式来计算〕。血清肌酐浓度有时可用来代替肾功能的测量,但它对给药剂量的调整只是个粗略的标准。

当需要根据肌酐清除率(如用 Cockcroft‐Gault 公式计算)来调整剂量时,需要医生特别谨慎,因为目前肾功能越来越多地以估算肾小球滤过率(estimated glomerular filtration rate, eGFR)来表述,eGFR 是经 $1.73 \ m^2$ 的体表面积标准化,并用 MDRD 公式得出来的。虽然这两个肾功能指标不能互相转换,但实际上对于大多数药品、大多数正常体型和身高的患者而言,采用 eGFR 可以替代肌酐清除率来用于剂量调整。肾功能损害分为 3 个等级:轻度 $20 \sim 50 \ mL/min$;中度 $10 \sim 20 \ mL/min$;重度 $<10 \ mL/min$(换算因数,$1 \ L/24 \ h = 1 \ mL/min \times 1.44$)。

（二）肝脏疾病患者用药指导原则

对所有患严重肝病的患者应使用小剂量。黄疸、腹水或肝性脑病的患者更易出现药物相关问题。肝脏疾病可以通过下列几种方式改变对药物的效应。

1. 减慢药物代谢　　肝脏代谢是许多药物的主要消除途径,肝脏的储备很大,在肝脏疾病很严重时药物代谢才发生很大的变化。用常规的肝功能检查是很难判断肝脏代谢药物的能力。某些药物如利福平在胆汁中以原形排泄,在肝内或肝外阻塞性黄疸的患者中可引起药物蓄积。

2. 低蛋白血症　　严重肝脏疾病引起的低蛋白血症,药物的蛋白质结合减少,高蛋白质结合药品(如苯妥英钠)的毒性增加。

3. 延长凝血时间　　肝病时肝脏合成凝血因子减少,凝血酶原时间延长,增加口服抗凝剂如华法林的敏感性,产生出血风险。

4. 肝性脑病　　严重肝病时许多药物损害脑功能引起肝性脑病。这些药物包括所有镇静药、阿片类镇痛药、排钾利尿剂和引起便秘的药物。

5. 液体潴留　　慢性肝病引起的水肿和腹腔积液,可因服用 NSAID、皮质类固醇类而加重。

6. 肝毒性药物　　药物引起的肝毒性可能与剂量相关,也可能无法预测。在小于常用量时也有可能出现肝毒性。患有肝脏疾病的患者更易发生药物引起的特异质性反应,这些药品应避免使用。

Child‐Pugh 评分是临床常见评价肝功能的分级指标,将肝功能损害分成轻度(A 级)、中度(B 级)和重度(C 级)。因此,在临床工作中,临床药师要根据患者的肝功能损害程度,提醒医师选择更合适的药物或进行剂量的调整。

（三）妊娠期患者用药指导原则

药品在妊娠任何时期都会对胎儿产生不利影响。在给育龄妇女或其配偶用药时一定要注意这一点。在妊娠前 3 个月,药品可能会造成先天畸胎,妊娠第 $3 \sim 11$ 周是危险性最大的阶段。在孕后第 $4 \sim 9$ 个月,药品可能影响胎儿的生长发育或对胎儿的体内组织产生毒性作用。临产前或分娩时给药可能会对产妇或分娩后的新生儿产生不利影响。

妊娠期间,只有当药品对孕妇的益处远大于其对胎儿的不利影响时才可使用,并且所有药品均应尽可能地避免在妊娠期前 3 个月内使用。那些已经在妊娠期大范围应用多年并基本安全的药品优于新药或未经试验的药品。

尽管很少有药品被最终证实会对人类产生致畸作用,但在妊娠初期绝对安全的药品是没有的。当已知药品存在导致胎儿某些缺陷的风险时,可以使用适当的方法进行筛选,有效规避这些风险。

美国食品和药品监督管理局(Food and Drug Administration,FDA)按照药物在妊娠期应用时的危险性将药物分为 A、B、C、D 和 X 类,可供药物选择时使用。

(四)哺乳期患者用药指导原则

母乳含有婴儿成长所需的所有营养和抗体,比其他婴儿配方奶粉具有更高的营养价值。

母亲服用药品可能会对婴儿产生影响,但相关信息甚少。在缺少证据的情况下,对婴儿的潜在危害主要从以下几个方面考虑。

(1)药品或其活性代谢产物经乳汁到达婴儿体内的量(取决于药品在母体内的药物代谢动力学特征);药品在婴儿体内的吸收、分布、代谢及排泄(婴儿药物代谢动力学);药品对婴儿的药效特点(婴儿药效学)。药品通过乳汁到达婴儿体内的量一般较少,不足以起到治疗效果,尤其是一些吸收差的药品。但在理论上,即使乳汁中所含药品量很少,也可能引起婴儿超敏反应。

(2)进入乳汁中的药量达到一定量就会对婴儿产生影响。一些药品(如氟伐他汀)的乳汁中浓度超过了母亲血浆中的浓度,足以导致婴儿产生不良反应。一些早产儿或有黄疸的婴儿,药品产生毒性的风险更高。

(3)有些药品会抑制婴儿的吮吸反射(如苯巴比妥),而另一些药品会抑制母亲泌乳(如溴隐亭)。

临床药师在给哺乳期患者进行用药教育时,应权衡利弊,尽可能选择安全性高的药品,并指导患者在用药时暂停哺乳。

第十二节　围术期用药管理

(一)围术期禁止口服药物

很多患者因术前禁食,需要停用常规治疗药物。在术前几周就应该考虑整个围术期的用药问题,因为有些药物(如阿司匹林、氯吡格雷、口服避孕药)应考虑停用足够长的时间,以消除它们的治疗作用或效应。若术后禁食时间延长或不能口服途径给药,则应仔细考虑确保患者经其他途径给药。

主要的考虑因素是:① 术前什么时候停药(考虑药物半衰期或药效持续时间);② 药物原本用于治疗什么疾病(以控制围术期并发症);③ 是否有替代疗法;④ 术后应该停用哪些药物? 什么时候可再次使用这些药物? ⑤ 哪种给药途径是可行的(同时还应考虑相应的药物剂型);⑥ 是否通过管饲给药;⑦ 突然停药的影响。

对于每个患者应该停用哪一种口服药物没有明确答案,应当综合考虑停药风险和不停药风险。

(二)糖尿病患者的围术期管理

对于需要手术的糖尿病患者,一般原则是尽可能缩短禁食时间、确保其手术排在上午第一个进行。由于 1 型糖尿病患者不能分泌胰岛素,所以在治疗时要确保患者在任何时候都不会导致胰岛素绝对缺乏,否则很容易发生糖尿病酮症酸中毒。采用胰岛素泵治疗1型糖尿病。2型糖尿病患者可以分泌胰岛素,较少发生酮症酸中毒。但2型糖尿病患者在重大手术期间由于生理压力,很容易发展为胰岛素依赖型,所以术前要对患者进行管理,调整自身状态。

如果是小手术,患者可在术后4h内进食和饮水。若是能在短时间内快速完成的手术,2型患者可在术日早晨停用口服降糖药,术后吃过第一顿饭后再服用降糖药,同时需要密切监测血糖水平,如果血糖升高,需要皮下注射胰岛素。1型糖尿病患者进行小手术时,需要在术日早晨皮下注射胰岛素(剂量为正常剂量50%~60%),同时输入5%的葡萄糖注射液避免低血糖,并密切监测血糖水平。对于2型糖尿病大手术,可给予注射胰岛素管理血糖。

（三）使用糖皮质激素患者的围术期管理

手术致心理生理压力会增加患者促肾上腺皮质激素和皮质醇水平,大手术相对小手术造成的心理生理压力更大,更会使激素水平大幅度飙升。长期口服糖皮质激素或近期服用糖皮质激素的患者,其下丘脑-垂体-肾上腺皮质轴功能被抑制,应激反应水平降低。若缺乏适当的激素替代治疗,患者极易出现肾上腺危象(如循环衰竭和休克)。小手术在麻醉诱导时给予25 mg氢化可的松琥珀酸钠注射;一般手术麻醉诱导时给予25 mg氢化可的松琥珀酸钠,100 mg/d,24 h(可以分次给药或连续给药);大手术麻醉诱导时给予25 mg氢化可的松琥珀酸钠,100 mg/d,48~72 h。

第十三节　药物漏服的补服

生活中漏服药物并不少见。一般情况下,漏服药物后切不可在下次服药时加倍服用药物,以免出现严重的药品不良反应。按照"漏服药物时间是否超过用药时间间隔的1/2"一般原则,若本应在上午8:00和下午4:00服用的药物,上午漏服了,在中午12:00以前,可以原剂量补服;下午服药时间和剂量不变。如超过了12:00,则不用补服药物。1 d服用1次的药物,当天记起漏服,则应马上补服。

（一）常见降血糖药物补服原则

1. α-葡萄糖苷酶抑制剂　如阿卡波糖通常要求随第一口主食服用,若漏服了,不宜在餐后补服,因缺乏药物的作用底物碳水化合物。

2. 磺脲类　短效格列齐特应于餐前30 min服用。若漏服了,则需检查血糖水平,血糖轻度升高,可通过运动降低血糖,不补服;血糖明显升高,则适当补服。长效格列齐特缓释片应qd,早餐前服用。若漏服了,可在午餐前补服。

3. 双胍类　二甲双胍不增加胰岛素分泌,单独用药不会引起低血糖。若漏服了,可通过运动降低血糖,不补服。血糖明显升高,则适当补服。

4. 胰岛素　短效胰岛素一般在餐前15~30 min注射。若漏服了,可立即补充注射。预混胰岛素若漏服了,应测定午餐前血糖水平,血糖过高,可补用一支短效胰岛素。长效胰岛素,qd,若漏服了,尽快补注。

（二）常见降压药补服原则

1. 短效制剂　高血压患者一般为早上6:00和下午4:00口服短效制剂。若漏服了,按照上述补服药物一般原则,补服。切不可在睡前补服,以免血压过低导致脑梗。

2. 长效制剂　　如苯磺酸氨氯地平缓释剂,半衰期长,每日服用 1 次。若漏服了,当天想起补服便可;次日想起,不用补服。

第十四节　细胞毒性废弃物管理

在制备和使用细胞毒药物过程中涉及的所有材料都应划分为细胞毒性废弃物,包括注射器、手套和针头。所有废弃物要放入有特别标志的厚塑料袋及防漏的加盖容器中。细胞毒性废弃物必须与其他类型的医疗废弃物分开。细胞毒性废弃物及受其污染的物品(如拭纸、管子、毛巾)应当用防渗防漏的密封袋装置后置入封闭、坚固、防漏的容器,在上面标明"细胞毒性废弃物";受污染的锐器物(如玻璃片、空瓶、注射器与针头)应放入指定标明"细胞毒性锐器物"的坚固密闭容器中。

为应付偶然的泄漏,应准备吸湿纸与清洁物品,吸湿或清洁过程产生的污物也应按细胞毒性废弃物处理。泄漏的细胞毒药物必须及时处理。护士或药师应熟悉处理的操作程序。应备有可用的细胞毒药物泄漏处理套装,包括化学吸附垫或吸附颗粒、两双以上手套、防护袍、鞋套、头套、面罩、防护镜、稀碱洗涤剂溶液、水、处理碎玻璃的镊子和泄漏辨识标志,还可包括有呼吸机和洗眼器。

(一)注意事项

① 坚持安全操作、规范流程和培训,避免泄漏风险;② 要根据泄漏面积和泄漏物类型(干粉或液体)采用不同步骤处理;③ 所有用来处理泄漏物的器械和材料都按细胞毒性废弃物处置;④ 登记泄漏物事故报告表:记录详细时间、日期、药物、大致体积、液体或粉剂、涉事人姓名和位置。

(二)处理所有泄漏的初始流程

① 评估泄漏的规模、类型(干粉或液体)、涉及药物及对他人风险;② 呼叫援助并警告其他人,不要离开泄漏现场而无人看守,避免其他人接触到细胞毒药物材料,现场放置"危险! 细胞毒性物质泄漏!"标识;③ 个人必须戴手套(双层手套)、面罩、防护镜,穿鞋套和防护袍,若粉剂泄漏可能需要戴呼吸面罩;④ 封锁泄漏区域,防止进一步扩散。

(三)处理小规模泄漏流程(<5 mL 或 5 g)

① 干燥的吸水性毛巾轻轻覆盖,吸收泄漏液体,防止飞溅;② 用湿毛巾(用水湿润)把固体(粉剂)捡起;③ 最好用镊子或棉签捡起尖锐的/破碎的材料,此外要一直带两副手套确保足够厚度;④ 把尖锐物放在标有"细胞毒性废弃物"的锐器箱里,然后放入结实的黄色袋子,等待销毁;⑤ 确保袋子和箱子都密封,且明确标记有"细胞毒性废弃物";⑥ 所有被药物污染的包装材料均同样放在一个塑料袋或锐器容器里,适当地做焚烧处理;⑦ 标记所有处理泄漏物的废弃物为细胞毒性废弃物;⑧ 泄漏区域必须使用温和的洗涤剂清理至少 3 次,然后用大量干净水清理;⑨ 彻底清洗双手,并记录细胞毒药物泄漏情况。

(四)处理大规模泄漏流程(>5 mL 或 5 g)

① 由外而内地处理;② 使用细胞毒性泄漏套装;③ 把细胞毒性泄漏套装里的化学吸附

垫铺在泄漏物上,或把吸附颗粒洒在泄露区域上;④ 吸附垫和吸附颗粒会吸收液体,并变成一种凝胶,可以较为容易处理;⑤ 收集凝胶,把凝胶放在一个塑料袋并密封,确保这些标记好"细胞毒性废弃物";⑥ 多次重复这些步骤;⑦ 去除细胞毒性物质后的区域必须使用温和的洗涤剂清理 3 次,然后用大量干净水清理;⑧ 再用余下的泄漏物垫擦去冲洗过的水,并用吸水性毛巾充分擦干那片区域;⑨ 把所有被污染的材料丢弃到处置袋里,包括手套和鞋套,然后密封,确保袋子上标记有"细胞毒性废弃物";⑩ 彻底清洗双手,并记录细胞毒药物泄漏情况。

细胞毒性废弃物的危险性很高,绝对不能被填埋或排入下水道系统。可有以下几种处置方法:① 包装完好已过期的或已不再需要的药物可以返还给供应商,由供应商进行专门处理;② 高温焚化:由医疗废弃物集中处置单位转运,并高温焚烧处置细胞毒性废弃物,所有细胞毒性废弃物的完全降解要求达到 1 200℃高温,低温焚化可能导致危险的细胞毒性蒸气被释放入空气;③ 化学降解:化学降解法可将细胞毒性化合物转化为非毒性化合物,适用于清理药品残余物,清洁被污染的便盆、溢出物、防护服,如对环磷酰胺、异磷酰胺、硫酸长春新碱等可采用化学降解法。

（五）化疗患者的排泄物及用物的处理

患者接受细胞毒药物化疗亦产生细胞毒性废弃物。其粪便、尿液、汗液和呼出气体均可能都含有细胞毒药物,包括未代谢的药物或无活性/有活性的代谢产物,均应按细胞毒性废弃物处理。应戴手套处理尿壶、便盆和呕吐碗,以适当的方式处置。以适当的方式处置污染床单。有条件的医院应建立细胞毒性废弃物污水处理系统,进行无害化处理后才能排入综合排水系统。化疗患者的被子、衣服应与其他患者的被子、衣服分开收集,分开配送,采用化学降解法单独消毒、洗涤。化疗患者的污染物应严格消毒,化疗患者用具专人专用,操作完毕后,戴手套将用过的物品放入 1 次性包装袋内,同手套一起送去焚烧。根据药物代谢情况,表 15-8 列出使用细胞毒药物后患者产生的废弃物必须得当做废弃物处理的时间。

表 15-8　应用细胞毒药物后排泄物按废弃物处理的时间

药　物	给药途径	尿　液	粪　便
安吖啶	iv	3 d	—
博来霉素	iv,im,sc	3 d	—
硼替佐米	iv	1 h	—
白消安	op	1~24 h	—
卡　铂	iv	24~48 h	—
卡莫司汀	iv	4 d	—
苯丁酸氮芥	op	2 d	—
顺　铂	iv	7 d	—
环磷酰胺	iv,op	2 d	5 d(op)
阿糖胞苷	iv,sc,it,im	24 h	—
达卡巴嗪	iv	48 h	48 h
放线菌素 D	iv	5 d	7 d
柔红霉素	iv	2 d	7 d
阿霉素	iv	6 d	7 d
表柔比星	iv	7 d	5 d
依托泊苷	iv,op	4 d	7 d

续 表

药 物	给药途径	尿 液	粪 便
氟达拉滨	iv	5 d	5 d
氟尿嘧啶	iv,op	2 d	5 d(op)
羟基脲	op	2 d	—
异环磷酰胺	iv	2 d	—
去甲氧柔红霉素	iv,op	7 d	5 d
伊立替康	iv	3 d	3 d
美法仑	iv,op	2 d	7 d(op)
巯基嘌呤	op	2 d	5 d
甲氨蝶呤	iv,im,op	3 d	7 d
丝裂霉素 C	iv	24 h	
米托蒽醌	iv	6 d	7 d
氮芥	iv	2 d	
紫杉醇	iv	2 d	10~14 d
甲基苄肼	op	2 d	
雷替曲塞	iv	10 d	10 d
硫鸟嘌呤	op	24 h	
噻替哌	iv	3 d	—
长春类生物碱	iv	4 d	7 d

注:iv,静脉注射;op,口服;sc,皮下注射;im,肌内注射;it,鞘内给药

第十五节　药物利用研究

药物利用研究是按照预定的标准,评价、分析和解释一个既定的医疗卫生制度下全社会的药物市场销售、分配、供给、处方及其使用情况,研究重点是药物利用模式所引起的医药的、社会的和经济的后果及各种药物的和非药物的因素对药物利用的影响。具体而言,药物利用研究就是对药物处方、调剂及其摄入的研究。药物利用模式是指药物使用的程度和概貌、药物使用趋势、随时间的成本变化。应用流行病学方法可以研究人群中药物的利用情况。

药物利用研究的重要意义在于经常地反映药物使用中真实需求与实际使用之间存在的差异,并提出改变这种差异的意见或建议;识别并纠正不合理用药状况,寻找药物疗效和药物费用的平衡点,强调优良的药物处方(最佳剂量、正确信息和可负担价格),作为个体化用药的补充手段,促进合理用药。

药物利用研究的类型分描述性研究和分析性研究。前者阐明药物利用的处方模式。后者需要把药物利用数据与发病率、治疗结果和医疗服务质量等联系起来,评价药物治疗是否合理。主要做法有:将某种药品不良反应的病例报告数与一定时段内暴露于该种药物的患者人数联系起来,评估该药品不良反应的潜在程度;描述某个时刻或某个医院、地区、国家药物使用的程度,以及随时间变化的用药趋势;监测具体的治疗药物的使用情况;把观察到的药物利用模式与药物治疗指南相比,估计药物不合理使用的程度;将药物利用数据反馈给临

床,帮助医生认识到自己的处方模式与指南或行业平均处方水平的差距;发现和识别不同医院、地区、国家或不同时间的药物利用模式和成本的差异,分析引起这种差异的医学、社会和经济方面的因素,予以解释或纠正;监测和评估医疗保健制度、卫生行政管理政策、医药促销活动变化等对不良用药模式的干预效果。

药物利用研究是一种有用的工具,不仅可以衡量药物利用的基本状况,而且更重要的是有助于揭示药物利用中的问题,提出解决问题的思路或途径。未来有望通过建立大规模的药物利用数据库,开展多中心的药物利用研究,向社会药效学和社会药动学的方向深度发展。

第十六节　用药依从性管理

广义的依从性是指患者的行为与医疗或保健建议相符合的程度。用药依从性则是从药物治疗的角度,指患者对药物治疗方案的执行程度。

（一）患者不依从的主要类型

① 不按处方取药;② 不按医嘱用药;③ 提前终止用药;④ 不当的自行用药;⑤ 重复就诊。

（二）患者不依从的常见原因

① 患多种疾病,用药品种过多;② 患者年老健忘;③ 不信任医生处方;④ 担心药物毒副作用;⑤ 给药方案复杂。

（三）改善患者的依从性方式

① 与患者建立良好的关系,赢得患者的信任与合作;② 优化药物治疗方案;③ 以通俗易懂的语言向患者提供充分的用药指导。④ 帮助患者正确认识药物,正确看待药物的毒性,理解药物治疗的重要性。

第十六章　其他临床知识

第一节　症状体征与药物治疗

　　症状是患病后机体生理功能异常的自身体验和主观感受到的不适和异常感觉。症状是诊断疾病的主要线索和证据，是临床选择实验室检查和物理检查的主要依据。根据症状可以确诊某些疾病，症状对疾病的早期诊断具有重要意义。

　　体征是患病后机体的体表或内部结构发生了可以观察到或感触到的改变，是医生体格检查中能客观发现到的异常变化。体征是诊断疾病的特异证据，在鉴别诊断中最具价值，也是选择进一步检查的主要依据。

　　任何症状体征表现必有其病因，疾病的发生、发展是人体与致病因素相互作用的结果。不同病因可表现出同一症状体征即异病同症，但不同病因表现的同一症状体征可能在质/量上有一定的差异。即使是同一病因在不同的个体中表现的同一症状体征可能也存在着有一定的差异，具有多样性和复杂性。

　　症状是患者的自身体验，能显示病情动态变化。但症状具有主观性、片面性、随意性和表面性的特点。体征虽然为客观检查所见，能显示无症状的病变，但一般情况下如只作重点查体而不是全面查体，则可能遗漏体征。

　　要透过症状体征现象，探讨疾病的病因本质：是原发性表现还是继发性表现，是基础疾病表现还是并发症表现，是疾病表现还是治疗反应，是躯体病变还是心理障碍。

　　药物治疗具有二重性，不合理的药物治疗可以掩盖疾病症状，合理的药物治疗可以改善疾病的典型表现。因此，分析症状体征时，必须追溯患者的既往用药史，确定既往用药与出现症状体征的时间因果关系，排除药物治疗以外的因素，或确定与症状体征相关的药物因素。

第二节　理　想　体　重

　　理想体重（ideal body weight，IBW）和肥胖目前在我国尚没有统一的标准数据，只有一个大致的参照值。理想体重可用于计算肌酸酐清除率来评价肾功能，还可用于计算一些脂质结合低、治疗窗狭窄的药物如地高辛、庆大霉素的给药剂量。

（1）有许多计算 IBW 的方法，但是所有的方法均有局限性，它们一般不适用于儿童，个子较小的女性和个子较高的男性。基于中国人的生理指数，较普遍采用的计算方法有 3 种：① 成年人，[身高(cm)−100]×0.9＝理想体重(kg)。② 男性，身高(cm)−105＝理想体重(kg)；女性，身高(cm)−100＝理想体重(kg)。③ 北方人理想体重(kg)＝[身高(厘米)−150]×0.6+50；南方人理想体重(kg)＝[身高(cm)−150]×0.6+48。

（2）儿童标准体重。① 1~6 个月：出生体重(kg)+月龄×0.6＝标准体重(kg)；② 7~12 个月：出生体重(kg)+月龄×0.5＝标准体重(kg)；③ 1 岁以上：8+年龄×2＝标准体重(kg)。

第三节 体表面积

体表面积(body surface area，BSA)在很多时候作为设计药物剂量的基础，前提是药物的处置(肝、肾功能)与体表面积相关。尽管这种相关性的证据基础尚有质疑，但是不少药物仍然是基于 BSA 调整剂量。

计算人体 BSA 的公式较多，国内大多数教科书介绍的中国成年男女体表面积计算公式是：BSA＝0.035×体重(kg)+0.1×(体重≤30 kg)；BSA＝1.05+[体重(kg)−30]×0.02(体重>30 kg)。

（1）若不区别男和女：$BSA(m^2)=0.0061×身高(cm)+0.0124×体重(kg)−0.0099$；

（2）若区分男女：男性 $BSA(S_男，m^2)=0.0057×身高(cm)+0.0121×体重(kg)+0.0882$；女性 $BSA(S_女，m^2)=0.0073×身高(cm)+0.0127×体重(kg)−0.2106$。

第四节 体液平衡

体液的主要成分是水、电解质，广泛分布于细胞内外，具有相对稳定的酸碱度，其稳定状态为人体正常新陈代谢所必需。体液平衡主要涉及水平衡、电解质平衡、渗透压平衡和酸碱平衡。

体液的量与年龄、性别和体形有关。成年男性体液约占体重的 60%，女性占 55%，婴儿占 70%，肥胖者比例更少。男性和女性的细胞内液量大约都占体液总量的 70%，细胞外液约占体液总量的 30%。细胞外液约 3/4 存在于细胞间隙里称为细胞间液(组织间液)，约 1/4 在血管内为血液。细胞间液分为功能性细胞间液和非功能性细胞间液。功能性细胞间液指能迅速和血管内液或细胞内液进行交换，维持体液平衡的那部分液体；非功能性细胞间液在维持体液平衡上所起的作用很小，如脑脊液、关节液及消化道分泌液等，形成第三间隙积液。但在病理情况下，第三间隙积液增多，如腹膜炎患者腹腔内大量渗液，亦会导致体液失衡。正常人体中的液体在各部位的分布相对恒定，它们之间不断进行交换，保持着动态平衡。

正常情况下，人体每日水的摄入量与排出量是相对稳定的。通常每日通过呼吸和皮肤蒸发排出水分约 850 mL，这部分水的排出是感觉不到的，也是不可控制的，称为隐性失水。为了消化食物，胃肠每日分泌的消化液约为 8 200 mL，但绝大部分在回肠末端和右半结肠被重吸收,只有 150 mL 左右的水由粪便排出。成人每日从肾脏排泄固体废物一般不少于 35 g,每克至少需 15 mL 尿液才能溶解排出体外,所以每日尿量一般宜维持在 1 000 ~ 1 500 mL。因此,正常人每日水的摄入量最低限度为 1 500 mL,较合理的摄入量为 2 500 mL 左右。

电解质在细胞内液和细胞外液中的分布有显著不同,细胞内液阳离子以钾离子(K^+)为主,阴离子有蛋白质、磷酸氢根离子(HPO_4^{2-})等;细胞外液阳离子以钠离子(Na^+)为主,阴离子有氯离子(Cl^-)和碳酸氢根离子(HCO_3^-)等。由于细胞膜上的 $Na^+ - K^+$ 泵作用,不断将进入细胞内的 Na^+ 排出,同时使 K^+ 进入细胞内,因而 Na^+ 主要存在于细胞外液,在维持细胞外液渗透压和容量中起决定作用。Na^+ 丢失,细胞外液容量将缩小;Na^+ 潴留,细胞外液容量则扩大。K^+ 为细胞内液中的主要阳离子,全身 K^+ 总量的 98% 在细胞内。K^+ 对维持细胞内渗透压起重要作用,并可激活多种酶,参与细胞内氧化及 ATP 生成。细胞外液中 K^+ 虽少,但对神经-肌肉应激性、心肌张力及兴奋性有着显著影响。钾的来源全靠从食物中摄取,85% 由肾排出。肾对钾的调节能力很低,在禁食和血 K^+ 很低的情况下,每日仍然要从尿中排出相当的钾盐,因此,患者禁食 2 d 以上就必须经静脉补钾。

渗透压为溶质在水中所产生的吸水能力(或张力),渗透压高低与溶质的颗粒(分子或离子)数成正比,而与颗粒的电荷、大小无关。细胞内、外水的移行,基本上由细胞膜内、外渗透压的差异决定。膜外 Na^+ 浓度下降,即渗透压低,水进入细胞,引起细胞内水肿;反之膜外 Na^+ 浓度增高,即渗透压高,水出细胞外,造成细胞内脱水。但水在血液和组织间液之间的交换,主要取决于毛细血管内流体压(使水出毛细血管)和有效胶体渗透压(使水入毛细血管)。血液内蛋白质不能透过毛细血管壁,它产生的胶体渗透压对维持血管内的水分起着重要作用。体温 37℃ 时,正常人的血液总渗透压平均为 280 ~ 310 mmol/L,低于 280 mmol/L 为低渗,高于 310 mmol/L 为高渗。体液平衡受神经-内分泌调节,一般先通过下丘脑-垂体后叶-抗利尿激素系统恢复正常的渗透压,继而通过肾素-醛固酮系统恢复血容量。

人体在代谢过程中,既产酸又产碱,使体液中的 H^+ 浓度经常发生变化,但人体能通过体液的缓冲系统、肺的呼吸和肾的调节作用,使血液中 H^+ 浓度仅在小范围内变动,保持血液的 pH 在 7.35 ~ 7.45。

$$体液 = 细胞外液(ECF) + 细胞内液(ICF)$$
$$细胞外液 = 组织间液 + 血液$$
$$细胞内液 = 红细胞内液 + 其他细胞内液$$

为体液平衡,可采取支持疗法和补液疗法:① 支持疗法用来补充患者呼吸、出汗、排尿、排便等失水;② 补液疗法用于所有病理性体液丢失,包括腹泻、呕吐、创伤、瘘或渗漏等,还包括术后、第三间隙的丢失(分布在肠腔内隐蔽的腔隙中或间质内的液体),这些体液丢失肉眼看不见,难以计算丢失量。

1. 体液丢失过多的体征和症状　　患者体液丢失过多时,会表现出相应的体征和症状,下列几项指标可用于评价是否脱水:① 口渴;② 舌燥、出现裂纹;③ 眼窝凹陷;④ 皮肤干燥、失去弹性。

2. 临床检查　　① 血压(低容量血症时,血压下降、明显的体位性低血压);② 脉率(低容量血症患者,心跳加速);③ 尿量(每小时尿量>0.5 mL/kg);④ 当患者有腹水,需要减少体液时,体重改变是体液丢失很好的指标。

3. 正常液体需求量

摄入量=排泄量+500 mL(或 q24 h,40 mL/kg)。

假设经胃肠丢失:100~200 mL/24 h(无腹泻、呕吐症状),隐性丢失:500~1 000 mL/24 h(体温每升高 1℃,丢失量增加 10%),则电解质的基本需要量为:补钠 1~2 mmol/kg(q24 h),补钾 1 mmol/kg。

4. 体液平衡药:晶体液和胶体液

(1)葡萄糖注射液:用于补充能量和体液。5%葡萄糖注射液不含电解质(除非另外加入钾),像水一样可分布在细胞外液和细胞内液,只有小部分仍留在血液,用于水合,基础补液,或糖尿病治疗。但有水中毒风险,继发低钠血症。患者因某些原因进食减少或不能进食时,一般可给予 10%~25%葡萄糖注射液静脉滴注,并同时补充体液。静脉营养治疗时,葡萄糖供能超过脂肪供能,每 5~10 g 葡萄糖加入胰岛素 1 IU。低血糖症重者可予 50%葡萄糖注射液静脉注射。儿童及老年患者补液过快、过多,可致心悸、心律失常,甚至急性左心衰。心功能不全者尤其应该控制滴速。

(2)氯化钠注射液:用于各种原因所致的低渗性、等渗性和高渗性失水、高渗性非酮症糖尿病昏迷、低氯性代谢性碱中毒。如果用来补充血容量,须输血液丢失量的 3 倍,故不是最有效的扩容剂。儿童及老年患者补液量和速度应严格控制。浓氯化钠不可直接静脉注射或滴注,应加入液体稀释后应用。输液量过多和滴速过快,可致水钠潴留,引起水肿、血压升高、心率加快、呼吸困难、急性左心衰。不适当给予高渗氯化钠可致高钠血症。

(3)葡萄糖氯化钠注射液:可调节体液平衡,同时补充部分电解质和能量。

(4)等渗胶体液:手术中失血导致血容量减少,需要输注血液制品、晶体液和胶体液。胶体是一种大分子物质,仅存在于血浆中,以保证足够的血浆容量。等渗胶体溶液是血管内扩容剂,可以迅速恢复血管内容量,维持胶体渗透压、减轻组织水肿。琥珀酰明胶为胶体性血浆代用品,适用于低血容量性休克、手术、创伤、烧伤及感染的血容量补充。羟乙基淀粉为血浆容量扩充剂,可治疗和预防与手术、创伤、烧伤及感染有关的血容量不足或休克。右旋糖酐有中、低、小分子 3 种,其中低分子右旋糖酐用于治疗失血性休克,小分子右旋糖酐用于急性失血性休克。

第五节　危险征兆

无论在药房或病区,抑或在其他任何地方,患者都有可能向药师咨询。在回答患者各种问题时,药师要注意了解观察患者可能是疾病信号的各种危险征兆,以便及时提出去看医生,这一点是很重要的。这些危险征兆主要为:① 没有胃口,不想吃东西;② 体重下降;③ 鼻出血、口腔出血、耳出血、肛门出血;④ 呼吸困难;⑤ 咳黄或绿色痰;⑥ 泌尿系症状:尿痒、尿频、尿刺痛、尿失禁;⑦ 各种经期问题;⑧ 各种肿胀、肿痛,包括关节肿大;⑨ 吞咽困难;⑩ 剧烈的胸痛、腹痛、头痛、耳痛;⑪ 持久、反复的周期性体温上升;⑫ 意识丧失和/或近期严重损害。

第六节　肿瘤患者日常饮食

在饮食上遵守如下几点在防癌上是有益的,如吃新鲜、质量好的食品;保持各项营养要素的适当比例;改变不良的饮食习惯;戒烟和控酒等。对肿瘤患者而言,尤其是术后的肿瘤患者,经历手术、放疗、化疗,机体状态往往比较虚弱,而肿瘤又是慢性消耗性疾病,晚期常表现为消瘦和恶病质,所以肿瘤患者的营养状况对其治疗效果、生存期和生活质量都具有重要影响。保持均衡饮食、营养合理,有利于恢复健康。

长期以来,肿瘤患者一直为饮食所困扰。民间有肿瘤患者"忌口"和忌食所谓"发物"的说法。"忌口"和"忌食"原是中医特有的一个话题,意思是吃了某些食物后,导致疾病复发,所以需要忌口,忌食某些食物。所谓忌口,主要是针对一些细菌性和病毒感染性疾病、过敏性疾病或过敏体质如哮喘、荨麻疹和其他皮肤病患者等而言。这些疾病的患者吃了某些食物,特别是异体蛋白质类的,如牛奶、虾、海鲜等之后,很容易引起感染扩散或诱发过敏。

有些肿瘤患者误以为这个不能吃,那个不敢碰,对人们所说的所谓"发物"一律避而不食,好像只能吃青菜和米饭了,其实大可不必。肿瘤并非感染性疾病、过敏性疾病,肿瘤的复发与"发物"引起的"发"并非一个概念。什么都不敢吃,不利于康复。有些肿瘤患者术后或化疗后,吃了一些高蛋白、高脂肪食物会表现出不适,甚至泄泻等。这多是由于癌症患者经历过化疗等创伤后,其消化功能受重创,胃肠道原本分泌某些消化酶的细胞遭破坏,以致消化酶分泌减少,吃了高蛋白、高脂肪食物之后,就难以消化。对相应食物的消化吸收能力下降后,摄食此类食物后就易诱发肠功能紊乱,出现不耐受现象。其实,适当调整一下就可解决。

用药物(化疗或放疗)治疗疾病(癌症)时,应该正常摄入"谷、果、肉、菜"等日常的食材。"忌口"不宜太严,食谱不宜太窄,否则容易导致营养不良,对肿瘤患者的康复来说极其不利。"胃喜则安"。增强人体的体质,提高人体的抗病能力是十分重要的。

第七节　肠内营养治疗和用药

肠内营养(enteral nutrition,EN)是经胃肠道提供代谢需要的营养物质及其他各种营养素的营养支持方式,是胃肠功能正常、需要营养支持的疾病患者(如吞咽和咀嚼困难、意识障碍或昏迷、消化道瘘、短肠综合征、肠道炎性疾病、急性胰腺炎、高代谢状态、慢性消耗性疾病、纠正和预防手术前后营养不良及其他特殊疾病)首选的治疗手段。选择正确的管饲途径是保证肠内营养安全有效的基本条件。

肠内营养途径是将营养素和水输注至胃肠道内的管道系统。肠内营养途径有口服和经导管输入两种,其中经导管输入以包括鼻胃管、鼻十二指肠管、鼻空肠管和胃空肠造瘘管。通过输注营养物质提供必需的营养素以满足机体的代谢需求。肠内营养因经过胃肠途径,比肠外营养更加简单、安全、经济、符合人体生理学。

选择营养途径的决定因素是预期的营养持续时间,此外,发生误吸的风险、胃肠道功能、患者的总体情况和营养管的放置技术也有影响。鼻胃(肠)营养管通常用于短期治疗,胃造口管和空肠造口管用于 1 个月或者更长时间的营养治疗。

鼻胃(肠)营养管经鼻孔放置,导管顶端达到胃或小肠。使用这些导管比经皮置管更容易插入,并且并发症最小。小口径的聚氨酯或硅胶管用于营养支持,优于大口径的橡胶、乳胶或聚氯乙烯管。越小的导管导致误吸或吞咽困难的可能性越小,对肠道的刺激也越小。

可以采用 X 线确认鼻胃(肠)营养管的位置,也可以通过吸出物的 pH 确认。鼻胃(肠)营养管为三通管,可用于给药和冲洗管道。为不影响白天活动,可在夜间给予营养。

采用鼻胃管肠内营养尽管有效,但在临床应用时也带来了许多困难及并发症。因为这些营养管的管径较粗且较硬,经常堵塞管腔而不得不换管,且管子会经常移位,给患者带来许多不适。管壁长期刺激食管黏膜而易发生食管炎,而且由于营养管破坏了正常的贲门功能,经常发生胃食管反流。频繁的反流容易导致吸入性肺炎。鼻胃管的长期使用也容易导致腮腺炎和鼻软骨的破坏。

1. 胃造口和空肠造口管　　当经鼻腔途径插管禁忌或预期需要长期营养时,经腹部皮肤行造口术更适合。经皮内镜下胃造口术(percutaneous endoscopic gastrostomy,PEG)是最常见的营养途径。患者摆好体位后,口服利多卡因胶浆或静脉注射镇静剂,腹部穿刺部位进行清洗和消毒。插入胃镜后降低室内亮度。当从腹壁看到胃镜的透亮点,表明胃壁直接和腹壁相接触。胃造口穿刺点应选择在胃镜透光点最亮的地方,通常是左上腹。最佳穿刺点选择好之后,进行局部浸润麻醉。在局部皮肤上切开一约 1 cm 的切口,然后刺入带套管的穿刺针直至胃腔内。从套管内向胃腔内置入一根长的导线,当导线进入胃内后,在胃镜下用活检钳夹住导线,随着胃镜退出而引出口腔外。将 PEG 管的末端导线扣在腔外的导线上,从腹壁穿刺点部位收紧导线,将 PEG 管从食管引至胃内并从穿刺部位拖出体外。检查完成后退出胃镜,在腹壁外将 PEG 管根部装上卡片,从而使胃壁和腹壁保持紧密的接触,固定 PEG 管。

PEG 管终止于胃的单腔管,直接将营养运输到胃。PEG/J 管是双腔管,一个管腔终止于胃,另一个更长的管腔下行进入空肠。双腔系统可以直接将营养运输到空肠,并可胃减压。

一旦导管位置确认,可以通过给予食团或注入无菌水来检查导管是否畅通和患者是否耐受。为了防止误吸,在营养期间和营养后 1 h 之内,床头应该抬高水平面至少 30°~45°。如果患者想要睡觉,应该靠右侧。

为了避免营养管阻塞,需要在营养期间每 4~6 h 完成 1 次营养后和给药前后进行冲洗。水被认为是冲洗和维护营养管开放最好的液体。冲洗的水量也需要包括在体液平衡计算中。

造口位置需要每日用纱布、拭纸和温水(或无菌 0.9%氯化钠注射液)湿敷清洗,保持造口健康。对于实行肠内营养支持的患者,因为口服液体摄入有限,应给予细致的口腔护理。冰片、拭纸、咽喉含片、咽喉喷雾剂和口香糖都可以用来进行口腔方面的护理。

2. 合并用药问题　　全面审核药物治疗,停止使用不必要的药物。应为营养管用药选择恰当的剂型。许多药物在相配的液体制剂中不能得到利用,无法加入营养管内。例如,一些无糖口服液包含山梨醇,而山梨醇可以导致腹部绞痛和腹泻。7.5~30 g 剂量的山梨醇可能会导致不良反应,因此应尽可能使山梨醇的摄入量降到最低。营养管孔径可能非常小,因此黏性的液体在用药前应该和等量的水混合。注射制剂需要配制成恰当的液体制剂。

3. 碾碎药片　　固体口服药物制剂需要经过完全的碾碎后与水混合配制(此步涉及对药品的处理,可能为超说明书用药)。应在用药前即配即用,使药物降解降减少到最低,降低用药风险。

可以将药物放在两个勺子之间来完成碾碎,一个当杵一个当研钵,或使用一个适合的碾碎设备,将产生的药粉与少量的水混合,用注射剂转移入营养管中。任何药物碾碎设备在使用后必须彻底地清洗。有些药片会变软化并分散在水中故不需要碾碎。缓释制剂和许多肠溶产品不适合碾碎。

4. 胶囊的使用　　胶囊打开后(也是一种超说明书用药)显示出能与水混溶的粉末,或微粒、微丸有可能阻塞营养管。

5. 营养管堵塞处理　　营养管冲洗不充分是导致堵塞最常见的原因。有些药品进行营养管内用药需要特殊的配制。如奥美拉唑胶囊(内含微丸)需要先分散在碳酸氢盐溶液中去除微丸包衣。兰索拉唑是一个比较适合的 PPI 用药选择。

6. 营养管冲洗　　在营养管内用药前后,都需要用 15～30 mL 水进行冲洗。

7. 药物与营养液的相互作用　　在肠内营养间歇给药,能将药物与营养物质发生相互作用可能的风险降到最低。为了增加潜在的营养时间,每日给药剂量应该尽可能降低。药物决不应该直接加到肠内营养液中。有些药物与营养液不相容,如由于肠内营养液的存在,苯妥英钠混悬液的生物利用度降低。用药前肠内营养液应该停用 2 h,用药以后 2 h 后再进行肠内营养。需要进行治疗药物监测来指导剂量调整。

第八节　肠外营养治疗和用药

肠外营养治疗是指经消化道外的各种途径为患者提供较为全面的机体所需各种营养物质,以达到预防或纠正营养不良(营养不足)、增强患者对感染创伤等应激的耐受力、减少并发症、降低费用、改善患者的临床结局的目的。经静脉途径为经胃肠道摄取和利用营养物质不能或不足的患者提供包括氨基酸、脂肪、糖、维生素、矿物质等在内的营养素。肠外营养既可以作为肠内营养不足的补充,也可以作为患者唯一的营养来源。静脉输注途径和输注技术是肠外营养的必要保证。

脂肪乳剂可为机体提供能量和必需脂肪酸、改善患者免疫功能、改善临床结局。常用的脂肪乳剂分长链和中长链两大类。氨基酸是合成蛋白质和其他生物活性物质的底物,其中有 8 种必需氨基酸体内不能自身合成,必须体外补充。肠外营养选择复方氨基酸注射液既含有必需氨基酸,也含非必需氨基酸。现代临床营养采用了新的措施,进一步改进营养制剂以提高患者耐受性。为适应营养治疗的需求,对特殊患者提供特殊营养基质,以提高患者免疫功能、改善肠屏障功能、提高机体抗氧化能力。新型特殊营养制剂有:① 脂肪乳剂,包括结构脂肪乳剂、长链、中链脂肪乳剂及富含 ω-3 脂肪酸的脂肪乳剂等;② 氨基酸制剂:包括精氨酸、谷氨酰胺双肽和牛磺酸等。

1. 全胃肠外营养　　全部营养均从肠外供给称全胃肠外营养（total parenteral nutrition，TPN）。全胃肠外营养从静脉内供给营养作为手术前后及危重患者的营养支持，用于为胃肠道不能吸收食物的患者提供营养需求。长期全胃肠外营养具有一定的风险如败血症、代谢障碍、损害免疫功能、血栓形成。短期提供全胃肠外营养（少于 5 d）对患者没有益处。因此，无营养风险患者、心血管功能或严重代谢紊乱需要控制者、急诊手术患者、不可治愈或无存活希望的终末期患者（可考虑水、电解质维持），一般不给予全胃肠外营养支持。

2. 选择合适的肠外营养输注途径　　肠外营养混合液经外周或中心静脉导管给药，取决于患者的血管穿刺史、静脉解剖条件、凝血状态、预期使用肠外营养的时间、护理的环境（住院与否）及原发疾病的性质等因素。

如果预期全胃肠外营养将持续 2 周，外周通路是最常用的途径。应选择一条大的静脉如上臂或头部静脉，采用一个适当的长导管置管。外周导管每 1~2 d 需要更换 1 次敷贴。临床操作时有时会将一片 5 mg 硝酸甘油放置于距导管两指的心脏远端，可促进静脉的血管扩张，预防或延缓血栓性静脉炎发生（超说明书用药）。对于预期需要长时间给予全胃肠外营养的患者通常选择采用中心静脉导管。导管尖端的位置必须在治疗开始前经影像学标定。

经外周静脉的肠外营养途径适应于：① 短期肠外营养（≤2 周）、营养液渗透压低于 1 200 mOsm/L H_2O 者；② 中心静脉置管禁忌或不可行者；③ 导管感染或有脓毒症者。该方法简便易行，可避免中心静脉置管相关并发症（机械、感染），且容易早期发现静脉炎的发生。缺点是输液渗透压不能过高，需反复穿刺，易发生静脉炎。故不宜长期使用。

经中心静脉的肠外营养途径适用于肠外营养超过 2 周、营养液渗透压高于 1 200 mOsm/L H_2O 者。置管途径可经颈内静脉、锁骨下静脉或上肢的外周静脉达上腔静脉。经锁骨下静脉置管易于活动和护理，主要并发症是气胸。经颈内静脉置管使转颈活动和贴敷料稍受限，局部血肿、动脉损伤及置管感染并发症稍多。经外周静脉至中心静脉置管（PICC）：贵要静脉较头静脉宽、易置入，可避免气胸等严重并发症，但增加了血栓性静脉炎和插管错位发生率及操作难度。不宜采用的肠外营养途径为颈外静脉及股静脉，前者的置管错位率高，后者的感染性并发症高。经中心静脉置管皮下埋置导管输液港（Catherter Port）。

3. 营养系统　　目前临床有不同系统的肠外营养（多瓶串输、全合一与隔膜袋）。① 多瓶串输：多瓶营养液可通过"三通"或 Y 型输液接管混合串输，虽简便易行，但弊端多，不宜提倡。② 全营养混合液或全合一：全营养液无菌混合技术是将所有肠外营养日需成分（葡萄糖、脂肪乳剂、氨基酸、电解质、维生素及微量元素）先混合在一个袋内，然后输注。此法使肠外营养液输入更方便，而且各种营养素的同时输入对合成代谢更合理。由于聚氯乙烯袋的脂溶性增塑剂可致一定的毒性反应，聚乙烯醋酸酯（EVA）已作为目前主要的肠外营养袋。为保证全营养混合液内各成分的稳定性，配制时应按规定的顺序进行。③ 隔膜袋：近年来新技术、新型材质塑料（聚乙烯/聚丙烯聚合物）已用于肠外营养液成品袋生产。新型全营养液产品（两腔袋、三腔袋）可在常温下保存 24 个月，避免了医院内配制营养液的污染问题。能够更安全便捷地用于不同营养需求患者经中心静脉或经周围静脉的肠外营养液输注，缺点是无法做到配方的个体化。可根据患者的营养需求及代谢能力，制定营养制剂组成。

4. 再喂养综合征　　在全胃肠外营养最初阶段特别是在开始治疗的几天需要密切监测

有无发生再喂养综合征。再喂养综合征发生于一段时期饥饿后重新开始肠内或肠外的喂养。在饥饿期间,由于电解质丢失,导致钙、镁和磷酸盐从细胞进入血液,维持近乎正常的血液水平,即发生电解质补偿变动。当重新开始喂养时胰岛素分泌增加,导致电解质移向细胞内,血清电解质浓度随之下降。再喂养综合征表现为低磷血症、低镁血症、低钙血症和体液潴留;如果患者有酒精滥用史则还可能表现为硫胺素缺乏,导致充血性心力衰竭和致命性心律不齐。

如果患者有电解质异常,应在开始全胃肠外营养前给予纠正。通过调整肠外营养成分的组成,以满足患者变化的电解质需求。如果患者有很高的发生再喂养综合征的风险,如酒精滥用或神经性厌食症,那么给予全胃肠外营养的初始速度每日不应大于 83.72 kJ/kg(20 kcal/kg)。

5. 监测   在治疗前需要对一系列生化标志物进行基线评估,并且记录患者的体重。这些标志物需要定期检查,检查频率将取决于各个标记物、代谢是否稳定及其他不明病因。最初几天代谢不稳定时全胃肠外营养监测方案见表 16-1。一旦患者的代谢稳定,监测尿素、电解质和随机血糖的需求降低,监测方案有所改变,参考代谢稳定时全胃肠外营养监测方案(表 16-2)。

表 16-1   代谢不稳定时全胃肠外营养监测方案

频　率	内　容
qd	尿素、电解质、随机血糖
每周 2 次(如周二、周五)	肝功能测定、钙
每周 1 次	全血细胞计数、镁、锌、无机磷酸盐、铁蛋白、患者体重

表 16-2   代谢稳定时全胃肠外营养监测方案

频　率	内　容
每周 2 次(如周二、周五)	尿素、电解质、随机血糖、肝功能测定、钙
每周 1 次	全血细胞计数、镁、锌、无机磷酸盐、铁蛋白、患者体重

这些参数的监测频次取决于患者个体状况。如代谢不稳定和糖耐量降低的患者,需要每小时检查血糖,直到血糖成功控制。患者可能需要一个上下浮动的胰岛素给药方案来帮助控制血糖。如患者表现出再喂养综合征的征兆或其他电解质紊乱,可能需要更频繁监测电解质。重要的是应全面考虑全胃肠外营养患者的整体状况。

6. 药物相互作用   任何药物都不应加入全胃肠外营养混合液中,无论是直接加入营养袋或是通过导管。导管应为全胃肠外营养输液专用。全胃肠外营养袋应该避免阳光直射,确保患者不住在窗边,或给全胃肠外营养袋遮盖一层避光材料。

第九节　血管内装置(血管通路装置)

由于各种原因,患者可能需要植入静脉或动脉导管。有多种血管内装置(又名血管通路装置)可以根据治疗和患者个性需求选择,如患者的临床情况如何? 哪些部位的血管可以使用? 使用血管通路的目的是什么? 需要输入多少液体和药物? 治疗在什么地方进行? 当地医院或医保的政策是什么? 血管通路需要留置多久? 患者自己的意愿是什么?

血管内装置主要包括输液留置针、外周中心静脉导管(经外周静脉穿刺中心静脉置管, PICC)、心脏临时起搏导管、全胃肠外营养导管、心脏漂浮导管、血管内留置导管、动脉导管等。

外周静脉导管有外周静脉套管针,是最普遍的血管通路装置,用于短期输液、输血及给药。套管针最常置入的静脉是头静脉和贵要静脉,也可使用下肢和足部静脉。外周静脉中导管是在大的周围静脉中建立静脉通路,但不进入中心静脉系统;中导管置入主要选择贵要静脉,置入长度<20 cm,不超过腋窝,适用于外周静脉差的患者、没有足够的静脉来进行中等疗程(不少于 7 个月)的患者、禁忌插中心静脉导管的患者。

一、中心静脉导管

中心静脉导管有 4 种类型,经外周静脉穿刺插入的 PICC、经中心静脉插入的中心静脉导管(包括隧道式、无隧道式)、植入式输液港。其中,PICC 是利用导管从外周手臂的肘前窝静脉(头静脉和贵要静脉)进行穿刺,进而插入上腔静脉,导管直达靠近心脏的大静脉,避免化疗药物与手臂静脉的直接接触,加上大静脉的血流速度很快,可以迅速冲稀化疗药物,防止药物对血管的刺激。因此,能够有效保护上肢静脉,减少静脉炎的发生,减轻患者的疼痛,提高患者的生命质量。PICC 适用于有外渗可能的、刺激性溶液的输入,完全胃肠外营养,输入高渗性溶液,长期的静脉输液。

中心静脉导管是由硅胶制成的长的空心管,也称中心线。一般经颈内静脉、锁骨下静脉、股静脉插入(隧道)至上、下腔静脉。常用于: ① 测量中心静脉压,用以评估循环生理参数,以及估计体液的多寡;② 大量而快速的静脉输液,常出现在失血量可能较大的手术,或急救时维持血压;③ 长期肠外营养,长期抗生素注射,长期止痛药注射;④ 对于周边静脉(小静脉)具有较大刺激性的药物,改从中心静脉导管注入(如胺碘酮等);⑤ 血液透析的管道(如血浆置换或洗肾);⑥ 肿瘤的化疗,防止化学性静脉炎的发生,防止药液外渗;⑦ 为反复输液的患者建立良好的输液通道,避免反复穿刺的痛苦;⑧ 重症患者建立输液通路。

在使用 PICC 期间要注意手臂活动幅度不能过大或太剧烈,防止导管脱落或断裂;另外,每星期进行 1 次冲管和换膜(由护士完成),洗澡尽量使用淋浴,薄膜松动要及时更换,以防止导管阻塞或置管处皮肤血管的感染。在维护得好的情况下,PICC 一般可以使用长达 1 年以上,足够维持到化疗结束。

1. PICC 静脉选择 　 PICC 置管通常在患者肘窝部的贵要静脉,肘正中静脉,头静脉中任选一条,导管直接插入到上腔静脉。需要选择弹性及显露性好的血管。

2. PICC 置管的适应证 　 ① 需要长期静脉输液,但外周浅静脉条件差,不易穿刺成功者;② 需反复输入刺激性药物,如化疗药物;③ 长期输入高渗透性或黏稠度较高的药物,如高糖、脂肪乳、氨基酸等;④ 需要使用压力或加压泵快速输液者,如输液泵;⑤ 需要反复输入血液制品,如全血、血浆、血小板等;⑥ 需要每日多次静脉抽血检查者。

3. PICC 置管的禁忌证 　 ① 患者身体条件不能承受插管操作,如凝血机制障碍,免疫抑制者慎用;② 已知或怀疑患者对导管所含成分过敏者;③ 既往在预定插管部位有放射治疗史;④ 既往在预定插管部位有静脉炎和静脉血栓形成史,外伤史,血管外科手术史;⑤ 局部组织因素,影响导管稳定性或通畅者。

二、植入式输液港

是植入胸部、腹部、肘部的血管通路装置,适用于长期静脉治疗、推注注射、采集血样、全胃肠外营养,是皮下灌注的一种替代方式,已经用于硬膜外麻醉。患者易选择植入式输液港,因为它在表面上是看不见的,且并发症少、容易植入,可留置 7 d。

三、血管内装置感染

血管内装置感染为病原体通过污染的血管内装置从局部远距离播散至血液引起的感染。污染的血管内装置可引起局部或全身性的感染,如局部蜂窝织炎、脓肿、脓毒性血栓性静脉炎、血管内装置相关菌血症及心内膜炎等。血管内装置感染的最常见病原体为葡萄球菌。

每次给药前后必须用 0.9%氯化钠注射液冲洗,至少每周 1 次,在某些情况下,留少许肝素溶液在设备内,所需体积取决于所使用的中心线。管道插入胸部皮肤的部位应覆盖一层敷料,并每日换 2 次。

经外周静脉置入静脉导管线细长、薄、软管,在靠近肘部弯曲部位大静脉插入,然后通过静脉直至心脏上方大静脉顶端,类似于中心线。每次给药前后必须用 0.9%氯化钠注射液冲洗,每周至少 1 次,不需要使用肝素溶液。

这两种导管都会产生一些问题,感染和血栓最为常见。经验性治疗感染用全身性抗生素,常用替考拉宁注入导管。

第十节　血　液　滤　过

血液滤过(hemofiltration,HF)技术是通过机器(泵)或患者自身的血压,使血液流经体外回路中的一个滤器,在滤过压的作用下滤出大量液体和溶质,清除体内过多的水分及毒素,即超滤液(ultrafiltrate);同时补充与血浆液体成分相似的电解质溶液即置换液(substitute),以保持水、电解质及酸碱平衡,使内环境稳定,达到血液净化的目的。整个过程模拟肾小球的滤过功能,但并未模仿肾小管的重吸收及排泌功能,而是通过补充置换液来完成肾小管的部分功能。血液滤过与血液透析的原理上不同。前者通过对流作用及跨膜压清除溶液及部分溶质,其溶质清除率取决于超滤量及滤过膜的筛漏系数;而后者则是通过弥散作用清除溶质,其溶质清除率与溶质的当量成正比。因此,血液透析比血液滤过有更高的小分子物质清除率,而血液滤过对中分子物质清除率高于血液透析。

一、血液滤过的适应证

血液滤过的适应证基本上与血液透析相同,适用于急、慢性肾功能衰竭,在下列情况血滤优于血透。

1. 顽固性高血压　　血透治疗的患者发生顽固性高血压可达50%（高肾素型），而血滤治疗时可降至1%，有的可停用降压药。血压下降原因除与有效清除过量水、钠有关外，还与清除血浆中的某些加压物质有关。另外，血滤时心血管系统及细胞外液容量均比较稳定，明显减少了对肾素-血管紧张素系统的刺激。

2. 低血压和严重水、钠潴留　　血透治疗期间低血压发生率达25%~50%，接受血滤治疗的患者，其心血管稳定性明显优于血透，低血压发生率可降至5%。

3. 尿毒症心包炎　　在持续血透患者尿毒症心包炎发病率达20%~25%，原因未明，改作血滤后心包炎治疗时间较血透短，可能是血滤脱水性能好，清除中分子毒性物质较好之故。

4. 急性肾功能衰竭　　持续或间歇的血滤是急性肾功能衰竭的有效措施。连续动-静脉血滤对心血管功能不稳定、多脏器功能衰竭、病情危重的老年患者有独特的益处。

5. 肝昏迷　　血滤对肝昏迷治疗效果比血透好（但比血浆置换、血液灌流差）。

血液滤过可以是间歇的（1个周期3~4 h），也可以是连续的。病情严重、重症监护患者更能耐受连续血滤。

置换液是含生理盐水的血浆电解质晶体溶液，可维持一个合适的渗透压，缓冲体系可代替滤过中碳酸氢盐的损耗。

抗凝作用：血液接触滤过器，凝血级联反应机制被活化，因此需要不断补充肝素。

药物清除：多种因素都会影响药物清除。有些因素与药物有关（如分布容积、蛋白结合、清除途径及分子大小等），有些因素与血液过滤系统有关（如血液滤过率、半透膜的相互作用等）。

二、血液滤过并发症处理

血液滤过可能出现与血液透析相关的并发症，除此之外还可出现热原反应和败血症。其原因在于血液滤过时需输入大量置换液，如置换液被污染可发生发热和败血症。

防治措施：① 定期检测反渗水、透析液及置换液的细菌和内毒素；② 定期更换内毒素过滤器；③ 置换液配制过程无菌操作；④ 使用前必须严格检查置换液、血滤器及管道的包装与有效使用日期，检查置换液的颜色与透明度；⑤ 出现发热者，应同时做血液和置换液细菌培养及置换液内毒素检测；⑥ 抗生素治疗。

血滤还会随大量置换液滤出引起氨基酸与蛋白质丢失，应注意增加饮食中的蛋白质摄入量。

第十一节　药　疹

药疹又称药物性皮炎，是药物引起的皮肤黏膜炎症反应。轻者仅表现为皮肤的局部反应，重者可累及人体各个系统，甚至危及生命。药疹的发生可以是药物本身的毒副作用，也可源于机体对药物的过敏反应。几乎所有的药物都可能引起皮炎，但最常见的有解热镇痛药、磺胺类、镇静安眠及抗精神病类、抗生素类、血清制剂-疫苗及中成药类。

解热镇痛药以吡唑酮类和水杨酸盐最常见,除致药疹、哮喘等反应外,严重时可引起血小板减少或再生障碍性贫血、肝肾功能障碍。磺胺类常见药物有复方磺胺甲噁唑,另有过敏反应、中性粒细胞减少、肝肾损害。镇静安眠及抗精神病药以苯巴比妥、苯妥英钠多见,以麻疹样或痤疮疹样药疹较多。抗生素类以青霉素和头孢类最多见,容易引起皮疹、哮喘和药物热,严重者可致过敏性休克死亡。血清制剂-疫苗主要有抗毒素血清、麻疹疫苗、百白破疫苗。中成药引起的药疹一般较轻,以荨麻疹为多见。中成药成分复杂,且许多有效成分本身是大分子,具较强的抗原性,进入体内极容易引起过敏反应。以双黄连粉针剂、鱼腥草注射液、穿琥宁注射液、清开灵注射液、丹参川芎嗪注射液,以及复方丹参片、复方甘草片、复方芦荟胶囊多见。

药疹的临床表现多样,同一药物在不同的个体可发生不同类型的药疹,同一类型的皮疹可由不同的药物引起。一般来说,药疹多在治疗用药 7~10 d 后出现,停药后可消退。常见药疹的皮肤有以下表现。

1. 斑丘疹型药疹　是药疹中最常见的一种,约占所有药疹的95%,临床表现为弥漫性鲜红色斑或半米粒大红色斑丘疹,密集对称分布,形态如麻疹样或猩红热样,发病突然,常伴有畏寒、高热、头痛、全身不适,半数以上病例在停药 1~2 周后完全消退,病情好转痊愈。

2. 荨麻疹型药疹　亦是常见药疹之一,为大小不等的风团,色泽红、持续时间长,自觉瘙痒,并伴有刺痛、触痛。一般在用药后数小时发生,其发生机制可以是Ⅰ、Ⅲ型变态反应。少数患者口服水杨酸盐、呋喃唑酮(痢特灵)或在注射青霉素后数分钟即出现头晕、心烦、全身泛发大片红色风团,伴瘙痒和血压下降。

3. 剥脱性皮炎型药疹　为严重药疹之一,若系初次发病则潜伏期长,一般在 20 d 以上;部分患者是在斑丘疹型药疹基础上继续用药而发生。亦可一开始即迅速泛发全身,突然出现大片的猩红热样或麻疹样红斑,继之融合而成为剥脱性皮炎。病程可长达 1 个月以上。磺胺类、水杨酸盐、柳氮磺吡啶、卡托普利、苯巴比妥等可引起。

4. 大疱性表皮松解型药疹　为严重药疹之一,发病急,皮疹初起于面、颈、胸部,为暗红色或紫红色斑片,后急剧扩大遍及全身,广泛融合,成片的红斑出现大小不等松弛型水疱或表皮松解糜烂,可擦掉、脱落成剥露面。如治疗不及时可死于感染、毒血症。磺胺类、解热镇痛药、青霉素等可引起。

5. 固定型红斑药疹　常见药疹之一,形态特殊易于识别,为局限性圆形或椭圆形鲜红色或紫红色斑,炎症严重者中央可见水疱。可发生在全身任何部位,以口唇及口周、龟头、肛门等皮肤黏膜交界处。磺胺类、解热镇痛药可引起。

6. 多形性红斑型药疹　为圆形或椭圆形红斑或丘疹,似豌豆至蚕豆大小,对称性发生于四肢、躯干、口唇及口腔处,严重者称史-约综合征。卡马西平、别嘌醇可引起。

第十二节　硬膜外持续镇痛

硬膜外持续镇痛是一种长效麻醉方式,常用于术后镇痛。在手术前应预先征得患者同意采取此种麻醉方式,待手术完毕后,麻醉师将麻醉镇痛泵与留置在硬膜外的导管连接,镇痛泵即可按事先设定好的标准定时、定量地向患者体内输入镇痛药物。

硬膜外持续镇痛是一项侵入性操作,包含将导管放置到硬膜外间隙和注入镇痛药液(通常是局麻药和阿片样物质的混合物)。使用可锁定的镇痛泵,由医护人员注入药物或患者自控手柄单次剂量给药。需要对所有实行硬膜外持续镇痛的患者常规实施监测。

硬膜外持续镇痛在缓解剧烈的疼痛和围手术期疼痛方面有独特的优势:① 可实现无痛术后恢复;② 可减少术后和损伤后致残,特别是高风险患者;③ 可减少术后并发症(促进患者深呼吸和咳嗽,减少分泌物潴留和肺炎发生);④ 减少住院日。

硬膜外持续镇痛既可以选用局麻药,也可以选用吗啡类镇痛药。局麻药和吗啡类镇痛药联合具有协同作用。单用局麻药时,需要配合使用全身镇痛药。硬膜外给予局麻药可以阻断交感神经节前纤维,以致支配胃肠道的迷走神经相对兴奋,因此硬膜外持续镇痛在提供有效镇痛的同时,可改善胃肠道功能,促进肠道功能的更早恢复。

其绝对禁忌证有:① 患者不同意;② 充分的抗凝治疗;③ 局部或全身的脓毒症。

其相对禁忌证有:① 因低血压风险增加导致的低血容量症或休克;② 凝血障碍(凝血机制缺陷);③ 血小板减少症:增加了发生硬膜外血肿的风险;④ 颅内压增高。

一、用药

1. **局麻药**　　硬膜外持续镇痛中局麻药的使用能导致感觉、运动和交感神经阻滞;阻滞强度取决于局麻药使用的浓度和总剂量。利多卡因、左布比卡因和布比卡因是最常用的局麻药;罗哌卡因是一种新的局麻药。布比卡因的作用强度大约是利多卡因的 4 倍多,并且作用持续时间更长。0.125%的布比卡因(1.25 mg/mL)常用于硬膜外持续镇痛;其他可使用的强度包括 0.1%和 0.15%。罗哌卡因(2 mg/mL)导致的副作用比布比卡因更少。

2. **阿片类镇痛剂**　　芬太尼是最常用于硬膜外持续镇痛的阿片类物质。芬太尼较吗啡脂溶性更好,起效更迅速。芬太尼的作用持续时间较短,约 2~3 h。芬太尼在硬膜外间隙与脂肪细胞结合,这样可以限制分布到脊髓其他不需要产生效应的区域。芬太尼在硬膜外液中的有效作用浓度是 2~4 mg/mL。患者自控在单次用药之后有一个停药间期(25 min)。

二、患者可能发生的风险

应该由麻醉师在术前谈话中向患者解释清楚可能发生的风险。可能的风险包括:① 过量的局麻药可能会引起直立性低血压、运动阻滞和尿潴留;② 在硬膜外持续镇痛用药中,过量的阿片类物质可能导致呼吸抑制(不管是速发性的还是迟发性的),增加瘙痒和恶心的发生率和严重性;③ 少见硬膜外出血或感染,腿部无力和背部疼痛可能是发生硬膜外出血的早期症状,因此适当地检测腿部力量是必要的;④ 尿潴留,特别是在硬膜外持续镇痛有效时,患者不会感觉到膀胱充盈。

三、监测

硬膜外持续镇痛过程应有详细的监测记录,包括:① 疼痛评分,确保充分地止痛。② 感觉阻滞,常用冰块检查,如果一侧的阻滞大于另一侧,那么患者应该靠阻滞少的一侧躺,让硬膜外麻醉剂随着重力的作用流到这一边,改善两边的感觉阻滞。③ 运动阻滞,应该要求患者摆动脚趾和移动小腿。如果不能照做,那么可能表示局麻药剂量过大,有可能发生血栓栓塞风险;腿部感觉无力,应该考虑可能的并发症,并减少或者停止硬膜外镇痛。④ 恶心,在接受硬膜外持续镇痛如阿片类物质的患者前给予止吐药物,因硬膜外持续镇痛常会导致恶心和呕吐。⑤ 血压,如果血压降低,可能是由于局麻药剂量过大;如果患者发生失血性休克,可能有低血压的风险。⑥ 呼吸频率,在术后的第 1 个 48 h 和第 3 个晚上,应该向患者以 2 L/min(最小流量)的速度传送氧气。⑦ 镇静作用,阿片类物质引起呼吸抑制的一个有用的预示。⑧ 硬膜外持续镇痛的位置,应该每日检查是否有渗漏、发红、压痛和任何感染的指征。

四、不良反应的处理

1. 难以控制的疼痛　　如果在连续两次的观察报告中疼痛评分较高,其他参数在范围内,考虑提高硬膜外麻醉药的比率。或联合应用镇痛药,如对乙酰氨基酚和 NSAID。绝对不能合用静脉注射或肌内注射阿片类药物。

2. 呼吸抑制　　如果呼吸频率低于每分钟 10 次,停止硬膜外麻醉,给予吸氧。

3. 低血压　　在将低血压归因于硬膜外持续镇痛前,需要排除失血性休克、脓毒症和大出血导致的低血压。依据阻滞的位置和血压水平,关闭或降低硬膜外持续镇痛。给予氧气和静脉内输液。可使用麻黄碱来升高血压。

4. 奇痒　　患者可能最初主诉鼻痒,但是之后瘙痒可能会更加广泛,遍及全身。肌内注射氯苯那敏是可选的治疗方案之一;但是一些患者可能需要单剂量给予纳洛酮,或静脉输注纳洛酮,如在 4~6 h 内输注 400 mg。

五、硬膜外镇痛的停用

为了术后止痛,硬膜外镇痛导管通常保持 3~5 d。当逐步降低硬膜外止痛的频率时,继续监测患者的疼痛控制非常重要。应该继续进行联合用药。如果患者耐受,可以考虑口服吗啡;偶尔可以设置患者自控的镇痛药。确保足够剂量的口服吗啡非常重要,可以随着患者的恢复而逐步降低吗啡剂量。首剂吗啡的口服需要在硬膜外持续镇痛仍在适当位置时同时进行。

第十三节　注射泵

注射泵是便携式、可预置输液速度和输液时间的连续性皮下输液给药电动泵。注射泵在姑息治疗时临床应用最常见,患者不能口服,其他途径如直肠或舌下途径也不合适。典型的适应证是:① 吞咽困难;② 意识丧失;③ 难治性恶心呕吐;④ 肠梗阻;⑤ 吸收不良,不能耐受口服。

常见的注射部位是上胸部、上臂、大腿、下腹,偶尔采用背部。在准备注射之前应备皮。应该避免水肿部位(由于吸收差)、骨性突起或关节邻接部位、炎症或感染部位、肝大时的上腹部、严重营养不良和(8 周内)照射过皮肤的上胸部。

1. 处方评估　　所有连续性皮下注射的处方应该做药物相容性评估,许多药物配伍会发生沉淀。一些药物会被不同浓度的溶媒影响。如氯离子浓度增加或 pH>6.8 时,赛克利嗪可出现沉淀,因此赛克利嗪不能与 0.9%氯化钠溶液配伍。赛克利嗪和海洛因的相对浓度也决定着溶液的稳定性,在下列情况下可形成沉淀:① 海洛因>20 mg/mL 和赛克利嗪≥10 mg/mL;② 赛克利嗪>20 mg/mL 和海洛因≥15 mg/mL。

药物配伍相容性应参考药典或其他权威资料。如果不能获得有关信息,可改用相容性已明确的其他同类药物;在另一部位使用另一个注射泵。

确保在需要时所有最适当剂量的药物,如爆发性疼痛、烦乱不安和恶心。应该每日评估处方剂量,并做相应调整。

2. 注射泵准备　　检查注射泵是否处于良好的工作状态,是否需要更换电池。

在调配药物之前计算好溶媒体积,选择一个大小合适的注射器。将药物和溶媒(通常为注射用水或 0.9%氯化钠注射液)吸到注射器中。在配制过程中注意可能不兼容的药物的先后顺序,特别是地塞米松与其他药物混合配制时,在这种情况下,应先尽可能多吸取溶媒,然后吸入地塞米松。

注射器应该标记患者的名字、配制时间和日期、药物及其剂量。标签不可模糊不清。输液器应给予预处理以排除管内所有的空气。

3. 监护　　应该经常检查注射器的位置,如每 4 h 观察活动性,皮肤反应或渗漏。为确保功能正常也应该检查泵和注射器中有无沉淀的迹象。每次用完注射泵之后应该 1 次性布蘸温和的洗涤剂清洁。应该每年进行校正。

4. 故障排除　　如果输液过早结束,表明:① 速率设置不正确;② 刻度不准确;③ 注射器测量后的线被浸过。如果输液延迟结束,表明:① 速率设置不正确;② 刻度不准确。如果停止输液,表明:① 管道阻滞;② 电池耗尽;③ 沉淀物;④ 注射部位发炎;⑤ 注射器和泵不匹配。

第十四节　注 射 给 药

一、静脉滴注

静脉滴注适用于多剂量或单剂量经静脉途径的注射给药,给药时间从 20 min 到几个小时不等,滴注液体容量从 50 mL、250 mL、500 mL 不等。在临床上最多使用的是 100 mL 液体,滴注时间不少于 20~30 min。

1. 优点　　① 替代肠内给药;② 通过稀释溶液量控制给药速率(尤其是刺激性药物,如红霉素);③ 比使用注射泵更简便、经济。

2. 缺点　　① 需无菌操作;② 可能会造成药物浪费;③ 在给药过程中患者行动受限;④ 滴注部位有可能溢出;⑤ 与肠内给药相比更具侵袭性、费用更多;⑥ 多剂量给药可能会导致液体过量。

3. 稀释液　　常规稀释液为 0.9%氯化钠注射液和 5%葡萄糖注射液,规格有 50 mL、100 mL 和 250 mL。药物应该与稀释液相互兼容。

二、关节内注射

关节内注射是将药物注入关节的滑膜囊内。这种给药方法能有效减轻痛苦和炎症,恢复类风湿关节炎患者的关节功能。常用的关节内注射糖皮质激素类药物有去炎松、甲基强的松龙(合并或不合并利多卡因)、氢化可的松、地塞米松。根据关节腔的大小调整注射量。如果关节内注射部位或者周围组织有疮疖时,不建议进行关节腔内注射。

当针头刺入时,应适当回抽确保是否在关节腔内,如果有少量滑膜液抽出,说明注射部位正确。换取第二个注射器进行给药。注射后应轻轻缓慢按摩关节,使药物与滑液充分混合,以减少糖皮质激素所致的永久脱色的"激素瘢"发生。

如需进行多关节腔注射时,通常情况下规定 1 d 内注射不应超过 5 个关节腔。

三、肌内注射

肌内注射是将药物注射入皮下肌肉内,肌内注射药物吸收速度比皮下注射快。最常用的注射部位是在大腿和臀部肌肉,也可在三角肌内注射。大腿部位肌肉最大注射量是 5 mL,长效药物最大注射量是 4 mL(因更具刺激性);三角肌内注射最大量是 2 mL。大容积的药物不仅不能有效吸收,还会导致脓肿的形成。如果需要注射 5 mL 以上容积的药物,可以更换注射部位。如果需要多次注射大剂量药物,注射部位应轮流使用,并记录备忘。

1. 肌内注射常用方法

(1)常规注射法:持针与皮肤呈 90° 角直接进行肌内注射,注射后按压注射部位,防止药物漏出。

(2)Z 途径肌内注射法:其与常规肌内注射法的注射过程相比,不同之处主要在于注射前以左手食指、中指和无名指使待注射部位皮肤及皮下组织朝同一方向侧移(皮肤侧移1~2 cm),绷紧固定局部皮肤,维持到拔针后,迅速松开左手,此时侧移的皮肤和皮下组织位置复原,原先垂直的针刺通道随即变成 Z 型,故称之为 Z 途径肌内注射法。适用于注射铁剂。铁剂的剂量应精确计算,分次做深部肌内注射,每次应更换注射部位,以免引起皮肤变黑、局部疼痛、组织坏死。

2. 相对生物利用度   肌内注射给药生物利用度低于静脉注射,肌内注射给药起效时间有所延迟。肌内注射和静脉注射不可以互换。

四、骨内注射

在 6 岁以下儿童尤其是 1 岁以下婴幼儿如失血性休克,很难进行静脉注射时,骨内注射给药能有效地解决问题。用特制的针头在胫骨内进行药物注射,将药物注射入骨髓内。任何可以进行静脉注射的药物均可以进行骨内注射。

五、快速静脉推注

有些药物可以小容积、5 min 内直接注入静脉,故名"静脉推注"。

1. 快速静脉推注方式   ① 经输液管道注入;② 留置插管注入;③ 注射器直接经由静脉系统推入(通常由医生操作)。

2. 快速静脉推注的适应证　　① 紧急注射(如奈替普酶);② 需要高浓度药物(如腺苷);③ 时间紧迫(如外科术前麻醉);④ 患者限制液体;⑤ 患者要求(如居家使用抗生素)。

除非有药品说明书特别要求,一般快速静注应超过 2~3 min,注意观察患者反应及注射部位是否出现不良反应。静脉推注量一般不超过 5 mL,当静注药物的溶解度较低时可以适当增加药物的注射量,但对静脉有一定的刺激性。在留置插管内快速静脉推注时,应注入 2~5 mL 液体冲洗管道。冲洗能够确保全部的药物进入循环系统,并能延长导管使用时间。一般选择生理盐水冲洗。有些药物高浓度注射时对人体具有刺激性很强、毒性很大,如红霉素刺激性大,快速静脉推注时会引起疼痛。

第十五节　注　射　铁　剂

铁是人体不可或缺的元素,是构成血红蛋白、肌红蛋白及多种酶的重要成分。一般情况下人体不会缺铁,只有育龄妇女及生长发育期儿童,铁的需要量增加而铁供应不足、胃及十二指肠疾病影响铁的吸收、长期小量失血后,才会出现铁缺乏或缺铁性贫血,需要铁剂补充治疗。以口服硫酸亚铁为首选。注射铁剂首选右旋糖酐铁和蔗糖铁,需要计算剂量和特定的给药技术。

一、注射铁剂治疗适应证(仅适用成人)

① 口服铁剂胃肠道反应严重而不耐受;② 口服铁剂效果不满意,如活动性肠炎、萎缩性胃炎、脂肪泻;③ 需要迅速纠正缺铁,如妊娠后期严重贫血;④ 患者对口服铁剂治疗不依从。

二、禁忌证

① 非缺铁性贫血;② 超负荷或铁利用障碍;③ 明确有过敏史的患者,如哮喘、湿疹或其他过敏性疾病;④ 药物过敏,包括单糖铁或双糖铁复合物和右旋糖酐;⑤ 肝硬化失代偿期和肝炎;⑥ 急性或慢性感染-肠外注射铁剂可能会加剧细菌或病毒感染;⑦ 具有活动性症状和体征的类风湿性关节炎;⑧ 急性肾功能衰竭。

三、妊娠期和哺乳期

注射铁剂禁用于第一孕期。当口服铁剂无效,或不能耐受、贫血严重危及母亲和胎儿时可在第二孕期或第三孕期使用。注射铁剂在哺乳期间使用都是安全的。

四、妊娠期缺铁性贫血剂量

常用剂量右旋糖酐铁/蔗糖铁 100~200 mg/d(铁元素),根据补铁总量确定,1 周 2~3 次。应个体化给药,所需的总剂量根据下列公式计算:

总缺铁量(mg)= 体重(kg)×(目标 Hb-实际 Hb)(g/L)×2.4+储存铁量(mg)

体重≤35 kg,目标 Hb = 130 g/L,储存铁量 = 15 mg/kg 体重;体重>35 kg,目标 Hb = 150 g/L,储存铁量 = 500 mg。

五、静脉滴注右旋糖酐铁

用 0.9%氯化钠注射液或 5%葡萄糖注射液稀释右旋糖酐铁,500 mL 输液中不得超过 1 000 mg 铁,超过 1 000 mg 铁则需要 1 000 mL 输液量。此外,注射铁剂的总剂量上限是 20 mg/kg。

在给一个新患者首次给药前,先在 15 min 内静脉滴注 25 mg 试验剂量铁,然后停止输液。若 60 min 后未见不良反应,剩余的输液可在 4~6 h 内输入。若在滴注过程中任一时间内发现一个超敏反应或不能耐受,必须立即停止给药。

六、深部肌内注射右旋糖酐铁

深部肌内注射右旋糖酐铁,qd,最高剂量 100 mg 铁。如果患者活动适当,可每日交替注射于患者臀部。如果患者不能活动或卧床不起,注射频率应减少到每周 1 次或 2 次。剂量需持续直到达到足够水平的血红蛋白或已达到计算的总剂量。

在给一个新患者首次给药前必须做一个剂量测试。采用 Z 途径技术,从臀部外上 1/4 处注入 25 mg 未稀释的右旋糖酐铁注射液。若 60 min 后未见不良反应,剩余 75 mg 在同一部位注入,再次使用 Z 途径技术可减少皮下着色的风险。

七、蔗糖铁

蔗糖铁单剂量注射 100 mg 铁,每周不超过 3 次。如果临床要求快速补铁,最多给药 200 mg,但每周不超过 3 次。

1. 静脉滴注蔗糖铁 只能用 0.9%氯化钠注射液稀释,不超过 20 倍。用 100 mL 0.9%氯化钠注射液稀释蔗糖铁。

静脉滴注试验剂量和给药:剂量测试,给予 25 mg 铁试验剂量静脉滴注 15 min。若 60 min 后未见不良反应,剩余的剂量可在 15 min 内以不超过 50 mL 的速度滴注。

2. 静脉注射蔗糖铁 不用稀释,缓慢注射。以 1 mL/min(5 mL 本品至少注射 5 min)的速度缓慢静脉注射,每次注射不超过 10 mL。静脉注射后应伸展患者的胳膊。

静脉注射试验剂量和给药:给予 1 mL(20 mg 铁)试验剂量,静脉注射 1~2 min。如 15 min 内未见不良反应,再给予剩余的剂量。

3. 不良反应 严重不良反应(包括过敏反应)并不常见。急性过敏反应表现为突发呼吸困难、潮红、胸痛、低血压,发生率约 0.7%。致死事件也有过报道。最常见的不良反应是皮肤瘙痒、呼吸困难、胸痛、恶心、低血压。若出现过敏反应的迹象,应立即停止给药、严密观察过敏症状并给予适当治疗。其他不良反应包括淋巴结肿大、消化不良、腹泻、潮红、头痛、心脏停搏、关节肌肉痛。偶有注射部位静脉疼痛和感染。

第十六节 皮 下 输 液

皮下输液是一种补充液体和电解质的方法,用于那些轻度脱水或有脱水风险但无法口服或静脉补液患者的体液平衡或液体交换。皮下输液并不适用于那些重度脱水、休克、24 h需补液 3 L 以上或补液的量和速率需要被严格控制的患者。通常 500 mL 液体皮下输液需8 h 以上,24 h 一个周期最多补液 2 L。

可皮下输注的溶液最好是与细胞外液等渗(或接近于等渗),如:① 0.9%或 0.45%氯化钠注射液;② 5%葡萄糖注射液(24 h 输注不超过 2 L,输注速率不超过 2 mL/min,速度过快或浓度过高都会引起休克,由于葡萄糖溶液 pH 较低,应定期检查输注部位有无刺激皮肤或发炎现象);③ 钾溶液在等渗溶液或盐溶液中不超过 34 mmol/L(有时会发生溃疡,所以必须定期观察输注部位)。

以下溶液不适用于皮下输注:① 胶体;② 全肠外营养;③ 钾溶液,浓度超过 40 mmol/L;④ 溶液渗透压大于 280 mOsmol/kg;⑤ 溶液 pH 小于 5.3 或大于 8.2;⑥ 葡萄糖溶液浓度大于5%;⑦ 包含了钠、钾、氯以外的离子溶液,除非液体的生理特性如 pH、渗透压完全了解清楚。

1. **给药** 输液时应该使用一个标准给药装置,而且要一直保持无压输入。选择的注射部位应该健康、清洁、无水肿,并且患者要感觉舒适。通常用来注射的部位有:腹部、大腿、肩胛、腋下和锁骨下的胸壁。特别关注幼儿和老年人,控制输液速度和总量,避免水中毒,特别是肾功能损害患者。

透明质酸酶被用来增加皮下输液的吸收。在临床应用中,有以下 3 种方式:① 每 24 h常规使用 1 次;② 仅需要时使用,如输注速度特别慢,或者注射部位膨胀;③ 仅在第 1 次注射时使用,然后只在重新选择注射部位或需要时使用。

透明质酸酶皮下输注的剂量是每 24 h 每部位 1 500 IU,溶于在 1 mL 注射用水或 0.9%氯化钠注射液中,在输液之前皮下注射。也可以在输注开始前,加入输液管道中。对大部分溶液来说,500~1 000 mL 皮下输液给予 1 500 IU 透明质酸酶满足需求。

2. **注射部位监测** 当更换输液袋时,应当检查一下注射部位。除 0.9%氯化钠注射液外更应多加监测。如果注射部位出现疼痛、红肿、变白或变硬,或装置中观察到血,都应立即更换注射部位。

第十七节 渗 出

渗出是静脉注射治疗的一个并发症,主要表现为由于疏忽造成的穿刺失败、注射液进入注入静脉的周围区域而致组织损伤和刺激。多数时候渗出与细胞毒药物有关,但其他的静脉给药的药物都有渗出可能,如抗生素和葡萄糖注射液。这些药物可以分为能直接损伤脉管系统的起疱剂和非起疱药物。起疱剂能导致大量的坏死。非起疱药物可以进一步分为刺激剂和无刺激剂。刺激剂能导致注射部位和沿注入静脉的疼痛,伴或不伴有发炎。

遵循下列规则可以把渗出的风险降到最低:应熟悉注射药物及其使用方法;适当地稀释药物,避免直接注射可致损伤的高浓度注射液;药物应该顺畅地经注射口静脉滴注给药;应该考虑选择给药部位的可见性、血管管径、血流量和如果发生渗出可能造成的损伤。最适合的位置通常是前臂,因为前臂有浅表静脉,有足够的软组织来保护肌腱和神经;在针退出后前臂需要抬高,轻压针眼 5 min。

推荐的给药方法如下：

（1）将一个 23G 的蝶形针头插入静脉，聚四氟乙烯导管适合长时间持续输液。

（2）用胶带轻轻地固定导管，注意不要让胶带遮住注射部位。

（3）将蝶形针头与 0.9% 氯化钠注射液连接，注入大约 5 mL 溶液，然后回抽少量血液来测试静脉的完整性和流动性。观察是否有渗出，如果有明显的渗出则选择另一个注射部位。避免在同一静脉的远端再次注射。

（4）反复询问患者是否感觉到疼痛或发热，并且肉眼检查注射部位。对于每一种注入物，每 2~3 min 都需要检查 1 次是否仍在滴入。

（5）药物注射完之后，重新连接 0.9% 氯化钠注射液，并且至少注入 5 mL 溶液来冲洗所有位于导管和注射针头中的药物。

（6）需要给予多种药物时，则首先注射起疱剂；如果全部都是起疱剂，首先注射用量最少的品种。每种药物之间用 3~5 mL 0.9% 氯化钠注射液冲洗。用药时首先注射起疱剂的原因是静脉通路的完整性随着时间降低。

第十八节　食　欲　刺　激

所谓"食欲"是机体一种想要进食的生理需求。一旦这种需求低落，甚至消失，即称为食欲不振。食欲不振的原因有多种：① 疲劳或紧张，可能导致暂时性食欲不振，这是属于比较轻微的现象；② 过食、过饮、运动量不足、慢性便秘，也都是引起食欲不振的因素；③ 心理因素：担心焦虑身材走形、怕胖，长期节食，导致食欲不振；④ 女性妊娠初期，或口服避孕药副作用，导致食欲不振或呕吐；⑤ 慢性胃炎、胃癌、肝病、肾脏病、甲状腺机能不足等内分泌疾病、痢疾等感染性疾病、心脏病、HIV/AIDS、癌症等衰弱性躯体疾病，以及抑郁症、精神分裂症等精神疾病，都有可能导致食欲不振。

食欲不振是临床很常见的问题。刺激患者食欲对增加营养状况和患者的幸福感非常重要。必须要明确导致患者体重减少的任何医学方面的原因。患者不思茶饭，或不能维持一定的体重的原因很多，可以是病理生理方面的，也可以是心理方面的。

营养师和心理学家在处理患者体重减少的问题上作用很大，有关食欲刺激药物治疗的建议值得处方者参考，了解现有哪些药物一直在尝试使用刺激食欲是有益的，尽管证据不多。

1. 饮酒　临床证据提示餐前饮酒可促进食欲。乙醇能抑制糖原分解，误使机体"认为"需要食物，导致食欲补偿性增加。可建议体重减少的患者适量饮用红/白葡萄酒、啤酒等。饮酒而不是喝药更可以获得心理益处。

2. 莫沙必利和多酶　枸橼酸莫沙必利分散片，tid，每次 1 片；多酶片，tid，每次 4 片，饭后口服。两个药物联合使用明显促进食欲。枸橼酸莫沙必利分散片通过促进胃肠道蠕动来增强食欲，尤其治疗打嗝、腹胀、便秘等效果较好。多酶片含的消化酶可增强胃肠对食物的消化能力。主要副作用为口干。

3. 赛庚啶　赛庚啶在国外曾经注册作为食欲刺激剂，1994 年从注册许可中剔除。最初的注册成人剂量是 4 mg,每日 3~4 次。尽管目前已不再是注册用途,且没有强有力的证据支持,但它仍是不失为一种选择。

4. 滋补品　　传统滋补品的主要成分是各种维生素和矿物质,其可能的作用根据就在于患者体内缺乏这些维生素和矿物质,导致体重减轻和食欲不振。

5. 甲地孕酮　　临床对乳腺癌和子宫内膜癌管理中发现,服用甲地孕酮患者体重和食欲均巧合地增加。在美国 FDA 已经批准甲地孕酮可以用于 HIV 患者的恶病质,有效剂量范围是每日 400~800 mg。研究发现,甲地孕酮治疗组脂肪储存稳定,安慰剂组脂肪储存减少,有些病例干体重增加超过了 4.5 kg。大多数患者幸福感增强。在一定剂量范围内,甲地孕酮还用于治疗癌症和放疗相关的体重减轻,放疗患者每日 160~800 mg,癌症患者每日 480~1 600 mg。成功率可高达 70%,推测有些病例可能是体液潴留致体重增加。

6. 糖皮质激素　　在姑息治疗中,糖皮质激素一直可用于改善食欲、增强幸福感受。地塞米松剂量范围在每日 2~4 mg,泼尼松龙剂量在每日 15~30 mg。

第十九节　肝病患者用药

肝脏是药物代谢的主要器官,也是药物损伤的主要器官,迄今为止,可造成肝脏不同程度损害的药物多达 800 余种,几乎遍及各类药物。

一、肝病患者中药用药

(1) 以往传统的观念认为中草药治疗较安全,不良反应少或轻微,但近年来中药引起的肝损害有增多趋势,应引起广泛重视。已知可致肝损害的中草药有 100 多种,中成药有 30 多种。资料统计,中药占损肝药物的第二位,多数为中草药汤剂,少数为中成药。汤剂的成分复杂,且疗程、给药剂量不规范,常导致肝功能严重受损,其酶学异常值较高,但临床医师对此重视不够,极易漏诊。肝病患者服用中药时一定要慎重。

(2) 肝病患者应禁用野百合、千里光、天芥菜、麻黄和三七等中草药。虎杖、地榆、石榴皮、黄沧叶、酸枣根皮、五倍子、桉叶等,因含有水解型鞣质,会损害肝脏,肝病患者也应禁用。

(3) 中草药致不良反应的主要原因有:植物药中含有重金属、杀虫剂、化肥、真菌、毒素和其他化学品等的污染;中草药中含有毒性成分,如黄药子、贯仲、黄芩、何首乌等,长期大剂量服用更易发生中毒。

(4) 肝病患者也应禁用或慎用一些中成药。小柴胡汤治疗慢性肝病平均 2 个月后引起急性肝炎,停服药后 2~6 周恢复正常,引起肝损害的机制可能与小柴胡汤中柴胡和黄芩的毒性有关。壮骨关节丸引起肝损害的发病率较高,女性多见,平均潜伏期为 46.8 d。此外,肝病禁用治疗类风湿关节炎的雷公藤片;治疗银屑病的迪银片、消银丸;治疗甲状腺亢进症的散瘿丸;以及复方青黛丸、大活络丸、天麻丸、化瘀丸、牛黄解毒片、参莲胶囊和乳癖消片等。

二、肝病患者抗菌药物用药

(1) 肝脏疾病尤其是慢性肝脏疾病,由于局部或全身抵抗力的下降,常易并发细菌、厌氧菌及真菌感染,一旦确诊后,必须及时应用抗菌药物,否则细菌特别是革兰氏阴性菌大量繁殖产生内毒素等,可以加重肝脏损害。由于肝病患者的肝脏对药物的代谢和清除能力下降,正确使用抗菌药物就更为重要。

(2)肝病患者禁用或慎用主要在肝脏代谢或对肝脏毒性大的抗菌药物,如大环内酯类、四环素类、磺胺、两性霉素 B、酮康唑、特比萘芬等。

(3)抗结核药异烟肼,造成的肝损害与病毒性肝炎相似,少数严重者可导致肝炎活动和肝硬化。肝病患者应避免使用利福平、吡嗪酰胺,尤其与异烟肼合用更应禁止。对必须使用抗肺结核药物的肝病患者,可考虑使用乙胺丁醇等肝损害小的药物。

(4)同时在肝脏或肾脏排泄的抗菌药物,肝病患者使用时须适当减量,并密切监测肝功能。这些抗菌药物为半合成青霉素,如哌拉西林、阿洛西林及大多数头孢菌素和喹诺酮类抗菌药物。

(5)主要以原形经肾脏排泄的抗菌药物,如天然青霉素、氨基糖苷类、少数头孢菌素类(如头孢他啶)和万古霉素等,肝病患者可按正常剂量使用。

(6)正确使用抗菌药物,防止真菌的感染,不合理使用抗菌药物与真菌感染密切相关。由于肝病患者肝脏功能较差,同时各种免疫功能机制也遭破坏,导致患者抗感染能力下降,加之长期肝病患者肝脏合成白蛋白能力差,补充白蛋白时需使用激素预防输液反应,这容易发生各种感染。诱发真菌感染的抗菌药物主要有第三代头孢菌素、喹诺酮类、尼立达唑、青霉素类等。

肝病患者合理使用抗菌药物,不用或慎用激素,给予免疫增强剂,维持肠道正常菌群,已成为预防重症肝病患者真菌感染的重要措施。

三、肝病患者降糖药用药

(1)肝功能不全者要慎用或禁用磺脲类降糖药。

(2)轻度至中度肝功能不全的 2 型糖尿病患者,那格列奈的生物利用度和半衰期与健康人相比,其差别未达到有临床意义的程度,对轻度至中度肝病患者药物剂量不需调整,对严重肝病患者服药情况尚未进行研究,严重肝病患者应慎用那格列奈。

(3)严重肝障碍的患者应慎用 α-糖苷酶抑制药伏格列波糖,因代谢状态的变化,有可能诱发血糖控制状况的显著变化,另外在严重肝硬化病例中,有可能出现高氨血症恶化同时伴随意识障碍,但可使用阿卡波糖,用药期间应定期检查肝功能。

四、肝病患者降脂药用药

(1)HMG-CoA 还原酶抑制药辛伐他汀经口服后对肝脏有高度的选择性,其在肝脏中的浓度明显高于其他非靶性组织,大部分在肝脏进行广泛的首过吸收,随后经胆汁排泄,活动性肝脏疾病或无法解释的血清转氨酶持续升高者禁用。

(2)肝功能不全者禁用苯氧酸类降脂药吉非罗齐,因该药可促进胆固醇排泄增多,使原已较高的胆固醇水平增加,原发性胆汁性肝硬化患者亦禁用。

(3)肝功能不全、原发性胆汁性肝硬化或不明原因的肝功能持续异常者禁用非诺贝特。

(4)酸类降脂药阿昔莫司,口服后可被完全迅速地吸收,血药浓度在 2 h 内达到峰值,半衰期约为 2 h,本药不与血浆蛋白结合,不被代谢,从尿中排出,肝病患者可以使用,但应定期检查肝功能。原因未明的氨基转移酶升高或活动性肝病患者禁用烟酸。

五、肝病患者降压药用药

（1）有些降压药主要经肝代谢,如吲达帕胺和卡维地洛,严重肝功能不全者禁用。

（2）替米沙坦不得用于胆汁淤积、胆道阻塞性疾病或严重肝功障碍的患者,因为替米沙坦绝大部分通过胆汁排泄,而这些患者对该药的清除率可能降低,故该药应慎用于轻中度肝功能不全患者。

（3）有些降压药部分由肝脏代谢,如比索洛尔,肝病患者应慎用。还有氨氯地平、福辛普列钠、多沙唑嗪,肝功能不全者也要慎用。

（4）肝硬化患者氯沙坦的血浆浓度明显增加,故对有肝功能损害病史的患者应该考虑使用较低剂量。

（5）非洛地平、哌唑嗪,肝功能不全时也应减量,对于轻度至中度肝硬化的患者,厄贝沙坦的药物代谢动力学参数没有明显改变,轻中度肝功能损害的患者无须调整本品剂量,对严重肝功能损害的患者没有进行药物代谢动力学的研究,应慎用。

（6）肝硬化所致肝功能不全者,贝那普利的药物代谢动力学和生物利用度均不受影响,不必调整剂量。

（7）索他洛尔,主要由肾脏排泄,无肝脏首过效应,肝功能障碍对代谢无明显影响,可以使用;可乐定肝病患者也可应用,但因约 1% 的患者会有轻度的短期肝功检查异常,故应定期检查肝功能。

六、肝病患者解热镇痛药用药

（1）NSAID 对乙酰氨基酚口服后,血药峰值在 0.5～2 h 内出现,其 90%～95% 在肝脏代谢,代谢物通过尿液迅速排出体外,对乙酰氨基酚本身就具有肝脏毒性,可干扰或破坏肝细胞的正常代谢或正常结构,导致肝细胞变性坏死或胆汁淤积,故肝功能不全者慎用。

（2）肝功能不全者慎用尼美舒利。轻度肝功能不全对美洛昔康的药物代谢动力学没有稳定影响,临床稳定期的肝硬化患者用药不需调整剂量,但应定期随访,严重肝功能不全者禁用。

第二十节　葡萄柚汁—药物相互作用

许多药物在肠壁和肝脏经细胞色素 P450 酶系氧化代谢,引起首过效应、降低生物利用度,或增加前体药物生物利用度。这两种改变均具有临床意义,摄取葡萄柚汁后可影响其改变。

1. 葡萄柚汁—药物相互作用的机制　　葡萄柚汁中的成分可抑制多种细胞色素 P450 酶如 CYP1A2、CYP3A3 和 CYP3A4。仅仅一杯葡萄柚汁,就可以抑制酶的活性达 24 h。即使在与喝果汁不同的时间段服药,也不能避免葡萄柚汁-药物相互作用。尽管许多信息只涉及葡萄柚汁,但对葡萄柚果肉也应谨慎对待。

2. 受葡萄柚汁影响的药物　　大多数已知受葡萄柚汁影响的药物见表 16-3。具有临床意义且潜在毒性反应的相互作用是葡萄柚汁与胺碘酮、卡马西平、环孢素 A、西罗莫司、他克莫司、阿托伐他汀、辛伐他汀等药物发生相互作用。

表 16-3　葡萄柚汁和口服药物的相互作用

药　物	影　响	注　解
胺碘酮	完全抑制胺碘酮主要代谢物的形成	具有临床意义：禁服葡萄柚汁
氨氯地平	生物利用度适度增加	具有亚临床意义
阿托伐他汀	生物利用度增加，肌病发生风险增加	具有临床意义
卡马西平	生物利用度增加	具有临床意义：禁服葡萄柚汁
环孢素 A	生物利用度增加 45%	严重：禁服葡萄柚汁
氯米帕明	血药浓度增加	注意监测意外的药物反应
地西泮	生物利用度增加	禁服葡萄柚汁
非洛地平	生物利用度显著增加	禁服葡萄柚汁
非索非那定	药效可能降低	禁服葡萄柚汁
茚地那韦	生物利用度降低约 25%	临床意义尚未确定
伊曲康唑	生物利用度降低，有治疗失败风险	禁服葡萄柚汁
甲泼尼龙	生物利用度增加	监测疗效
咪达唑仑	生物利用度增加，有过度镇静风险	禁服葡萄柚汁
尼卡地平	生物利用度增加	对血流动力学有轻微影响
硝苯地平	生物利用度增加，有副作用风险	禁服葡萄柚汁
尼莫地平	生物利用度增加	禁服葡萄柚汁
尼索地平	吸收加倍	禁服葡萄柚汁
奥美拉唑	生物利用度少许增加	无临床意义
奎尼丁	血药浓度少许增加	临床意义未知
沙奎那韦	生物利用度增加，类似于双倍剂量作用	监测不良作用
舍曲林	血药浓度可能增加	临床意义未知
西地那非	血药浓度可能增加	禁服葡萄柚汁
辛伐他汀	血药浓度大幅增加	禁服葡萄柚汁
西罗莫司	血药浓度增加，毒性风险升高	禁服葡萄柚汁
他克莫司	血药浓度增加，毒性风险升高	禁服葡萄柚汁
特非那定	血药浓度增加，有致死报告	禁服葡萄柚汁
华法林	抗凝效应可能增加	监测国际标准化比值（INR）

第二十一节　临床用药决策与临床药师工作

临床用药决策是医生针对患者的病情、实施个体化治疗的基础，涉及具体的药物治疗方案包括药物选择、联合用药、药物剂量、药物剂型、给药间隔、给药疗程及用药替补方案。在临床用药决策中，临床药师应积极参与以主治医生为主导的药物治疗多学科团队工作，从专业角度提出合理的参考建议和修正意见，在形成临床用药决策之后，对患者实施药学监护和用药指导。

药学监护内容主要有观察疗效、及时发现药品不良反应、监测药物治疗方案的执行情况，以及评估患者的用药依从性。对患者的用药指导内容主要有药物的保存、用法用量和用药注意事项。

为配合医生做好临床用药决策，临床药师除了具有扎实的药学基础理论和丰富的临床药学实践经验外，亦应知晓国家相关法律法规（药品管理法、医疗事故处理条例等），掌握本专业基础临床医学知识和疾病诊治指南。药师参与药物治疗决策的步骤如下。

1. 收集评估临床资料　　临床资料的收集是药物治疗决策的基础，其方法分系统问诊和重点问诊、系统体检和重点体检。查询相关资料（门诊记录、手术记录、影像资料、检查），明确病变部位、病理生理、病因诱因、功能障碍、分型分期分度、并发症、伴发症、夹杂症，分析病情的动态变化趋势，估计疾病的转归类型和预期结果。

2. 患者评估　　影响患者药物治疗的因素很多。生物学因素有生理（年龄、性别、妊娠、哺乳）、体质特点（过敏体质、药物代谢、耐药基因、药物受体、药物转运蛋白）、饮食与烟酒嗜好、肝肾功能、合并疾病或合并药物。社会心理学特点因素则包括价值取向、文化教育水平、经济水平、心理特质、家庭/生活环境、职业情况、民族国籍、宗教信仰、社会支持、医疗保障力度等。临床药师对患者的用药依从性尤其要予以评估，观察了解患者是否信任医务人员、是否信任治疗方案、是否按要求定时定量用药、会不会用药。

3. 药物治疗评估　　这是临床药师工作内容的重中之重，根据患者的临床资料，基于专业的药学知识和临床实践经验，首先针对药物治疗进行个体化评定，发现药物治疗中存在的或潜在的问题：是否必要、是否适宜、是否合理、给药方案是否适当、用药先后顺序是否合理、给药速度是否受控、给药方式是否正确。其次是评价药物治疗的反应，即疗效、不良反应和用药依从性。最后是分析造成药物治疗问题的相关因素，为医生的下一步治疗决策提供药学建议、开展药学干预。

第二十二节　精 准 医 疗

精准医疗（precision medicine）是一种将个人基因、环境与生活习惯差异考虑在内的疾病预防与处置的新兴方法。2015 年 1 月 20 日，美国总统奥巴马在国情咨文中提出"精准医学计划"，希望精准医学可以引领一个医学新时代。

精准医疗是以个体化医疗为基础、随着基因组测序技术快速进步，以及生物信息与大数据科学的交叉应用而发展起来的新型医学概念与医疗模式。其本质是通过基因组、蛋白质组等组学技术和医学前沿技术，对于大样本人群与特定疾病类型进行生物标记物的分析与鉴定、验证与应用，精确寻找到疾病的原因和治疗的靶点，并对一种疾病不同状态和过程进行精确分类，最终实现对于疾病和特定患者进行个性化精准治疗的目的，提高疾病诊治与预防的效益。

精准医疗的重点不在"医疗"，而在"精准"。从"人类基因组计划"筹备开始，"基因组学"的概念就被系统生物学家做了很多的研究工作。从整个生命领域的数据流来看，从最早的中心法则（信息流从 DNA 到蛋白质的整个流动过程）到目前的系统生物学（信息网络的形成），这些都是迈向"精准"的过程。

与个体化医疗相比,精准医疗更重视"病"的深度特征和"药"的高度精准性;是在对人、病、药深度认识基础上,形成的高水平医疗技术。"精准医疗"不应仅仅理解为测序。事实上,精准医疗的实质包括两方面,即精准诊断和精准治疗。在精准诊断方面,对人的了解需要深入到基因多态性的层面,而对病的了解则必须深入到体细胞突变,这些都离不开测序。然而,在形成精准的诊断后,还需要精准的靶向治疗,如分子靶向药物、抗体药物和抗体偶联药物等。所以说,精准医疗包含很多层面医疗技术的提高,不仅仅是"基因测序"。

精准医疗作为新一代诊疗技术,较传统诊疗方法有很大的技术优势。相比传统诊疗手段,精准医疗具有精准性和便捷性。一方面,通过基因测序可以找出癌症的突变基因,从而迅速确定对症药物,省去患者尝试各种治疗方法的时间,提升治疗效果;另一方面,基因测序只需要患者的血液甚至唾液,无须传统的病理切片,可以减少诊断过程中对患者身体的损伤。可以预见,精准医疗技术的出现,将显著改善癌症患者的诊疗体验和诊疗效果,发展潜力大。

精准医疗正在阔步走向临床。例如,机器人问诊;机器人智能释放药物系统;制造血栓"饿死"肿瘤;纳米机器人替代手术刀行走在体内精确找到致病元凶并切除病灶,真谓"无刀胜有刀";同样的疾病,因遗传、基因、吸烟、饮食、体内微生物种群等环境不同,将有截然不同的基于个体基因差异的治疗方案。

精准医疗强调全程管理,即整个治疗过程中有效运用多种手段,包括经典化疗、靶向、免疫治疗;以个体化医疗为基础,通过基因组测序技术,精确找到病因和治疗靶点,并对疾病不同状态精确分类,实现对患者个性化精准治疗,提高疾病诊治与预防的效益;肿瘤治疗在于从整体去平衡,即免疫力的恢复、身体的强壮程度、健康心理的构建;强调心理因素对患者有着巨大的影响。

精准医疗强调医疗是医术与心术的结合。因为医疗的终极目标必须通过医术与心术本质的融合实现。医疗技术再日益精湛,人文关怀都不容忽视。不论医学如何进步,技术永远不是要让医生远离患者。无论何时,医生向患者递出一个微笑、一份信心,都是治疗中的另一种良药。

第四篇

人 文 关 怀

第十七章　对患者的关怀

第一节　健康信念在治疗疾病中的作用

当患者面临疾病时,除了医学技术的帮助,很多时候还需要依靠认知和信念(belief)的力量来帮助人们形成对疾病的认识,从而转化成处理疾病的方式,并进行有关疗法和其他健康行为的实施。因此,理解信念与健康的关系便成为人们在应对疾病进程中关键的一步。在现实生活中,大多数有关健康和疾病的信念一般是在社会体系中建立和保持的,其中个人与其家庭成员间的相互交往在很大程度上影响着他的行为。

由于历史的原因,中国当今社会环境对很多疾病缺乏正确的认知,如精神疾病、艾滋病等传染性疾病。很多人认为精神疾病不仅是一种疾病,还是一种让人羞耻的疾病,会影响外界社会对某个家庭的整体认知。在这种情况下,影响精神疾病患者治疗依从性的因素,不仅是他们对精神疾病本身的了解,还表现为他们对精神疾病治疗的信念和认知。心理学家认为,对患者影响最大的,不一定是临床或疾病本身的问题,而往往是人们对疾病治疗的信念,社会、家庭和个人对疾病的认知,这些才是患者最挣扎和痛苦的来源。反过来,健康信念也可以是他们最重要的治愈来源。

在医疗实践中,信念非常重要。因为信念会给人确定的感觉,影响其行为,会为应对疾病提供一种处理的方法。在现实中,人们总是倾向于带着自己的经验对身边的某种事物给予特定的诠释和意义,对疾病亦是如此。

信念是一个"习得"的过程,不管它是显性的还是隐性的,它们都是在社会中慢慢建构起来,然后通过社会体系来保存、传承和延续。信念的习得有一些共同的来源。首先,它可能是人们成长环境中的文化、社会群体;其次是"宗教"、信仰,这里说的"宗教"并不一定指一些有组织、有教义的宗教,而是人们身处的环境对于这个世界更高一层的解释体系;其次,信念的习得来源是家庭、经历,医务人员对患者的信念形成也有很大的贡献;最后,来源就是媒体,尤其是在当今信息渠道多元化又颇具个性化的时代,患者完全可以通过互联网去获取对于疾病不同形态的描述、有选择地去理解、诠释和相信。所有这些都是一个在不断发生并更新的过程,人们从不同的来源去收集疾病信息,最后形成自己对疾病的一些信念和认知。

生物—心理—社会模式作为一种新的医学模式提出了综合健康理念,健康的维度囊括了生理、心理、社会、灵性。理解疾病的决定因素,从而合理的治疗和卫生保健,医务人员必须考虑患者、患者所在的生活环境、医生的作用和卫生保健制度。而信念和认知的作用在这一模式中也以全面、系统、跨学科的样貌融进了与健康的互动关系中。患者及家庭是携带着他们的身体、思想、感觉、互动模式和信念系统走进医院。生理问题对心理有影响,心理问题也会影响生理。

从疾病信念模型的角度来说,信念是疾病疗愈的核心要素。信念大致分为两种,一种是促进性的信念,即可以帮助减轻疾病痛苦的信念;另一种是限制性的信念,会增加疾病相关的痛苦,这种痛苦可以是躯体的、情感的、关系上的,也可以是灵性层面的。然而,促进性的信念和限制性的信念往往不能一概而论,常因人而异。

第二节 心身疾病

心身疾病,又称心理生理疾病,是介于躯体疾病与神经病之间的一类疾病。狭义的心身疾病是指心理社会因素在发病、发展过程中起重要作用的躯体器质性疾病,如原发性高血压、溃疡病。至于心理社会因素在发病、发展过程中起重要作用的躯体功能性障碍,则被称为心身障碍,如神经性呕吐、偏头痛。广义的心身疾病是指心理社会因素在发病、发展过程中起重要作用的躯体器质性疾病和躯体功能性障碍。广义的心身疾病包括了狭义的心身疾病和狭义的身心障碍。

一、心身疾病的社会心理因素

心身疾病的社会因素包括种族差异、饮食习惯、年龄(老年)、移民、文化冲突、环境应激(如社会隔离、居住拥挤、空气污染、生活条件恶劣)等。

心身疾病的心理因素包括:产生损失感和不安全感的心理应激(最易致病),负性生活事件引起的心理反应并伴生理应激,由于认知、信念、经历和教育不同对同一生活事件不同的理解而导致的心理反应,早年亲子关系不佳,少年儿童期致高应激反应的经历或状态等。

性格决定"病运"。A型性格与冠心病关系密切,C型性格与癌症关系密切。冲动型最容易得的疾病是胃溃疡。焦虑型人高血压发病风险较正常人增加3倍,恐惧性焦虑型女性更易罹患心脏病、高血压和高血脂。攻击型人群发生慢性炎症、动脉粥样硬化、周期性抑郁症的风险加大。外向型更容易发生肥胖。悲观型最不利于健康,早亡风险大,容易发生帕金森病。尽责型善于规避风险、更能保持健康生活方式,因而更长寿。

二、疾病范围

心理社会因素在各种疾病发生中均有作用。心身疾病分布于机体各个系统,种类甚多,主要累及受自主神经支配的系统与器官。心身疾病的发病率,由于界定的范围不同,研究报道的数据差异较大。在心身疾病的研究中,往往比较注重"心-身"的联系。而实际上,躯体疾病也可以成为心理应激原而导致心理反应,即存在着"身-心"反应的问题。这些心理反应不但影响患者的社会生活功能,又可以成为继发性躯体障碍的原因。

躯体疾病的性质、轻重及病程等因素可影响患者感知,患者的个性特征、年龄、社会角色等也均影响其感知。躯体疾病能引起患者的心理反应包括自我意识转变、对疾病的理智反应、情绪反应。躯体疾病对患者的心理社会影响可分为原发性心理障碍(指机能障碍引起的心理后果,如视力、听力、运动机能的丧失对个体心理带来的限制感)和继发性社会后果(指患病后社会关系改变引起的后果,如患病后与家人的关系、对学习工作的影响等)。此外,不同的躯体疾病可以通过对神经系统的直接、间接作用而影响心理活动。例如,脑血管意外或心脏病引起的脑缺氧;电解质代谢紊乱导致的心理障碍,如高血钾可致意识障碍和知觉异常;高血钙可致淡漠、幻觉等。

三、常见心身疾病临床表现

1. 进食障碍

(1) 神经性厌食:核心症状是对"肥胖"的恐惧和对形体的过分关注,拒绝保持与年龄、身高相称的最低正常体重。

(2) 神经性贪食症:患者反复出现发作性大量进食,吃到难以忍受的腹胀为止,有不能控制的饮食感觉,患者往往过分关注自己的体重和体型,存在担心发胖的恐惧心理,在发作期间,为避免体重增加,常反复采用不适当的代偿性行为,包括自我诱发呕吐、药物滥用、间歇进食等。

(3) 神经性呕吐:表现为进食后出现自发地或故意诱发地反复呕吐,不影响下次进食的食欲,常与心理社会因素相关,如心情不愉快等。

2. 睡眠障碍

(1) 失眠症:入睡困难、睡眠不深、易惊醒、自觉多梦、早醒、醒后不易入睡、醒后感到疲乏或缺乏清醒感、白天思睡。患者常对失眠感到焦虑和恐惧,严重的还可影响其精神、工作效率或社会功能。

(2) 醒觉不全综合征:由于生活节律的改变,引起白天醒觉不完全,可表现为记忆差、疏懒、不能很好地进行学习,在老年中因影响认知功能而被误认为是痴呆等。

(3) 嗜睡症:过度的白天或夜间的睡眠,并非由于睡眠不足或其他神经精神疾病所致,而是常常与心理因素相关。患者每日出现睡眠时间过多或睡眠发作持续 1 个月以上。

(4) 睡眠-觉醒节律障碍:睡眠-觉醒节律紊乱、反常,有的睡眠时相延迟,如患者常在凌晨入睡,下午醒来;有的睡眠时间变化不定,总睡眠时间也随入睡时间的变化而长短不一;有时可连续 2~3 d 不入睡,有时整个睡眠提前;过于早睡和过于早醒,患者多伴有忧虑或恐惧心理,并引起精神活动效率下降,妨碍社会功能。

(5) 夜游症:患者在入睡后不久,突然从床上起来四处走动,常双目向前凝视,一般不说话,询问也不回答,患者可有一些复杂行为,但难于唤醒,常持续数分钟或数十分钟,然后可回床上继续睡觉,醒后毫无记忆。多发生于入睡后不久。

3. 性功能障碍

(1) 性欲减退:成人持续存在的性兴趣和性活动降低,甚至丧失,表现为性欲望、性爱好及有关的性思考或性幻想缺乏。

(2) 勃起功能障碍:成年男性在性活动的场合下有性欲,但难以产生或维持满意的性交所需要的阴茎勃起或勃起不充分或历时短暂,以致不能插入到阴道完成性交过程,但在手淫、睡梦中、早晨醒来等其他情况下可以勃起。

（3）阴道痉挛：性交时阴道肌肉强烈收缩，致使阴茎插入困难感或引起疼痛，主要原因是源于对性生活的恐惧而产生的紧张、担心、害怕。

（4）其他：早泄、阴冷、性高潮障碍等。

4. 支气管哮喘　　支气管哮喘是种常见的心身疾病，当患者遇到首次诱发其哮喘发作的场景时，即使没有相应的过敏源，患者也可出现哮喘发作，一般此类患者依赖性强、较被动、懦弱而敏感，容易受情绪的影响。

5. 消化性溃疡　　胃肠道是最能体现情绪的器官之一，当患者出现睡眠不足、精神疲乏、进食不定时，心理应激及吸烟等都可能引起消化性溃疡。

四、发病机制

心身疾病的发病机制是目前医学心理学领域亟待深入研究的课题。目前主要有 3 种理论解释。

1. 心理动力理论　　这一理论始终重视潜意识心理冲突在各种心身疾病发生中的作用。早期认为个体特异的潜意识动力特征决定了心理冲突，引起特定的心身疾病。例如，哮喘的发作被解释成是试图消除被压抑的矛盾情绪（如与母亲隔离引起的焦虑）或避开危险物，此时患者不是以意识的行为，而是以躯体症状（哮喘）来表达；溃疡病是由于患者企图得到他人喂食与款待的潜意识欲望被压抑；原发性高血压是由于患者对自己的攻击性决断的潜意识压抑，等等。后来的心理动力学学者修正了这种理论，提出潜意识心理冲突是通过植物性神经系统功能活动的改变从而造成某些脆弱器官的病变而致病的。例如，心理冲突在迷走神经功能亢进的基础上可造成哮喘、溃疡病等，在交感神经亢进基础上可造成原发性高血压、甲状腺功能亢进等。因此，认为只要查明致病的潜意识心理冲突即可弄清发病机制。

2. 心理生物学理论　　心理生物学发病机制的研究重点包括有哪些心理社会因素，通过何种生物学机制作用于何种状态的个体，导致何种疾病的发生。近十年来，心理生物学研究相当活跃，但由于机制的复杂性，至今尚无法完全阐明心理生物学发病机制。根据心理生物学研究，心理神经中介途径、心理神经内分泌途径和心理神经免疫学途径是心理社会因素造成心身疾病的 3 种形态学意义上的心理生理中介机制。由于心理社会因素对不同的人可能产生不同的生物学反应、不同生物反应过程涉及不同的器官组织，因而不同的疾病可能存在不同的心理生理中介途径。心理生物学研究重视不同种类的心理社会因素，如紧张劳动和抑郁情绪可能产生的不同心身反应过程，即不同心身疾病的发生也可能与特定的心理社会因素有关。心理生物学理论还重视心理社会因素在不同遗传素质个体上的致病性的差异。例如，高胃蛋白酶原血症的个体在心理因素作用下更可产生消化性溃疡，从而确认个体素质上的易感性在疾病发生中的重要作用。

3. 行为学习理论　　行为学习理论对于心身疾病发病机制的解释是某些社会环境刺激引发个体习得性心理和生理反应，如情绪紧张、呼吸加快、血压升高等。由于个体素质问题，或特殊环境因素的强化，或通过泛化作用，使得这些习得性心理和生理反应可被固定下来，从而演变成为症状和疾病。紧张性头痛、过度换气综合征、高血压等心身疾病症状的形成，都可以此做出解释。行为学习理论对疾病发生原理的理解，虽然缺乏更多的微观研究的证据，但对于指导心身疾病的治疗工作已显得越来越有意义。

五、临床诊断

美国《精神疾病诊断与统计手册》(DSM)的诊断标准为：① 由心理因素引起的躯体症状，与时间相关；② 躯体有器质性变化或明确的病理性过程（如呕吐）；③ 不符合躯体疾病及神经症的诊断。

六、疾病治疗

心身疾病的治疗应强调综合性治疗原则，即在原发病躯体治疗的同时兼顾心理、行为等方面的治疗。原发病躯体治疗的主要目的是控制或解除症状，如溃疡病的抗酸治疗。要巩固心身疾病的治疗，减少心身疾病的复发，必须结合心理治疗与必要的精神药物治疗，获得更为全面的疗效。心身疾病的治疗方式包括心理治疗、药物治疗和其他治疗。

1. 心理治疗　　在心身疾病的治疗中，心理治疗应作为一种主要的疗法手段贯穿始终，帮助患者改变对疾病的不正确态度，并动员家属和有关人员共同配合治疗。常用的有行为治疗和认知行为治疗等。行为治疗利用交互抑制和消退原理，将单个能引起明显焦虑的刺激，划分为若干由低到高的只能引起微弱焦虑的刺激，将刺激反复暴露在患者面前，同时利用生物反馈法训练患者放松，从而使刺激渐渐失去引起焦虑的作用，可用来治疗高血压、溃疡病、偏头痛、支气管哮喘等心身疾病。认知行为治疗则是消除患者不合理的错误认知、重建合理认知，从而缓解或消除患者抑郁等不良情绪，配合各种心身疾病的治疗。

2. 药物治疗　　药物的合理使用可以为心理治疗创造条件，对提高患者的生活质量起到重要作用。除了对各种具体患病器官的对症治疗外，大部分心身疾病患者可给予抗焦虑药及抗抑郁药治疗，以控制患者的不良情绪。目前临床上被广泛应用的抗焦虑药有丁螺环酮、苯二氮䓬类，抗抑郁药有帕罗西汀、舍曲林、氟西汀、文拉法辛、米氮平等。自主神经功能失调的患者，可服用谷维素以调节脑功能。对于难治的病例也可以在抗抑郁药的基础上合用小剂量抗精神病药，如利培酮、奥氮平或喹硫平。由于中医强调整体观念，故中医治疗对心身疾病特别适用。临床资料表明，小柴胡汤、龙骨牡蛎汤、半夏厚朴汤、承气汤、甘麦大枣汤、逍遥散、建宁汤等常用方剂，对精神因素引起的躯体病理反应有良好效果。中药治疗必须根据中医辨证施治，有针对性地使用。针灸对消除症状可取得立竿见影的疗效，但应循证取穴，配合电刺激以增强效果。

3. 治疗原则　　心身疾病应采取心身相结合的治疗原则，但对于具体病例，则应各有侧重。对于急性发病而又躯体症状严重的患者，应以对症治疗为主，辅之以心理治疗。例如，对于急性心肌梗死患者，综合性的救助措施是解决问题的关键，同时应对有严重焦虑和恐惧反应的患者实施心理指导。又如，对于过度换气综合征患者，在症状发作期必须及时给予对症处理，以阻断恶性循环，否则将会使症状进一步恶化，呼吸性碱中毒加重，出现头痛、恐惧甚至抽搐等。对于以心理症状为主、躯体症状为次的患者，或虽然以躯体症状为主但已呈慢性心身疾病，则可在实施常规躯体治疗的同时重点安排好心理治疗。例如，更年期综合征和慢性消化性溃疡患者，除了给予适当的药物治疗，应重点作好心理和行为指导等各项工作。

心身疾病的心理干预手段应视不同层次、不同方法、不同目的而定，支持疗法、环境控制、松弛训练、生物反馈、认知疗法、行为矫正疗法和家庭疗法等心理治疗方法均可选择使用。对心身疾病实施心理干预主要围绕以下 3 个目标：消除心理社会刺激因素；消除心理学病因（如对冠心病患者，在其病情基本稳定后指导其对 A 型行为和其他冠心病危险因素进行综合行为矫正，帮助其改变认知模式，改变其生活环境以减少心理刺激，从而从根本上消除心理病因学因素，逆转心身疾病的心理病理过程，使之向健康方面发展）；消除生物学症状（这主要是通过心理学技术直接改变患者的生物学过程，提高身体素质，促进疾病的康复。例如，采用长期松弛训练或生物反馈疗法治疗高血压患者，能改善循环系统功能，降低血压）。

七、疾病预防

心身疾病是心理因素和生物因素综合作用的结果，心身疾病的预防也应同时兼顾心、身两方面；心理社会因素大多需要相当长的时间作用才会引起心身疾病（也有例外），故心身疾病的心理学预防应从早做起。具体的预防工作包括：对那些具有明显心理素质薄弱者，如有易暴怒、抑郁、孤僻及多疑倾向者应及早通过心理指导加强其健全个性的培养；对于那些有明显行为问题者，如吸烟、酗酒、多食、缺少运动及 A 型行为等，应利用心理学技术指导其进行矫正；对于那些工作和生活环境里存在明显应激源的人，应及时帮助其进行适当的调整，以减少不必要的心理刺激；对于那些出现情绪危机的正常人，应及时帮助加以疏导；对于某些具有心身疾病遗传倾向如高血压家族史或已经有心身疾病的先兆征象（如血压偏高）等情况者，则更应注意加强心理预防工作。总之，心身疾病的心理社会方面的预防工作是多层次、多侧面的，这其实也是心理卫生工作的重要内容。

第三节　心理药理学

心理药理学（psychosocial pharmacology）是研究个体精神和心理状态对药物治疗的影响及机制的一门新兴的应用学科，也称为药物心理学（pharmacological psychology）。与精神药理学（psychopharmacology）不同的是，它不以抗精神失常药物为研究主体，而是广泛地探究个体精神活动和社会、心理、行为、文化等因素对药物治疗（过程和结果）的影响及其机制，同时关注各种药物在涉及影响患者精神和心理活动方面的作用及其机制。医务人员、患者、家属、群体、社会应共同努力，调整并保持患者良好的心理状态，激发患者治疗疾病的潜能，以达到最佳的药物治疗效果。

1. **药物对精神活动的影响**　如氯丙嗪通过调整 ACh 与 DA 的关系，消除幻觉、妄想，使行为恢复正常；吗啡可以影响体内的阿片受体，通过影响内啡肽而止痛；抗高血压药物往往引起抑郁状态；异烟肼可以引起轻度躁狂状态等。又如催眠药、镇静剂和抗癫痫药物导致记忆力减退；阿托品、地西泮、莨菪碱类、抗组织胺药可致意识障碍；酒精、催眠药、异烟肼可引起欣快等情绪，苯丙胺、激素、异烟肼等药物可使患者出现幻觉、妄想等。

2. **影响药物效应的社会心理因素**　族群、宗教等文化因素、疾病认知、个性特征（性格与气质）、药物品牌/剂型和包装、药物认知、经济因素（收入）、对药物副作用的了解和预期心理等。

3. **心理因素与合理用药**　既往的生物医学模式视患者为一种单纯的生命个体，在当今互联网信息社会里,心理因素开始成为影响人们健康与否的重要方面,与心理-社会因素明显相关的神经精神疾病明显增多,整个人群的疾病谱发生了变化,崭新的生理-心理-社会医学模式强调视患者为一个心身统一的社会个体,在健康与疾病的概念中强调心理平衡、心态稳定与社会调适能力,在发病病因上特别注意情绪的变化与失常的不良影响,在药物治疗特别是慢性药物治疗管理中给予患者心理支持等,提升用药依从性,促进合理用药。

第四节　医患沟通时的情绪管理

临床药师在从事专业的药学服务时,需要与患者、医生充分地交流,遴选药品、提供用药咨询、指导个体化给药、进行药物疗效评估和药品不良反应监测,沟通就成为药师工作的一项重要内容和技能。沟通是人与人之间信息、观点、思想及情感的传递和反馈的过程。药师运用以患者为中心的有效沟通技巧,不仅可以为患者解决合理用药的专业问题,更可以提供人文关怀、平稳患者异常的心理和情绪、帮助患者度过人生困境、树立战胜疾病的信心。

一、留意患者的情绪

一切的心理活动都是在一定的情绪基础上进行的,情绪直接关系到心身健康。平和、恬静、愉悦、轻松等正面情绪有益于心理和生理健康,焦虑、恐惧、抑郁、愤怒等不良情绪可损坏正常的心理活动和生理功能。药师在沟通中应注意观察、发现、把握患者的情绪变化特征,在药学服务中及时给以心理干预,必要时给予药物治疗。

面对疾病对健康的威胁及疾病所带来的痛苦和其他影响,患者常常会产生一些典型的情绪反应。

1. 焦虑　　在疾病初期,患者对疾病的病因、转归、预后不明了,对诊断半信半疑、忧心忡忡、紧张不安,既希望进一步深入检查,又担心出来的结果是确诊或更为恶性。一般来说,焦虑是患者在患病初期的正常心理反应,轻度的焦虑情绪有助于患者改变不良生活习惯、配合治疗;中度到严重程度的焦虑则对疾病的治疗不利。

2. 恐惧　　这是患者在确诊患有重大的恶性疾病(如癌症)之后对自身面临的生死攸关等重大问题的应激反应。患者的恐惧包括对疾病的恐惧,对疼痛的恐惧,对离开家人和朋友的恐惧,以及对死亡的恐惧。恐惧情绪下的患者可表现为恐慌、哭泣、警惕,以及颤抖、尿频、尿急、血压升高、呼吸急促、皮肤苍白、出汗等生理功能改变。患者因疾病并发的疼痛,可加重患者的恐惧情绪。恐惧情绪可严重地影响治疗进程和效果。患者的恐惧情绪与个体的自我认知有关。药师应注意倾听,针对具体情况,通过给予心理支持、解释、抚慰,改变患者认知,减轻或消除恐惧。

3. 抑郁　　很多慢性疾病由于治疗的长期性、治疗的副作用、治疗的经济负担等,导致患者在患慢性疾病的同时并发抑郁症。严重抑郁对患者危害很大,可能会降低患者的免疫功能和治疗依从性,妨碍患者同医护人员的正常配合,延缓疾病痊愈。

4. 愤怒　　多发生在患者感受到挫折,如疾病治疗疗效不佳、对医疗服务或环境的不满,以及来自医院医疗之外的不顺心事件。药师要正确对待患者的愤怒情绪,进行适当引导,鼓励患者宣泄内心痛苦感受。此外,很多临床药师都有过被患者、患者家属言语指责的不愉快经历。面对一些愤怒、苛刻、无端仇视的患者及家属,药师要表现出应有的智慧和宽容,不与患者发生正面冲突,更不应采取报复性行为。设身处地地站在患者的角度看待分析问题,冷静处理。

二、讲究沟通的原则

首先,沟通要尊重,这份尊重无关患者的社会地位和身份。其次,理解,从患者的利益出发,尽可能了解患者的生理和精神状况,理解患者的情绪。最后,包容,患者是经受身心疾病痛苦折磨的特殊的弱势群体,在疾病的治疗过程中,当他们无法快速地获得预期的治疗效果时,往往会情绪波动,对医生或治疗方案不信任、怀疑,产生怨气。面对患者的各种质疑,药师应体谅,以宽容的态度对待那些不理解甚至无理取闹的患者,以诚相待,真心关爱患者。

三、倾听与同理心

药师与患者建立良好的医患关系,相互信任、相互尊重、相互认同,有助于提升患者治疗依从性,改善患者的药物治疗。药师在沟通中的倾听与同理心非常关键。药师主动、专心、专注、耐心地倾听患者的诉说,情感与患者同步(同理心),对患者的诉说适时、适当地回应,可充分获得患者的认同。

同理心与同情心不同。同情心是用自己的观点来看待别人的困境而产生的悲悯之心,同理心是从他人的角度体会他人的情绪和想法、理解他人的立场感受和决策,即通过换位思考做到感同身受。

四、医患沟通时的情绪管理

良好的医患关系是一种信任关系和共同愿望建立的过程,是临床取得最佳治疗结果的基础。医患沟通应该把情绪管理放在首位,因为人在心平气和的时候可以原谅别人的过失,在情绪不好的时候往往"蛮不讲理"。药师要首先调整好自己的情绪,随时观察患者的情绪变化,有效沟通。要做到认真倾听。对患者来说,药师的倾听是一种关怀、一种尊重。在患者叙述病情时,药师不要急于评论患者诉说内容、表达建议或匆忙下结论,应认同患者心理感受,让患者感到被接纳、被理解、被关怀。患者倾诉的同时通过宣泄自己被病痛折磨的焦虑情绪,能有效减轻精神或心理压力。因此,药师的倾听、同情和认同,可给予患者极大的心理安慰。这种心理安慰效应能促进患者消除病痛感、缩短医患心理距离,建立医患信任关系,患者更加认同药师。

医患沟通中很大一部分内容是做"情绪管理",其本质是调控压力,管理好自己的情绪。沟通讲究情势。所谓情势是指情境的势力。当一方有求于另一方时,一方的情势低,另一方的情势高。但情势的特征是会不断此消彼长的。我们需要做到:遇到急躁粗暴无礼的患者,不急不躁;照常工作。在沟通时不乱讲话,尤其注意避免俏皮话、嘲讽话。有必要了解患者眼中什么样的情感表达方式是得体、尊重的,努力在沟通过程中形成良性的互动,加大患者在沟通中的参与度。特别注意在沟通中对患者进行相应的合理用药教育。值得指出的是,当下医患沟通有时不是单纯的医务人员和患者之间的沟通隔阂,而是医务人员跟患者家属之间的沟通。因此,儿科临床药师和老年科临床药师更要注意沟通技巧,避免冲突。

第十八章 对药物人文的诠释

第一节 药物文化

药物文化指基于宗教信仰、民族风情、社会习俗而影响药物选择和药物使用的文化因素,是心理药理学研究的内容之一。

当代中国主要宗教有佛教、道教、伊斯兰教和基督教。《中华人民共和国宪法》规定:"中华人民共和国公民有宗教信仰自由"。中国信仰各种宗教的人数虽在全国总人口中所占比例不大,但绝对数字不小。当前,信教总人数为1亿左右。除了不同的宗教信仰之外,中国人群有不同的生活哲学(如素食主义、纯素食主义),应予以尊重。

有些患者希望明确了解他们所服用药物的性质,因此在治疗前给予患者良好的告知、获得患者知情同意,对遵循药物治疗方案至关重要。告知患者他们所服用药物(主要是一些生物制品,如动物源性胰岛素)的来源,既显示了对他们信仰的尊重,又可以帮助他们决定经知情同意的最佳治疗方案。在药物治疗过程中,应该尊重不同宗教信仰,特别是有些患者和家庭在患病期间可能更强调宗教需求。

1. 饮食因素 信仰伊斯兰教者严格禁止食用猪肉和其他源于猪器官的食品或药品。信佛教的素食主义者崇尚灵性纯净,以素食表达对信仰的忠诚。素食主义者不食用有主观意识动物之食品,包括家畜、野兽、飞禽、鱼类、海鲜等,但一般可以食用蛋、奶、黄油、奶酪等。除素食主义外,还有一种纯素食主义,不但不食用任何有情众生之肉,而且连蛋、奶制品甚至蜂蜜都排斥在外,即只靠植物类食品维持生命,凡来源于动物的食品一律不沾。

2. 可能会引发药物文化冲突的药品 源自猪器官的药品集中展现了一个明显的药物文化困境,表18-1列举了一系列来自猪器官所得的药品,可能会引起药物文化冲突。

表18-1 来自猪器官的药品

药 物	适 应 证	猪的部分	非猪器官来源的替代药物
猪肺磷脂注射液(猪肺表面活性物质)	新生儿呼吸窘迫综合征	猪肺磷脂	肺表面活性物质(考福西利)
凝血因子Ⅷ抑制剂	治疗和预防缺乏凝血因子Ⅷ所致的出血	猪血浆	—
MMR-Ⅱ疫苗	麻疹、腮腺炎、风疹免疫接种	猪皮明胶	MMR-Ⅱ(普祥立适)

续 表

药 物	适 应 证	猪的部分	非猪器官来源的替代药物
肝素、贝米肝素、肝素钙、低分子量肝素、依诺肝素、瑞维肝素、肝素钠、亭扎肝素	预防血栓形成和治疗血栓症	猪小肠	磺达肝癸钠(Arixtra)
胰酶肠溶胶囊	胰酶缺乏	猪胰酶	—
速效低精蛋白胰岛素	糖尿病	猪胰岛素	人基因序列胰岛素

3. **血液制品** 有些宗教信徒在任何情况下都拒绝接受血液制品(红细胞、白细胞、血小板和血浆),即使冒着生命危险。作为个体选择,他们可以接受血液中的小组分的血制品,如白蛋白和球蛋白。可以通过自体输血来预防失血。可考虑使用促红细胞生成素注射剂和血浆代用品。

4. **明胶** 明胶是制备药物胶囊的组成部分,在其他剂型中可作为赋形剂。可以从动物或蔬菜中获得。有些制药厂商从非动物来源制备明胶。尽管不同来源的明胶没有任何区别,药师应了解配方以备患者咨询。

5. **穆斯林患者和斋月** 健康的成年穆斯林在斋月中必须禁食,体弱病残者、儿童、旅行者、经期女性和孕妇可除外。穆斯林禁食为白天时间戒除吃喝,也不允许口服药物和静脉注射营养物质。有些穆斯林即使生病也要坚持禁食,这会导致很多问题。药师需要改变处方,如使用小剂量但有同等药效的缓释剂型药物以保证药效能维持 1 d。糖尿病患者如果决定禁食,则需要考虑调整用法用量,谨慎口服降糖药和注射胰岛素。

第二节 药物经济毒性

药物治疗的经济性就是要以消耗最低的药物成本,实现最好的治疗效果。从合理配置医疗资源的角度出发,药物治疗的经济性主要希望达到: ① 控制药物需求的不合理增长,反对盲目追求新药、高价药;② 控制有限药物资源的不合理配置、浪费;③ 控制被经济利益驱动的不合理过度药物治疗。

事实上,临床药师在讨论药物毒性的时候,经常关注的是细胞毒性、肝肾毒性、心脏毒性等。新近提出了一种新的药物毒性即药物的经济毒性。根据美国国家癌症研究所对经济毒性(financial toxicity)的定义: 在医学中,经济毒性用于描述患者与医疗费用相关的问题,指患者在没有健康保险或医疗保险的情况下,医疗费用导致患者财务问题、债务或破产等情况。经济毒性会影响患者的生活质量和获得医疗资源。

随着人口模式的改变,老龄人口及城市人口的快速增长,疾病谱模式随之发生改变,恶性肿瘤的死因顺位呈明显上升趋势,大有取代心脑血管疾病跃居首位的可能。恶性肿瘤的治疗和药物费用亦成为全社会关注的焦点,尤其是以中晚期恶性肿瘤的高额治疗和药物费用,对肿瘤临床治疗策略造成了巨大影响。

一、药物经济毒性分级标准

美国梅奥诊所(Mayo Clinic)血液肿瘤学家 Nandita Khera 根据美国国家癌症研究所常见

不良反应事件评价标准(the common terminology criteria for adverse event,CTCAE)制定出药物经济毒性量表以评估癌症治疗相关的经济损害,根据对患者的经济水平的影响分为轻度(1级)、中度(2级)、严重(3级)、危及生命或致残(4级)。

1级:因支付医疗费改变了生活方式(大大减少购物、度假、休闲活动的开支),动用医保、慈善捐款或新兴的众筹方式以支付医疗费。2级:需要出售股票/投资理财产品以支付医疗费,使用银行储蓄、残疾人补贴或退休金以支付医疗费。3级:需要贷款以支付医疗费,因疾病治疗而失业,目前入不敷出,无力支付生活必需品,如食物、日用品等。4级:需要出售房子以支付医疗费,宣告破产,因经济负担而停止治疗。

上文量表里没有5级即致命的经济毒性。实际上,5级可以等同于患者自杀。

经济毒性极大地影响癌症治疗的质量并迫使临床医生改变肿瘤的临床治疗策略。一些在临床疗效上表现出巨大优势的创新药物和高端治疗手段,因其昂贵的费用,而成为肿瘤患者难以企及的奢望(表18-2)。

表18-2　2020年前十位昂贵的抗癌药物

名　称	类　别	针对类型	定价(美元)
Revlimid	靶向药物	血液肿瘤	128 000
Opdivo	免疫药物	多种肿瘤	150 000
Imbruvica	靶向药物	血液肿瘤	130 000
Keytruda	免疫药物	多种肿瘤	150 000
Ibrance	靶向药物	乳腺癌	141 000
Tecentriq	免疫药物	多种肿瘤	150 000
Darzalex	靶向药物	多发性骨髓瘤	135 550
Perjeta	靶向药物	乳腺癌	125 000
Xtandi	靶向药物	前列腺癌	127 000
Avastin	靶向药物	多种肿瘤	150 000

二、免疫治疗的经济毒性

短短几年内已有几种不同的免疫治疗从实验室进入临床,从最初在进展期黑色素瘤治疗中获得成功,到现在对许多类型癌症都显示了疗效,即便所有标准治疗都无效的肿瘤,免疫治疗也能阻止其生长,且副作用小。免疫检查点抑制剂可增加机体对癌症的免疫反应。FDA批准的首个免疫检查点抑制剂全人源单克隆抗体伊匹单抗(ipilimumab)能中和阻滞T细胞上的人细胞毒性T淋巴细胞相关抗原4(CTLA4),增强T细胞免疫反应杀死癌细胞的能力。靶向程序性死亡受体-1(PD-1)的多个新药能阻止癌细胞与免疫细胞上的PD-1蛋白结合,增加抗肿瘤免疫反应,副作用小,在很多类型癌症中都显示了疗效。嵌合抗原受体T细胞免疫疗法(CAR-T)可增强T细胞的靶向性和溶瘤效应。该方法收集患者的T细胞,经过遗传工程重组,再将其回输到患者体内,重组T细胞的特色蛋白质能使T细胞发现并攻击体内的癌细胞。研究显示,各种难于治疗的血液系统肿瘤都会获益于CAR-T细胞治疗。

免疫治疗取得的成就使其超越了传统化疗、放疗和手术,成为治疗癌症的新标杆。与化疗和靶向治疗相比,免疫治疗控制肿瘤生长时间更长、副作用更小。但免疫治疗的费用高昂,如Keytruda(PD-1抗体)每年约15万美金,Opdivo(PD-1抗体)和Yervoy(CTLA-4抗体)组合第一年费用约 25.6 万美元、第二年单独使用 Opdivo 约 15 万美元,Tecentriq(PD－L1 抗体)每年约 15 万美元;CAR－T 细胞治疗为 30～50 万美元。如此高昂费用给肿瘤患者带来了巨大的经济负担,同时给临床医生的治疗策略造成巨大的影响和困扰!

三、经济毒性现状:以乳腺癌为例

美国北卡州立大学癌症中心(UNC Lineberger)Stephanie Wheeler 等长期致力于乳腺癌的诊治研究,特别关注非裔美国妇女乳腺癌死亡率更高的原因。他们调查了 2008～2013 年在北卡被诊断患有乳腺癌的女性(包括 1 265 名白人妇女和 1 229 名黑人妇女),发现患乳腺癌的黑人女性比白人女性承受更大的经济压力:在乳腺癌确诊两年后,58% 的黑人妇女报告了癌症对经济的负面影响,而白人妇女则为 39%;经济困难在延误、停药和遗漏治疗方面起着重要作用,可能与乳腺癌死亡的种族差异有关;随着癌症治疗费用迅速增加,迫切需要采取文化上适当的战略来解决这一问题。

在他们的调查中,黑人妇女更为年轻,在诊断时表现出更多进展期,更经常接受化疗和放射治疗,更可能出现肥胖、高血压和糖尿病等并发症,在社会经济上处于更不利的地位,家庭平均收入、教育水平较低,医疗补助率较低,基本没有医疗保险。全部调查人群中近一半的女性(48%)经受乳腺癌带来的负面经济影响,黑人妇女这一比例要高得多。在控制了年龄、诊断阶段、并发症和癌症治疗等临床变量的差异之后,黑人妇女承受更高的癌症相关经济负担。黑人妇女经常报告说,她们的护理遇到障碍,经常因费用问题而推迟或拒绝治疗(24% 黑人妇女 vs. 11% 白人妇女)。黑人妇女失业可能性更大(14% vs. 6% 白人妇女)。总体来说,虽然这一比例很小,但黑人妇女更经常失去私人医疗保险(5% vs. 1% 白人妇女)。

四、应对经济毒性策略:以阿比特龙为例

阿比特龙是一种 CYP17 抑制剂,是治疗前列腺癌的首选药物,与泼尼松联用治疗既往接受含多烯紫杉醇化疗转移的去势难治性前列腺癌,可有效地控制患者体内的癌症生长并延长患者的生命。阿比特龙最初上市时,美国一个患者每月的用药花费大概是 8 000～11 000 美元,即使是拥有一流商业保险的人,花费也要 1 000～3 000 美元,那么一年的花费不是一个小数目。药品说明书推荐阿比特龙的用法是 1 000 mg(4×250 mg)空腹口服,qd;阿比特龙与食物同服会增加全身暴露量,要求在服用阿比特龙之前至少 2 h 和服用阿比特龙后至少 1 个小时内不得进食。这样的药品说明书实际上提示阿比特龙的"食物效应"强于其他药物,如果服药前进食低脂食物(脂肪含量 7%,约 1.256 kJ),阿比特龙的血药浓度可以增加 4～5 倍,如果进食高脂食物(脂肪含量 57%,热量 825 3.453 kJ)则可增加 10 倍。

空腹服用是因为担心增加药物的暴露量,那么不空腹是不是能少吃一点药呢? 于是美国芝加哥大学研究人员设计了一项随机临床试验,以观察此举是否可以减少剂量以节省费用。研究于 2012 年开始,采用非劣效性设计,共招募了来自美国和新加坡 7 个中心的 72 名去势难治性前列腺癌患者。其中一半患者(标准剂量组)按说明书服用;另一半患者(低剂量组)的阿比特龙剂量为标准剂量的 1/4(即 250 mg/d),服药时进食低脂早餐,如脱脂牛奶和谷物,并建议患者避免高脂食物,如培根或香肠。每月评估前列腺特异性抗原(PSA),并且每 12 周评估睾酮/脱氢表雄酮硫酸盐。前列腺特异性抗原(prostate-specific antigen,PSA)

变化是主要终点;无进展生存期(PFS),PSA 反应(减少≥50%),雄激素水平的变化和药物代谢动力学是次要终点。结果发现在 12 周时,与标准剂量组相比,低剂量组对 PSA 的影响更大(平均对数变化,−1.59 *vs.* −1.19),并且达到了非劣性终点。PSA 的反应率在低剂量组为 58%,在标准剂量组为 50%,两组的中位 PFS 均为 9 个月左右。两组的雄激素水平均降低。尽管 PSA 反应和 PFS 没有显著差异,但标准剂量组阿比特龙血药浓度更高。这项研究结果提示,低剂量阿比特龙(进食低脂早餐)用于治疗势难治性前列腺癌患者,不劣于标准剂量组。建议低剂量服药患者不仅可以减少服药剂量,而且不用再受空腹的限制,这对患者来说服药更方便了,经济负担也减少很多。

目前阿比特龙在进入我国医保后,患者的经济负担已经得到大幅度缓解(远低于 2012 年的价格)。此外,近期研究表明阿比特龙还可以用于激素敏感的前列腺癌患者,其应用时间会提前,适用的人群会变得更广泛。早期前列腺癌大部分无症状,治与不治的权衡是个难题,患者治疗不仅要考虑药物毒性,还要考虑经济毒性。如果低剂量方案得以正式推广,阿比特龙的用量将减少 75%,药物的经济毒性明显减少,患者和医生心中的天平将会出现倾斜。

五、中国的药物经济毒性应对策略示例: 环孢素 A

事实上,我国的临床药学实践对药物的经济毒性也曾有类似的应对方法。自 20 世纪 80 年代肾脏移植术普遍开展以来,费用不菲的免疫抑制剂环孢素 A(新山地明)让不少移植术后患者的终身免疫治疗背上了沉重的经济负担。我们提出可基于药物相互作用原理,合并小剂量地尔硫䓬、维拉帕米、红霉素、酮康唑等对 CYP3A4 具有酶抑制作用的药物,它们与环孢素 A 合用抑制环孢素 A 代谢,可增加环孢素 A 的血药浓度,从而减少环孢素 A 的口服剂量,成为降低环孢素 A 剂量、减少药费开支的一种有效方法。

六、经济毒性的社会心理问题

比起生理毒性,经济毒性更像是一个社会学问题。与循证医学借助双盲法排除安慰剂效应,替代医学和部分个性化治疗利用安慰剂效应不同,经济毒性的本质是反安慰剂效应(Nocebo,"我将受伤害"效应),只不过成因不再是"不信则不灵",而是经济窘迫、难以支付医疗费用、不能获得药物的治疗绝望,其导致的结果是一样的。

强大的精神力量导致的生理变化因人而异,也正因为它的多样性,随机性和不可重复性使得循证医学难以去驾驭。在真实世界里,沉重的药物经济毒性给患者带来的心理负担,不仅可能造成患者器质上的恶化,更可能导致患者放弃治疗或自杀。但比起通常意义的反安慰剂效应,药师更值得忧虑的是经济毒性不仅作用于患者本身,也作用于其家属和整个家庭。

所谓久病床前无孝子,更有多少老人患者不愿拖累家人深夜拔掉自己的氧气管。面对这些惨痛的悲剧,药师应认真思考药物的经济毒性及其严重后果,合理选药、恰当地合并用药,避免或减少药物经济毒性。不管结论如何,药物经济毒性的讨论不再是概念性的和感性的,理性的声音是解决这个全球性问题的第一步,既不是起义式均贫富,也不是违反商业逻辑的降低高研发成本药的药品价格,更不是违背人性的放弃治疗,而是基于量化经济毒性的标准和数据,开展生命与金钱之间漫长的博弈,最终找到决策的平衡点。

我们的社会财富是一个复杂的结构,不仅包括一个人挣多少钱,还包括他的健康保险福利的支持,他在危机时期可以提取的储蓄和资产,以及他在工作和家庭中的承诺的灵活性。相信通过全社会的努力,期望将药物经济毒性与其他毒性一同被写进疾病的治疗指南,免除多数民众的药物经济毒性。那将是一个不会开同效高价药的时代,一个医患关系得到空前缓解的时代。全社会应积极开展工作,了解患者经济承受能力,就各种治疗费用进行沟通,寻求财政支持,并探索如何更好地将患者与资源联系起来,以及如何努力减轻护理的财政负担。

第三节　药物治疗的安慰剂效应

治疗内涵和内涵响应是美国著名医学人类学家和医学哲学家 Daniel E. Moerman 提出的医学概念。治疗内涵范畴很广,可以是药物的品牌、形状、颜色,药物的剂量(口服药物的片数,注射液的体积),也可以是医师、护士和药师的言谈举止等。有关内涵响应的研究国外研究得较多,大量研究结果显示给予患者积极暗示能取得较好的效果,即使只是安慰剂或假手术。

安慰剂效应是指患者虽然获得无效的治疗,但却因"预料"或"相信"治疗有效,而让患者症状得到舒缓的现象。我们一直被教导相信,生病的原因在于环境、基因或纯粹是因为坏运气,只有医生能够帮助我们解决健康问题。实际上,我们应了解到身体有天然的自我修复力,通过心理的力量来操控这些自愈机制,让安慰剂效应发扬光大。安慰剂效应在医学中无处不在。

思维、情感和信念可以改变生理状态。孤独、悲观、抑郁、恐惧、焦虑等情绪会伤害身体,而亲密关系、感恩、静坐冥想和真实的自我表达则会启动身体的自愈机制,进而发挥安慰剂效应的优势。相对于"想健康就能健康"的安慰剂效应,还有一种"想得病就会得病"的反安慰剂效应。比如,在具有遗传性疾病史家庭,若儿童从小就被"可能会得病"的负面想法根植于大脑,那么极有可能会触发机体的遗传疾病发病"开关"。此外,研究表明长期应激致抑郁可以干扰免疫功能,更易诱发恶性肿瘤。所以,一个人健康与否,在一定程度上取决于你"相信自己会更好"还是"认为自己会生病"这两种想法的博弈。"若无心灵之疾,何来抱恙身躯?"中国道家最早主张精神与形体的统一;传统中医一直视"形神皆俱"为健康重要之本。临床上身心疾病比比皆是,其中很大一部分是心理问题导致,治疗关键在于"医心"。

在药学服务中,临床药师应采用友善的言语、温暖的举止与患者沟通,并注意如下几点:① 鼓励患者做个快乐的人。免疫力对防治疾病非常关键,一个好的心态是维持正常免疫功能的重要因素。做一个开朗豁达的人。② 教育患者学会调节负面消极情绪。冥想是很好的疗愈方式,找一个无人干扰的安静地方、闭上眼睛静坐,想象自己健康的样子。③ 帮助患者寻找生病的根源。医生可能会针对躯体疾病制定一个详细的治疗方案,但如果疾病的根源是孤独、抑郁、长期负性应激,那么所有的治疗只能是暂时缓解症状。引导患者学会聆听内心的声音,选择适合自己的生活方式。④ 重构医患信任。患者对治疗药物副作用或毒性可能会心存顾虑和恐惧,药师应耐心解释治疗方案,悉心照护患者,帮助患者放松身心,配合治疗。

第十九章　临床药学实践中的人文

第一节　叙事医学与临床药学实践

作为医学人文的组成部分,近年来,叙事医学越来越受到行业内外的关注。叙事医学并不是医学中的一门学科,而是整个医学应有的内涵和通用方法。叙事医学强调医疗过程中"人"的因素,重视医者"认识、吸收、解释"疾病的能力。叙事医学是由具有叙事素养的医护人员,遵循叙事规律践行的医学。而叙事素养是指认识、吸收、解释疾病故事的能力及易受疾病故事感动的同理心。叙事医学是医生、护士、药师、社会工作者要共同践行的医学。

叙事医学于 2001 年由美国哥伦比亚大学 Rita Charon 提出,她提倡医者应该把从医过程中正规病历之外的细枝末节、心理过程乃至家属的感受都记录下来,使临床医学更加富有人性,更加充满温度。如此不仅能弥合技术与人性的鸿沟,丰富人类对生死、疾苦的理解和认知,同时也为紧张的医患关系"松绑"。

以同一患者不同的二份病历为例。

(1)王某,女性,29 岁,5 年前周身广泛暴发湿疹,今因十二指肠球部溃疡服用奥美拉唑镁肠溶胶囊 20 mg,qd,15 天后患者左小腿内侧皮肤出现湿疹,加重半年。

(2)她是两个孩子的母亲,30 岁不到,满脸和四肢的湿疹时轻时重地伴随着她。这次,因十二指肠球部溃疡服用奥美拉唑镁肠溶胶囊后,左小腿内侧出现湿疹,又红又痒。此时恰逢工作指标加大,她情绪极其不稳,经常坐立不安……

以上这两份来自皮肤科的病历,前者简明扼要,后者则字里行间充满温暖和共情。后者即是叙事医学概念中的"叙事医学病历",用非技术性语言书写患者的疾苦和体验,类似于一份"医学札记"。第二份病历中,医务人员发现患者湿疹不仅仅是药物刺激导致,也与工作压力有关。

临床药师应注意两份病历的截然不同。患者除了渴望治愈疾病,更需要与医务人员倾诉沟通。从叙事医学的观点来看,疾病是一个个"悲欢离合"的故事,患者在承担病痛的同时需要宣泄情绪,而这样的情绪宣泄也是心理治疗的过程。面对每个患者特有的故事,能够理解、沟通,能够与医疗手段融合,更好地应对医学实践中 4 个重要的关系,即医务人员与患者、医务人员与自己、医务人员与同事、医务人员与社会,是一件非常不容易的事情。每位患者的背后都有一个触动心灵的故事,只有医务人员愿意去了解、倾听、记录和书写患者的故事,深谙其苦,才会设身处地思考解除痛苦的方法。

目前,临床药师在写作药历时往往多客观描述、少主观感受记录;多顺时叙述、少结构编排;多单一方面叙事,少内在各要素的关联考察。这是因为药师还没有真正把自己融入故事,把故事的方方面面再现于自己的头脑,然后重新归属编排,形成情节,最后成为具有合理结构的药历文本。实际上,临床药师照护患者是一定要通过叙事的,只是自觉或不自觉、叙事能力强不强的问题。

叙事医学中药历的书写应由药师和患者双方共同叙事来完成。药师提供临床药学服务的前提是与患者的互相了解。药师需要了解患者的病史和诉求,患者需要药师解释诊断和药物治疗方案。其中最为基础的是药师对病情的了解,而这主要是在患者讲故事和药师听故事的过程中完成的。既然是故事,那就一定是丰富的、多变的、充满个性的。即使是同一种病,在不同人身上也会是完全不同的故事。不仅临床表现不同、病理改变不同,治疗方案也不完全一样,治疗效果也常常不同。这里不仅有个体和疾病复杂性的原因,还与不同人的心理素质、经济条件、社会地位、家庭关系等方面的差别有关。临床药师需要了解患者完整的、细致的、独特的故事,就要耐心倾听,然后解开患者叙述中隐喻的内容,从中梳理出合理的结构,分析得到关键的决定故事走向的节点,通过书写平行病历把所有这些再现到自己的脑子里,形成患者故事的情节,最后回归到自己和患者的关系,一种完全的伙伴关系,最终形成一份合格的叙事药历。倾听是叙事的开端,应提倡"自由地倾诉、专业地倾听",每个患者的故事各不相同,而患者讲述的每一细节,乃至每一句话背后都蕴含着各种各样的可能,医者必须发挥想象力,想到各种可能性,从中发现线索,寻找到疾病的关键节点和患者思想上的伤痛点。

临床药师要关注患者的内心活动。药学服务作为医学的重要部分,是一种回应他人痛苦的努力,保证药师在任何语言环境和任何地点都能全面地认识患者并尊重他们的悲痛。疾病带来的痛苦主要是疼痛和悲情,都是心理上的主观感觉。有的患者看好了病,心理上仍然感觉痛苦;有的患者虽然病没有看好,但在恐惧、恐慌慢慢被解除后,反倒不那么痛苦了。

从事慢性治疗管理的药师,更应重视患者的叙事,因为在医院里跟患者交流的时间相对很少,可以通过建立患者微信群,患者在群里讨论各种问题,临床药师第一时间回复,这等于把临床药师跟患者的交流放到了院外、门诊时间之外,临床药师花很多时间来帮助患者管理疾病。从事癌痛管理的药师,可书写癌症叙事药历。癌症患者对死亡的恐惧最明显,心理变化最大,故事最多。故事中除了病情演变外,还包括经济压力、家庭负担、社会关系等,可以从中总结出一些规律来。

现代医学技术日新月异的飞速发展和医患关系的紧张,也带来很多新的伦理问题。现在的知情同意规定什么风险都要跟患者讲清楚,各种危险情况随时可能发生,各种有效的措施也都是有风险的,患者不懂医,知道后被吓得要死,还要自己做出是否接受治疗的决定。其实这样的知情同意对患者和家属造成很大的伤害。这是现在医学伦理实践中的一个问题。如果医务人员不负责任的话,可能造成对患者的伤害。如果通过叙事医学,让医者和患者从对立关系变回伙伴关系,医务人员对患者感受到的是责任,患者对医务人员感受到的是信任,患者没有被迫做出决策的痛苦,医患站在共同的立场上来决策,那结局就完全不一样。

叙事医学最根本的还是医者仁心的问题,这是医学的核心,也是叙事医学的起点和落脚点。生病的人都是痛苦的,不仅在肉体上,还包括精神上的恐惧、悲伤、空虚、孤独和无奈。

医者要让他们"踏着荆棘,不觉痛苦;有泪可挥,不觉悲凉",仅靠现代医学技术是做不到的,还需要患者感受到疾病旅程中有医者的真诚相伴。叙事方法和技巧可以帮助医者接近和了解患者,但真正要发挥叙事医学的作用,前提在于医者要有爱心、同情心和责任心。

第二节　临床工作礼仪

1. 药师在病区工作的礼仪　　药师在开始一个新的病区工作之前,应向临床科主任和主要的医护人员介绍自己,了解该病区的工作流程和最适宜进行药学服务的时段。在参与交接班或大查房前,应请教病区负责医生所在病区的药学服务类型、内容需求,同时药师应明确告知自己所能提供的药学服务类型、内容,以及在病区工作的时段。药师应熟知并遵守该病区的规章制度和有关手卫生、口罩、手套等院内感染的防护需求。如有,药师应咨询病区前任的临床药师。之后,药师每日在病区开始工作之前,应与该病区的医护人员确认需要药学服务的患者,确认新患者,根据轻重缓急合理安排药学服务时间。

2. 药师对待患者的礼仪　　在为住院患者提供药学服务时,应首先通过阅读病案记录了解患者的基本资料,通过病历号确认患者身份。药师向患者作自我介绍(姓名、职务、职称、学位等),征询患者或监护人如何称呼(先生、女士等)、是否方便进行药学服务。药师在提供药学服务时,应注意保护患者隐私,言谈文明,举止大方,保持礼貌,尊重患者一般的饮食及生活习俗,以及宗教信仰、世界观、价值观和人生观。药师不可议论患者或冷落某些特定疾病患者(如性传播疾病、传染性疾病),充分体现对患者的关爱,建立和谐的医患关系。切记要注意不在患者面前评说药物治疗的负面内容(如可能的药物品种选择问题),以免引起患者对医生或护士的不信任,影响患者的药物治疗依从性。此举既源于对医护同行的尊重,更是对患者因病住院积极配合治疗行为的尊重。

第三节　生前预嘱和舒缓治疗

进入 21 世纪以来,随着医疗模式的转型、科学技术的不断发展,以及人类对自身认识水平的提升,一种新兴的生前预嘱和舒缓治疗理念在医学界引起关注。在现有医疗技术对终末期患者的救治无能为力的情况下,这种医疗理念倡导更舒适、更有尊严、更契合人道精神的死亡方式,其共识是关注并减轻患者的身心痛苦,既不加速也不拖延死亡,让患者有尊严地离世。

生前预嘱的目的是让患者清醒时即对自己病危时所需要或拒绝的医疗措施有所交代。舒缓治疗是为罹患威胁生命之疾病的患者及其家属提供的全面照顾,以多学科团队合作,实现对患者因疾病产生的各种(身体、精神和心灵)不适进行早期识别、评估和适当处置,达到最大限度改善他们生活品质的目的。

WHO 提出舒缓治疗原则是: ① 重视生命并承认死亡是生命的正常过程;② 既不提前也不延后死亡;③ 提供解除过程中一切痛苦和不适的办法。这些原则非常重要,它保护那些即使放弃生命保障系统或某些极端治疗的患者在疾病过程中尤其是临终也不至于消极等死。它郑重承诺:对患者的身心痛苦和一切不适,提供有效的缓解和治疗;对患者家属经历的艰难陪伴和丧亲痛苦,提供帮助和支持。在公平正义的原则下,保障守法公民(包括患者)有免除恐惧(包括死亡恐惧)的自由;按照患者本人意愿,以尽量自然和有尊严的方式离世,是对生命的珍惜和热爱。

第四节 生 死 观

"生是偶然,死是必然"。作为自然界一员的人类,其生老病死之过程乃自然规律,绝无可能被人类意志所随意掌控,否则即是违反自然规律。在生命的哲学里没有人能够逃脱得了生老病死。

生死观的产生是一个历程,与民族文化传承密切相关。由于历史的原因,我们这个民族缺乏死亡教育,缺乏死亡准备,不容易正面接受死亡。中国人不容易接受死亡,或忌讳谈死亡,很大原因在于对死亡的恐惧。人们总是想象出这样的场景:一个垂死的人经历不能言述的痛苦;死后万事皆空;死去的人被周围的人永远遗忘。

确实,对于患者来说,死亡是不能接受的。因为一旦死亡,生命就会终止,人世间的喜怒哀乐、功名利禄随之烟消云散。同样,死亡对于医务人员来说是不能被认同的,因为患者一旦死亡,将是对医生专业能力和水平的怀疑甚至否定。

虽然当今医学有了更先进的检查手段,治疗进入了基因水平、分子水平,再生医学的成果层出不穷,机器人在手术中的应用,但医疗技术和能力是有限的,医学注定不是万能的,对治愈疾病所发挥的作用微乎其微,多数疾病治疗的最终结果往往是好转、控制,而不是彻底治愈。医学的存在诚然是为了抗击死亡和疾病,但仍有很多治不了的疾病,常使医生处于对死亡束手无策的境地。死亡是我们的敌人,也注定是最后的赢家。

目前人们对疾病的认识还存在局限性。主要表现:① 对待疾病不能保持一个良好的、端正的、积极的心态,一旦患病,即容易引发一定程度的心境障碍,进而影响心理生理,形成恶性循环;② 病急乱投医,有过度检查、重复检查、过度治疗倾向,极易在原有疾病基础上,造成医疗性损害;③ 急于求成,期望治疗能"医到病除"或"药到病除",立竿见影(疗效);④ 对于医疗抱有完全不切实际的过高期望,认为医疗对于疾病无所不能(这是造成医患矛盾的重要原因之一)。

需要认识到医学技术不能完全打败死亡,死亡是一个必由之路。临床药师在药学服务或科普宣传教育活动中,应努力帮助社会广大人群正确认识疾病、医疗、死亡,树立一个正确的疾病观、医疗观、生死观。这不仅是一个简单的医学知识、一个形而上的哲学问题,而是关乎每一个人在生老病死面前的态度和应对方式的重大问题。拥有一个正确的生死观,可以避免过度医疗及其相伴的医疗资源浪费、医疗损害,构建良好和谐的医患关系,提高社会医疗保障体系的效率。合理合情地给病患或家属解释病情,把医疗做到适可而止,是医务工作者应该能做到的工作。在技术无力的情形下,医学要转化为人学。在人的濒死过程中通常经历否认、愤怒、讨价还价、沮丧、接受的过程。临终患者在生死最后一刻,除了恐惧死亡之外,更多的是需要得到家人朋友、医务人员的关爱。在患者生命的最后一刻,应该多给他们一些陪伴、守护、温暖、抚慰,让他们消除一些恐惧。"生如夏花之灿烂,死如秋叶之静美"。死亡不是结束,而是另一种形式的存在。

第五节　人 文 药 学

一、人文药学含义

人文药学是人文医学重要的药学分支,源于药物使用的临床实践既涉及药物本身,又直接面对患者;它在关注药物预防与治疗疾病的安全性、有效性的同时,关注患者对药物的认知、认同,患者的药物可及性、可获得性和治疗依从性,确保患者用药的经济性、适宜性,使患者得以以伤害最小,效益最大的方式治疗或治愈疾病。

一般而言,人文医学是医学和人文的交叉学科,具有四重含义。① 医学人文精神:即人类的终极关怀与人性的提升,如承认医学的限度,强调尊重人、敬畏生命,批评人类企图控制自然的骄傲自负;② 医学人文关怀:强调对待他人的善行,如重视医学研究和临床治疗的伦理考量,构建和谐的医患关系;③ 医学人文学科:研究探寻医学本质与价值的一组人文学科群;④ 医学人文素质:一种综合素质,是医务人员通过医学人文学科的学习,理解医学人文精神的内涵,具备医学人文关怀的能力,并在医疗卫生实际工作中得以体现。四重含义,互相融汇。

人文医学与基础医学、技术医学、应用医学相对应,是生物医学发展至今天的一种崭新医学模式,它强调人的价值、医学的价值、生命哲学、医学目的、技术与艺术的结合、情感交流6 个方面。人文药学也是如此。人文药学除了借鉴上述的人文医学外,更多关注国家制定的有关药品法律法规,注重在药物的化学属性之外,深入探索其文化、经济、心理方面的内涵或作用。

二、人文药学学科群

作为一个跨学科的研究领域,从人文和社会科学的角度,探讨在健康、疾病、生命、死亡、疼痛、快乐的过程中药物之于人类社会的意义,考察药学之于人类社会的价值,研究与关注如何应用和改进药学实践。人文药学学科群有:药学史(药物的寻找与发现)、药学哲学(中西药学哲学思想比较)、药学伦理学(新药临床试验中的伦理问题)、药事法律法规(药学法学)、药物经济学(药品的可及性、可获得性)、药学社会学(毒品与精神药物、药品滥用)、心理药理学、医患沟通等。

三、药学人文素质

① 仁爱的境界,强调仁者爱人,爱人者,人恒爱之;② 尊重的品性,你我各为独立个体,尊重他人即是尊重自我;③ 包容的智慧,过有"包容"的人生,萝卜青菜各有所爱;④ 诚信的美德,"诚者,天之道",君子不失信于人、人无信不立,不失色于人,不失吁于人,明人不做暗事,真人不说假话;⑤ 感恩的情怀,感恩一种生活态度,生而为人,感谢对你好的人,更要感谢伤

害你的人,是他们让你学会很多道理,感受了人生百态,看清很多东西,让你的人生有更多的感悟,渡了你,教会你,也成就了更好的你;⑥ 平等的意识,这是人类永恒的追求,人人平等,天下为公,是谓大同。

只有具有良好的人文素质,方可体现如下的人文关怀:热爱生命、生命至上;关爱灵魂;关注价值(多元化价值);珍视自由;敬畏自然;关切共同情怀。

四、践行人文药学关怀

药师应尊重和信任患者;为患者提供安全、有效、经济、适宜的药物治疗;提供热诚、便捷的优质服务;营造关爱的医院人文环境;思路清晰,表达清晰明了;在药学服务各环节上维护利益。强调提高沟通技能:职业化态度与服务能力、非语言表达与解读能力、主动倾听能力、口头表达与解释能力、谈判与化解冲突的能力,构建和谐医患关系。

五、药师的初心和信念

每一名药师都应该努力构建拥有医学人文精神的职业情感,不忘初心、牢记使命。

见患者先说"你好",发药时礼貌地递送药品,用温和的语气交代,清晰地解释药物信息,告诉患者:虽然医学新技术日新月异,有机器人手术、远程医疗、器官打印等,但医学充满局限、充满风险、充满不确定性,也没有什么灵丹妙药,或者吃一次就好的神药。

学会换位思考,预估患者及其家属该问的内容,有针对性地去沟通,告知药物的用法、用量、注意事项、毒副作用;告诉患者,要学会带病生存,与慢性疾病长期和平相处,很多疾病需要终生服药;教育患者破除对医学(药物)的神话,引导对疾病治疗的合理预期,正确对待药物副作用和不良反应;告诉患者,决定健康长寿的不是医生,不是环境,不是遗传,而是每一个人的生活方式。

医患是命运共同体,彼此之间要充分信任、相互合作。信任比黄金宝贵,因为生命比黄金宝贵;医务人员、患者及其家属从来不是敌人。他们之间如果说有敌人的话,这个敌人就是疾病;要理解医患双方对于疾病理解的差异性,尽量用通俗的解释消除这种差异。

我们治疗的不是疾病,而是患者。我们面对的不是单纯的疾病,而是一个活生生的人,一个患病但渴望健康的人,一个有着不同心理状态、精神特质、宗教信仰、生活方式及生活习惯的人。医学的初心是同情与帮助。我们看的是病,救的是心,开的是药,给的是情。永远记住:医学是有"温度"的科学,我们应该是有情怀的温暖药师。

参 考 文 献

李俊,2018.临床药理学.第 6 版.北京：人民卫生出版社.

杨宝峰,2013.药理学.第 8 版.北京：人民卫生出版社.

《中国国家处方集》编委会,2010.中国国家处方集.北京：人民军医出版社.

BRUCE A BERGER, 2009. Communication skills for pharmacists：Building relationships, improving patient care. 3rd ed. Washington DC：Jobson Medical Information LLC.

JANE WRIGHT, ALISTAIR HOWARD GRAY, VINCENT GOODEY, 2015. Clinical pharmacy pocket companion. 2nd ed. London：Pharmaceutical Press.

LAURENCE BRUNTON, BRUCE A CHABNER, BJORN KNOLLMAN, 2011. Goodman and Gilman's the pharmacological basis of therapeutics. 12th ed. New York：McGraw-Hill.

MAGGIE WATSON, DAVID W KISSANE, 2017. Management of clinical depression and anxiety. 1st ed. New York：Oxford University Press.

ROBERT M ELENBASS, DENNIS B WORTHEN, C EDWIN WEBB, 2019. Clinical pharmacy in the United States：Transformation of a profession. 2nd ed. Lenexa：the American College of Clinical Pharmacy.